JN041258

黒田裕子の

看護研究 Step by Step

第6版

黒田 裕子 著
湘南鎌倉医療大学大学院特任教授

医学書院

黒田裕子の 看護研究 Step by Step

発　行　2012年 5 月 15 日　第 4 版第 1 刷
　　　　2017年 1 月 1 日　第 4 版第 8 刷
　　　　2017年 11 月 1 日　第 5 版第 1 刷
　　　　2021年 10 月 15 日　第 5 版第 5 刷
　　　　2023年 2 月 15 日　第 6 版第 1 刷©

著　者　黒田裕子（くろだゆうこ）

発行者　株式会社　医学書院
　　　　代表取締役　金原　俊
　　　　〒113-8719　東京都文京区本郷 1-28-23
　　　　電話　03-3817-5600(社内案内)

印刷・製本　アイワード

ISBN978-4-260-05265-8

第 6 版の序

2017 年 11 月に株式会社医学書院から第 5 版を出版させていただいてから約 5 年が経ちました．2022 年 7 月の時点で，看護系大学数は 295 校，大学院の修士課程数は 200 校に迫り，博士課程数は 100 校を優に超えています．この 10 年間で著しく増加しました．また臨床の多様な現場では，専門看護師や認定看護師が高度な実践を先導し，専門看護師総数は 3,616 名に，認定看護師総数は 22,000 名を超えています．

このような背景を受け，看護教育や臨床のさまざまな実践の場における看護研究のニードも年々高まっており，現在膨大な数の看護研究が行われている現状にあります．

本書は，1997 年に初版を発刊以来，約 25 年の長きにわたって，実に多くの読者に活用していただきました．改版にあたっては，不十分な箇所はありますが，できる限り最新の内容へと刷新するように心がけてきました．第 6 版で新たに取り入れた内容の概要を紹介しておきます．

第 1 章「エビデンスに基づく看護実践をめざす看護研究」

随所にある定義等の引用を，最新版である Gray, J.R., & Grove, S.K. (2021).『Burns & Grove's the practice of nursing research; appraisal, synthesis, and generation of evidence (9th ed.)』へと内容を刷新しました．また，研究エビデンスを統合するために使用されるプロセスの表，エビデンス・レベルの図，EBP のモデル図を Gray & Grove (2021) を参照し刷新しました．

第 3 章「看護研究における倫理」

国際看護師協会 (International Council of Nurses，以下 ICN) の「ICN 看護師の倫理綱領」の 2021 年版小冊子には，ICN 看護師の倫理綱領の基本領域別の適用方法，ICN 看護師の倫理綱領の活用方法などが収められていることを紹介しました．さらに，2021 年 3 月に公表された日本看護協会の「看護職の倫理綱領」から看護職の倫理綱領の 16 項目を紹介しました．

第 4 章「研究にとって欠かせない文献検索と文献検討」

最新の医中誌 Web へと内容を刷新しました．さらに，文献検討の実際の 2 つの例証を最新の内容へと刷新しました．これに伴って，「文献検討」の結果をまとめておくための実際例の 2 つの表も刷新しました．

第 5 章「看護研究の方法を理解しよう」

最新版の Gray & Grove (2021) から量的な研究方法と質的な研究方法の特徴の表を刷新しました．

第 6 章「量的なアプローチの研究デザイン」

量的なアプローチの研究デザインを考えるうえで有用なフローチャートの図を Grove, Burns, & Gray/ 黒田，中木，逸見 (2013/2015) を参照して修正し，これに伴って本文も修正しました．さらに量的記述的デザインのアルゴリズムの図は削除しました．

第 7 章「多様な量的なアプローチの研究方法をみてみよう！」

無作為化比較試験の研究例証を 2 つの新しい研究例証へと刷新しました．

第 13 章「研究計画書を作成する」

研究助成団体の例証の表を刷新しました．

第 15 章「量的なアプローチの研究を科学的な視点でクリティークする」

新しい研究論文を対象として，Grove, Burns, & Gray/ 黒田，中木，逸見（2013/2015）の量的研究のための批判的評価プロセスのステップⅡ：研究の長所と短所を決定することのガイドラインを用いて，クリティークを行いました．

第 16 章「質的なアプローチの研究を科学的な視点でクリティークする」

新しい研究論文を対象として，Grove, Burns, & Gray/ 黒田，中木，逸見（2013/2015）の質的研究のための批判的評価ガイドラインを用いて，クリティークを行いました．

第 17 章「新しい看護研究の動向」

最新版である Polit & Beck（2021）『Nursing research; generating and assessing evidence for nursing practice（11th ed.）』および Gray & Grove（2021）とそれぞれの前版の目次を表に提示し対照化しました．さらに，両書籍の最新版で新たに追加されている内容を解説しました．

付表

2010 年代を新しく加えました．

今後も確実に増え続ける看護研究のために，読者の皆さまのご指摘やご助言を得ながら，今後ともにさらなる充実を図っていく所存です．本書の内容に不十分な部分があるとすればすべて筆者の責任です．しかしながら，本書は看護専修学校，短大および大学の看護学生，大学院生，現場のナースなどを含め，多様な方々に活用していただけるように努めました．

最後に，医学書院看護出版部の北原拓也氏と南部拓也氏には，たいへん丁寧で粘り強い編集によって全体的な用語の統一や最新情報の取り入れなどにご尽力いただいたおかげで，また，第 5 版からのデザイン一新によって，第 6 版は一層読みやすくわかりやすい内容になっていると思います．この場を借りて感謝いたします．

2022 年 11 月吉日

黒田　裕子

初版の序

「今年は看護研究の係になってしまって気が重いわ！」とか，「何で私がいまさら研究なんかしなくちゃいけないのよ！」など，といったちょっとグチめいた声が看護の現場から聞こえてきます．

看護研究の経験がある人はすでにおわかりのように，確かに看護研究は，いざとりかかってみると気が遠くなるような長い道のりです．ちっとも前に進まず，それでいて時間ばっかり過ぎてしまって，早く終わってほしいと願うばかりです．

私もスタッフ・ナース時代，深夜明けであろうと，準夜日勤であろうと容赦なく看護研究係の集まりに行かねばならず，徒労に思えるような作業を続けていました．本当に“生みの苦しみ”でした．体力の限界まで挑戦した憶えがあります．

看護研究は，本当にこんなふうに苦しみがつきまとうだけの“イヤなもの”なのでしょうか．

いいえ，私はそうは思いません．

こんなふうに悩んでいる皆さんのために，本書は看護研究のハンド・テキスト・ブックとして，そして皆さんの“看護研究の友”として書かせていただきました．

もっと楽しみながら，そして同じ時間をかけるのなら，効率的に合理的に研究のノウハウを学びながら看護研究に挑もうではありませんか．

看護研究は，現場の看護の質を高めるために存在しているのだと思います．ですから，看護現場や看護ケアと非常に密接な位置にあるのです．実践に根ざした看護研究をすることが私たちに求められているのです．そのために本書で解説したようなハードルを少しずつ少しずつ越えながら，着実に研究のプロセスを歩んでいっていただきたいと思います．

皆さんが“看護研究アレルギー”にならないように，本書がお役に立てますことを願っています．

1997年5月
黒田　裕子

目次

装丁・本文デザイン hotz design inc.

第1章

エビデンスに基づく看護実践をめざす看護研究

- 近代看護の起こりから現代に至る
  看護研究の発展と看護実践とのつながり
- EBN および EBNP と看護研究の関係
- 看護の研究って，何だろうか?

近代看護の起こりから現代に至る看護研究の発展と看護実践とのつながり

近代看護は，クリミア戦争（1853～1856年）のときにその名を世に知らしめたナイチンゲール女史（フローレンス・ナイチンゲール1820～1910年）の登場からはじまっていることを知らない人はいないでしょう．ナイチンゲール女史は，クリミア戦争のときに早くもデータ収集と統計分析を行い，表と円グラフを用いて軍人の罹患率と死亡率，これらへの影響要因のプレゼンテーションを行ったとされています．このような科学的な分析によるナイチンゲール女史の貢献は，死亡率の低下をもたらしたと報告されています（Grove, Burns, & Gray/黒田，中木，逸見，2013/2015, p.17）．つまり，看護研究のルーツも，ナイチンゲール女史が考えた，「軍人をこれ以上死なせてはならない」という人命救助や延命，さらには環境衛生の向上をめざす動機にあるといっても過言ではないと思います．19世紀当時に，早くも人々の健康や幸福に役立てるための科学的追究が，ナイチンゲール女史によって実施されていたということに，驚くばかりです．

その後約100年近い暗黒時代を過ぎ，米国において看護研究らしき調査がみえはじめたのは，1923年に出されたゴールドマーク・レポート声明書です．この声明書には看護教員，看護管理者，保健師の教育背景，看護学生の臨床経験について全国規模の調査がなされています．調査結果から，ナースの教育背景が不十分なことやナースには大学教育が不可欠であることが提案されています（Grove et al./黒田ら，2013/2015，p.19）．この結果を受けて，1924年にはコロンビア大学ティーチャーズカレッジにおいて最初の博士課程が開設，教育学博士号の学位取得ができるようになりました．さらに1929年にはエール大学に看護学の修士課程が開設され，最初の看護学修士号も誕生しています．このような大学や大学院の開設は，ナースの教育水準を促進するための大きな動きであったことは間違いありませんし，水準の高い看護研究に向けた教育を整備する必要性があったことも伺われます．

その後，1940年代にはブラウン・レポート声明書が出され，看護教育の不十分さが再度確認されて，ナースの教育は大学で行うことが推奨されるようになりました．1940年代の看護研究は，看護教育に関連する研究，地域におけるナースの需要と供給・病院環境・看護スタッフの調査などが主でした．同じ頃に，多くの州のナース協会が中心となって看護のニードと看護資源に関する実態調査が実施されています．その結果，看護ケアの質と量の格差が大きいこと，看護スタッフの人事方針の変化，不適切なナースの機能の定義などに取り組む必要性が明らかになっています．

米国においては，1940年代までの以上のような看護全体の動きに基礎づけられて，1950年代からの看護研究の発展へとつながっていきます．

1950年代は今日まで続く看護研究の急速な発展の時期にあたるとされています（Grove et al./黒田ら，2013/2015，p.19）．その契機となったのは，看護教育の水準があがったこと，看護研究に関係する組織の設立，看護研究を促進させる多くの雑誌の創刊などがあります．1950年に米国看護師協会は，看護機能と活動に対して5年間の研究プロジェクトの結果報告をしています．この研究の知見は，『20,000人のナースが話す自分の物語』に報告され，この研究は，米国看護師協会が専門職ナースの機能，規準，そして資格に関する1959年の声明を作成しています（Grove, Burns, & Gray/黒田，中木，逸見，2013/2015, p.19）．そして，1950年代から臨床研究が精神病，地域医療，外科医学，小児科，産科のような専門グループにおいて実施されるようになっています．ようやく臨床的な看護研究がなされるようになっていますが，まだまだ研究の水準は高くはない時代だったと思われます．

1960年代～1970年代になると，概念枠組み，概念モデル，看護実践の理論的な基礎となる用語が看護の文献に登場してくるようになります．また，看護研究者が研究をすすめるうえで，ほかの専門職と共同研究することが多くなってきます．看護研究を推進させるための組織が設立されたり，研究のための資金提供の機会も増え，一気に看護研究は増加し，とりわけ看護実践に関する看護研究が急増してきます．このことは，看護研究を掲載する臨床看護研究誌が数多く発刊されていることからも伺うことができます．

1980年代になると，看護研究の手法として質的研究が増えはじめています．一方，1985年に米国看護師協会は，米国国立看護研究センター（National Center for Nursing Research）を米国国立衛生研究所（National Institutes for Health）のもとに設立し，連邦レベルで看護研究が行える位置づけを確保しています．その後，1993年には米国国立看護研究所（National Institute of Nursing Research）へと組織を拡大させ，看護研究が1つの学問であるという認識が高まっていきます．この米国国立看護研究所の目的は，基礎看護研究と臨床看護研究の実施を支援し，研究知見を普及させることとされています（Grove et al./黒田ら，2013/2015，pp.20-22）．

さらに今日にかけて，看護研究は看護実践の質を高めるためには不可欠であるとの認識が定着してきました．最近では，エビデンスに基づく看護（Evidence Based Nursing，以下EBN），もしくはエビデンスに基づく看護実践（Evidence Based Nursing Practice，以下EBNP）のような言葉が当たり前に使われ，看護研究の目的がEBNであり，EBNPであることへのコンセンサスが得られてくる時代になってきたと思います．

最近の看護研究教科書には，EBNおよびEBNPと看護研究の関係が必ず説明されています．次項では，米国の最新の看護研究教科書からEBNおよびEBNPと看護研究の関係を解説しておこうと思います．

EBN および EBNP と看護研究の関係

最新の米国における看護研究教科書の タイトル・サブタイトル・内容の変化とエビデンスの関係

45年ほど前になりますが，1970年代の後半頃から，筆者を含めて看護研究を学習する日本人ナースにとってはバイブルともなっていた D.F.Polit & B.P.Hungler 博士ら執筆による看護研究の本がありました．この本の初版は1978年でした．この本がまだ翻訳されていない時代に，筆者は修士課程でこの本に基づいて学習していました．修士課程ではこの初版を翻訳しながら悪戦苦闘していたことを思い出します．

この本の最新版である第11版は，D.F.Polit & C.T.Beck 博士らの執筆による本となっています（Polit & Beck, 2021）．この最新第11版のタイトルは，『Nursing Research』という主テーマにサブタイトルが，“Generating and Assessing Evidence for Nursing Practice”，すなわち“看護実践のためにエビデンスをつくり，評価する”という内容が明確に記されています．

1978年の初版から2004年の第7版までのサブタイトルは，“Principles and Methods（原理と方法）”でした．それが2008年の第8版から“Generating and Assessing Evidence for Nursing Practice（看護実践のためにエビデンスをつくり，評価する）”へと変化してきています．言い換えると，“看護研究の原理と方法を基礎的に理解しましょう！”という時代だったところから，“看護実践のためのエビデンスをつくり，評価しましょう！”へと看護研究の動向が変化していることがわかります．

この最新第11版は，第8版までと比べてみると，内容も刷新されていることがわかります．ほとんどのPart（部）に，“Generate Evidence for Nursing（看護のためにエビデンスをつくる）”が付記されているのです．そして，最後のPartでは“Building an Evidence Base for Nursing Practice（看護実践のためにエビデンスをつくる）”というタイトルのもと，研究エビデンスに対する系統的レビューとして，メタ-アナリシス（Meta-Analysis）とメタ-シンセシス（Meta-synthesis）が，そしてミックスド・スタディ（Mixed Study）のレビューが解説されているのです．さらに，それまでは単独のPartとして位置づけられていなかった質的研究が，第9版から量的研究と質的研究は別々のPartとして解説され，加えてミックスドメソッド（Mixed Methods）が単独のPartとして解説されているのです．

このような，われわれナースにとってはバイブルとなってきた看護研究教科書の新しい変化は，実践の科学である看護において，実践のエビデンスのために研究があるのだということを21世紀初頭に，明確に打ち出したことを示す証拠といえるのではないでしょうか．日本においても，このような変化を鋭敏にキャッチする必要があるのではないでしょうか．

一方，これも1980年代から筆者を含めて日本人で看護研究を学習する者にとってはバイブルとして活用されてきたN.Burns & S.K.Grove博士らによる著書の最新作である2021年第9版があります(Gray & Grove, 2021).この本のタイトルにおいても,『The Practice of Nursing Research; Appraisal, Synthesis, and Generation of Evidence(看護研究の実践―評価・統合・エビデンスの生成)』と第5版のタイトル『The Practice of Nursing Research; Conduct, Critique, and Utilization(看護研究の実践―実施・評価・活用)』とは変化しています.すでに紹介したPolit & Beck博士らの本と同様に,“看護研究を実施し,評価し,活用するために看護研究を実践しましょう!”ということだけではなく,“エビデンスを評価し,統合し,生成するために看護研究を実践しましょう!”というように,「エビデンス」というキーワードが明確に打ち出されていることがわかります.

21世紀,われわれナースは実践の場で「エビデンス」を探し求めて研究をしていかなくてはならないということが,ここからも伺い知ることができるのです.

看護研究とEBNもしくはEBPの関係

ナースは臨床現場で日々忙しく患者さんのケアを行っています.少しでも個々の患者さんにとってよいケアであることを考えて,患者さんに応じた創意工夫をしながら,たとえば退院指導をしたり,清拭をしたり,観察をしたりしています.さらに,ナースの知識や技術は,常に最新であることが要求されます.新しい薬剤や新しい手技の変更は日進月歩で,この最新の知識や技術についていくために,日々学習していると思います.このようなことをGray & Grove(2021)は,下記のように述べています.

> 看護の究極的目標は,患者,家族,医療提供者,医療システムのアウトカムの質向上のため,エビデンスに基づくケアを提供することである(Gray & Grove, 2021, p.7).

EBPと看護実践および看護研究の関係についてGray & Grove(2021)は,下記のように述べています.

> エキスパートの臨床家はEBPを達成するため,入手可能な最良の研究エビデンスを用い,良質で安全な費用対効果の高いケアを,個別の医療ニーズと価値をもつ患者と家族に提供する(Gray & Grove, 2021, p.8).

看護研究を実施するということは,それ自体,エビデンスをつくることになるとされています.看護研究からエビデンスをつくりましょうと述べています.逆にいえば,研究を積み重ねていかなければ,エビデンスを発見することはできません.患者さんのケアには常に最高のエビデンスを使うことが必要です.患者さんへのエビデンスに基づく実践こそがナースの重要な専門職としての役割であり,義務でもあります.エビデンスづくりのためには,ナースが日々行っているケア自体の有効性を検証していくような研究が急がれると思います．

さて参考までに，Gray らは最高の研究エビデンスの定義を下記のとおりに述べています．

最高の研究エビデンスとは，実践における問題への対処のため，良質な研究成果の統合により生み出される経験的知識である（Gray & Grove, 2021, p.8）．

ここで使われている，“良質な研究成果の統合”という部分を説明するために，【研究エビデンスを統合するために使用されるプロセス】について，Gray らは表1−1を示しています．

今やわたしたちの周りでは数多くの研究が出版されています．この表に紹介されているようなシステマティックレビュー，メタ-アナリシス，メタ-シンセシスの研究は検索すると数多くヒットします．

読者の皆さんが関心のある領域についてのシステマティックレビュー，メタ-アナリシス，メタ-シンセシスの研究を検索することで，そして，読むことで一気に多様な知識を獲得することができるのです．検索語にシステマティックレビュー，メタ-アナリシス，メタ-シンセシスを入れるとスムーズに探せるはずです．

表1−1 研究エビデンスを統合するために使用されるプロセス

統合プロセス	統合の目的	統合に含まれている研究の種類（標本抽出の枠組み）	統合に達するための分析
システマティックレビュー	実践における特有な問題を取り扱うために研究エビデンスを系統的に識別し，選定し，批判的に評価し，統合する．	無作為化比較試験，そして，実践に焦点を当てたメタ-アナリシスなどのような類似した研究方法を持った量的研究	ナラティブ（語り）および統計
メタ-アナリシス	介入の効果，もしくは，相互関係の強度を決定するために統計分析を用いた幾つかの既存研究からの結果を，共同利用のためにたくわえる．	ある介入の効果に焦点を当てた準-実験研究や実験研究，もしくは，選定された相互関係に焦点を当てた相関関係的研究などのような類似した研究方法を持った量的研究	統計
メタ-シンセシス	選択された領域における研究結果の独特な解釈の理解を発展させるため，そして開発するための質的研究の系統的な寄せ集めと統合	独創的な質的研究および質的研究の要約	ナラティブ（語り）
ミックスドメソッド-システマティックレビュー	ある領域における最新知識を決定するために多様な方法（量的研究・質的研究・混合研究）によって行われた独立した研究からの結果の統合	多様な量的研究，質的研究，混合研究	ナラティブ（語り）および統計の場合もある

Gray, J.R., & Grove, S.K. (2021). *Burns & Grove's the practice of nursing research; appraisal,synthesis, and generation of evidence (9th ed.).* St. Louis, MO: Elsevier. p.37 TABLE 2.6 より筆者訳

さて，Gray らは研究エビデンスのレベルを紹介してくれています．参考までにその内容をざっと見てみましょう．

ある領域における最高の研究エビデンスの確かさ，もしくは妥当性はその領域で実施されている研究の質と量に依存しているとされています．Gray らが提示している図 1－1 は，エビデンスのレベルを表しています（Gray & Grove, 2021, p.39）．

レベル I はエビデンス・レベルが最高であり，レベル Ⅶ はエビデンス・レベルが最低とされています．

より高い水準のエビデンスを求めるためには，RCT のデザインの研究を実施する必要があるようです．これについては，本書の量的研究方法の章で詳しく解説していきたいと思います．

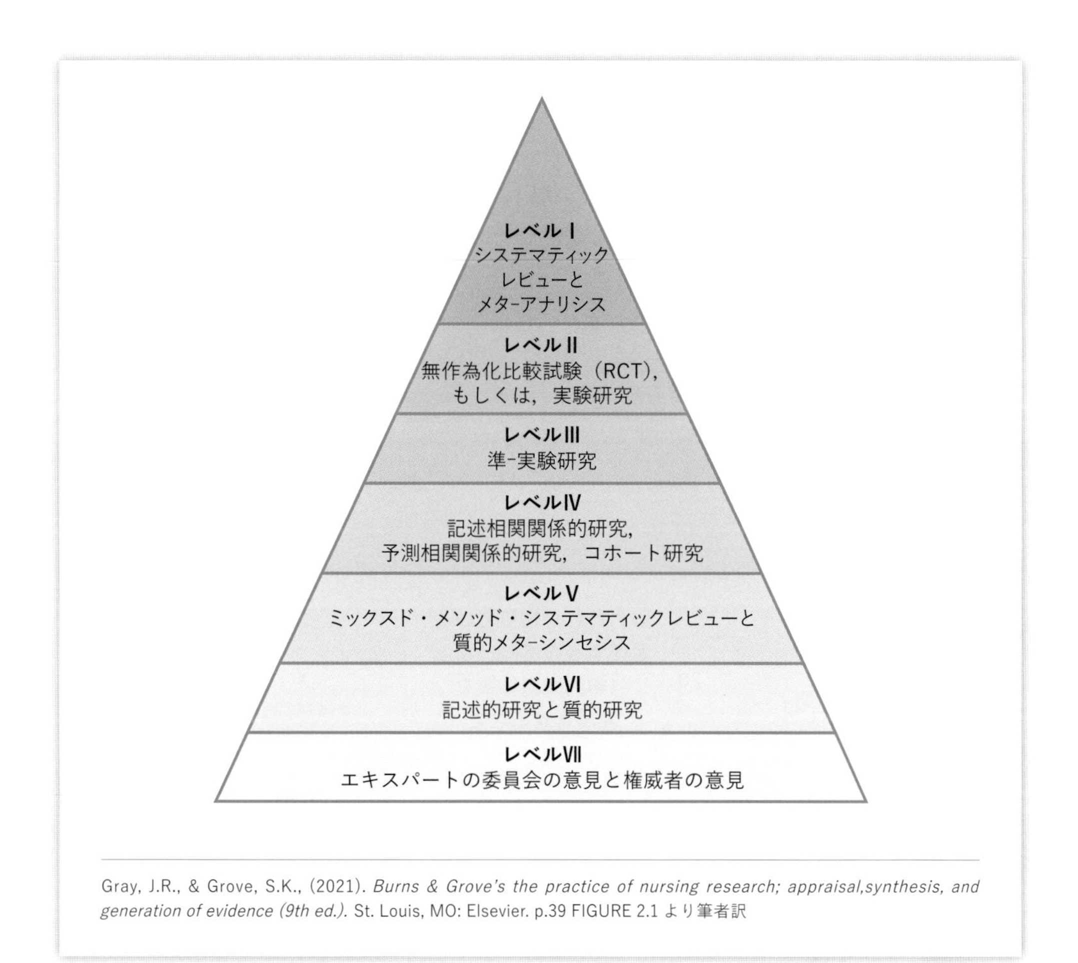

Gray, J.R., & Grove, S.K., (2021). *Burns & Grove's the practice of nursing research; appraisal,synthesis, and generation of evidence (9th ed.).* St. Louis, MO: Elsevier. p.39 FIGURE 2.1 より筆者訳

図 1－1　エビデンス・レベル

看護の研究って，何だろうか?

ナースの仕事の中心は，患者さんに対して有効な看護ケアを提供することにあるのは当然のことです．では，看護において，なぜ研究が必要なのでしょうか．いま一度，根源的なところから少しばかり深く考えてみましょう．

われわれ看護専門職の目標は，患者さんに提供されるケアサービスの効果を最大限にすることにあるといってよいでしょう．そのためには，日々の看護実践，つまりナースの行うケアの質向上を不断にはかっていくことが求められます．言い換えれば，われわれが行っている看護実践の基礎となる科学的知識体系を発展させていくことに専門職集団としての責務がある，ということです．看護研究は，この看護実践の基礎となる科学的知識体系を発展させていくためには必須のことなのです．これを図1－2に示しました．

Grayらは，2021年の最新版で看護のためのEBPを構築する研究の意義として，EBPのモデル(図1－3)を提示しています(Gray & Grove, 2021, p.7)．この図を見るとEBPと最高の研究エビデンス・臨床的な専門知識・患者のニードと価値の関係がよくわかります．すなわち，エビデンスに基づいた実践は，最高の研究エビデンスの円，臨床的な専門知識の円，そして患者のニードと価値の円のすべてが交わった部分です．エビデンスに基づいた実践は，これら3者がすべて網羅されていなくてはならないということを表しています．

次に,《研究》という用語の意味について理解しておきましょう．

そもそも《研究》という用語は，英語では“research”“study”“investigation”“inquiry”と，いくつかの表現があります．この研究という用語の基本的な意味は,「繰り返し探究する

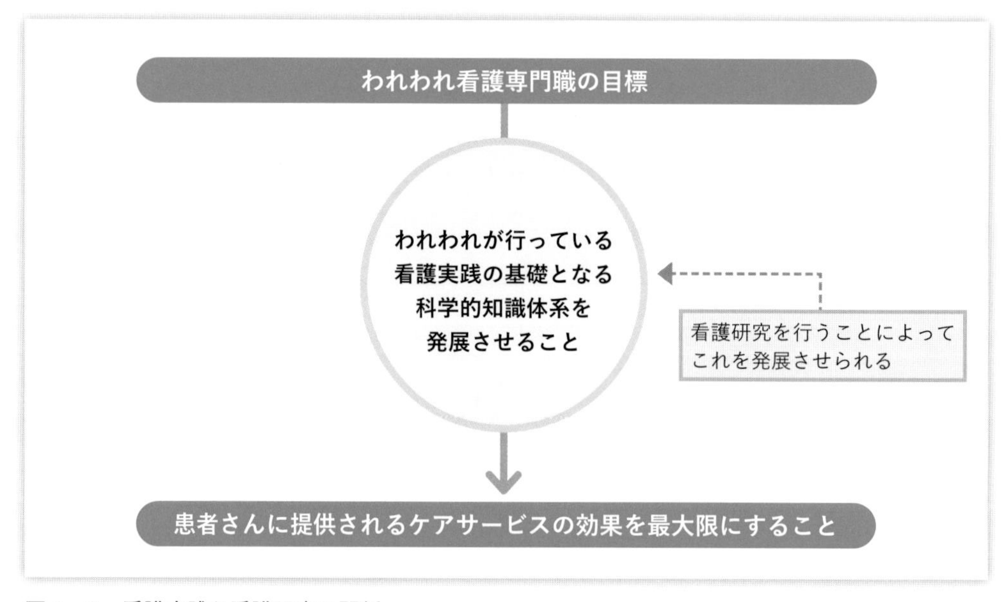

図1－2 看護実践と看護研究の関係

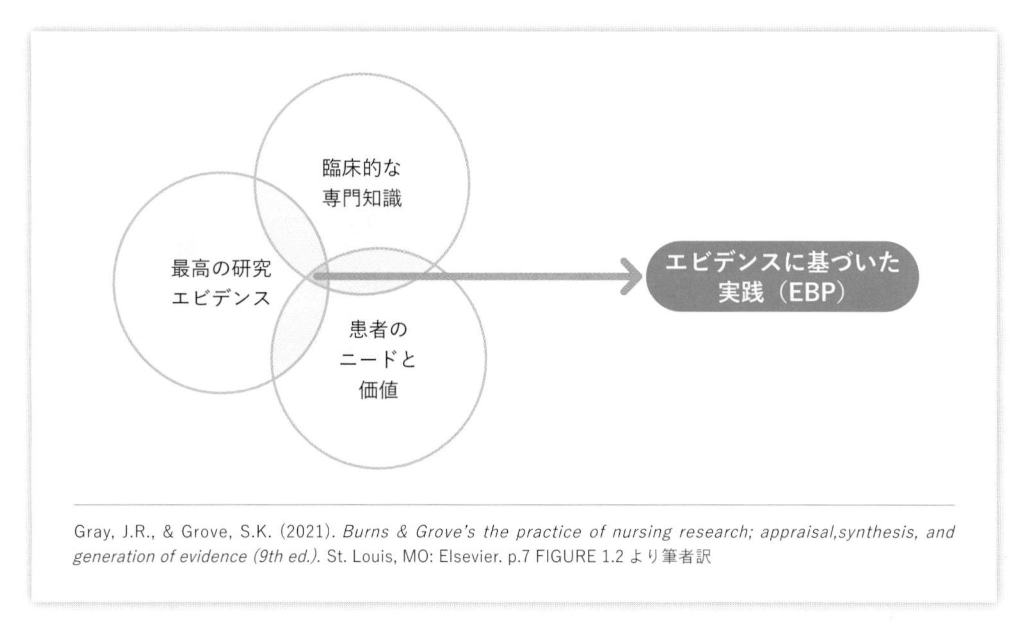

Gray, J.R., & Grove, S.K. (2021). *Burns & Grove's the practice of nursing research; appraisal,synthesis, and generation of evidence (9th ed.).* St. Louis, MO: Elsevier. p.7 FIGURE 1.2 より筆者訳

図1－3 EBPのモデル

こと」「注意深く調査すること」を指すといいます．つまり，繰り返し探究したり，注意深く調査することによって，既存の知識を確認したり洗練させたり，あるいは新しい知識を生み出す作業を行っていくのです（Gray & Grove, 2021, p.1）．図1－2で示した丸い囲みの部分，「看護実践の基礎となる科学的知識体系を発展させる」ためには，看護研究は重要な位置づけにあるのです．また，前述の専門職集団としての責務は，看護研究に対するものであるともいえるのです．

看護研究という用語の《研究》という部分は理解がおよそできましたが，ここで《看護》という用語の意味についてもいま一度確認しておきましょう．

米国看護師協会は，2016年に《看護》について以下のような定義をしています．いままでの定義をさらに発展させた内容となっています〔American Nurses Association (ANA), 2016〕．

Nursing is the protection, promotion, and optimization of health and abilities, prevention of illness and injury, facilitation of healing, alleviation of suffering through the diagnosis and treatment of human response, and adovocacy in the care of individuals, families, groups, communities, and populations (ANA, 2016).

看護は，人間の反応に対する診断と治療をとおして，そして，個々人，家族，集団，地域社会，そして，母集団へのケアにおける擁護をとおして，健康および能力の保護，増進，最大限にすること，そして，病気や傷病の予防，癒しの促進，苦悩の軽減である．

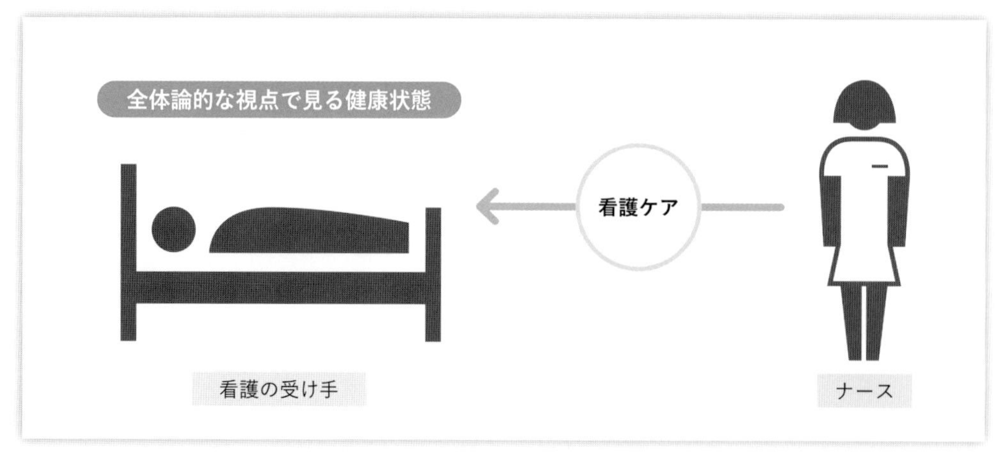

図1－4 “看護ケア”とは？

したがって，看護は人々の健康状態を最大限のものとするために，人々が自らの健康状態の保護，増進，最大限にすることにどう立ち向かっていけばよいかを探究していくことが必要です．また，人々が病気や傷病を予防するためにはどのような援助をすればよいかを探究していくことが必要です．そして，病気をもってしまった人々の苦悩を緩和するためにどのような援助をすればよいかを探究していくことが必要です．

看護研究においては，ここに示されたような看護の定義をしっかりと見据えて，研究する際の探究の視点としてとらえておくことが重要であるといえます．

われわれナースは，図1－4に示したように，看護の受け手である人々の健康状態，全体論的な視点でみたところの健康状態，つまり，人間の反応にかかわっているのです．ナースが行う看護ケアが，人々の健康状態を良くするために最大限に機能されなくてはなりません．そのために看護研究によって徹底的に追究し，調査し，根拠に基づいた有効な看護ケアとなるようにしなければなりません．

たとえば，いま病棟で行っている体位変換の方法が，真に患者さんにとって有効であるかどうか，看護研究を行うことによって追究しようとするかもしれません．あるいは，現在病棟で記録している看護記録の方法，とりわけ看護計画の内容が真に患者さんにとって有効であるかどうか，看護研究を実施することによって追究しようとするかもしれません．看護研究のなかには，患者さんのケアを直接的に研究しようとするような研究から，間接的な追究をしようとする研究まで，種類や範囲は多様です．

2022年現在，わが国においては4年制大学が295校以上と急増し，さらには修士課程や博士課程も増えつつあります．このように看護教育の水準が向上してきたことで，看護研究の水準もあがってきているように思います．また，公表されている看護研究の種類や範囲も多様化してきています．しかしながら，前述してきたような「看護研究とは何か」ということは，本質的には変わりません．そして今日ある看護研究のめざましい発展には，過去から現在に至る看護科学の発展がその礎にあることは間違いありません．われわれナースは，今日に至るまでの看護科学の発展と看護研究の関連を知っておく必要があると思います.「看護科学の発展と看護研究」については，Appendix（364頁）に年表としてまとめましたので参照してください.

文献

- American Nurses Association (ANA). (2016). What is nursing? Retrieved February 9, 2016 from http://www.nursingworld.org/Especially For You/What-is-Nursing.
- Gray, J.R., & Grove, S.K. (2021). *Burns & Grove's the practice of nursing research; appraisal, synthesis, and generation of evidence (9th ed.).* St. Louis, MO: Elsevier.
- Grove, S.K., Burns, N., & Gray, J.R./ 黒田裕子，中木高夫，逸見功.（2013/2015）. *バーンズ&グローブ看護研究入門 原著第7版―評価・統合・エビデンスの生成.* 東京：エルゼビア・ジャパン.
- Polit, D.F., & Beck, C.T. (2021). *Nursing research; generating and assessing evidence for nursing practice (11th ed.).* Philadelphia, PA: Wolters Kluwer.

第 2 章

看護実践のなかから生まれる《研究疑問》

- それは《研究》によって明らかにしなければならないような《疑問》だろうか
  ——研究疑問になりうるものとそうでないもの
- 研究に取りかかろうと考えたとき
  ——看護の知識体系と看護研究の関係
- 研究テーマを明確にするまでのプロセスを踏んでみよう
- 研究テーマ絞り込みの実際例から
  ——ナース Q の場合
- 研究テーマの絞り込みプロセスを検討する
- 研究テーマの絞り込みで混乱してしまったナース Q の場合
- 《研究》では 1 つひとつを科学的に探究する
- 研究対象にすべきこと，そして業務改善すべきこと
- 研究テーマの絞り込みで陥りやすい問題
- 研究テーマの絞り込み
  ——研究プロセスの最初の大きな一歩
- 研究プロセス全体の時間的な流れ

朝の申し送りで，山田ナースは「Aさん（クモ膜下出血のために現在は遷延性意識障害の患者さん）の体位変換は工夫しないと，皮膚が弱いのですぐに発赤ができてしまいます．体位変換の際には各自が工夫をお願いします」と日勤ナースに申し送りました．これを受けて日勤ナースたちは，その日の昼のカンファレンスで，Aさんの体位変換の具体的な方法について話し合い，Aさんの褥瘡予防に取り組むことにしました．

さて，われわれナースはこのような1コマ1コマを日常茶飯に体験しています．そう，気になる患者さん1人ひとりの看護ケアについてのディスカッションです．

われわれナースは日ごろ，いろいろな創意工夫をしながら，「少しでもよい看護ケアをしよう」と考えています．そして，ときにはうまくいかず悩み苦しみ，ときにはすばらしい看護ケアの成功をおさめ，患者さんから「ありがとう」のメッセージをもらうことで励まされています．

筆者は，看護研究の動機は，日ごろのナースたちの1つひとつの具体的な看護ケアに関する“疑問”や“問題意識”にある，と考えています．したがって，日ごろ自分たちが行っている看護ケアに満足しきっていてなんの問題も感じないでいたとしたら，おそらく，看護研究など必要ないでしょうし，看護ケアは現状以上に改善されることもないかもしれません．

しかしながら，「1人ひとりの患者さんが看護ケアに対してどのような反応をしているのだろうか？」というように，看護ケアの効果についての事実を客観的にみていけば，なんらかの“疑問”や“問題意識”につながっていくはずです．このような看護ケアの効果について関心や興味をもっていたならば，疑問や問題を感じないような看護ケアなどというものは自ずと存在しないといえます．看護ケアを評価するのはわれわれナースではありません．看護ケアを評価するのは患者さんのほうであって，その評価は，看護ケアに対する患者さんの反応をナースがしっかり読みとっていかなければみえるはずもないものです．日ごろから厳しく看護ケアの評価をしていれば，そして評価を継続させていれば，必ずや問題や疑問はわき上がってくるでしょう．

本章では「看護研究の動機は看護ケアと密接な関係にある」という点を念頭において，以下進めていきましょう．

それは《研究》によって明らかにしなければならないような《疑問》だろうか
――研究疑問になりうるものとそうでないもの

ここまで説明してきたように患者さんに行っている看護ケアの振り返りや見直しをしてみれば，1つや2つの疑問や問題などは浮かんでくるのではないでしょうか．たとえば……，

● ナースX

「私はもっとここにいて，この患者さんのケアをしてあげたいのに，忙しくて時間がないので焦ってケアしている．なんでナースってこんなに忙しいのかしら？」

● ナースY

「外来で勤務していると，患者さんが長い時間待たされているのが気にかかる．もうちょっとなんとかしてあげられないものかしら？」

● ナースZ

「うちの病棟はなんでもかんでも医師の指示を受けている．医師もつかまりにくくて時間のロスが生じ，結局患者さんをわずらわせていることもある．なんとかできないものかなあ」

……とまあ，いろいろと出てきます．

では，これらが本当にすべて《研究疑問》となりうるのでしょうか．

ここで，まずクリアしておかなければならないことがあります．

1つには，決して感情論に走らず，物事は筋道立てて，手持ちの知識を土台にして考える，という“論理的な思考”です．

2つには，「看護のなかで起こっている事実や現象を客観的にみよう」とする姿勢や視点です．

3つには，数値で表すことが可能なデータについては，極力数値で押さえておく，ということです．

いうまでもなく，上記の3つのためには，先入観や偏見や邪念は捨てることが必要とされます．たとえば，上記のXさんの「……なんでこんなに忙しいのかしら？」という疑問は，「忙しくてイヤ」「忙しさから解放されたい」「忙しさを取り除きたい」「忙しいから焦ってケアしなくちゃいけなくなっている」など，といった個人的な感情が含まれています．

Xさんの言動をもとに，この事実状況を少し客観的に表現してみると，「ある患者さんに対して，必要と考えられる直接的な看護ケア量が妨げられる要因の1つに，仕事量の多さがあるようだ」とでもなるでしょうか．あるいは「仕事量に対してナースの人数が不足している」ともいえます．そして，ここでいうところの“仕事量”とはいったい何を指しているのでしょうか？　さらに，必要と考えられる“直接的な看護ケア量”は，どのような基準で算出されてくるのでしょうか？　これらは議論する必要がありそうです．論理的な思考をたどろうとするためには，われわれが使う1つひとつの用語の意味を明らかにしておくことが大切です．

本来の議論からやや横にそれてしまいました．ここで重要なことは，研究疑問になりうるものと，なりえないものについての議論でした．もう少し詳しく考えてみましょう．

まず，一定の時間を使って科学的な探究などしなくても，その疑問や問題が解決できる事柄については，わざわざ研究を行う必要がないかもしれません．そういう疑問や問題に対しては，たとえば，過去の文献で明らかにされているもの，つまり，誰かがすでに研究を行っていて，その研究結果をみればすでにその疑問や問題が解決されるかもしれません．もしくは，職場の規則などを緩和するなどの見直しを行えば解決できそうなもの，つまり，職場の業務改善を行えば，その疑問や問題が解決されるかもしれません．あるいは，その疑問や問題について詳しい権威者や専門家を呼んできて話を聞けば，その疑問や問題が解決されるかもしれません．このような疑問は，わざわざ時間をかけて科学的な探究を行う必要はないといえるでしょう．

ここでは，水準が高い疑問や問題が研究疑問となる，といっているわけではありません．その研究疑問が真に看護研究として取りあげるだけの価値があるものか，また現在の保健医療福祉領域においてなんらかの貢献を成し遂げていくような貴重なものか，新しい発見やさらなる問題解明に結びつくかどうか，という点を考える必要があることを指摘しているのです．

研究に取りかかろうと考えたとき
――看護の知識体系と看護研究の関係

では，具体的に研究に取りかかろうと考えたとき，以下のような疑問が生じてくるのではないでしょうか？

「知らなくてはならないこととは，どのようなことだろうか？」

「ある特定の知識を生み出すためには，どのような研究方法が必要とされるのだろうか？」

「ある特定の現象は，どのようにしたら描くことができるのだろうか？」

「どのような測定方法が使用できるのだろうか？」

これらの疑問は《研究》に必要な知識や技能に関するものです．それでは，これらの疑問に含まれている内容は，看護以外の学問領域における《研究》に必要な知識・技能と異なるのでしょうか？

結論から先にいえば，基本的に「違いはない」のです．それでは「看護研究と他の学問領域の研究との違いはどうなってしまうのか？」って，ちょっぴり心配されるかもしれませんね．しかも，「場（フィールド）が違うから……」というのはただの言い訳に過ぎません．医学や心理学などの研究は看護と同じフィールドでも行われていますし，看護と同じ《現象》を研究対象にすることだってあるのですから…….

違いのもとは，実は看護の哲学的な志向性（nursing's philosophical orientation）にあります．少々難解な表現ですが，「どのような学問領域であっても，その研究はその学問領域の哲学と一貫性がある」ということです．平たくいえば，それぞれの学問領域独自の世界観やものの見方というものがあって，そのうえに学問体系がつくられており，研究というのはその体系の矛盾点を明らかにしたり未開発な部分を埋めていくための作業になります．看護の場合でいえば，その哲学のうえに看護理論や既存の看護の知識体系が構築されているわけで，それらは看護研究が明らかにすべき事柄の方向を示していることになります．

ですから看護研究は，看護独自の知識体系の焦点となる部分に注目することによって，他領域の研究と明らかに区別できるはずです．逆にいえば，「看護哲学や看護理論，あるいは看護の知識体系に基づかない（もしくは言及しない）研究は，看護研究にはなりえない」と考えられます．

とはいえ，こんな抽象的な解説では皆さんにはピンとこないかもしれません．そこで事例をもとに少し具体的に考えていきましょう．そのために，以下に示すような「研究疑問を明確化するまでのプロセス」をぜひともたどっていただきたいと思います．

研究テーマを明確にするまでのプロセスを踏んでみよう

あなたが"なんらかの研究にとりかかろうとする"という仮定で，本項のプロセスを踏んでいただくことにしましょう．

研究を行おうとする際，研究しようとするテーマがすぐに浮かんでくるということは，おそらくはないと思います．誰かに研究テーマを教えてもらうようなこともないと思います．

研究テーマは，あなたが患者さんやご家族に実際にかかわりながら気づいたことや問題だと感じたこと，これがこれから説明する「研究テーマ絞り込み」のスタートです．よく振り返ってみてください．あなたが脳外科のナースだとすれば，術後ケアの際に「これは何かおかしいな？」とか，早期離床の進め方に疑問があったり，あるいは，毎日実施している清拭や口腔ケアの方法など，何か疑問や問題などありませんか．

われわれナースはまさに実践家です．実践家は，実践のなかから研究へと結びつくような疑問や問題を結構数多くもっているのではないでしょうか．経験が豊富であると，それだけ気づきも多いのではないでしょうか．たとえナース経験が少なかったとしても，ふとしたきっかけやあるときに偶然気づいたり，といったようなことがあるかもしれません．

仮にあなたが看護学生だとすれば，あなたが体験した臨地実習を思い起こしてみてください．受け持ち患者さんとのやりとりのなかで，何か工夫ができそうなケアを思いついたりしませんでしたか．あるいは，指導教員や実習指導者との関係から，何か改善して欲しいと思ったことはありませんでしたか．

ここでは，図2－1～図2－3に示した"研究テーマ絞り込み用紙"を使ってすすめていきます．

まず，あなたが気づいたり問題だと感じたりしたその内容を，ざっくばらんに自由に書いてみてください．"研究テーマ絞り込み用紙"の❶（図2－1）に，その内容を書いてみてください．

❶を書くにあたっての注意点

● とにかく躊躇せず，書いてみることが大切です

あなたが「書かないことには」何も始まりません．先へ進んでいくこともできません．「恥ず

❶：日頃あなたが看護の現場で，「これはおかしい!」「これは疑問だ!」と感じたり，気づいたりしている疑問や問題状況を思い起こしてみてください．

研究は気づきや疑問が始まりです．

↓

その内容をできるだけ詳しく，ここに書いてみてください．
（事実状況をリアルに描く．立体的に描く）

図 2-1　研究テーマの絞り込み用紙❶

かしい！」「こんなこと研究になるのかしら？」「どうしたらいいのかしら？」などと迷っていないで，とにかく書いてみてください．書いたら，そのあとは流れていくものです．

● **事実状況をできるかぎり立体的に，リアルに，正確に書いてください**

まるで，そこでVTRが回っていて，そのカメラの映像を見ているかのように，つまり「映画のシナリオ」的に克明に書いてください．

● **論理的な文章で書きましょう**

“論理的である”とは，書いた文章を第三者の誰が読んでもスムーズに読める，ということです．主語と述語が矛盾なく結びついているか，などを考えながら書いてください．

● **具体的な数値がわかっているような場合は，その数値も含めて書いてください**

たとえば「うちの病棟はスタッフの超過勤務が多い」というような場合，「整形外科病棟50床の病棟であり，勤務しているスタッフは管理者である師長1名と主任1名を含めて計29名である．29名のスタッフの約50%にあたる15名は1勤務帯で平均2時間の超過勤務をしている．この超過勤務時間数は，本施設全体15病棟から見ても第1位となっている」というように，事実を表す数値データがある場合は，その数値データを含めて書いてください．調べた

❷：左の❶で書いた内容をじっくりと落ち着いて読んでみてください．
意味はわかりますか？　思い込みはありませんか？　決めつけはありませんか？
ここでは，❶の内容にさらに肉づけをしてみてください．第三者にもわかるように，客観的な数値などの必要な事柄もここで付け加えてみてください．

● さて，ここに書かれた内容から，研究をするとしたら，いったいどのような研究疑問（リサーチ・クエスチョン research question）が導かれてくるのでしょうか？

図 2－2　研究テーマの絞り込み用紙❷

ら数値がわかるような場合は調べることも必要です．

● **書いていく際に，なんらかの事例の説明が必要な場合は，個人が特定されることのないように「匿名性を保持」しながら書いてください．以下に例をあげておきます．**

A 氏 40 代後半の女性である．会社員であり独身である．○月○日に入院し，3 日後に乳がんのために手術を行った……というように，匿名性を保ちながら書いてください．❷を書くときも同様です．匿名性とは，個人が特定されないようにするということです．

❶がとりあえず書けたら，次に❷（図 2－2）へとすすみます．❷では，❶で書いた内容をじっくりと時間をかけて読み直し，わからない部分や肉づけして補わないと意味がわからない部分などに再度手を入れます．ここで重要なことがあります．それは，❶では，とりわけ関連の文献を読んだりはしてはいなかったのですが，❷では，文献検索および文献検討をし（“文献検索と文献検討”については第 4 章を参照してください），あなたが疑問に思った現象や問題だと感じた現象に関連する文献からみえてきたこと，わかったことなどを，書いていってください．したがって，一定程度の時間が必要となります．

❸：❶と❷の内容を何度もよく読みながら，最終的に導かれた研究疑問（リサーチ・クエスチョン）をここに書いてみましょう．

●上記の研究疑問のなかには，いったいどのような 用語（概念） が含まれていますか？

||

キーワード

キーワード をピックアップしてみてください．

↓

それぞれの意味は明確でしょうか？　意味を明らかにしておきましょう．

図2－3　研究テーマの絞り込み用紙❸

❷を書くにあたっての注意点

・❶の記述内容に思い込みや決めつけはないかを確認して見直し，もし思い込みや決めつけがあった場合は修正・追加し，事実状況が正確に客観的にわかるように書き直します
・❶の記述内容は第三者が読んだときに，手にとるように意味が伝わるかどうかを確認して見直し，非論理的な部分などがあって意味がよくわからない部分については修正・追加し，誰が読んでも事実状況が正確に客観的にわかるように書き直します
・最近約5年間の関連した文献検索をし，そのうえで選定した文献を熟読し，とりわけ，あなたが疑問と思った現象や問題だと感じた現象に密接に関連した研究結果から，すでにわかっていることを書き出しておきます

ここまでの❶と❷の“書く”という作業は，何度も何度も繰り返して行うような頭脳労働です．1回だけで終わるような作業ではなく，2～3か月間かけて，「ああでもない」「こうでもない」と迷いながら，行ったり来たりしながら，ときには，誰かの意見を聞きながら，誰かに問いかけをしてもらいながら，悩みながら，試行錯誤をしながら，挑んでいくようなものです．場合によっては，あなたの研究を指導してくださる指導者からアドバイスを得てください．また，この❷の段階で“文献検索・文献検討”をある程度までしておくと，次の研究計画書の作成段階へ行って後戻りをしないですむと思います．

先述したように，あなたが考えていた問題がすでに過去の研究によって解決されていた，あなたが取り上げようとしていた疑問は3年前に研究され尽くしていたなどということは，❷の段階をきちんと踏んでおくことで避けられます．また，別の視点から問題を解明していくようなことも考えられます．さらに，過去の研究結果を駆使し，疑問をさらに発展させていける可能性もある，と考えられます．

この❶と❷の，きわめて困難な頭脳労働がある程度すすんでいければ，あなたの研究疑問がより限定されてくるはずです．そして，とりあえずの研究テーマとなりそうな内容がみえてくると思います．そうなると，次の❸（図2－3）へとすすむことができます．

❸を書くにあたっての注意点

❸では，上記の❶と❷を経て最終的に限定され，導かれてきた研究疑問をラフに書いてみます．その研究疑問のなかには，重要な鍵となる用語（概念）が含まれているはずです．これが“キーワード”です．たとえば，以下のような例証があがってくるでしょう．

例証1 在宅で認知症の高齢者（家族成員）を介護している家族介護者は，ストレス状況下に置かれていると予想されるが，どのような対処行動（コーピング行動）によって，安定した状態を保っているのだろうか？

［キーワード］認知症の高齢者，家族介護者，ストレス状況，対処行動（コーピング行動）

例証2 脳外科手術直後，集中治療室において不穏状態を起こす脳腫瘍の高齢患者には，なんらかの誘因があるのだろうか？

［キーワード］脳外科手術後，集中治療室，不穏状態，脳腫瘍，高齢患者

このようにキーワードを明らかにしておくことは，今後，文献検索をより緻密に実施していく際に大切です．

研究テーマ絞り込みの実際例から
――ナースQの場合

ここでは，ナースQの研究テーマ絞り込みの実際例をみていきましょう．

ナースQによる❶の記述内容

当ICUでは，令和○年よりMRSA感染患者が検出されるようになった．MRSAの検出部位のほとんどが喀痰であり，**患者は隔離を強いられる**．

そのために面会に来られるMRSA感染患者の**家族に対して，医師から隔離の必要性の説明が行われたあと，ナースは令和○年より当ICU独自で作成したパンフレットを用いてガウンテクニック，手洗いなどの必要性と手技についてオリエンテーションを行っている**．

オリエンテーションの方法は，その日の受け持ちナース（プライマリー・ナーシング制）が患者のベッドサイドに立った状態で行っており，とくに統一した方法はない．「わからないことがあったらいつでも聞いてください」とつけ加えているが，ほとんどの家族からは何の質問もなく，ナースからの一方的な説明となっているように思われる．

ナース側から「隔離やMRSAについて家族はどのように思っているか？」という疑問も聞かれるが，オリエンテーション後の家族の理解度について調査などは行っていない．ICU入室に加え隔離を強いられる患者や家族はストレスを感じているものと思われる．また，Molterの『重症患者家族のニード調査』で見出されたようなニードを家族はもっているものとも思われる．

現在行っているオリエンテーションは，ナースが家族の心理を理解しようとしているものではなく，単なる情報提供となっており，家族からのニードは表出されていない．また，オリエンテーション後の家族の理解度を把握していないことにも問題がある．

そこで今回，オリエンテーション後の家族の理解度および心理を理解し，家族がニードを表出できるオリエンテーションを検討したい．

ナースQによる❷の記述内容

● **医師の説明**

培養結果でMRSA検出後，病棟主治医より家族に対して説明が行われている．

ナースは，その要約のみを確認している．

● ナースのオリエンテーションについて

時間：医師からの説明後の面会時間，1時間のうちの5分．

場所：患者のベッドサイドで立った状態で行っている．

行う人：プライマリー・ナーシング制で，その日の受け持ちナース．

どのように：パンフレットを用いて必要性や手技について説明する（手洗い，ガウン・マスク・帽子の着脱，持ち帰られた洗濯物の取り扱い方法）．ナース個々にまかせてあり，統一した方法はない．オリエンテーション後の家族の理解度などは調査していない．

誰に：キーパーソン的立場の面会に来られる方（親，配偶者，兄弟関係にある成人）

まとめ：オリエンテーションについて「これでいいのか？」「患者家族はMRSAや隔離についてどのように思っているのか？」「どう対応していいのかわからない」という声がナースから聞かれる．しかしながら，現在までのところ家族からの苦情などはない．

● 重症患者の家族のニードについての文献

家族に対する看護をケアに組み入れることは，ナースが質の高いケアをするために不可欠であるとされており，急性期の最も重要な家族のニードは，「希望のニード」および「適切で正確な情報を受けるニード」「病院のスタッフが患者について心配していると感じられるニード」とされている．

ナースQによる❸の記述内容（キーワードは❶の欄に太字で示した）

ICUにおいて，MRSA感染患者家族がニードを表出できるオリエンテーションの見直し（MRSA感染患者とは，ICU入室1週間以上経過しており，入室中にMRSAが検出された者）．

研究テーマの絞り込みプロセスを検討する

さて，皆さんもQさんの書いた内容をじっくりと読んで，一緒に考えていきましょう．

まず，❶と❷を読んでみて，あなたが理解できない部分をなんでもあげてみてください．ここでは，書いたQさんに対して，できるかぎり多く質問する必要があります．

書いている当人は，書くことに追われるあまり，往々にして“視野狭窄”に陥ってしまいます．周囲から客観的な視点や広い視野から指摘することで，書いた内容を少しずつリッチにしていくのです．

病棟で看護研究に取り組む際にも，このように文章化したものをもとに，複数で討議を進めていくことをお勧めします．その際のチェックポイントをまとめると次のようになります．

①討議するのに十分な量が記述されているだろうか？

②記述してあることが論理的に理解できるだろうか？

③研究テーマに関する事実状況の記述から，状況がよくみえないところはないだろうか？

④研究テーマ周辺にある疑問や問題について，もう少し必要な情報がないだろうか？

研究テーマの絞り込みで混乱してしまったナースQの場合

ICUに勤務するQさんは，いま考えている疑問や問題について❶から❸に沿って細かく書き出してみました．

でも，Qさんにとってはなんとなくすっきりしないものが残っています．「このままでうまく研究テーマにつながるのだろうか？」．そんな不安が頭から離れないからです．いや，放っておけばおくほど，不安はますます大きくなってしまいそうです．このQさんの例は，研究テーマの絞り込みで混乱を起こしてしまったケースです．

それでは，研究テーマの絞り込み用紙に書かれた記述を1つひとつみていくことにしましょう．

● 事実状況がみえる記述になっているか？

まず，「令和○年よりMRSA感染患者が検出」と書いてありますが，具体的な状況がよくみえません．つまり，Qさんが勤務しているICUにおけるMRSA感染者数の推移や原因についてのデータは，できる範囲で押さえておくべきだと思います．もしかすると，喀痰からMRSAが検出されているのは，なんらかの特定の原因と関係があるのかもしれません．

一方，一般的なMRSA感染者数の推移や原因はどうかという点についても，最新の文献を紐解いてチェックしておくことが大切です．そのために文献検索も必要になってきます．少なくとも，ICU入室患者全員に対する感染者数の割合くらいはわかっているはずでしょうし，事実状況については，客観的に把握できる数値などをキャッチして，ここに記述しておくことが必要となります．

● 研究テーマ周辺の事実状況をさらに膨らませてとらえる

2つ目は「患者は隔離を強いられる」というところです．この研究では重要なところで，なぜ隔離が必要なのか，隔離はどのくらいの期間になるのか，などを不十分な知識のままではなく，細菌学的な根拠も含めて，きちんと整理しておかなければなりません．

「家族に対して，医師から隔離の必要性の説明」と書いてありますが，“隔離”とはいったい何か，それがどう理解されているか，が問題になってくるように思います．そして，医師の説明内容を事実に即してもっと把握しておかなければなりません．医師は説明したつもりでも，家族は正しく受けとめていないかもしれません．

MRSA 感染についての説明についても，医師の説明内容や複数の医師間での相違点とか，家族側の相違点とか，医師の説明は画一的なのか，それとも家族の個別性を考慮したものなのか，ということもはっきり押さえていないようです．

● **こだわりからの脱出は問題の整理から**

次に，「ナースは令和○年より……オリエンテーションを行っている」と書いてありますが，実施内容だけでその目的には触れられていません．Q さんは，隔離についての理解を促すとともに，やはり家族の心理を理解し，援助しようと考えていますが，それなのに技術的・手順的なことにこだわっているようにもみえます．

しかも，オリエンテーション後の家族の理解度は把握できておらず，現在のオリエンテーションの目的・内容とその評価についても明確にされていません．したがって，どこをどう見直せばよい結果が導けるか，研究によってそれがみえてくるとは思えません．決して，オリエンテーションの見直しが無意味だといってるわけではありません．それどころか，改善すべきところがあればどんどん直すべきです．しかし，それを研究テーマにする必然性はない，ということなのです．

Q さんは，家族の心理やニードの表出，それからインフォームド・コンセントなども一緒に考えており，あまりにもたくさんのことを研究テーマのなかで扱おうとしています．その結果として，混乱を起こしてしまったようです．

《研究》では 1 つひとつを科学的に探究する

さて，皆さんも Q さんの混乱状況が理解できたことと思います．それは「テーマの絞り込みに無理がある」ことが原因です．

Q さんは“オリエンテーション”にこだわっていますが，Q さんの研究疑問は，実はそれとは異なったところにあるようです．

つまり，Q さんのいちばんの関心は家族の心理状態にある，と思われます．その証拠に，文献では重症患者の家族のニードに関するものを読んでいます．ですから，それに沿って周辺の事実状況や関連する文献などを，もう少し幅広く押さえていく必要があったようです．

それがわかったうえで，Q さんは頭のなかにある問題をきちんと整理する必要があります．それは次のようになるでしょう．

①現在行っているオリエンテーションのこと
②医師が行っている患者の家族への説明の内容のこと
③家族の心理のこと

④家族へのナースの対応のこと

この4つの大きな問題を，研究テーマとして一緒に考えていくかぎり，混乱から脱出するのは容易なことではありません．そこには，「あまりにも膨大なことに手をつけなければならない」というQさんの一生懸命さが背景にあり，その思いが最終的な❸の記述内容に集約されているのは明らかです．

でも，落ち着いて考えてみてください．

研究では，あれもこれもとたくさんのことはできません．1つひとつを，科学的に客観的に探究していくことが大切なのです．

研究対象にすべきこと，そして業務改善すべきこと

❷の記述内容にみるように，いみじくもQさんは，「ナース側から『家族は隔離やMRSAについてどのように思っているのか？』という疑問も聞かれる……」と書かれています．

筆者は，これこそが《研究疑問》になりえるものではないか，と考えるのです．そのためには，この研究疑問の周辺の事実状況を具体的にキャッチしておく必要があります．

1つは，前述しましたが，現在，医師は家族にどのように説明しているのかについて，できればそこに同席して情報を得ておく必要があります．また，医師は，ナース側が感じているような疑問について，どのように考えているのでしょうか．もしも，同僚である医師が同じような疑問を感じているのであれば，共同して研究疑問を解明していくこともできるのではないでしょうか．

さらに，注意しておかなければならないことは，患者やその家族は医療従事者とは異なり，医療の専門家ではありません．ですから，私たちが日常用いているような専門用語としての“隔離”とか“MRSA”(これについては，マスコミの影響によって理解できている人々が増加していますが……) については，まったく知らない (かもしれない) という認識に立つことです．

知らないのはむしろ当然です．当然であることを否定することは禁物です．つまり，私たちは医療者側の視点ではなく，患者や家族のものの見方やとらえ方でもって，事実状況を知る必要があるのです．先入観は排除しましょう．

Qさんたちの疑問，「家族は隔離やMRSAについてどのように思っているのか？」は，興味深い疑問であると考えます．

しかしながら，このテーマの周辺には文献がいくつかありそうです．つまり，すでに観察されている現象や判明している事実があるかもしれないのです．

患者や家族が，隔離やMRSAについてどのように受けとめているのかを調査しているような文献を探して，読んでみることをお勧めします．

そのうえでなお，この疑問が残るとすれば，研究に値する疑問となりうるでしょう．

もう 1 つ注意することは，このテーマは患者や家族の基本的な人権にもかかわるものです．ですから，看護研究につきものである“倫理的な問題”をどのように克服していくかについても考慮に入れておくことが大切です（**第 3 章参照**）．

最後に，Q さんが現在感じている大きな問題に触れておきましょう．

Q さんは，現在，病棟で実施しているオリエンテーションに対し，いろいろな問題を感じているようです．

これらの問題については，看護研究によって解明するというよりは，とにかく業務改善レベルで早急に取り組んでいってよいのではないでしょうか．

つまり，オリエンテーションを行うときにナースは患者や家族の気持ちをどれくらい受けとめて行っているか，あるいは，パンフレットの内容は患者や家族が読んでわかりやすいか，理解が困難な点はないだろうか，などです．

看護研究として系統的で科学的な探究をする必要があるものと，そうでないものとを，分けて考えていくことが望まれます．

研究テーマの絞り込みで陥りやすい問題

Q さんに限らず，研究テーマの絞り込みの段階で陥りやすい問題にはさまざまあります．また，他の人の考えを図 2－1～図 2－3 のような用紙に書いてもらうと，その問題点がよくみえてくるのですが，困ったことに，自分のこととなると途端にみえにくくなる傾向があります．ですから，前述したように，病棟でもできるだけ複数の意見を聞いたりしながら進めることが重要だと思います．

ところで，筆者は過去に多くの方々の研究指導をしてきましたが，研究テーマの絞り込みプロセスで陥りやすい問題にはある種のパターンがあるように感じています．逆にそのパターンを理解しておくことで，他の人の絞り込みプロセスの検討はもちろん，自己評価もある程度は可能になるのではないでしょうか．

研究テーマの絞り込みプロセスで陥りやすいパターンをいくつかみておこうと思います．

パターン①：研究しようとしている疑問が施設に特異的な要素をもっているために，業務改善として即，取り組めばよいのではないだろうか？

これは，ICU（集中治療室）で 13 年間ナースとして経験している A さんの疑問です．

“ICU での面会”に関することです．ICU においては，時間制限や面会者制限を設けている施設が多いのが現実です．最近は，時間制限は緩和される傾向にありますが，面会者の年齢制限は設けている施設が多いと思います．A さんの施設では，患者さんへの面会にお子さんやお孫さん，とりわけ小学生以下の若年者の同伴を希望されるケースが増えています．お子さんやお孫さんへの面会を希望される患者さんやご家族が多くなっています．感染の面やお子さんたち自身への心理的影響，また他の患者さんへの影響などを考えて，相変わらず面会者の年齢制限がなされている現状があります．

そこで今回，A さんは，面会者の年齢制限が本当に必要であるかどうかを研究によって明らかにしたい，と相談にきました．

● **パターン①への筆者のコメント**

A さんは，自分の施設の ICU における面会者の年齢制限が本当に必要であるかどうかを研究によって明らかにしたい，と考えているようです．面会者の年齢制限を緩和することで患者さんやご家族が安心できるのではないか，と思っているようです．そしてナースとして，患者さんやご家族が面会したいと思っているその希望をかなえてあげたい，と思っているようです．その一方で，面会することで感染などのリスクがあることも A さん自身が十分承知しています．

このように現場で起こっている状況を取り上げて，ナースとして患者さんやご家族の期待に応えられないかと考えることは多いのではないでしょうか．

しかしながら，A さんが体験しているような問題状況には，多くの場合，施設特異的な要素，つまり，その施設だからこそ起きている要素が含まれているように思われます．A さんの例でいえば，A さんの勤務している ICU には，その時点でどのような疾患の患者さんが入院されているのでしょうか．面会によって感染の危険性が高くなるような患者さんが多く入院されていれば，それだけ面会については厳しく制限をかけることも必要でしょう．逆に感染の危険性が低ければ，患者さんによっては子どもと面会することが治療効果に直接結びつく可能性があるかもしれません．

したがって，施設特異的な要素を考慮しながらのこのような問題には，業務改善として即，対応していくことが大切だと考えます．看護研究として時間をかけて追究していくような場合は，施設特異的な要素ではなく，他施設でも広く応用していくことができるような“一般的な問題”であることが必要だからです．

その施設だけの問題である場合は，問題が浮上してきたときに，そのつど話し合って業務改善，つまり，たとえば「X 氏の面会については，○○○○として緩和することで家族が少しでも安心できるようにしよう」というように，その施設や病棟単位で取り決めをすることで，良好な看護援助に結びついていくと思います．

パターン②：すでに，過去に類似の研究がなされているのではないだろうか？

次は，ICU で師長として 15 年間の経験をもっている B さんの疑問です．

“身体抑制”に関することです．ICU においては，重症患者さんや術後患者さんが入院されていることやナースの目が届かないことも多く，身体抑制がされていることが多い現状です．身体抑制の基準マニュアルもあり，Bさんの施設ではこの基準に則って身体抑制をしているようです．

今回，Bさんは「ナースは実際にどのようなことを考えて，患者さんの身体抑制をしているのだろうか？」ということに疑問をもちました．そして，ナースに面接調査をして，聞き取ってみてはどうかと考えた，ということで研究相談にきました．

● パターン②への筆者のコメント

Bさんは，ICUだけに領域を限定しないで，患者さんの身体抑制に関する研究を検索してみました．

その結果，身体抑制に関する研究は膨大な集積がなされていることや身体抑制に関するガイドラインや基準などが数多くあることがわかりました．そして，Bさんの興味があった「身体抑制に関するナースの判断と思考」については，すでに数多くの研究がなされていたことも見えてきました．過去にこれだけの研究がなされているのであれば，再び同じような研究を行うことに価値や意義はほとんどないように思います．Bさんは文献検索をすることで，知らなかった身体抑制に関する知見について理解することができました．過去に研究がなされているのであれば，異なった研究方法を使ったり，異なった視点でナースの実施する身体抑制を追究することがよいと考えます．

そこでBさんは，実際にICUで身体抑制を行っているナースの行動に対して参加観察法を用いてデータを収集しながら，その行動のもととなっているナースの判断を面接によって聞いてみてはどうか，と考えるようになりました．過去にも，そのような視点で研究はなされていないことが確認できました．

パターン③：関連があるのかどうかがわからない事象が，突如として関連し合ってしまうような思考になっていないだろうか？

今度はCCUに勤務しているナース，Cさんの疑問です．

拡張型心筋症の32歳の患者Yさんが再入院してきました．Yさんは退院後の自己管理ができず，前回の入院前と同じように仕事をしたり，体重増加をきたしてしまい，今回再入院となってしまいました．Cさんは，わたしたちナースのかかわりが十分であったならばYさんは自己管理できたかもしれないと思う，と反省しています．そしてCさんは，「入院中，CCUにおいてYさんは自分自身の病気をどのように認知していたのか疑問に思う」と突然考えました．さらに，「自己管理できるかどうかは，患者さんの疾病の受け入れ過程によって差があるのでは」と考えた，とも言っています．「Yさんは，自分の疾病を受け入れていないから自己管理できないのだと思う」とも言っています．

そこで今回は，急性期から回復期にある患者の疾病の受け入れ過程に焦点を当てて研究したい，という研究相談にきました．

● パターン③への筆者のコメント

Cさんは,「急性期から回復期にある患者の疾病の受け入れ過程に焦点を当てて研究したい」と研究相談にきました.しかし,なぜこれを研究したいのかという動機をたどってみると,拡張型心筋症の32歳の患者Yさんの再入院にあったようです.

Cさんは,突然に「入院中,CCUにおいてYさんは自分自身の病気をどのように認知していたのか疑問に思う」と考え,さらに「自己管理できるかどうかは,患者さんの疾病の受け入れ過程によって差があるのでは」と考えた,とも言っています.そして,「Yさんは,自分の疾病を受け入れていないから自己管理できないのだと思う」とも言っています.

つまり,自己管理と疾病の認知や受け入れが突如として関連性をもつ事象となっているのです.なぜ,Cさんの頭のなかでこれらが関連しあっているのでしょうか? 思考が論理的に導かれていないように思われます.

今回再入院となったYさんは,退院後にどのような生活をしていたのでしょうか? それをYさんに聞いてみてはどうでしょうか? 聞いてみることで,退院後,なぜYさんが,入院中にはできていたような生活の自己管理ができなくなったのかがみえてくるのではないでしょうか.聞いてみたら,Yさんは「実はストレスが溜まっちゃってね……初めは食事療法っていうやつ,できてたんだけどね……なんか,嫌になっちゃってねぇ……薬もちゃんと飲んでたんだけどね……」などと反応されるかもしれません.このような反応であれば,ストレスに対して十分なコーピングができなかったのかもしれません.これは確かめてみないとわからないことで,思い込みや突然出てきた思考で関連しているのかわからないことを関連づけても,適切な研究疑問へは発展していかないでしょう.本当にコレとソレは関連しているのか? 突如として“これだ!!”と関連づけてしまうのはやめましょう.突然の関連づけをしてしまうと,もはやその思考から抜け出せなくなって,どんどん視野狭窄に入り込んでしまいます.問題があると考えた看護現象については,徹底的によく考えて,何度も書いて,考えて書いて,本当にそうなのかを論理的に突き詰めていくことによって,何を明らかにしなくてはならないのか,何を看護研究の研究疑問としなくてはならないのかがみえてくると思います.

パターン④:明らかに問題が生じていないと思われるナースの看護実践を,あえて問題視していないだろうか?

さて,これはCCUに勤務しているナース,Uさんの疑問です.

CCU,とりわけ急性期においてはご家族の面会時間は数分となっています.そのためからかご家族からは「ここはわたしたちがいるような場所じゃないですよね.じゃまになるから控室にいます」「着替えだけもってきたし,顔も見たから今日は帰るわ」というような言葉が聞かれます.めずらしくお話を聞くことができたご家族のなかには,「ナースは忙しいのに,いつも話を聞いてもらってすみません」「ときどきこうして話をしてもらうだけで助かります」という言葉が聞かれます.

以上のようなことから，「ご家族自身が，自分たちもナースのケアの対象だと認識していないのではないか？」と思いました．これを研究テーマとして取り上げてみたい，と研究相談にきました．

● パターン④への筆者のコメント

Uさんは，CCUでご家族に対してとてもよい看護をしていることが，ご家族の次のような言動，すなわち「ナースは忙しいのに，いつも話を聞いてもらってすみません」「ときどきこうして話をしてもらうだけで助かります」から推測することができます．一般にナースは，自分たちが行っている看護がよい場合でさえも，自分たちの看護を反省し，自分たちを責めるような傾向があるように思います．Uさんにも，ナースのこのような傾向が反映しており，そこから今回の研究テーマを導き出そうとしているように思います．Uさんがご家族によい看護を提供したいと考えて，ご家族にできるだけ接近しようと努力していることも推測できます．Uさんの言っている「ご家族は，自分たちをナースのケアの対象だと認識しているのかどうか？」という疑問も，また奇妙な疑問だと思います．私たちナースは，対象者の認識がどうであっても，専門職として必要だと考えた場合，誰に対しても看護ケアを提供するはずです．逆に，ご家族がナースのケアの対象者として認識していなければ，ナースはケアを提供してはいけないのでしょうか？　いやいや，そんなことはないですよね．

ナースは，よい看護を提供していることをもっと自覚する必要があります．よい看護をしている場合でさえ，「いや，私たちナースの看護はダメだ，これではよくない！」と考え，自分たちを責めるのです．そして，そこから研究テーマを導き出そうとするのです．しかしながら，よい看護をしている場合，そのことをあえて問題視し，研究テーマとする必要はないように思います．「さらによりよく努力すること」は否定しませんが，もっと明らかにしなければならない問題が他にたくさんある…，これが現状だと思いませんか？

パターン⑤：思考が論理的ではなく，思い込みになっていないだろうか？

Kさんは救命救急室（Emergency Room，ERと略する）のナースであり，臨床経験は10年です．

今回，Kさんは「ERのナースは患者さんの死に出くわすことが多い」ということを，研究疑問へと結びつける問題事象としてあげてきました．「ERでは患者さんの死を経験することが多く，ナースは死に慣れっこになっている」とKさんは考えていました．さらに「ERのナースは，死を処置として片づけているようにも思う」と考えていました．そこで「ERのナースの死生観を調査してみたいと思います」と，Kさんは研究相談にやってきました．Kさんとしては「ERのナースはきちんとした死生観をもっていない」という仮説がある，とも言っていました．

● パターン⑤への筆者のコメント

確かにERは一般病棟と比べて，搬送されてくる患者さんの疾患の特性上，死亡される方が多いということは統計的にも明らかだと考えます．そのような統計的資料も，文献を探せばあると推測できます．K さんの思考は，ここまでは論理的です．しかし，「ナースは死に慣れっこになっている」や「死を処置として片づけている」，そして「ER のナースはきちんとした死生観をもっていない」というような K さんの解釈や判断は，どのような事実に基づいているのでしょうか？　これらを証明する事実があるのでしょうか？　これらはまさしく，K さんの日ごろの想いであり，感想なのではないでしょうか？　この部分は「K さんの思い込み」と言わざるをえません．また，K さんのいう“きちんとした死生観”とはいったいどのような死生観を指しているのでしょうか？　K さんのいう“きちんとした死生観”の部分も，まさしく「K さんの思い込み」に相当すると考えます．このような前提で死生観を調査しても，何をめざして調査するのか，調査した結果からいったい何を明らかにしたいのかがみえてきません．

思考を論理的に導いてこそ，妥当な研究疑問へとつながっていくのです．

ER は一般病棟と比べて死亡される方が多いという事実に立ち戻って，そこから「なぜ，なんのために，どのような研究をしなくてはならないのか？」と再び考えてみましょう．

以上，5 つのパターンの具体例を示しましたが，ここでは各例に対して読者の皆さん自身でなんらかのコメントができるよう，それぞれのパターンを手がかりに深く読み込んでみてください．なお，筆者の考えたコメントも一例に過ぎませんので，皆さんご自身のコメントの「叩き台」として活用していただきたいと思います．

ここまで，看護研究のテーマの絞り込みの段階でナースが陥りやすい“落とし穴”をたくさんみてきました．この“落とし穴”にはいくつかのパターンがあるわけですが，そのどれかに陥り，なかなか研究にたどり着けずに悩んでしまうことが多いようです．それぞれのパターンの典型例をみることで，少しずつ自己評価のための視点を養ってほしいと思います．また，病棟スタッフ同士で討議しあって研究テーマを絞り込んでいくときなどに，参考にしていただきたいと考えます．

なお，こうした検討も，あくまでも図 2－1～図 2－3 の形式の用紙に書き込まれた内容だけからの判断になります．実際には，書かれていないさまざまな現象や事実がバックにあるかもしれません．それらをできるだけ漏らさず書き出す努力がまず必要です．また，とくにアドバイスする立場の方であれば，それらを引き出す努力も必要とされるでしょう．

研究テーマの絞り込み
――研究プロセスの最初の大きな一歩

ここまでの解説で，研究によって科学的で系統的な追究をしようとするためには「一定程度の論理的な思考を踏むことが大切だ」という点がご理解いただけたでしょうか．また，研究テーマを絞り込むことは，研究の全プロセスのなかでいちばん重要である点，また，いちばんむずかしい点であることもご理解いただけたと思います．

ですから，あせらずじっくりと時間をかけて挑戦しましょう．

とにかく，頭のなかで考えをめぐらせるだけでなく，考えていることを文章として書いてみるなど言語化して表現すること，そして周囲の人とテーマ周辺のディスカッションを大いにすることです．さらに質問を出し合ったりして，徐々にじわじわ煮詰めていく作業こそが必要なのです．

結局のところ，その後の研究プロセスが生きてくるかどうかは，研究テーマが「研究しよう」と当初考えていたあなたの研究動機に沿って，ほぼ妥当な線で落ち着くか否かで決まる，といえるでしょう．安易なテーマの絞り込みは，そのあとの研究プロセスをすべて台無しにしてしまいます．

それでは本章の最後に，研究プロセス全体の時間的な流れについて説明しておきましょう．

研究プロセス全体の時間的な流れ

新しい年度になって，「さあ，研究をこれから始めよう！」ということでは，その年度のうちに，研究を終わらせることはきわめて困難だと思います．4月から始める，というのではなく，図2－4に示したように，前年度の1月くらいからは，本章で説明したような“研究テーマの絞り込みプロセス”を開始することが必要だと思います．

● 研究テーマの絞り込み

1月，2月，3月と約3か月間は，“研究テーマの絞り込みプロセス”を踏んでください．この段階から“文献検索と文献検討”をしなければなりません．したがって，時間もかかります．次の段階である“研究計画書の作成”(**第13章参照**) においては，もっと徹底的に系統的に着実に“文献検索と文献検討”を行う必要があります．

● 研究計画書の作成

“研究計画書の作成”には，4月，5月の2か月間は必要となります．もっとも，この前の段階である“研究テーマの絞り込みプロセス”で踏んできた内容との重複があるために，2か月間あれば，“研究方法の検討”を中心とした研究計画書を作成することが可能であると考えます．

図2－4にも示したように，研究は終わってから発表することよりも，研究途上であるこの“研究計画書の作成”段階で，発表会を開催し，多くの方々から意見・助言をいただくことが重要です．この段階でいただいた意見・助言をもとに，計画書の内容を修正したり追加することができるからです．すでに終わってしまった研究に講評をするだけでは，建設的とはいえません．研究計画書の発表会をできるだけ開催できるような方向で環境を整えてください．この

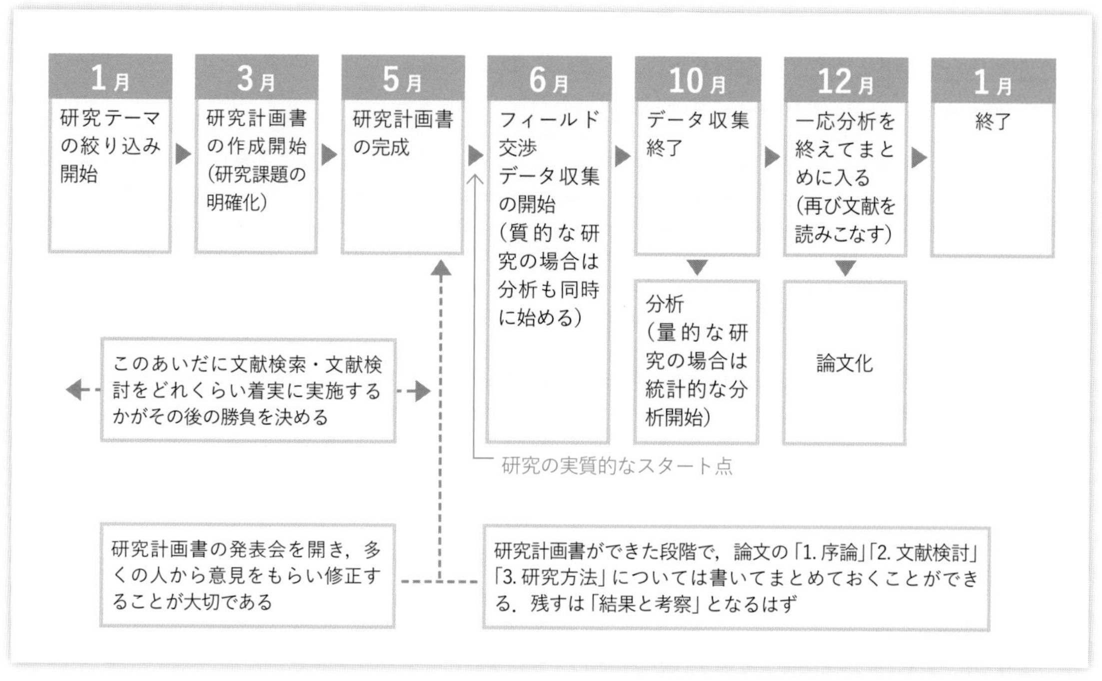

図2－4　1年間を想定した看護研究のプロセス

発表会の企画は，施設全体でなくても小さな単位で，数名で議論してもよいのです．研究に携わっている者以外の方々の意見や助言をできるかぎり多くいただける機会をぜひとも設けましょう．そのことで研究に携わっている者は多くの学びを得ることができ，何よりも研究自体に修正や追加をすることで，より洗練された研究計画書を作成していけるからです．

第13章で説明するように，研究計画書は研究のガイドとなります．そのあとに続く“データ収集方法および分析方法”は，研究計画書がすべて導いてくれることになります．ただし，量的研究の場合は研究のガイド役となりうるのですが，質的研究については，データ収集をしながら分析をしていく“螺旋状のスタイル”で研究が進んでいくため，データ収集を開始してからその先の計画がみえてくることもあるので，量的な研究の場合ほどきっちりとしたガイド役にはならないこともあります．しかしながら，“研究計画書の作成”段階で研究方法までをある程度見通し，研究の終わりが予測できるような状態にしておくことが必要です．

● データ収集

“研究計画書の作成”のあとに“データ収集”を開始することになりますが，データ収集を行う“フィールド”についての交渉は，もっと前から行っておかなければなりません．昨今は，どんなフィールドを選ぶにしても，『研究倫理委員会』という組織の倫理審査を受けて承認を得ることが必須になります．データ収集を開始する際には，『研究計画書』を当該フィールド（例えば，病院や大学など）の『研究倫理委員会』に申請し，承認が得られなければ実施することができません．『研究倫理委員会』における審査が長期間かかるような施設も増えてきているので，早め早めに申請できるように手続きを進めていくことが必要となってきています．

そのため，あなたがどこのフィールドでデータを収集しようと考えているのか，そのフィールドにおいてデータ収集を実施できるまでには，どのような手続きが必要であるのかについて，事前に十分に調査しておくことが必要です．

● データ分析

データ収集がスムーズに開始されたあとは，量的な研究の場合と質的な研究の場合で，たどっていくプロセスが異なりますが，“データ分析”を進めていくこととなります．

量的な研究では統計学的な分析となるので，あらかじめ研究計画書の段階で考えたとおりの分析を研究目的に対して行っていくことができるだろうと思います．時間的にも，予測できる範囲の時間で分析が終わるだろうと見通しが立ちます．

しかし，質的な研究では分析に相当の時間がかかります．データを収集しながら分析していくことになるだろうと思いますし，分析に耐えるようなデータが豊富に得られていない場合は，“データ収集”により多くの時間を確保しなければならないこともあります．分析をしながらデータ収集をすることで，分析の深さも増していくだろうと思います．“エンドレス”というようなやっかいな状況に陥らないためにも，ある程度，指導者を確保して，随時指導を得たほうがよいだろうと思います．自分の行っている分析の方向性がこれでよいのか，ずれていないのか，指導者に分析の妥当性を確認してもらいながら進めて行くのがよいと思います．

この“データ収集と分析”には，7月，8月，9月，10月，11月と，最低でも5か月間はかかるだろうと思います．このあと，12月，1月とで研究結果をまとめて考察し，最後に論文化する時間としては，最低でも2か月間が必要となります．ただし，研究計画書が作成された段階で，研究論文の構成要素のうちの「1．序論」「2．文献検討」「3．研究方法」の部分は，研究計画書に準じてある程度までは書けるので，“データ収集および分析”のあいだに時間をとって書き進めておくとよいと思います．“データ分析”が終わったあとは，「結果」と「考察」に焦点を当てて書いていくだけにしておくと，“論文作成”の段階で慌てることもありません．

ただし，とりわけ質的研究の場合では，あらかじめ“研究計画書の作成”段階で考えていた「研究課題」や「研究目的」を，分析次第では変更しなくてはならない場合も出てくるだろうとも思います．そのような場合は，「1．序論」「2．文献検討」「3．研究方法」の部分において，修正や追加が必要となる場合もあるので，ご注意ください．

＊＊＊

「研究のプロセス全体で1年間強」といっても，これまで説明してきたように，あっという間に時間が経過します．計画的に，着実に，そして系統的に研究プロセスを歩んでいかなければ，前に進んでいくことさえむずかしいのです．

十分に心して，かつ勇気をもって大胆に，本書を片手に最初の一歩を踏み出しましょう．

第3章

看護研究における倫理

- 研究を行ううえで配慮すべき倫理的な側面の問題
- インフォームド・コンセント
  ——研究対象者の自由と意思の尊重，そのための情報提供
- 個人情報の保護，プライバシーの尊重
- 基本的な倫理原則
- その他の倫理的な諸問題の対応
- 看護研究を行う理由についてのナースのモラル
- 研究指導者としてのモラル
  ——研究指導者が研究者になってしまう危険
- おわりに

1980年代以降，生命倫理（バイオエシックス）[1]の立場から，安楽死，出生前診断，遺伝子診断，臓器移植など，医療現場で生じている倫理的な問題が厳しく議論されるようになりました．看護においても“看護倫理学”という専門領域が開拓され，今日に至るまで発展し続け，看護倫理に関する専門書も数多く出版されるようになっています（Davis/見藤，小西，坂川，2002；Bishop & Scudder/田中，2001/2005；Fry & Johnstone/片田，山本，2002/2005；Dooley & McCarthy/坂川，2005a/2006a；Dooley & McCarthy/坂川，2005b/2006b；Dooley & McCarthy/坂川，2005c/2007）．

さて，このような背景を受けて，われわれが看護研究を行う際には，「この研究には倫理的な問題はないのだろうか？」，倫理的な問題がある場合は「それをどのように克服しようと対応されているのだろうか？」という視点に立って，倫理審査が厳しくなされるようになってきました．

昨今，ほとんどの医療機関，研究教育機関などにおいて研究倫理委員会という名称などの倫理審査を行う委員会が組織され，ナースが行う看護研究についても厳格な審査がなされています．われわれはこのような委員会に研究計画書を申請し，審査を経て承認を得なければ看護研究を実施することはできません．もっとも，ここでは「審査に合格するため」ということが目的ではなく，われわれにとって「看護研究に伴う倫理的な問題」を克服することが重要です．そのためには，一定の知識および技能を得ておく必要があります．

本章では，看護研究を行ううえでの倫理的な問題とその対応を解説していきます．

研究を行ううえで配慮すべき倫理的な側面の問題

これまで医療の現場において「患者さんやご家族の基本的人権が擁護されていないような状況」が，生命倫理の立場から数多く報告されてきました．そのため，その医療の現場で患者さんやご家族を対象として研究をしようとするとき，「倫理的な配慮を最大限に行うことは大前提である」といえます．

医療の現場には，“強者対弱者”関係の図式が「医療従事者と患者さんおよびご家族」にいまだに存在していることについて，われわれは常に敏感でなければなりません．健康になんらかの問題を抱えている看護の対象は，疾病予防，健康の保持・増進，そして回復のために治療や処置を受けることを余儀なくされています．このような状況におかれている患者さんやご家族は，抱えている健康上の問題に関して少なからぬ苦悩を体験していることでしょう．ですから，このような状況にある患者さんやご家族を対象にして研究すること自体，彼らの基本的人権を

---

[1] 生命倫理（bioethics）とは，医療・医学のみならず，ビオス（生命・生物・生活）のすべてにかかわりをもつ，人間の尊厳の主張に根ざした人権運動であり公共政策づくりである（木村，1987）．

表3－1　人間に対して虐待行為を行った生物医学的研究

1932～1972年 タスキギー梅毒研究 （Tuskegee Syphilis Study）	米国公衆衛生局は，アラバマ州のタスキギーに住むアフリカ系米国人男性の梅毒の研究を開始した．この研究は40年間にわたって継続され，成人のアフリカ系米国人男性の梅毒の自然経過を明らかにするために行われた．
1933～1945年 ナチスの医学実験 （Nazi Medical Experiments）	ナチス政権下のドイツは，残虐で非倫理的な行為を実行した．医学実験では凍結温度，マラリア，毒，発疹チフス，治験をしていない薬物と手術に被験者がさらされた．研究参加者は実験中に殺されたり，恒久的な身体的・精神的・社会的ダメージを受けることも多かった．
1950年代半ば～1970年代初頭 ウィロウブルック研究 （Willowbrook Study）	精神発達遅延施設であるウィロウブルック州立病院で，Saul Krugman医師は，肝炎に関する研究を実施した．研究対象者はすべてが子どもであり，意図的に肝炎ウイルスに感染させられた．
1960年代 ユダヤ人慢性疾患病院研究 （Jewish Disease Hospital）	ユダヤ人慢性疾患病院で，活性化したがん細胞に対する患者の拒絶反応を明らかにする目的で実施された．22名の患者がヒトのがん細胞から取り出した活性化がん細胞を含んだ混濁液の注射を受けた．

Grove, S.K., Burns, N., & Gray, J.R./黒田裕子，中木高夫，逸見功．(2013/2015)．*バーンズ&グローブ　看護研究入門　原著第7版―評価・統合・エビデンスの生成*．東京：エルゼビア・ジャパン．pp.143-146より抜粋し，筆者作成

侵すリスクがあることを，しっかりと理解しておくことが必要です．

さて，ヒトや動物を研究する研究者は倫理的な事柄を取り扱わなければなりません．なぜなら，倫理的な必要要件が厳密なエビデンスを生み出したいという希望とは相反することもあるからです．倫理的な要請は挑戦的でもありえます（Polit & Beck, 2017, p.137）．

それでは，われわれが研究を行うにあたって理解しておかなければならない主要な倫理的原理から説明します．

今日では多様な倫理綱領や法令が整備されるようになっていますが，このような指針が作成されるに至った歴史的出来事を知っておくことは重要です．人間に対して虐待行為を行った生物医学的研究の4つは公表されています；(1) タスキギー梅毒研究，(2) ナチスの医学実験，(3) ウィロウブルック研究，(4) ユダヤ人慢性疾患病院研究です（Grove, Burns, & Gray/黒田，中木，逸見，2013/2015，p.143）．これらの概要を表3－1に示しました．

“科学”という名のもとにこのような人権侵害がなされてきたことが認識され，さまざまな倫理綱領（codes of ethics）が開発されてきました（Polit & Beck, 2017, p.137）．ナチスの研究におけるヒト対象者の虐待は，1949年の『ニュルンベルク綱領（Nuremberg Code）』の作成を導きました．ニュルンベルク綱領は，主として生物医学研究の遂行を全世界に方向づけるために制定されたものですが，看護学，心理学，社会学など，ほかの科学における研究にも欠くことはできません．このニュルンベルク綱領は，1964年の世界医師会（World Medical Association, WMA）の総会で制定されたヘルシンキ宣言の土台となっています（Grove et al./黒田ら，2013/2015，p.144）．WMAは1964年の第18回総会（ヘルシンキ，フィンランド）で『ヘルシンキ宣言―ヒトを対象とする医学研究の倫理的原則』を採択し，以後，1975年第29回総会（東京，日本）で修正，1983年第35回総会（ヴェニス，イタリア）

で修正，1989年第41回総会（香港）で修正，1996年第48回総会（サマーセットウエスト，南アフリカ共和国）で修正，2000年第52回総会（エジンバラ，スコットランド）で修正，さらに2002年米国におけるワシントン総会で第29項目明確化のために注釈が追加，2004年日本における東京総会で第30項目明確化のために注釈が追加，そして2008年韓国におけるソウル総会で修正，最新版は2013年ブラジルにおけるフォルタレザ総会で修正されています（WMA/樋口，2015/2016，p.106）．

そして今日，多くの学問分野がそれぞれ固有の倫理綱領を確立するなか，看護においても多様な倫理綱領が開発されてきました．国際看護師協会（International Council of Nurses，以下ICN）は，27頁で構成された『ICN看護師の倫理綱領』の2021年版小冊子を刊行しています．内容は「ICN看護師の倫理綱領について」「ICN看護師の倫理綱領の基本領域別の適用方法」「ICN看護師の倫理綱領の活用方法」などが収められています．

一方，日本看護協会は2021年3月に9頁で構成された『看護職の倫理綱領』の小冊子をホームページ上に公表しています．この小冊子は，前文と16項目の本文から成り立っています．16項目を表3－2に示します．

表3－2　看護職の倫理綱領の16項目（本文より抜粋）（日本看護協会）

1. 看護職は，人間の生命，人間としての尊厳及び権利を尊重する．
2. 看護職は，対象となる人々に平等に看護を提供する．
3. 看護職は，対象となる人々との間に信頼関係を築き，その信頼関係に基づいて看護を提供する．
4. 看護職は，人々の権利を尊重し，人々が自らの意向や価値観にそった選択ができるよう支援する．
5. 看護職は，対象となる人々の秘密を保持し，取得した個人情報は適正に取り扱う．
6. 看護職は，対象となる人々に不利益や危害が生じているときは，人々を保護し安全を確保する．
7. 看護職は，自己の責任と能力を的確に把握し，実施した看護について個人としての責任をもつ．
8. 看護職は，常に，個人の責任として継続学習による能力の開発・維持・向上に努める．
9. 看護職は，多職種で協働し，よりよい保健・医療・福祉を実現する．
10. 看護職は，より質の高い看護を行うために，自らの職務に関する行動基準を設定し，それに基づき行動する．
11. 看護職は，研究や実践を通して，専門的知識・技術の創造と開発に努め，看護学の発展に寄与する．
12. 看護職は，より質の高い看護を行うため，看護職自身のウェルビーイング（3）の向上に努める．
13. 看護職は，常に品位を保持し，看護職に対する社会の人々の信頼を高めるよう努める．
14. 看護職は，人々の生命と健康をまもるため，さまざまな問題について，社会正義の考え方をもって社会と責任を共有する．
15. 看護職は，専門職組織に所属し，看護の質を高めるための活動に参画し，よりよい社会づくりに貢献する．
16. 看護職は，様々な災害支援の担い手と協働し，災害によって影響を受けたすべての人々の生命，健康，生活をまもることに最善を尽くす．

「看護職の倫理綱領」全文
https://www.nurse.or.jp/home/publication/pdf/rinri/code_of_ethics.pdf

いずれにしても，私たちはいったい何のために研究をするのか，研究をすることによって患者さんやご家族の人権は擁護されているのか，また，どのような恩恵や貢献を受けられる可能性があるのかなど，しっかりと考えておく必要があります．どのような研究であっても，研究対象者に影響がまったく及ばないというようなことはないでしょう．対象者が患者さんやご家族ではなく，ナースであっても同様です．だからといって，研究によって特定の問題状況が明らかにされたり証明されたりしないかぎり，科学的な追究がなされていかないこともまた事実です．研究を積み重ねていかなければ，看護実践の科学的な発展も望めなくなってしまう，ともいえるでしょう．

このように，看護研究の倫理的な側面の問題は「研究によって起こりうるリスク」と「研究で得られる利益」の両者が，慎重に議論されながら克服されていかなければならないむずかしい問題であるといえます．Grove, Burns, & Gray (2013/2015) は，図3－1のような「研究の利益とリスクのバランス」を示し，利益およびリスクのアセスメント，“利益／リスク比”を慎重に議論しなければならない，と警告しています．そしてこのような議論は，私たちだけ

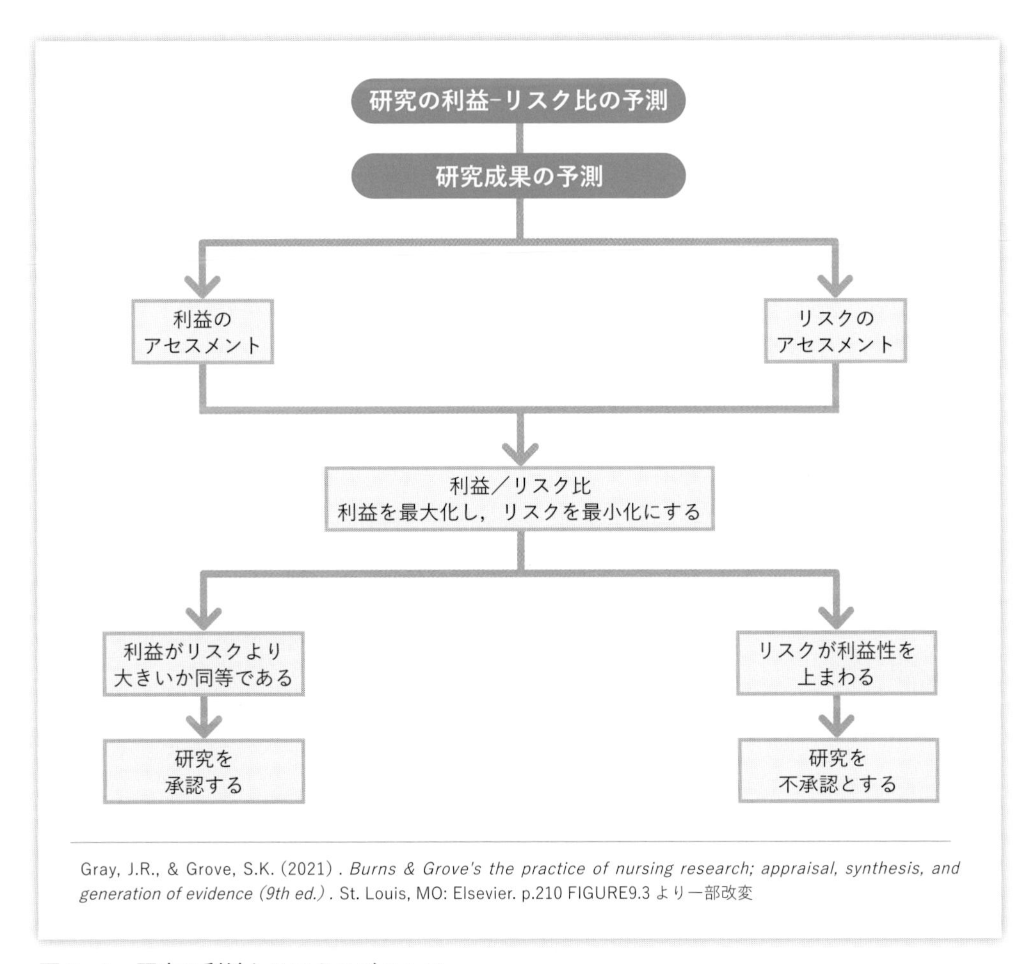

Gray, J.R., & Grove, S.K. (2021). *Burns & Grove's the practice of nursing research; appraisal, synthesis, and generation of evidence (9th ed.)*. St. Louis, MO: Elsevier. p.210 FIGURE9.3 より一部改変

図3－1　研究の利益とリスクのバランス

でなく，他学問領域やジャーナリストなども含めた広い視野に立ちながら，合法的になされていく必要もあるでしょう.

では，いくつかの倫理的な側面の問題について触れていきたいと思います．われわれはまず，研究を始める前の研究計画書の作成段階で，以下に掲げるような研究の倫理的な側面について，そしてモラル❷について十分な検討をしておく必要があります.

インフォームド・コンセント
——研究対象者の自由と意思の尊重，そのための情報提供

最初に，研究対象者（あるいは研究参加者，情報提供者）にどのような倫理的な配慮を行わなければならないのかについて考えてみましょう.

研究対象者となる人は，研究に参加するかどうかについては基本的に自由なのです．その人の自由意思は尊重されるべきです．ですから，その人が研究に参加するかしないかについては，一定の情報が与えられたうえで「自由に，自発的に」判断し，「同意するか，辞退するか」を決定することを保証する必要があります．その人が研究に参加することをいったん承認したあとでも，途中から研究に参加することを辞退する権利があることも保証しなければなりません.

そのために，インフォームド・コンセントを研究対象とのあいだで行う必要があります．インフォームド・コンセントは，何も診断や治療などの医療行為のプロセスでのみ必要な事柄ではありません．研究対象者に対するインフォームド・コンセントも，負けず劣らず重要であることを認識しておくべきだと考えます.

では，研究対象者に提供される情報として，具体的にどのようなものがあるでしょうか？以下に列記してみましょう（Polit & Beck, 2017, pp.143-144 を参照）.

● 研究対象者の位置づけ

研究対象者は研究と治療，もしくはケアの区別を十分に理解しておく必要があります．そのために研究対象者には，医療やケアは通常通りに提供されること，そして，研究のために特別に実施されることがどのような内容であるのかが具体的に説明される必要があります．研究対象者から得られるデータが，研究目的のためにどのように使用されるのかについて詳細に説明される必要もあります.

---

❷
モラル（道徳）とは（松村明監修：デジタル大辞泉，小学館），①人々が善悪をわきまえて正しい行為をなすために，守り従わなければならない規範の総体，②外面的・物理的強制を伴う法律とは異なり，自発的に正しい行為へと促す内面的原理として働く.
これに対して，倫理とは（松村明監修：デジタル大辞泉，小学館），①人として守り行うべき道，②善悪・正邪の判断において普遍的な規準となるもの，③道徳，④モラル．したがって，人がある行為を行うときには，内面的な原理や規範としてのモラル（道徳）はその人の内面から働くものと考えられる．また，倫理とは人がある行為を行うときにはそこに一定の普遍的な規準として存在しているもの，と解することができよう．倫理のほうは定まった要綱のようなものが存在しうるだろう．一方，モラル（道徳）は，後天的な学習によってその人が有する哲学的な信念や生き方のようなものと考えられ，個別で独自なものと考えられる.

● 研究目的

研究全体の目的は，素人でも理解できるわかりやすい言葉・表現で述べられることが大切です．そのために専門用語を使用することはできません．とりわけ，言葉が理解できる年齢の小児が研究対象者の場合などは，児にとって理解できる内容であり，ふりがなをふるなどの工夫も必要です．得られるであろうデータが研究目的のためにどのように使用されるのかもしっかりと説明されることが必要です．

● データの種類

研究対象者は，どのような種類のデータが収集されるのかについて説明されなければなりません．たとえば，自己報告式のデータなのか，生理学的な検査のデータなのか，具体的に説明を受ける必要があります．

● 手順

研究対象者はデータの収集手順について記述された内容を得ておく必要があり，記述された内容に基づいて説明される必要があります．何らかの介入（treatment，特別なケアあるいは処置・教育など）を受ける場合，その手順が詳細に記述内容に基づいて説明される必要があります．

● 拘束の性質

研究対象者はデータ収集のために要する拘束時間を，回数も含めて詳細に知っておく必要があり，記述内容に基づいて説明される必要があります．拘束される時間や内容が研究対象者にとっては重荷や負担となることをわれわれは十分に承知しておかなければなりません．

● 研究代表者および資金提供者

研究対象者は研究代表者が誰であるのか，誰が資金を提供している研究であるのかを知っておく必要があり，記述内容に基づいて説明される必要があります．大きなプロジェクト研究の一部としての研究の場合でも，その大きなプロジェクト研究の説明および当該研究の位置づけの説明が必要です．

● 研究対象者の選定

研究の参加に対してどのようにして研究対象者が選定されたのか，どれくらいの人数からどのように選定されたのかを知っておく必要があり，記述内容に基づいて説明される必要があります．

● 危険の可能性

予測される身体的・心理的・社会的・経済的な危険性，もしくは苦痛は，危険性を最小限とするための研究者の努力とともに，研究対象者は知っておく必要があり，記述内容に基づいて説明される必要があります．

● 利益の可能性

研究対象者固有の利益は知っておく必要があり，記述内容に基づいて説明される必要があります．もしもあるような場合は，研究対象者以外の他者への利益も知っておく必要があり，記述内容に基づいて説明される必要があります．

● **代案**

研究対象者は自分たちにとって都合がよいかもしれない代案となる手順，もしくは処置について知っておく必要があり，記述内容に基づいて説明される必要があります．

● **機密性の誓約**

研究対象者はこの研究のあらゆる期間にわたってプライバシー保護が保証されること，匿名性が保証されることを知っておく必要があり，記述内容に基づいて説明される必要があります．

● **自由意思による同意**

研究参加は厳密に自由意思によって決定されるのであり，参加を辞退したとしても不利はなく利益を失うこともないことを知っておく必要があり，記述内容に基づいて説明される必要があります．

● **辞退する権利および情報を与えない権利**

研究対象者は，同意したあとでも研究参加を辞退する権利を持ち，情報の特定の部分を提供しない権利を持っていることを知っておく必要があり，記述内容に基づいて説明される必要があります．

● **連絡情報**

研究参加者は疑問，コメント，もしくは不満がある時には誰と連絡がとれるのかを研究者から聞いて知っておく必要があり，記述内容に基づいて説明される必要があります．

以上のような情報が研究対象者に十分に正しく説明されなければなりません．そのために研究対象者に対しては「研究実施にあたっての説明文書」を作成する必要があります．この文書に基づいて研究者は具体的に説明し，研究対象者の自由意思によって研究に参加するかどうかの同意を厳密に得なくてはならないのです．自由意思による同意がなされた場合は，同意の署名と押印を研究対象者から得る必要があります．

上述したように，いったん同意がなされた場合であっても，研究対象者はいつでも研究参加を辞退する権利を持っています．同時に，情報提供を拒む権利も持っています．このように研究対象者は自己決定権を持っています．自己決定権は，人権尊重の倫理原則に基づいています．この原則によれば，人間は自己決定できる，すなわち，自分自身の運命をコントロールできるために，外部からの統制を何ら受けることなく自分が選択したとおりに人生を送る自由を持つ自律した存在として取り扱われることを保護するものです（Grove et al./黒田ら，2013/2015，p.148）．

しかしながら，われわれの研究対象者の中には自律性が減弱している人々もいます．このような人々をPolit & Beck（2017）は，傷つきやすい集団（vulnerable groups）と呼び，権利擁護のための必要性を説いています（Polit & Beck, 2017, p.149）．そこでは「倫理的な基準を順守することはごまかしのきかない率直なことであるが，特定の傷つきやすい集団の権利を保護するためには特別な手順が必要とされる」と述べています．下記のような傷つきやすい研究対象者には，特別な倫理的配慮が必要です．

● 子ども

子どもにはインフォームド・コンセントを理解する能力はありません．したがって，両親や法的後見人がインフォームド・コンセントを得なければなりません．ただし，子どもであっても7歳以上であれば，自分自身で研究に参加するかどうかの同意を得ることは十分にできると考えられます．また，12歳以上になれば，基本的なインフォームド・コンセントを理解できるまでに成熟しているために，同意の署名を子ども自身から直接得ることができると考えられています（Polit & Beck, 2017, p.149）．子どもに直接提供される情報については，先述したとおりその年齢の子どもが十分に理解できる言葉や用語であることが基本的に重要です．場合によっては両親が同席することもあると思います．

● 精神的に，情緒的に障害されている人々

このような人々は認知障害や意識障害があり，研究参加による危険性や利益の重みづけをすることはできません．したがって法律的にも倫理的にもインフォームド・コンセントを提供することはできません．このような場合は，法的後見人にインフォームド・コンセントおよび同意の署名を得なければなりません．

● 重症，もしくは身体的に障害されている人々

重症患者さんや何らかの特定の治療を受けている患者さんは研究参加について論理的に考えたうえでの意思決定能力があるのかどうかが慎重に考えられなくてはなりません．Polit & Beck（2017）によれば，特定の障害に対しては，同意を得るための特有な手順が必要であり，たとえば，聴覚障害のある人々に対してはすべての情報が書かれたうえで判断できるようにすることや，読み書きができない人々に対してはビデオで説明されたインフォームド・コンセントを提示することが解説されています（Polit & Beck, 2017, p.150）．

● 終末期の人々

終末期の人々はたとえその研究に参加したとしても，結果から恩恵を受けることはめったにないと考えられますので，研究参加に伴う危険性と利益が慎重に議論される必要があります．研究者は終末期の人々の医療やケア，そして安楽が危ぶまれることがないことを保証するための研究ステップを踏むことが必要です．

● 妊婦

妊婦は身体的かつ心理的に危険性が高まっていることに加えて，自分自身ではインフォームド・コンセントを得ることができない胎児とともに，両者の安全性が十分に配慮されなければなりません．一般に倫理綱領では，妊婦自身のヘルスケアニードがその研究に参加することで満たされなければ参加することはできないとされています．

では，もう少し身近な研究の例で考えてみましょう．

質問紙による調査研究では研究対象者に直接説明ができません．したがって質問紙の表紙には上述のようなインフォームド・コンセントに必要な情報について書かれた内容を含め，研究対象者の自由意思による参加同意を得なければなりません．

しかしながら，このような手続きが十分にとられたとしても，現実には研究対象者の人権が擁護されているかどうか，むずかしい状況がたびたび見受けられます．

たとえば，入院患者がいつもケアを受けている世話になっているナースに面接や調査を依頼されれば，研究の意義に賛同していなくとも研究に参加するかもしれません．あるいは，自分が働いている組織の中枢である部署からアンケート調査がまわってくれば，スタッフたちは半ば強制的にアンケートに回答することになるかもしれません．

このような役割関係や権威構造が存在しているような場合，研究対象者の自由な研究参加はどこまで可能なのでしょうか？　そうした役割関係や権威構造ができるかぎり存在しない状況のもとで，研究参加を求めるべきだと考えます．

医療の場では，患者さんやご家族が“弱者”となる図式がいまなお根強く存在しています．同様に，看護教育場面などにおいて，看護学生が研究対象者である場合にも，「教師対学生」という役割関係が存在しています．このような社会的な役割関係を考慮に入れたうえで，研究のインフォームド・コンセントについて慎重にならなければならないのです．慎重過ぎる，ということはないと思います．研究対象者の人権が擁護されているかどうかは，十分に議論されなければなりません．

社会的な役割関係が存在していたからこそ研究参加がなされた，という場合は得られたデータがどこまで真実を反映しているかについて問われることにもなるでしょう．

個人情報の保護，プライバシーの尊重

前項でも触れましたように，研究参加を得ようとする段階で，研究対象者の人権が最大限に擁護されるための“社会的契約”が，研究者と研究対象者とのあいだでしっかりと結ばれる必要があります．

契約事項としては，

①研究対象者より得られたデータは，この研究以外の目的で使用されることはない点

②研究者以外の者が，得られたデータを用いることはない点

③研究対象者のプライバシーが最大限に尊重され保護される点

などです．

たとえば，研究対象者である学生から得られたデータが，成績の一部として評価対象とされたり，研究論文の発表時に対象者の概要に固有名詞やそれに類した表現がなされたり，研究で得られたデータが教材になっていたり，ほかの医療従事者にデータの一部が流れていたり……．そのようなケースがみられることがあります．これらはすべて，研究者のモラルが問われる倫理的な問題だといえるでしょう．

また，実験研究などは，研究対象者に少なからず“操作”が加わります．いうまでもなく，

人体に侵襲を加えるような操作が，研究のためだけになされることは，絶対にあってはなりません．たとえば，薬剤の投与や採血などがいまだにみられることもあります．操作がそこまで及ばなくても，操作によって研究対象者が「否定的な影響」を受けることは，絶対に避けられねばなりません．

一方，「否定的な影響」とまではいかなくも，「統制群に割り当てられたために，研究対象者が通常受けられるべき看護ケアを受けられなくなる」といった状況も，あってはならないのです．

また，“面接法”によるデータ収集を選択する場合では，いくら研究者が慎重に面接を行ったとしても，「その面接が研究対象者に何も影響を与えない」ということはないでしょう．

どのような研究であったとしても，起こりうるリスクをよく考えたうえで，研究対象者の人権やプライバシーが最大限に保障されるように，注意深い配慮をしていきましょう．

基本的な倫理原則

これまで，研究対象者との関係において「研究者が守るべき倫理的な問題」について述べてきました．ここでは，それらをもう一度まとめて整理してみましょう．

無害（善行）の原則

● **危害がないこと**

研究対象者（研究参加者）が，結果として深刻な状況，永久的な害にさらされるようなことは受け入れられません．また，過度の苦痛や死に至る可能性などがあれば，研究は中止されることになります．

新薬や新しい医療処置などが試されるときは，それ以前に動物実験などによって安全が確認されていることが必要です（もちろん，動物実験にも『倫理ガイドライン』があります）．

また，研究対象者が恐怖を感じたり，心理的な変化を被ることも受け入れられないことです．

● **営利のないこと**

研究の貢献は，社会一般に還元されるべきものであって，研究対象者が金銭的な利益を得ることをねらいとするものではありません．ですから，研究によってもたらされるかもしれない“損失”と，研究によって得られるであろう“利益”を対比しながら判断しなければなりません．

人間としての尊厳の原則

● 自己決定権

研究に参加するかどうかを，強制されることなく，自らが自由に決める権利です．それだけではなく，研究の途中で中断することができる権利や情報提供を拒む権利，あるいは研究目的や手段について説明を受ける権利を含んでいます．

● 情報の開示

研究については，研究対象者にすべてが説明されることが保障されなくてはなりません．そうした説明なしでは，自己決定権を行使することができないからです．

公平（正義）の原則

研究対象者には，誰でも公平に治療を受ける権利があります．ですから，明らかに効果の低い治療を割り当てられることは，決してあってはならないのです．

また，研究対象者はその個人情報が保護され，プライバシーが最大限保障される権利があります．

以上，研究を行ううえでの倫理的な側面の問題について解説してきました．最近では所属する施設の倫理委員会に『研究計画書』を提出して，倫理審査をしてもらうことが多くなりました．筆者らがかつて作成した『研究計画書』の実際例を図3－2に示しました．ここでは，「倫理的配慮」について詳細に列記しています．参考にしてください．

研究課題

看護支援システムから得られる情報と看護師の看護実践との関連性の解明

Ⅰ. 研究の背景と目的

厚生労働省は2006年度までに全国の400床以上の病院と全診療所のそれぞれ6割以上に電子カルテシステム（以下，電子カルテ）を普及させると具体的数値を掲げ，医療分野の情報化を推進させようとしている．このような厚生労働省の施策を背景に，2005年現在，全国の医療機関で医療情報が電子化され，電子カルテ導入の勢いは急増している．電子カルテ導入のピークを迎えようとする今日，看護実践を表現する標準化された用語を看護師が自律して共有する必要性が急速に高まっている．われわれは，電子カルテが導入されている医療機関の看護部門において，①どのような看護実践用語が使用されているのか，②それらの看護実践用語は看護過程のなかにどのように組み込まれているのか，③看護実践用語を使用する看護師は，そのシステムを使用する過程で，論理的な思考過程を踏むことができるのだろうか，ということを明らかにしたうえで，最終的には，看護部門における理想的な電子カルテのモデル構築を目指している．このモデルは，有効な看護実践用語とは何か，看護師が論理的に看護過程を展開するために，看護実践用語がシステムのなかにどのように内蔵されることが望ましいのかが検討されたうえで構築されることになろうと考えている．

ところで全国の電子カルテ導入状況は『IT医療白書』で報告されているが，看護実践の過程にどのようなかたちでシステム化がなされ，実際に運用されているのかについての報告はなされていない．そこでわれわれは，○○年○月～○○年○月にかけて，全国の医療機関における看護部門で電子カルテがどのようにシステム化されているのかをとらえるための第1段階調査を実施した．この調査では，電子カルテが導入され，看護支援システムが稼働している医療施設を把握することを目的とし，全国100床以上の医療機関4,738施設すべてを母集団として，その実態調査をはがき調査によって実施した．その結果，1,924施設から回答があり全国の電子カルテ稼働状況が明らかとなった．その後，このあとに引き続くヒアリング調査に同意が得られた444施設のうち，50施設に対して，○○年○月～○○年○月にかけて，電子カルテの詳細を問うヒアリング調査を実施した．この結果，看護部門における電子カルテの実態に関する詳細なデータを得ることができた．

しかしながら，上記の第1段階調査では電子カルテを使用している看護師が，看護過程をすすめていくうえで，どのような思考過程をたどって電子カルテを使用しているのかについても明らかになっていなかった．

そこで本研究は，電子カルテを実際に臨床で使用している看護師が，看護過程をすすめていくうえでどのような思考過程をたどっているのかを明らかにする目的で実施する．

Ⅱ. 研究方法

1. 研究デザイン

半構成的面接法による質的記述的研究とした．

2. データ収集期間

○○年○月下旬～○○年○月下旬

3. 研究参加者

われわれが○○年に実施したはがき調査で調査協力が可能と回答のあった全国の約400医療機関のなかから看護部門が使用する電子カルテに内蔵されている看護実践用語が異なる医療機関を選定し，協力の得られた医療機関の看護師を研究参加者とする．なお，全国規模とするために北

図3-2　倫理委員会に申請した筆者らの研究計画書の例

海道地区，東北地区，北陸地区，関東地区，中部地区，近畿地区，中国・四国地区，九州・沖縄地区の8地区に分けて，各地区3～4医療機関を選定することとする．

協力依頼は文書によって行うが，この依頼文書は，選定された医療機関の看護領域の長宛に，本研究の目的と方法について明示したうえで，自由意思によって同意がなされた場合にのみ協力を得ることとする．また，看護領域の長には，研究参加者の看護師を推薦していただくが，この推薦についても，**研究方法について明示したうえで，自由意思によって同意がなされた場合にのみ協力を得ることとする．**対象者とする看護師は，○○年現在，内科系，外科系に勤務する管理職以外のスタッフ看護師であり，臨床経験年数が当該病棟において3年以上の者とする．1医療機関1～2名（病床数により増減），8地区で各3～4医療機関，合計48～64名の予定とする．

4. データ収集法

研究参加者の看護師1名に対して，本研究メンバー1名が半構成的面接法を行うことによってデータを収集する．なお，この面接を行うことにあたっては，事前に看護領域の長に推薦していただいた研究参加者となる看護師に対して，本研究の目的と方法を明示した文書を郵送し，**自由意思によって同意が得られた場合のみ行うこととする．**この際，面接日時についても**勤務に支障のないように，事前に希望を聞いておくようにする．面接実施場所については，事前に看護領域の長に，医療機関内の個室を借用したい旨を先の依頼文に含めて了解を得ておく．**面接所要時間は約60分とし，以下の面接ガイドを使用して行う．なお，面接内容は，**研究参加者の看護師の自由意思による同意がなされた場合のみ，録音させていただく．**

● 面接ガイド

①デモグラフィックデータとして，年齢，性別，現在の勤務病棟，看護基礎教育の種別，看護基礎教育後の臨床経験年数と部署

②看護領域が研修訓練用として所有している電子カルテの画面を，**許可が得られた場合は拝見させていただきながら，**看護過程（情報収集，アセスメント，全体像，看護診断，看護成果，看護介入，実施，評価）に沿って電子カルテの使用の実際を，何を考えながら電子カルテに入力しているのか，思考過程を中心に聞く．

③研修訓練用の画面には，架空の患者情報が含まれているが，それを具体的な患者としてイメージしていただきながら，上記の②について聞くようにする．特定の患者情報を見ることも，触れることもいっさいない．

5. データ分析法

得られた面接データをすべて逐語録として起こす．看護過程の展開に沿って，看護師の思考を解釈する．とりわけ，内蔵された看護実践用語を使用している場合はそれらの選定の実際との関係，自由テキスト入力の場合はそれとの関係が，明らかになるように，解釈していく．そのうえで，異なった看護実践用語での相違点や類似性，看護師の思考の困難点などを分析する．これらの分析は本研究メンバーが訪問した当該医療機関の分析案を提示し，合議によって判断，決定していくこととする．

6. 倫理的配慮

〈所属する研究倫理委員会の承認を得ること〉

・研究代表者の所属する研究倫理委員会に申請し，承認が得られたうえで，本研究は実施する．

〈自由意思による研究協力への承諾を得ること〉

・対象施設の看護領域の長宛に，郵送法によって，本研究の目的と方法を明示する文書を提示したうえで，自由意思によって本調査の主旨に同意がなされ，協力することに了解が得られた場合にのみ，本調査に協力していただく．協力が得られない場合も，なんら不利益を被ることはないことを明示しておく．さらに，調査開始後に辞退の申し出があった場合は，本調査を実施しないことを確約し，それによってなんら不利益を被ることはないことを明示する．

・対象施設の看護領域の長宛に，半構成的面接にご協力をいただく看護師を推薦していただく

図3-2 （つづき）

依頼をするが，この方法についても，自由意思によって同意がなされ，推薦することに了解が得られた場合にのみ，本調査に協力していただく．協力が得られない場合も，なんら不利益を被ることはないことを明示しておく．

〈研究の概要についての十分な説明をすること〉

・推薦された研究参加者の看護師宛の依頼文には，本研究の目的と方法，とりわけ面接に要する時間が60分程度必要であることを含めて，これらを明示する文書を提示したうえで，自由意思によって同意がなされ，半構成的面接に協力が得られた場合にのみ，協力をしていただく．協力が得られない場合も，なんら不利益を被ることはないことを明示しておく．なお，協力が得られた場合，面接日時の希望を記入して返信していただくようにしておく．

〈面接内容の録音は，許可が得られた場合にのみ行うこと〉

・協力が得られた看護師に面接を始める前に，面接内容を録音することに対して説明し，同意が得られた場合のみ，面接内容を録音させていただく．

〈データについての守秘義務〉

・得られた面接データは，本研究者ら以外が目にすることはなく，鍵のかかるキャビネットに保管し，本研究者ら以外が絶対に見ることができないように厳重に管理する．調査票は，本研究結果報告書が作成された時点ですべてをシュレッダーによって破棄する．
・得られた面接データは，本研究以外の目的で使用することはないことを確約する．

〈研究参加への途中辞退を認めること〉

・面接中に看護師が途中で面接の協力を辞退したいと申し出てきた場合は，それまで聞いた面接内容を使ってよいかどうかを確認したうえで，指示どおりとして，その後の面接は実施しないこととする．

〈研究参加にあたっての不利益〉

・面接時間は約60分程度を要するためにその時間が負担になることは否めないが，この面接によって，対象者である看護師に直接的な身体侵襲や心的負担をかけるものではない．

〈研究参加にあたっての利益〉

・調査分析結果は，協力していただいた医療機関の看護領域の長および研究参加者である看護師の希望者に対して，文書によって報告することとし，電子カルテ使用時の看護師の思考過程の実態を知ることができる，という恩恵を受けることができる．

〈研究参加協力のお礼〉

・協力をしていただいた医療機関の看護領域には，2,500円程度の菓子折を謝礼として提供する．さらに，研究参加者の看護師には500円程度のハンカチタオル／1名を謝礼として提供する．

以上

図3-2 （つづき）

その他の倫理的な諸問題の対応

自分以外が作成した『質問紙』を用いる場合

自分以外が開発し作成した『質問紙』を自分の研究で使用しようとする場合は，その『質問紙』を作成した研究者に許可を得る必要があります．これは“常識”です．もちろん，許可を得る必要がない旨が明確に記載されている場合には，このかぎりではありません．許可が得られて，自分以外が開発し作成した『質問紙』を用いて研究した場合でも，使用させていただいたお礼として，開発者である研究者に対して結果を報告することも，研究者としての大切なモラルといえましょう．海外で開発されているような場合も同様です．メールを介して許可を得ることもできるでしょう．いずれの場合でも，許可を得て『質問紙』を使用したことを，論文中で明らかにしておかなくてはなりません．

用いた文献について明確な提示をすること

考察を深めるために参考として用いた文献や引用した文献についても，明示する必要があります．自分以外の研究者にオリジナリティがあるものを，いつの間にか自分のものであるかのように扱ってしまう危険性は，常にあるのではないかと考えます．これも，研究者のモラルが問われる大切な問題なのです．

正直な分析を心がけること

量的なアプローチの研究の場合，統計的な分析は非常にエネルギーを必要とする作業です．あらかじめ設定した研究課題に沿って分析したときに，有効な結果が得られなかったような場合には，統計的に許容される範囲内で，臨機応変に分析手法を選択することはよいだろうと思います．

しかしながら，「有効な結果が出ることを意図した分析」をすることは，本来，あってはならないことです．これもまた，研究者のモラルが問われてくる重要な問題だと考えます．

看護研究を行う理由についてのナースのモラル

なぜ，私たちは，研究をしなければならないのでしょうか？

研究の必要性に，いまだに疑問をもっている方も多いのではないでしょうか．強制的に上司から命じられたような研究，研究のための研究，学位をとるための研究，といったように，研究をする動機はさまざまあるかもしれません．

ただ，研究が単に「固有名詞」として教えられた場合，「真の科学的研究へと動機づけられるようなモラルは育まれていかないのではないか」と考えます．

たとえば，現在のところ，看護研究は看護専門職の卒後教育の重要な項目として取り上げられています．筆者は幸い，看護研究の指導に携わる機会に恵まれてきました．多くのナースの研究に付随する問題に，肌で触れてきた経験が豊富にあります．そして，指導させていただくことによって，筆者がいままで当たり前のことだと思っていたような，いわゆる研究を行ううえでの“常識”や“信念”とでもいったモラルが，「必ずしも，ナースたちのなかに育まれていないのだな ?!」と思わされることを何度か経験しました．

そのような場合，研究に関する知識やスキルをいくら指導したところで，ナースたちのモラルは決して育まれていきません．このようなときには，ナースたちが置かれている立場や状況に対する理解をしながら，彼女たちが「研究に動機づけるようなモラルを育む」ための努力をする必要があるのだ，と感じるようになりました．

多くのナースは，「研究がなぜ必要であるのか？」と考えることに，時間を費やしてきませんでした．それよりもむしろ，看護研究は「しなければならないもの」ととらえていたのです．いや，そのように「とらえさせられていた」といっても過言ではないかもしれません．

もっとわかりやすくいうと，「なぜ，……なのだろう？」といった疑問や問題意識は，もともとナースたちの世界にあってはいけないもので，「……するべき」ということが暗黙の了解として叩き込まれていました．そして，それが 1 つの“価値体系”とでもなっているように思えました．およそ画一的ともいえるようなその価値体系は，「ナースの思考の一大類型！」とでも思えるほどに，筆者にとっては大きな発見でした．

ある研修生は，「私は，何がなんでも研究しなければならないんです．もう後がないんです」と言い，歯を食いしばって夜も寝ないで文献を読み，研究計画書を書いていました．また別の研修生は，「現場に戻ったら即，研究指導をさせられるんです」と涙ながらに言い，「先生．どうすれば，何を読めば，私にも研究できるようになるんですか？」と，とてつもなく大きな問いかけをしてきました．

このような「モラル化」とでも呼んでよいような，行動の価値に影響を与えている支配則が変わらないかぎり，“科学的で組織的な探究”としての研究に動機づけられるようなモラルは，育まれていかないことだろうと思います．

さて，看護研究の究極的な目的は「看護実践の質の向上」にあるのだろう，と筆者は考えています．ですから，看護研究と現場の看護実践は，密接な関係にあるのです．その看護実践を日々行っているナースが研究に動機づけられるかどうかは，実践の場にあって，彼らがそれをどのように意図的に科学的によい方向に変えようと努力しようとしているか，ということにあるのではないかと思います．このような努力が現場で着実になされていくのであれば，自然ななりゆきとして研究への動機づけは，自ずと科学的で組織的な追究としてなされていくはずであろうと考えます.

研究指導者としてのモラル
──研究指導者が研究者になってしまう危険

ところで，研究指導に没頭してしまうと，そのあまり，研究指導者としてとるべき役割の範囲を超えてしまって，気がつくと指導者ではなく研究者になってしまっている，というような場合があるのではないかと思います．つまり，学生に対して，あくまで教育者として研究指導にかかわっていたはずが，いつの間にか学生の研究ではなく教育者自身の研究になってしまっているような場合です．

あるいは，卒後教育の一環としての研究指導で，研究の知識やスキルをあまりもたない研修生に対して，指導者の域を出て，共同研究者としてかかわり始める場合などにも，ありがちなことです．

研究指導者としてとるべき役割の範囲の見積りやその人のなかで形成されてきた規範については，研究指導に携わっているその指導者のモラルの問題が絡んでいるように思われます．たとえば，講座制で教育された者の研究に対する伝統的な考え方は，そうでない者にとっては相容れないモラルが存在しているように見受けられます．

医学の領域では，その講座の教授の研究領域の枠内で研究課題が設定されることは，むしろ常識的なことです．しかし，これと同じような研究伝統が看護学にとってよいか悪いかは，議論の分かれるところでもあると考えます．

筆者は，研究に従事する者が基本的に自由な感覚をもち，自由な発想と創造性をフルに発揮して，「研究プロセスにセルフケアの精神で向かっていける」そんな指導が望ましいのではないかと考えています．

研究指導者は，適宜，軌道修正をはかったり，有効なアドバイスをする必要があります．しかしながら，研究をしているのは研究者自身です．指導者は，それを忘れてはいけないと思います．

研究指導者自身が，常に自らの指導を客観的に評価して戒めていなければ，容易に「研究指導者の研究」になってしまう危険性をはらんでいます．筆者自身，この危険性に気づく場面が多くあります．研究指導者は，あくまでその研究者が実施している研究プロセスに対して建設的で知的な批判をするのであって，その研究者の能力批判をしてはいけないのだ，と自分自身に言い聞かせています．

また，その研究者のもつ潜在能力を引き出すことは大切ですが，その研究者の能力の程度や範囲を理解したうえで，強制的に高い水準に引き上げようとするべきではないのだ，とも考えています．もっともこの「能力」という言葉の意味も広いでしょうし，多分に抽象的でもあります．能力の受け止めや見積りについても，研究指導者が背負っている価値体系を反映しているので，これもまたむずかしい問題かもしれません．

おわりに

一般に，研究における個人の権利の擁護に関する決議は『ニュルンベルク綱領』がもとになっていて，研究を行う際の“インフォームド・コンセント”やプライバシーの保護，そして，研究許可に向けた手続きなどについて，詳しく解説された海外文献が最近ではたくさん紹介されています．

また，わが国においても，研究をする場合にどのような倫理的な配慮をするべきかという基準が発表され，それらについて学習する機会も次第にもてるようになってきています．しかしながら，いざ自分たちが研究する段になると，倫理的な側面の問題に気づかず，研究に没頭してしまいがちな傾向があります．そして，知らぬ間に研究対象者を傷つけているようなこともあるのです．

人間を対象とする看護は，常に個々人がどのような状況におかれているのかに感受性豊かにかかわり，そこからみえてきた人間全体に対して，安寧な方向へ進める援助を専門的に行っています．そのような看護が日々発揮され続けていれば，看護を科学的に追究しようとすることの延長線上に位置する看護研究において，研究対象者である患者や家族，そしてナースのおかれた状況が，人権擁護の視点からみえてきてもよいのではないでしょうか．看護研究における倫理への問いかけは，ナースの看護への問いかけと相通じるものではないか，と筆者は思います．

文献

- Bishop, A., & Scudder, J./ 田中美恵子.（2001/2005）. *全人的ケアのための看護倫理*. 東京：丸善.
- Burns, N., & Grove, S. K./ 黒田裕子，中木高夫，小田正枝，逸見功.（2005/2007）. *バーンズ&グローブ 看護研究入門—実施・評価・活用*. 東京：エルゼビア・ジャパン.
- Grove, S.K., Burns, N., & Gray, J.R./ 黒田裕子，中木高夫，逸見功.（2013/2015）. *バーンズ&グローブ 看護研究入門 原著第7版—評価・統合・エビデンスの生成*. 東京：エルゼビア・ジャパン.
- Davis, A. J.（監），見藤隆子，小西恵美子，坂川雅子（編）.（2002）. *看護倫理—理論・実践・研究*. 東京：日本看護協会出版会.
- Dooley, D., & McCarthy, J./ 坂川雅子.（2005a/2006a）. *看護倫理1*. 東京：みすず書房.
- Dooley, D., & McCarthy, J./ 坂川雅子.（2005b/2006b）. *看護倫理2*. 東京：みすず書房.
- Dooley, D., & McCarthy, J./ 坂川雅子.（2005c/2007）. *看護倫理3*. 東京：みすず書房.
- Fry, S.T., & Johnstone, M./ 片田範子，山本あい子.（2002/2005）. *看護実践の倫理—倫理的意思決定のためのガイド*（第2版）. 東京：日本看護協会出版会.
- Polit, D.F., & Beck, C.T. (2017). *Nursing research; generating and assessing evidence for nursing practice (10th ed.).* Philadelphia, PA: Wolters Kluwer.
- 井上幸子，他（編）.（1991）. *看護学大系 10 看護における研究*. 東京：日本看護協会出版会.
- 木村利人.（1987）. *いのちを考える—バイオエシックスのすすめ*. 東京：日本評論社.
- 小林亜津子.（2004）. *看護のための生命倫理*. 京都：ナカニシヤ出版.
- World Medical Association./ 樋口範雄.（2015/2016）. *WMA 医の倫理マニュアル（原著第3版）*. 東京：日本医師会. https://www.med.or.jp/doctor/member/000320.html（2017年7月20日アクセス）

第4章

研究にとって欠かせない文献検索と文献検討

- 文献検索と文献検討
  ――それってなぜ必要?
- 文献って何?
- 一次文献と二次文献
- インターネットでデータベースを使いこなす
- 文献検索するときのスキルって何?
- もう一度，研究にとっての文献の必要性を考える
- いざ，文献検討を実践しよう!

本章では，研究テーマ絞り込みのプロセス，そして研究計画書を作成していく段階で非常に重要な，文献検索と文献検討を取り上げます．

研究を行う以上，文献検索と文献検討は絶対に必須であり重要です．文献検索と文献検討を行わない限り，よい研究はできません．文献検索や文献検討をまったく行うことなく研究を実施する，などということはありえません．研究の全プロセスにおいて常に必須となる文献検索と文献検討について，以下にみていきましょう．

文献検索と文献検討
——それってなぜ必要?

研究テーマを絞り込んでいくときに，あなたはさまざまな疑問に突き当たることでしょう．そして，このあとの研究プロセスの途上でも，多くの疑問や問題に出くわすことと思います．

たとえば，ナースのストレスについて関心をもった場合，

「ストレスっていう言葉はどういう意味かなぁ……いままで誰か，ナースのストレスの研究をしているのかなぁ……」

あるいは手術室で，整形外科の患者さんの特殊な体位について，「術後にもっと苦痛の少ない体位はないかなぁ……」と疑問をもった場合，

「誰かこの体位の工夫を研究している人はいるのかなぁ……」

さらに，人工肛門造設術を受けた患者さんの術後の心理的な変化に対する看護に興味をもった場合，

「この領域のことは，看護の教科書にはどのように解説されていたんだろうか……．心理的な変化という言葉は，そもそもどういう意味があるのかなぁ……」

などが考えられます．

これらの例でみるように，いざ研究を始めようとするときに，意味がわからない言葉や専門領域に関する過去の知見など，疑問が多く出てきます．こうした疑問が出てくることが，文献を調べてみようという動機づけにはきわめて重要です．

しかしながら，現実には，あまり言葉にこだわらずに，言葉をうやむやにしたまま研究をすすめていく人が多いのです．「ストレス」という言葉を自分たちがどのように考えているかを明確にしないで，ナースのストレスの研究をしている人がいます．それでは，科学性などからはほど遠い話になってしまいます．

研究テーマ周辺の疑問について，私たちの頭のなかだけで，あるいは私たちの体験の範囲だけで片づけてしまうことは，その考えの深さや視野を制限してしまうことになります．したがって，文献を読むことによってより広く，深い知見を得る必要があるのです．文献は，そのために存在しているのですから……．

かといって，やみくもに文献をあたってみても，なんでも参考になるというわけではありません．時間だって，それほどいっぱいあるわけではありません．あなたがそのテーマで研究をすすめていくにあたってより有効な文献を，より系統的に探したり，効率的かつ合目的的に吟味していくことが大切です．

しかしながら，スムーズに効率よく文献を得ることは大変むずかしいことです．1つ例を紹介しましょう．

筆者は，臨床の方々の看護研究の指導に携わる機会が多くあります．ある病院の全室個室の特別病棟に勤務しているナースたちは，「個室に入院している患者さんのさびしさ」を研究テーマにしていました．病棟の患者さんは，いつも「さびしい……」という言葉を口にしており，「そこに何か特別なものが潜んでいるのでは……」と疑問を抱きました．全室が個室であり，まわりの人との接触もない状況があり，なかには家族の面会がほとんどない患者さんもいると，全室個室である特別病棟のナースたちは話します．今回は，こうした「さびしさ」を患者さんが体験することが，患者さんの健康状態や安寧状態にとってよくないのではないかと考え，研究テーマとして取りあげたという経緯がありました．

この研究テーマへ至った動機はすばらしいことだと思います．ただ，彼女たちにはこの「さびしさ」という言葉をうまく表現することができませんでした．「さびしい……」という言葉で文献を探し出すのはとてもむずかしそうなので，「とりあえず《社会的孤立感》といった言葉を含めて文献検索をするように……」と筆者はアドバイスをしました．

しかし，彼女たちは文献検索をしたことがなく，病院にある3冊の看護系雑誌を研究スタッフ全員で端から読んでいるというのです．それでは，目的にかなったよい文献にめぐりあうことは到底できません．彼女たちと同じような悩みをもっている方もいらっしゃるのではないでしょうか．

文献検索は病院内の図書館だけでなく，ほかの図書館や施設の文献，もっといえば世界中の宝の山となっている文献から自分たちが得たい文献を探すこと，そしてそのためには文献検索システムを効率的に使うことが必要です．そして，効率的に文献を検索するためには，検索に必要なキーワードを探すことから始まります．系統的に探すためも，効率よく探すためにも，より有効なキーワードを探してください．自分たちでみつけることがむずかしい場合は，指導者の助言を仰ぐのも1つの方法だと思います．

有効なキーワードを探すための手段に，“シソーラス（Thesaurus）”をみる，ということがあります．シソーラスとは，用語をその意味の類似関係などから分類した“類義語辞典”ともいうべきもので，ジャンル別にさまざまなものがつくられてきました．ですから，医学や看護学領域で有効なキーワードを探すためのシソーラスを常備している図書館もあります．最近では，電子的にデータベース化されたものもあり，冊子体だけではなく，CD-ROMやインターネット上で検索することも可能です．たとえば，医学系の代表的なシソーラスである「MeSH（Medical Subject Headings）」は，医学データベース「MEDLINE」を利用するために開発・改訂されてきたものです．

それでは，以下に文献検索と文献検討の目的や意義，そしてスキルについて解説していきます．

文献って何？

最もポピュラーな国語辞典である『広辞苑 第６版』（編集：新村出，発行：岩波書店，2008）によりますと，「文献」とは『論語』に由来し，「献」は賢の意があるとされ，さらに，以下のような意味があると解説されています．

①昔の制度・文物を知るよりどころとなる記録や言い伝え．文書．

②研究上の参考資料となる文書・書物．「参考――」

つまり，誰かによって書かれた印刷物のすべてを「文献」という総称で呼んでいるのです．

語源には“賢”という意味内容が含まれていることからも，知見を得て私たちの頭を賢くするためには必要不可欠なものといえるでしょう．

さて，一般に文献を大別すると，書籍あるいは本（ブック：book）と雑誌（ジャーナル：journal）があります．

前者の書籍は，雑誌に比べるとある程度年月をかけてつくられているので，最新の内容は期待できないかもしれません．しかし，そのかわり，概念や理論については，雑誌よりも内容的にも量的にも厚みのある堅実な知見を得ることができます．

これに対して雑誌は，最新の内容や研究論文が掲載されているので，研究を遂行していくうえでは雑誌の検索が欠かせません．さらに雑誌も，大きくは特定の学会が刊行しているような学術的な学会誌と，特定の出版社が刊行している，いわゆる商業雑誌があります．この違いとして，表4－1に示したように，商業誌の場合は査読システムが一般にはありません．したがって，例外はありますが，商業誌に掲載されている研究論文の水準は確保されていないことが多いです．やはり，査読システムを経て掲載されている研究論文をみることに意義がありますので，学会誌を検索することが重要だと考えます．

表4－1 雑誌の種類

学会誌	所定の査読システムを経て掲載されている研究論文であるために 一定程度の水準が保たれている
商業誌	査読システムはほとんどなされていないために 掲載されている研究論文の水準は確保されていない

一次文献と二次文献

あるテーマで研究していくときに，私たちはそのテーマ周辺の文献を探そうとします．そのテーマ周辺の文献は，いったいどのようにすれば効率的に探せるのでしょうか．まさか，近くの図書館や本屋さんに行って端から端まで探すなどということはしないでしょう．

得たい文献を探し出すために使われる（あるいは，つくられている）文献のことを「二次文献」（二次資料と呼ぶ場合もあります），あるいは「インデックス」（index：索引という意味）と呼んでいます．これに対して，自分が得ようとする文献自体のことは「一次文献」（一次資料と呼ぶ場合もあります）と呼ばれています．

たとえば，あなたが“ナースのストレス”に関する研究論文を得ようとする場合，その研究論文を「一次文献」と呼び，それを探し出すための『索引誌』などを「二次文献」と呼ぶのです．二次文献には，雑誌等に掲載されている記事や研究論文などの概要がわかるように，タイトルや著者名，出典などのほかにキーワードや要約が収録されていて，それらを手がかりに一次文献に到達できるよう構成されています．したがって，より有用な一次文献を探し出すためには，この二次文献をうまく使いこなすことが大切です．

これらの二次文献は，もともと冊子体としてつくられていました．そのため，その重さがデータ量の多さを象徴する，そういう時代もありました．しかし，近年それらの多くが電子化して蓄積され，データベースとして利用可能になっています．また，一時期までは大学や病院等でのCD-ROMの利用が浸透しましたが，現在では，データ量の大きさや更新の煩雑さもあって，インターネット上での検索が当たり前になってきています．

インターネットでデータベースを使いこなす

最近では，インターネットで文献検索をすることが常識になっています．文献検索とは，“入手したい文献を探す”ということです．そして，文献を探すためには，膨大な量の文献が蓄積されている“データベース”を使うことが不可欠です．

あなたは，どのようなデータベースが使える環境にありますか？　あるいは，あなたが所属している施設では，どのようなデータベースが使える環境にありますか？　ご存じですか？　仮にそういう環境にはないという方でも，パーソナル・コンピュータ（以下，パソコンと略）が手元にあって，インターネットを使える環境にあれば，数多くのデータベースにアクセスすることが可能な時代です．

以下に，看護研究で利用する頻度の高い，代表的ないくつかのデータベースを紹介します．

● **最新看護索引 Web**

日本看護協会の図書館が編集している「看護文献データベース」で，会員専用のサイトからアクセス（ユーザー登録が必要）するか，日本看護協会図書館内での利用が可能です．また，法人用のサイトもあるので，所属機関が契約していれば利用できます．

国内唯一の看護の雑誌文献情報データベースであり，看護の実践，研究，教育に関連する有用と思われる文献を採録しています．各文献に，主題分類，件名（キーワード），記事区分を付与しています. 2022年9月現在で収録件数は, 274,130件であり, 収載誌数は938誌です. 同サイトにはわかりやすいマニュアルも備えており，日本看護協会の会員であれば比較的気軽に活用できると思います.

● **医中誌 Web**

医中誌 Webとは，特定非営利活動法人 医学中央雑誌刊行会（略称：医中誌）が作成・運営する, 国内医学論文情報のインターネット検索サービスです．国内発行の, 医学・歯学・薬学・看護学および関連分野の定期刊行物，約7,800誌から収録した約1,500万件の論文情報を検索することができます．内容の特徴としては，医学雑誌中心とはいっても，看護系の学会誌や短大・大学の紀要，そして商業誌だけでなく，日本看護学会の「集録」も検索できることにあります．そのため，看護研究をする際の文献検索のデータベースとして最も活用されているのが，この『医学中央雑誌』です．日本語で検索可能ですので，広く活用されています.

なお，大学や病院などの機関ユーザーを対象にした『医中誌 Web』のほかに，2000年4月から開始された個人向けのサービス『医中誌パーソナル Web』もあり，このホームページから利用可能です（図4－1）．図4－1の画面から，『最新看護索引 Web』や『医学用語シソーラス』にも進むことができます.

お試し用の『デモ版』も設定されているので，まず気軽に試してみるのもよいと思います. その際には，同サイトからPDF形式の『検索ガイド』がダウンロード可能ですので，これを

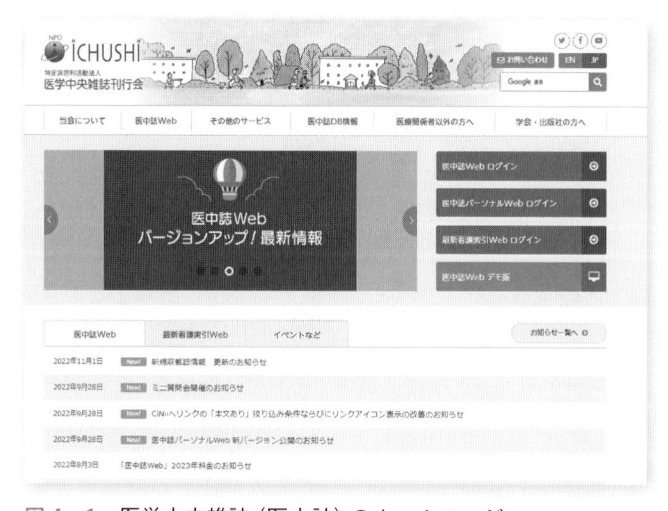

図4－1 医学中央雑誌（医中誌）のホームページ

参考にすることをお勧めします.

● 『CINAHL』(http://www.ebsco.co.jp/)

CINAHL (シナール) とは Cumulative Index to Nursing & Allied Health Literature の頭文字をとったものですが,「看護系の索引誌」としては比較的よく知られています. 残念ながら英語の文献だけですが, 1981 年に創始され, 現在まで, 約 300 万件以上, 書誌情報の違いによって約 3,000 誌にのぼる看護学, あるいは健康関連の雑誌論文の抄録情報を収録した, 看護系の基本となる書誌データベースです.

なんといっても看護が中心であることが最大の魅力ですが, 雑誌だけではなく, 書籍や公的機関のパンフレット, あるいは修士・博士論文なども収載していたり, 測定用具名で検索できる, 全文が収載されている文献もある, などの特徴をもっています.

このデータベースは, 2022 年現在は米国 EBSCO 社傘下にある CINAHL Information Systems が制作しています. 日本国内では, その日本法人が "EBSCOhost" という統合的なオンライン・データベースの一部として "CINAHL" のサービスを提供しています. 提供内容には 4 つのバージョンがあり, バージョンによっては「抄録」だけでなく,「全文」を含めるもの (最大約 780 誌) もあります. しかし, 残念ながら, 現在では個人での閲覧は対象外となってしまい, 大学や病院などの「機関のみ」となっています (図 4－2)

● 『PubMed』(https://www.ncbi.nlm.nih.gov/pubmed/)

NLM (米国国立医学図書館) が "MEDLINE" を中心にインターネット上で無料公開しているのが PubMed です (図 4－3). この初期画面はあまりにもシンプルな印象があり,「検索条件の入力欄」も 1 行分しかありません. しかし, 実際には条件の組み合わせ (入力欄の下の "Advanced" をクリック) などもできるようになっており, それらの詳しい内容は入力欄右下の "Help" をクリックすることで確認することができます. また, 最初の検索結果は, タイトルを見出しにして書誌データが一覧できるだけですが, タイトルをクリックすると要約などの詳細を確認することができるようになっています.

● 検索エンジンとリンク集

インターネット上で入手することのできる情報は, いわゆる「文献」と呼ばれるものだけではありません. 個人や施設での実践の内容をはじめ, 研究テーマに関連する幅広い情報はたくさんあると考えられます. ただ, 膨大な情報のなかから探し出すには「検索エンジン」や「テーマごとの「リンク集」をうまく活用することで, 効率的な情報収集が可能となります.

以下にその代表例をあげておきますが, 試してみて気に入ったものをブックマークに加えておくと便利です.

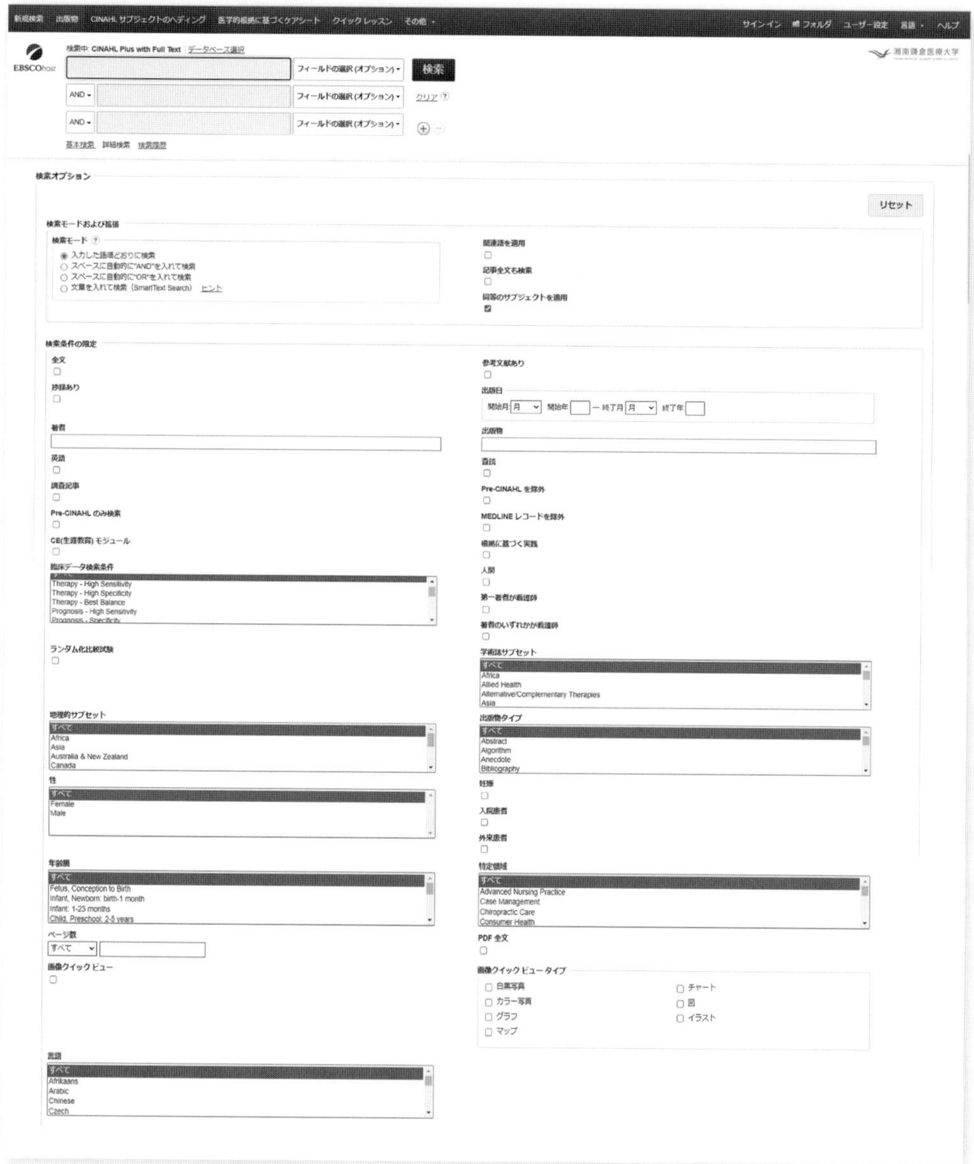

図4－2　CINAHLの検索画面

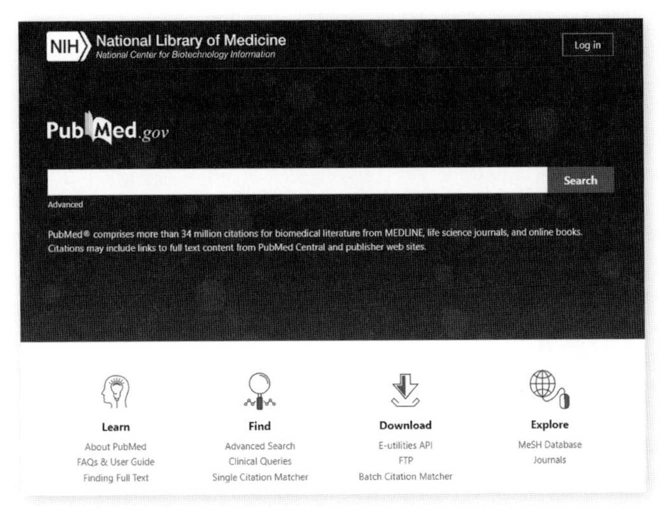

図 4－3　PubMed の検索画面

文献検索するときのスキルって何?

それでは，ここでは『医学中央雑誌』(以下，医中誌) の医中誌 Web を使って，実際に文献検索を体験してみましょう．

医中誌 Web にアクセスする

医中誌 Web にログインすると，まずは図 4－4 のような「初期画面」が出てきます．冒頭に，検索語を書き込む画面 (図 4－4－①) があります．その下には，絞り込み条件を選定する画面があります．“すべてを表示” (図 4－4－②) をクリックすると，より詳細な条件設定ができます (図 4－5 の赤枠部分) 検索語を書き込む前に，絞り込み条件を選定しておく必要があります．

筆者がお勧めするチェックは図 4－6 の赤枠部分のとおりです．

一定程度の水準をもつ研究論文は，☑本文ありにチェックをしておく必要があります．必ずしも無料で入手できなくてもよいので本文あり (無料) はチェックしません．図書館同士の相互貸借システムを使って，必要とする研究論文を入手することができるので，ここはチェックしません．

次に抄録は，☑ありにチェックします．一定程度の水準をもつ研究論文は，抄録は必ず書かれています．

次に，論文種類ですが，☑原著論文，および，☑会議録除くにチェックします．一定程度の水準をもつ研究論文は，原著論文であるからです．解説や会議録は参考にはなりませんし，一定の水準が確保されているとはいえません．

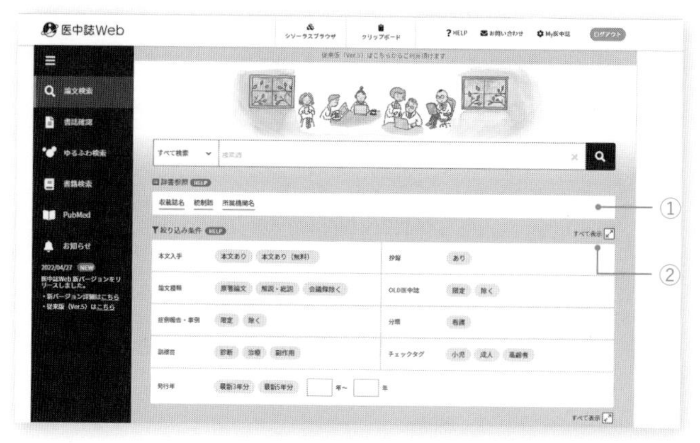

図4−4 医中誌Webの初期画面

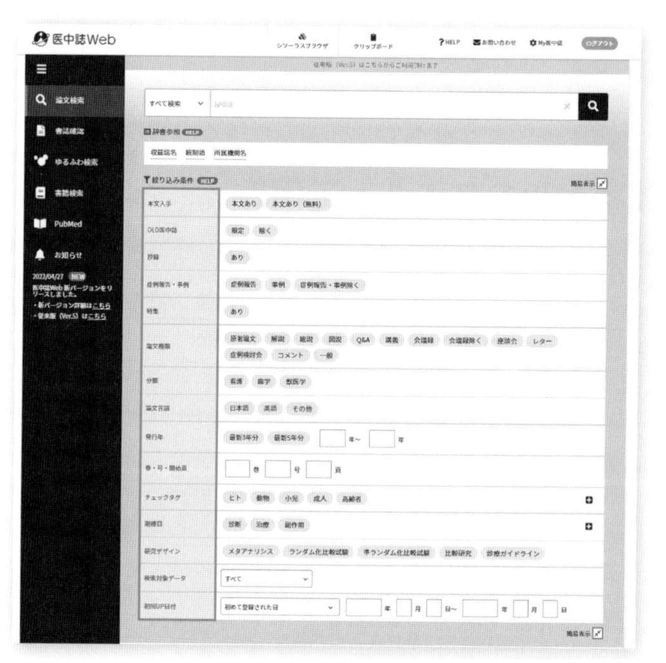

図4−5 医中誌Webの絞り込み条件の詳細設定画面

次に，OLD医中誌ですが，☑除くにチェックします．OLD医中誌とは，1983年3月以前の医学中央雑誌（冊子）がデータ化されたものです．歴史的な研究を行う場合は必要ですが，一般的に看護研究を行う場合に必要となる内容ではありません．

次に，症例報告・事例ですが，ここでは☑除くにチェックしましたが，読者のなかには症例報告・事例を必要としている場合があると考えられますので，これは読者の判断にお任せします．

次に，分類は，☑看護をチェックします．先ほども説明したとおり，医中誌には国内発行の，医学・歯学・薬学・看護学および関連分野の定期刊行物，約7,800誌から収録した約1,500

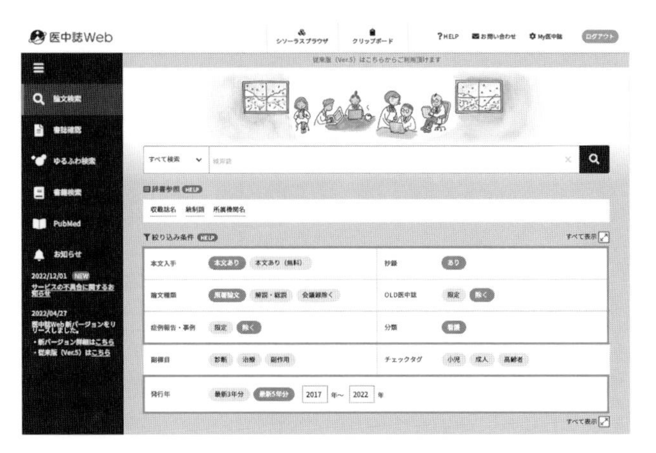

図 4－6　筆者がお勧めする医中誌 Web の絞り込み条件

万件の論文情報を検索することができますので，看護をチェックしておかないと看護研究に限定できません．

次に，副標目の□診断，□治療，□副作用は，看護研究の場合は該当しないので，チェックしません．

次に，チェックタグの□小児，□成人，□高齢者については，該当する場合はチェックします．

最後に，発行年ですが，筆者は，☑最新５年分にチェックすることをお勧めします．

文献検索の実際例

それでは，説明してきた絞り込み条件の画面を使って，実際に文献検索をしてみましょう．

冒頭の検索語を書き込む画面に，筆者の専門分野の例として，次のような２つのキーワードを，全角スペースをはさんで入力します．

看護診断　看護過程

そのうえで，上記の絞り込み条件の画面をそのまま使って，さらに，チェックタグの☑成人も選定して，検索してみます．

すると，21 件ヒットしました．この 21 件中に筆者らの文献が１つ含まれていましたのでこの１件を選び，下記にその内容を示します．文献表示を印刷出力する際に，下記の３つを選ぶことができるので，図 4－7 のように選定しました．出力した画面が図 4－8 になります．

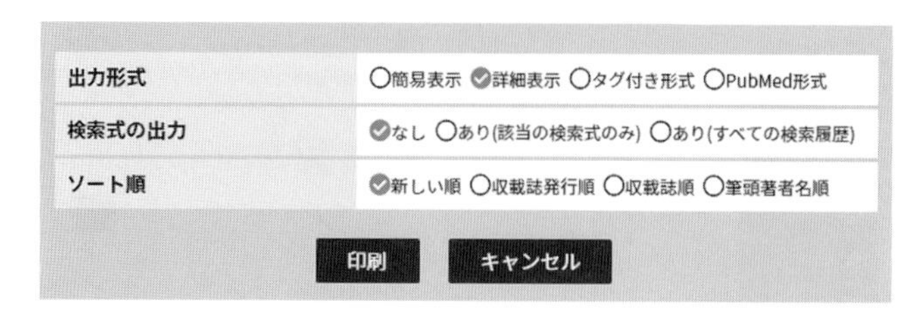

図4－7　文献表示印刷の条件設定画面

全国の医療機関と教育機関における看護診断・成果・介入の実態
福田 和明(日本看護診断学会), 古川 秀敏, 黒田 裕子, 益田 美津美, 宮城 智賀子, 菊池 麻由美, 三上 れつ
看護診断(1341-3007)24巻1号 Page32-39(2019.03)
論文種類：原著論文
シソーラス用語：質問紙法; 臨床監査; *保健医療施設; *看護学校; 看護過程; 看護記録; *看護診断; 看護大学教育; 看護生涯教育; 患者ケア計画; 現職教育; *看護介入; 看護専門学校教育; *看護大学
医中誌フリーキーワード：実態調査
チェックタグ：ヒト; 中年(45～64); 看護
Abstract：全国の100床以上の医療機関2526施設および教育機関1011施設を対象に、看護診断・成果・介入の使用の実態とその使用に関する質問紙調査を実施した。666の医療機関、291の教育機関より調査票の返送があった。医療機関において看護過程の記録を紙媒体のみ、または電子カルテと紙媒体の併用をしているとした施設は16.2%であった。医療機関においては電子カルテ化が進んでいたが、教育機関において看護診断を教授しているのは137校(47.1%)であった。医療機関においても看護成果分類(NOC)、看護介入分類(NIC)の普及は進んでおらず、教育機関においてもNOCやNICは浸透していなかった。医療機関の課題としては、「不十分な看護記録内容およびその監査」「看護記録に関する管理・運用上の困難および現任教育の限界」など、教育機関の課題としては「教員側の看護家庭教授の困難さ」「学生側の能力不足と大きな負担」などがあることが示された。
2020127115 , **DOI：**10.11477/mf.7004200041

図4－8　出力した画面

もう一度，研究にとっての文献の必要性を考える

たとえば，あなたが「CCUに入室している患者さんのせん妄状態に対して，ナースはどのようなケアを行っているのだろうか？」ということに関連する研究テーマに取り組みたい，と思ったと仮定します．

あなたはCCUで長い臨床経験を積み，その経験から患者さんのせん妄状態に対するケアを自分はできていないと反省し，このような研究テーマを思いついたかもしれません．また臨床場面では“せん妄状態”という言葉ではなく，“不穏”という言葉を使っているのですが，“せん妄状態”と“不穏”って，違うのか同じなのか，このあたりのこともよくわからないままに日々が過ぎてしまっているなぁと思っているかもしれません．そんな迷いはありながらも，あなたは長い臨床経験から思い浮かんだこの研究テーマを大切にしたいと思っていることでしょう．確かに，経験に基づいた厚い知識はもっていると思います．それも大切な知識だと思います．

しかしながら，もしあなたが文献を何一つ読まなかったら，このテーマに関連してどのよう

な研究が過去に行われているのかについての知見はまったくもてないことになります．“せん妄状態”や“不穏”という言葉の理解もなされないことになります．加えて，過去の文献からの知見と，あなたのもっている経験的な知識との比較検討もできないことになります．自分が経験してきたなかからつかんでいることが，果たして研究されているのかどうか，これも確認できないことになります．

このテーマに関連してどれほどの知見があるのかということを知らずして研究をすすめても，もしかしたら，同じようなテーマの研究の集積が多くあるかもしれません．あなたの経験と比較検討してみると，あなたがつかんできていることが新しい発見であるのか，それともすでに誰かが研究していて確かな知見として集積された“自明の知識”となっているのか，このあたりの確認さえも，文献をしっかりと読みこなしておかなければわからないままです．

また，研究においては，キーワードとなる概念について明らかにしておかなければなりません．“せん妄状態”と“不穏”の概念は，文献的にはどのような区別がなされているのか？　どちらが研究されている概念なのか？　また別の類似する概念があるのかどうか？　このあたりのことも，文献を検討しなくては何一つみえないこととなります．

近年，おびただしい数の研究が実施されています．これまで解説してきた検索ツールを駆使して効率的に文献を検索し，そして検索された関連文献をしっかりと読みこなして，一定程度の過去の知見をまとめておくことが必要です．

研究を実施するプロセスには，長い期間が必要となります．また，相当のエネルギーも必要です．どうせ研究するのなら，いままでの知見を超える研究をしたいものです．誰かがすでに行っていることと同じ研究テーマで研究しても，同じような結果しかみえてこないため，研究する価値も減じられます．反対に，同様の研究テーマであったとしても，研究方法を変えることで違った角度から追究することも可能です．次項で取り上げるように，自分の研究をすすめるうえで役立つような文献の読み方をしなくてはなりません．

さらに，研究をすすめていくうえで必要な文献は，あなたの研究テーマに関連する研究論文だけではありません．あなたが取り上げたいと考えている“CCUの患者さん”は，どのような疾患に罹患している，どのような時期の患者さんでしょうか？

たとえば，急性心筋梗塞で手術を受けた術直後の患者さんの“せん妄状態”に興味があったとしましょう．急性心筋梗塞という疾患は，現在，増加している疾患なのでしょうか？　それとも，減少傾向にある疾患なのでしょうか？　もしも増えているのであれば，あなたが取り上げようとしている患者さんは今後も増加すると予測でき，患者さんのせん妄状態に対するナースのケアについて探究していくことの価値もより高まっていきます．このような疫学的知見は，厚生労働省などから刊行されている最新の『白書』やインターネット上で最新情報を得る必要があります．

一方，急性心筋梗塞で手術を受けた術直後の患者さんの“せん妄状態”に対しては，看護以外の分野でも研究されているかもしれません．せん妄状態に限定せず，「急性心筋梗塞で手術を受けた術直後の患者さん」に関するなんらかの研究がなされているかもしれません．医師も興味をもって，なんらかの研究を行っているかもしれません．看護の分野だけに限定しないで，分野を超えた広い視点からの文献検討も必要だと思います．他分野であっても関連研究は重要な知見となります．

いざ，文献検討を実践しよう！

特定の研究課題がある程度まで絞り込まれてくると，関連文献を検索するために必要なキーワードがいくつかみえてきて，文献検索を実施することができます．

次に，検索された文献が，これから特定の看護研究をすすめていくうえで入手する価値があるものかどうかを吟味する，文献検討について解説します．

文献検討のための「文献」とは？

「文献検討」において，読むべき文献はある程度の水準が確保されている必要があります．したがって，学会誌などに掲載されている「原著」「研究報告」「総説」「論壇」などの，一定のボリュームがある文献を読みこなして検討していきます．

研究論文は，オリジナルなデータをその研究のなかで収集して分析しているような論文の場合と，分析されているデータ自体がすべて文献である場合とがあります．前者は「原著」や「研究報告」といったカテゴリーであることが多く，後者は「総説」や「論壇」などが相当します．

研究の初期の段階では，「総説」や「論壇」「文献レビュー」などを読んで検討することで，特定の研究課題に関連した過去の知見を整理・統合し，研究課題を特定したり，研究しようとする問題の背景に潜んでいる知見をまとめておくのに有効です．前者の「原著」や「研究報告」では，実際にどのようなオリジナルなデータが収集され，解釈されて分析結果が見出され，検証されているのか，具体的な発見や独創性のある結果を見出していく際に有用です．

文献検討の手順

1.「抄録」をざっと読み，優先順位を決める

「抄録」（もしくは「Abstract」）というのは，日本語では400～600字くらいの少ないボリュームで，その論文の概要がまとめられているものです．「抄録」を読めば，その論文の「目的」「方法」「結果」「考察」「結論」などの主要な要素が簡潔に把握できます．ざっと読んで，その論文は急いで全貌を読む必要があるのか，それともあとで読めばよいのか，読む優先順位を定めることもできます．時間は限りなくあるわけではありません．優先順位を決めて，自分の

研究をすすめていくうえで重要な論文から読むことをお勧めします．

加えて，「抄録」を読めば前項で説明したように，その論文がオリジナルなデータを集めて分析した研究論文であるのか，それとも文献を材料とした「文献レビュー」や概念的・理論的な論文なのかという論文の種別もはっきりします．これらをあわせて「抄録」の段階で把握し，文献検討の結果を整理・統合しておく表を作成し，該当部分にチェックを入れておきます（表4－2）．

2. 重要なものから論文全体を読んで，
自分の研究をすすめていくうえで役立つ知見を整理する

一般に論文は，主に「研究課題」「研究方法」「結果」「考察」「結論」などの要素から構成されています．1つひとつの文献を読むと，読んだそのときは覚えていても，時間が経つと忘れてしまいます．これらの構成要素ごとにポイントを整理しておきましょう．整理するためにも，読んだあとは表4－2に示したような形式でまとめておく必要があります．また，読んだあとの印象について，この表のいちばん下の「この研究論文から自分の研究に役立てたいことは何か？」の欄に，きちんとメモを残しておくとよいと思います．また，「出典」や「キーワード」などの重要な情報についても書いておくようにします．

このように表に整理しておくことで，研究プロセスのいろいろな段階で振り返ることができ，たとえば「研究の背景」をまとめる際や「考察」をする際に役立つことになります．

文献検討のための「はじめの一歩」――文献を検索してみよう

では，「CCUに入室している患者さんのせん妄状態に対して，ナースはどのようなケアを行っているのだろうか？」ということに関連する研究テーマに取り組む，という仮定のもとに文献検索・文献検討に入っていきましょう．

この研究テーマ周辺の文献検索で，キーワードとして外せないのは“せん妄”“せん妄状態”“不穏”“急性混乱”だと思います．しかし，これらのキーワードだけにすると，おそらく「CCUでの看護以外の領域」も入ってくる可能性があるので，“心臓手術後”とか“周手術期”とか，簡単に“手術”などのキーワードも含めていかなくてはなりません．

実際にデータベースの医中誌Webを使って，“せん妄”という用語を検索語として挿入してみました．そうすると，表4－3に示したように選択肢が10個出てきました（『医中誌』の検索語入力欄では，入力された検索語と前方一致する候補が自動的に一覧されます）．ここでは単に“せん妄”を選んで，検索の絞り込み条件を，「本文あり」「抄録あり」「原著論文」「会議録除く」「OLD医中誌除く」「症例報告・事例除く」「分類　看護」「チェックタグ　成人」「発行年　最新3年分　2019年～2022年」として検索したところ，26件ヒットしました．26件くらいであれば，ヒットした文献の1つひとつを抄録などチェックしながら，さらに絞り込みができる量です．

ヒットした26件に対して，抄録を含めて詳しくチェックしてみたところ，認知症に関連した論文，看護教育関連の論文，せん妄が二次的探究となっている論文などは関心がないのでは

表 4－2 「文献検討」の結果をまとめておくための表の実際例

論文の種類	1. 原著論文 2. 研究報告 3. 資料 4. 論説もしくは論壇 (5.)総説 6. 文献レビュー 7. その他
オリジナル・データの有無	1. オリジナル・データを収集している研究である (2.)データは文献である
出典	福田和明，黒田裕子．(2010)．重症患者家族のニーズの概念分析．日本クリティカルケア看護学会誌，6 (3)，8-15.
研究課題（キーワード）	重症患者家族のニーズの概念分析 (重症患者，家族ニーズ，クリティカルケア，概念分析)
研究目的	これまでニーズ概念の検討はいくつか行われているが，クリティカルケア看護領域における重症患者家族のニーズに焦点を当てて分析したものは見当たらない．そこで，クリティカルケア看護が必要とされる重症患者家族のニーズの概念分析を行い，考察することを本研究の目的とした．

研究方法	
データ収集方法	医学中央雑誌 62 件，PubMed 185 件，CINAHL 145 件から，124 件に絞り込んだ．
概念分析の手順	Walker & Avant の方法を参考にした．

結果	
概念の用法	Maslow のニード論がもとになっており，看護学，政治経済，経営，教育など幅広い分野で使われている．
概念の属性	①血縁・姻戚関係の有無を問わない重要他者の欲求・欲望，②身体的・認知的・社会文化的・心理的・情緒的・スピリット的側面における個人的な安楽・安寧に関わる欲求・欲望，③充足状況によって家族や患者に肯定的・否定的影響を及ぼす恐れのある欲求・欲望，④家族本人の意識や表明の有無に関わらない欲求・欲望，⑤医療者側の価値判断をはさまない家族にとっての欲求・欲望，⑥ ICU・CCU・救命救急センターなどの空間において入院期間中に抱く欲求・欲望，⑦動的・即時的で優先度の高い欲求・欲望，の 7 つの視点から属性を説明している．
先行要件	①クリティカルケア看護を必要とする患者の生命危機状態と，②患者を重要な家族成員であると認識する家族の 2 つを先行要件と考えている．
帰結	大きくは以下の 2 つ，①家族ニーズが充足された状況，②家族ニーズが充足されない状況に分けて，10 個の帰結を述べている．
定義	「クリティカルケアを必要とする患者の家族（血縁・婚姻関係を問わない）が認識あるいは表明の有無にかかわらず，もし充足されなければ家族個人あるいはシステムに影響を及ぼす欲求・欲望」と定義している．
モデル	モデル例・境界例・関連例・相反例を提示している．

この研究論文から自分の研究に役立てたいことは何か？
重症患者家族の定義を明確に述べている点は，自分たちの研究においても参考にできると思う．また，自分たちの研究は，この研究論文の概念属性のうち，⑥に該当すると考えられる．先行要件や帰結についても，自分たちの研究ではどれが選定されるかを見極める際に役立つと思う．

表４−３　検索語“せん妄”入力時に示される10個の選択肢

①せん妄	⑥せん妄評価尺度
②せん妄予防	⑦せん妄評価
③せん妄患者	⑧せん妄看護
④せん妄ケア	⑨せん妄の診断
⑤せん妄スケール	⑩せん妄スクリーニング

ずしました．そのうえで，筆者が興味をもった２件の論文を選択することができました．ここでは，この２件を詳しく見てみることにします．

文献検討の実際①：せん妄リスクのある患者への看護実践の知
― 一般病院におけるエスノグラフィ研究

出典：長谷川真澄，粟生田友子，道信良子，他．(2021)．せん妄リスクのある患者への看護実践の知― 一般病院におけるエスノグラフィ研究．老年看護学，26 (1)，69-78.

「抄録」を読むと，エスノグラフィの手法を用いて，看護師が日常行っているせん妄リスクのある患者への看護実践を記述し，そこからせん妄ケアの核となる文化的テーマを特定することを目的としていることがわかりました．質的研究であるエスノグラフィの手法を用いている研究であり，せん妄の研究に使用している点が非常に興味深いと考えました．

「抄録」を読んでその文献を取り寄せてみようと思うか否か，判断することが必要です．検索しヒットしたすべての文献を取り寄せる必要はありません．抄録を読んでみて，自分の研究に役立ちそうだ，自分の研究をすすめていくうえでぜひとも読んでおきたい，と判断した文献を取り寄せることが大切だと考えます．文献のなかには，医中誌から直接電子データとして取り出せることができる文献もあります．この文献も全文を取り出すことができました．この文献を読んで，検討結果を表４−４にまとめてみました．まず，いちばん上に「出典」を明示しておきます．あとで読みたい時に出典情報は欠かせませんし，論文化する際にも役立ちますし，考察する時に探しまわらなくてもよいようにしておきます．

次に，研究の背景や動機，目的などが書かれている「緒言」の部分を読み，何が書かれているのかをかいつまんで整理しておきます．この文献では，せん妄の発症要因や予防ケアについては，先行研究やガイドラインなどがあり，看護師が知識を得る機会も多いが，せん妄は突然に発症するため，短時間での判断や対応が求められる難易度の高いケアであるとされていました．また，看護師は多角的な視点からせん妄を判断し，安全管理や日常生活の援助を行う一方で，その判断やケアの効果に悩みながら実践している現状があることも明らかにしていました．さらに，先行研究では，せん妄のリスク因子と予防ケアの視点が列挙されるのみであり，せん妄のリスク因子や症状を観察した看護師がそれらをどのように意味づけて判断し，その核

表4－4 文献検討の例証1（長谷川ら，2021）のまとめ

出典	長谷川真澄，粟生田友子，道信良子，他．(2021)．せん妄リスクのある患者への看護実践の知─一般病院におけるエスノグラフィ研究．老年看護学，26 (1)，69-78.
「緒言」から解釈できること	・せん妄の発症要因や予防ケアについては，先行研究やガイドラインなどがあり，看護師が知識を得る機会も多いが，せん妄は突然に発症するため，短時間での判断や対応が求められる難易度の高いケアであるとされている． ・看護師は多角的な視点からせん妄を判断し，安全管理や日常生活の援助を行う一方で，その判断やケアの効果に悩みながら実践している現状があることを明らかにしている． ・先行研究では，せん妄のリスク因子と予防ケアの視点が列挙されるのみであり，せん妄のリスク因子や症状を観察した看護師がそれらをどのように意味づけて判断し，その核となるせん妄ケアの実践知は何かということが明示されていないとしている．
目的	本研究では，看護師が日常行っているせん妄リスクのある患者への看護実践を記述し，そこからせん妄ケアの核となる実践知である「文化的テーマ」を特定することを目的とした．
結果	・研究参加者は男性2名，女性7名，臨床経験年数5～29年の9名の看護師であった． ・研究参加者から看護援助を受けた患者は13名であった． ・せん妄リスクのある患者への看護実践を構成する7つの要素が抽出された：①患者に安心感をもたらす関係を築く，②チームで情報を共有し対応する，③日常性を取り込む／取り戻す，④体の自然なリズムを整える，⑤ストレスになるものを確認する，⑥せん妄のリスクを予測する，⑦せん妄症状から回復を促す．
考察	・せん妄のケアの核となる文化的テーマとして，「患者にとってストレスになるものを予測し，安楽に過ごせるようにする」が抽出された． ・せん妄ケアは，せん妄のリスク因子を取り除く身体的ケアや安全管理を行うのみではなく，患者を日常生活を営む人として全人的にとらえ，患者との相互作用を基盤にしながら患者のもつ生命力を引き出し，安楽の増進に向けて援助していくことが，せん妄ケアの本質として重要である可能性が示唆された．
自分の研究にとって役立つこと	・エスノグラフィの手法を用いて，看護師が援助している日常のせん妄ケアの核となる，文化的テーマを抽出したことに価値があると考える．

となるせん妄ケアの実践知はなにかということが明示されていないとしていました．

そのうえで研究目的として，看護師が日常行っているせん妄リスクのある患者への看護実践を記述し，そこからせん妄ケアの核となる実践知である「文化的テーマ」を特定することとしていました．

つづいては「結果」です．この研究の研究参加者は男性2人，女性7人，臨床経験年数5年～29年の9人の看護師でした．研究参加者から看護援助を受けた患者は13人でした．そして，分析の結果，せん妄リスクのある患者への看護実践を構成する7つの要素が抽出されました：①患者に安心感をもたらす関係を築く，②チームで情報を共有し対応する，③日常性を取り込む／取り戻す，④体の自然なリズムを整える，⑤ストレスになるものを確認する，⑥せ

ん妄のリスクを予測する，⑦せん妄症状から回復を促す，でした．

次は「考察」です．一般に「考察」ではその研究の独創性が明らかにされるので，独創性を読み取るようにします．この研究では，せん妄のケアの核となる文化的テーマとして，「患者にとってストレスになるものを予測し，安楽に過ごせるようにする」が抽出されました．さらに，せん妄ケアは，せん妄のリスク因子を取り除く身体的ケアや安全管理を行うのみではなく，患者を日常生活を営む人として全人的にとらえ，患者との相互作用を基盤にしながら患者のもつ生命力を引き出し，安楽の増進に向けて援助していくことが，せん妄ケアの本質として重要である可能性も示唆されました．

最後に「自分の研究にとって役立つこと」をまとめておきます．この研究は，エスノグラフィの手法を用いて，看護師が援助している日常のせん妄ケアの核となる，文化的テーマを抽出したことに価値があると考えることができると思います．

このように整理しておくと，あとで再びこの文献から何を得て何を生かしていけばよいのかが鮮明にわかります．

文献検討の実際②：術後せん妄のスクリーニングに着目した尺度開発

出典：田原恭子，白石裕子．(2021)．術後せん妄のスクリーニングに着目した尺度開発．国際医療福祉大学学会誌，26 (1)，70-79．

「抄録」を読むと，本研究の目的は術後せん妄スクリーニング尺度を開発し，早期発見および介入ケアを促進することであることがわかります．23 項目で構成された術後せん妄スクリーニング尺度原案を急性期病院 2 施設で調査し，信頼性と妥当性を検証したことがわかります．高齢者の術後せん妄のスクリーニングに着目した尺度開発であり，新しい視点の研究であり，興味深いので読んでみようと考えました．

この文献を読んで，先ほどと同様に表 4－5 にまとめてみました．まずはいちばん上に出典を明示しておきます．

次に，研究の背景や動機，目的などが書かれている「はじめに」の部分を読み，何が書かれているのかをかいつまんで整理しておきます．この文献では，高齢社会から超高齢社会になった日本では，高齢者であっても手術の安全性は高いと考えられている反面，高齢者で最も頻度の高い合併症として術後せん妄が挙げられているとされています．また，術後せん妄を発症した場合は早期に診断・発見し，早期に介入を開始することが重要であることが取り上げられています．疫学的な視点では，高齢者の術後せん妄は 2 人に 1 人は発症しているものと考えてよいこと，せん妄の治療の遅れは肺炎を増加させ死亡増加に関連することもあり，術後せん妄は予防および早期発見による早期対応による回復促進と重症化の防止が重要といえることが取り上げられています．

研究目的は，高齢社会において増加が予測される術後せん妄の早期発見に対応し，術後せん妄発症とその継続から早期回復を促進する術後せん妄スクリーニングを目的とした尺度の開発

表4-5 文献検討の例証2（田原ら，2021）のまとめ

出典	田原恭子，白石裕子．（2021）．術後せん妄のスクリーニングに着目した尺度開発．国際医療福祉大学学会誌，26（1），70-79．
「はじめに」から解釈できること	・高齢社会から超高齢社会になった日本では高齢者であっても，手術の安全性は高いと考えられている反面，高齢者で最も頻度の高い合併症として術後せん妄が挙げられている． ・術後せん妄を発症した場合は早期に診断・発見し，早期に介入を開始することが重要である． ・疫学的な視点では，高齢者の術後せん妄は15～53％で生じる．術後せん妄は2人に1人は発症しているものと考えてよい． ・せん妄の治療の遅れは肺炎を増加させ死亡増加に関連することもあり，術後せん妄は予防および早期発見による早期対応による回復促進と重症化の防止が重要といえる．
目的	高齢社会において増加が予測される術後せん妄の早期発見に対応し，術後せん妄発症とその継続から早期回復を促進する術後せん妄スクリーニングを目的とした尺度の開発およびその信頼性と妥当性の検討である．
研究方法	・術後急性期病棟の看護師が活用する，術後せん妄を早期発見するための測定用具の原案を用いた質問紙調査を実施した． ・術後せん妄スクリーニング尺度原案作成プロセス： 1）アイテムプールの作成：①熟練看護師の語りを対象とした項目抽出および構成概念の明確化，②文献検討による尺度項目の追加，③看護記録を用いた表現の考案 2）内容的妥当性の検討と尺度原案の修正 3）術後急性期病棟看護師によるワーディングチェック
結果	・2施設137名の看護師より返答があった． ・探索的因子分析の結果，第1因子【意味ある行動のコントロールの欠如の認識】，第2因子【知覚異常発現の兆候の認識】，第3因子【刺激に対する過剰反応の出現の認識】が命名された． ・信頼性はクロンバッハα係数を算出し項目別，因子別，合計得点の各係数は$\alpha = 0.825\text{-}0.904$であった．時間的安定性と評定者間信頼性は有意差はなかった．基準関連妥当性は，$r = 0.602$であった．構成概念妥当性は構成概念としてのカテゴリーと因子の類似性や共通性について確認でき，一定の信頼性と妥当性が確認できた．
考察	・術後せん妄スクリーニング尺度を作成し，一定の信頼性と妥当性が確認された． ・本尺度の活用は，術後急性期病棟の看護師が日常的に行う看護業務の一環として短時間での活用が可能である． ・本研究は尺度の作成とその検証であり，有用性の検証には至っていない．
自分の研究にとって役立つこと	・高齢社会において増加が予測される術後せん妄の早期発見に対応し，術後せん妄発症とその継続から早期回復を促進する術後せん妄スクリーニングを目的とした尺度の開発およびその信頼性と妥当性の検討が成され検証されており，現場での実際の活用が大いに期待できる研究であると考える．

およびその信頼性と妥当性の検討であるとされています．

研究方法は，術後急性期病棟の看護師が活用する，術後せん妄を早期発見するための測定用具の原案を用いた質問紙調査を実施したとされています．術後せん妄スクリーニング尺度原案作成プロセスとしては，1）アイテムプールの作成：①熟練看護師の語りを対象とした項目抽出および構成概念の明確化，②文献検討による尺度項目の追加，③看護記録を用いた表現の考案，2）内容的妥当性の検討と尺度原案の修正，3）術後急性期病棟看護師によるワーディングチェックとされています．

結果です．2施設137名の看護師より返答があった探索的因子分析の結果，第1因子【意味ある行動のコントロールの欠如の認識】，第2因子【知覚異常発現の兆候の認識】，第3因子【刺激に対する過剰反応の出現の認識】が命名されています．信頼性はクロンバッハα係数を算出し項目別，因子別，合計得点の各係数は$\alpha = 0.825$-0.904であり，時間的安定性と評定者間信頼性は有意差はなかったとされています．基準関連妥当性は，$r = 0.602$であり，構成概念妥当性は構成概念としてのカテゴリーと因子の類似性や共通性について確認でき，一定の信頼性と妥当性が確認できたとされています．

考察では，術後せん妄スクリーニング尺度を作成し，一定の信頼性と妥当性が確認されたとされています．本尺度の活用は，術後急性期病棟の看護師が日常的に行う看護業務の一環として短時間での活用が可能であるとされています．本研究は尺度の作成とその検証であり，有用性の検証には至っていないともされています．

最後に自分の研究にとって役立つこととしてまとめておきました．高齢社会において増加が予測される術後せん妄の早期発見に対応し，術後せん妄発症とその継続から早期回復を促進する術後せん妄スクリーニングを目的とした尺度の開発およびその信頼性と妥当性の検討が成され検証されており，現場での実際の活用が大いに期待できる研究であると考えました．

＊＊＊

このように，関連研究を探し，有用な文献については取り寄せて読み，表に示したようなかたちでまとめておくと，研究をすすめていく全プロセスで役立てることができます．

文献は，何度読んでも時間が経つと内容を忘れることが多いものです．したがって，ポイントだけでもまとめておくと必ず役立ちます．読みっぱなしで終わることがないように，何人かの共同で研究するような場合も，文献講読期間を設けて，いくつかの有力文献を皆で分担して読み，定期的な集まりには文献担当者が前述したような表にまとめて配布し，この表に沿ってプレゼンテーションを実施し，皆で共有したり討議したりしながらすすめていくと，お互いの努力の成果が相乗作用となっていくものと思います．

第 5 章

看護研究の方法を理解しよう

- 研究デザイン
- 看護研究にとってのパラダイムと方法
- 量的な研究と質的な研究の特徴
- 量的研究と質的研究で使用される中心的な用語の比較
- 量的研究と質的研究のプロセスの大まかな流れ
- 量的研究と質的研究の厳密性（rigor）の違い

「科学的方法とは，知識を追究するために，科学者がかつて用い，今も用い，将来も用いるかもしれないすべての手順に組み込まれるものである」．この幅広い定義は，研究を行うための唯一の方法であるという信念を一掃し，実践のための研究エビデンスを生みだす量的研究方法と質的研究方法の両方の使用を採用するとされています（Grove, Burns, & Gray/黒田，中木，逸見，2013/2015，p.23）．このような科学的方法に関する幅広い考え方を受けるとすれば，“研究を行う方法は唯一これだけなのだ！”というような狭い考え方は捨てなくてはなりません．看護分野において実践の質を高めていくための研究エビデンスを開発する際には，量的研究方法もありますし，質的研究方法もあります．これら両方の研究方法を使用していくことができると思います．さらに昨今では，ミックスドメソッド研究，メタ-アナリシス，メタ-シンセシスなどの新しい考え方をもった研究方法も誕生しています（これらについては**第17章**で取り上げます）．

さて，量的研究方法は他の分野，たとえば医学，物理学，生理学などの自然科学分野のみならず，心理学，教育学などの人文科学分野においても，一般的に使用されています．看護分野でも，長く量的研究方法だけの時代もありました．看護分野に質的研究方法が入ってきたのは，米国では1980年代はじめ頃から，わが国においては1990年代に入ってからだと筆者は考えています．現在では質的研究方法はその専門性さえ追究されることが当然になってきましたが，質的研究方法が入ってきてまもない当時は，質的研究方法は科学的方法とはいえないのではないかという論争があったことも事実です．また，多くの学問のなかにはいまだに質的研究方法を受け入れていない分野があることも事実です．

しかしながら，看護研究の方法として“量”と“質”があることは現在では自明のこととなっています．本章では，総論的な視点から量的な研究方法と質的な研究方法の特徴を理解しておきましょう．

研究デザイン

研究方法の全体的な枠組みに相当するものを，「研究デザイン」と呼んでいます．いわば，研究方法のアウトラインです．「研究デザイン」という用語にあまりなじみのない読者も多いと思いますが，「研究デザイン」は研究方法の全体像に等しいものだととらえてください．

研究方法を考える際に重要なことで，研究方法を考える際，最初に取り組むのが「研究デザイン」です．「デザイン」とは「設計」という意味ですね．研究の設計をするというようなニュアンスがあります．設計図がなければ，建築物は立ちませんよね．設計図をいろいろな視点から吟味してから，建築物を建てていきます．建てようとする建築物とは，研究でいえばめざす地点――そうです，研究目的に相当します．研究目的に到達するためには，どういった設計をしなくてはならないのかということです．

Burns & Groveは，研究デザインを以下のように定義しています．

研究デザインは，研究結果の妥当性を妨げる要因に対する統制（コントロール）を最大化する（Grove, Burns, & Gray/ 黒田，中木，小田，逸見 , 2013/2015, p.175）

ちょっとむずかしい定義だと思いますが，研究結果をできるだけ妥当なものにすることをめざして，妥当性を妨げるような要因をできる限りコントロールするための設計図が，研究デザインであることがわかる定義だと思います．

量的研究であっても質的研究であっても，研究デザインをまずは考えます．坂下（2011）は，表 5－1 のように研究疑問と研究デザインを説明しているのですが，わかりやすいのでここでの解説に使用させていただきます．

「研究疑問のフェーズ」の欄は，研究疑問の段階が低いほうからだんだんと高い段階の研究疑問になっています．最も低い段階の研究疑問では，「…は何か？」となっています．これらはすべて質的記述的研究デザインとなっています．2 番目の研究疑問，「現象を取り巻く変数は？その構造は？」についても，すべて質的記述的研究デザインとなっています．質的研究デザインの箇所に書かれている事例研究，グラウンデッド・セオリー，エスノグラフィ，現象学的アプローチは，質的研究の章で詳しく触れていきたいと思います（**第 12 章**）．

3 番目のフェーズ，「現象の実態は？」のところから量的研究デザインとなります．まずは，実態調査研究などのような量的記述的研究デザインです．そこから次の 4 番目のフェーズ，「変数間の関連性は？ →因果関係の探究」の研究疑問へとあがっていきます．この研究デザインは，観測的研究デザインであり，遡及的研究デザイン，相関研究デザイン，仮説検証研究デザインとなります．

さらに 5 番目のフェーズ，「因果関係の検証」へと研究疑問があがっていきますと，実験研究デザインと準－実験研究デザインになります．

表 5－1　研究疑問と研究デザイン

研究疑問のフェーズ	研究デザイン
1. …とは何か？ 2. 現象を取り巻く変数は？その構造は？	質的記述的研究デザイン ・事例研究，グラウンデッド・セオリー，エスノグラフィ，現象学的アプローチ等
3. 現象の実態は？	量的記述的研究デザイン ・実態調査研究
4. 変数間の関連性は？ →因果関係の探究	観測的研究（遡及的／相関研究，仮説検証研究） ・Case-Control 研究，Cohort 研究，共分散構造分析
5. 因果関係の検証	実験研究，準-実験研究
6. 臨床への適応，普及	トランスレーショナル・リサーチ
7. 現実世界での検証とケアの精錬	実践に基づいたエビデンス実践適用研究

坂下玲子．（2011）．［連載・看護研究の基礎―意義ある研究のためのヒント・第 4 回］研究デザイン―Research Design．*看護研究*，44（5），p.539 より一部改変

さらに6番目のフェーズは，「臨床への適応，普及」となり，新しい研究デザインとして紹介されているトランスレーショナル・リサーチとなります．最後の7番目のフェーズは，「現実世界での検証とケアの精錬」という研究疑問で，実践に基づいたエビデンス実践適用研究と，これも新しい研究デザインとなっています．3番目以降5番目までのフェーズの量的研究デザインのそれぞれは，量的研究の章（**第6章**）で詳しく触れていきたいと思います．

看護研究にとってのパラダイムと方法

Polit & Beck（2017）は，パラダイムとは世界の複雑性に対する世界観であり，一般的なパースペクティブであるとし，看護研究の方法と関係づけて実証主義者のパラダイムと構造主義者のパラダイムについて説明しています．実証主義と構造主義はエビデンスを開発するために異なる方法をとるとし，前者は量的な研究と密接に関係し，後者は質的研究の方法に関係していると説いています（Polit & Beck, 2017, pp.9-11）．そして，実証主義者と構造主義者のパラダイムの主要な前提として，**表5−2**を示しています．

量的な研究と質的な研究の特徴

Gray & Grove（2021）は，量的な研究と質的な研究の特徴について，**表5−3**のように整理し提案しています．一方，Polit & Beck（2017）は，量的な研究と質的な研究の研究目的と研究疑問の種類を**表5−4**のように示しています．

これらの表をもとに，量的研究方法と質的研究方法のそれぞれの特徴をみておきたいと思います．

量的研究ではデータとして取り扱うのは数値ですが，質的研究では言葉や文章化された記述内容となります．分析についても，数値データは統計学的分析が可能ですが，言葉で語られた内容に対しては解釈したり，記述したり，理解したりという分析になります．

量的研究の結果は，一般化することや仮説や理論を検証することをめざすことがゴールとなります．あらかじめ特定の理論的な根拠や過去の文献による研究集積から仮説を設定して，演繹的な方法で仮説の検証をめざすことになるため，できる限りのコントロールをして厳密性を保持することが重要となります．これに対して質的研究の結果は，独自性があることや説得力をもった新しい概念や理論を導き出すことがめざすゴールになります．研究者は邪念や偏見は捨てて，できる限りオープンな気持ちで追究する現象に入り込み，その文脈に依存しながら帰納的な方法で発見・意味の探究・理解をめざします．

また，量的研究では質問紙や尺度が現象を追究していく際の道具になりますが，質的研究で

表5－2　実証主義者と構造主義者のパラダイムの主要な前提

疑問の種類	実証主義者のパラダイムの前提	構造主義者のパラダイムの前提
存在論的：現実の性質はどのようなものだろうか？	現実は存在している；真実の自然な原因とそれに引き続く結果によって起こってくる現実世界がある	現実は多彩であり主観的である；個々人によって心の中で構築される；原因や結果ではなく同時に形作られる
認識論的：研究されようとしているものに関係してどのようにして追究するのだろうか？	追究者は研究されようとしているものからは独立している；結果は研究者に影響されない	追究者は研究されようとしているものと相互作用している；結果は相互作用プロセスからの創造である
価値論的：追究における価値の役割とはどのようなものだろうか？	価値およびバイアスは食い止められるはずである；客観性が探究される	主観性および価値は避けられないし，望ましいものである
方法論的：最高のエビデンスは，どのようにして得られるのだろうか？	● 演繹的プロセス→仮説検証 ● 具体的で特有な概念の重要さ ● 客観的，定量化に焦点を当てる ● 研究者の予測の確証 ● 外部者の知識…研究者は外側におり，離れている ● 固定した，あらかじめ特定化されたデザイン ● 文脈を越えた統制 ● 大規模な，代表的標本 ● 測定された（定量化された）情報 ● 統計分析 ● 一般化を探究する	● 帰納的プロセス→仮説生成 ● ある現象の全体，全体論的の重要さ ● 主観的，非定量化に焦点を当てる ● 参加者の体験に基づいた洞察を浮かび上がらせる ● 内部者の知識…研究者は内側におり，プロセスの一部分である ● 柔軟で浮き上がってくるデザイン ● 文脈に縛られている，文脈にあてはめられる ● 小規模で，情報が豊富な標本 ● 語り（非構造化された）の情報 ● 質的分析 ● 深層な理解を追究する

Polit, D.F., & Beck, C.T. (2017). *Nursing research; generating and assessing evidence for nursing practice (10th ed.)*. Philadelphia, PA: Wolters Kluwer. p.10 TABLE 1.2 より筆者訳

表5－3　量的な研究方法と質的な研究方法の特徴

特徴	量的な研究	質的な研究
哲学的起源	論理実証主義，ポスト実証主義	自然主義，解釈的，人間主義
焦点	簡潔，客観的，還元主義的	広範囲，主観的，全体論的
推論	論理的，演繹的	弁証法的，帰納的
知識の基礎	原因−結果の相互関係	意味，発見，理解
理論的焦点	理論検証	理論と枠組みの開発
研究者のかかわりあい	統制	解釈の共有
データ収集方法	構成的面接，質問紙，観察，尺度，生理学的測定	半構成的面接，観察，フォーカスグループ
データ	数値	言葉
分析	統計分析	文脈に基づいた分析
結果	理論的命題の受理もしくは棄却，一般化	独自性，動的，現象の理解，新しい理論・モデル・そして／あるいは枠組み

Gray, J.R., & Grove, S.K. (2021). *Burns & Grove's the practice of nursing research; appraisal, synthesis, and generation of evidence (9th ed.)*. St. Louis, MO: Elsevier. p.31 TABLE 2.5 より筆者訳

は道具は研究者自身となります．道具である研究者自身が訓練を受けて，卓越した面接技能や参加観察技能などをもっていないと貧弱なデータしか得られないこととなります．量的研究で道具として使用する質問紙や尺度についても，信頼性や妥当性の高い道具であるかを十分吟味して使うこととなります．

これだけ特徴が異なるのですから，当然，両者の哲学的起源も異なっており，“量”が論理実証主義に対して“質”は自然主義的，解釈的，人間主義的となっています．

この論理実証主義の考え方から，量的研究においては，①研究対象は必ず存在するものでありその事象は手立てさえあれば観察しうる絶対的・客観的存在であること，②事象は秩序や規則性や一貫性に支えられているので研究によって法則や一般性が見出されること，そして，③この世界の事象は因果関係からなり，物事はすべて何かによって決定されること，が前提とされています．

一方，質的研究においては自然主義的，解釈的，人間主義的な考え方が基礎的な論理となります．この論理では第1に，現実は多様です．つまり，唯一の現実は存在しないこととなります．研究下の現象には多様な現実があり，それぞれにとっての固有の意味を創造しています．質的研究者は，物体客体に対する具体的な現実ではなく，人間の現実（human reality）に注意を向けているとされています（Boyd, 2001, p.76）．1つの現実を探すのではなく，真実を多様な方法で知ろうとしたり理解しようとしています．

第2に，現実は知覚を基礎においています．知覚は，人によって異なっており，時間が経ることでも変化するとされています．

第3に，私たちが知ることやわかることは，与えられた状況あるいは文脈のなかでのみ意味をもつとされています．これを「文脈に依存している」とも表現されます．

第4に，質的研究で使用される推論プロセスは，知覚的に全体を形作るために断片を合わせておくことを含んでいます．このプロセスを通して意味が生じてきます．しかしながら，知覚は個々異なっているために，多様な意味が可能となります（Munhall & Oiler,1986）．この推論プロセスは「ゲシュタルト：経験の統一的全体」の形態（構造）を探究することによって理解することができるとされています．

第5に，質的研究で使用されているターミノロジー（用語法）や推論法は，哲学的な方向性が反映されています．特定の哲学的な方向性は，各質的なアプローチで異なっており，各方法論を導いています（各方法論については質的研究の各論を扱う**第12章**で解説します）．

量的研究と質的研究で使用される中心的な用語の比較

Polit & Beck（2017）は，量的な研究と質的な研究で使用される中心的な用語を比較し，表5－5のように示しています．

表 5－4　研究目的と研究疑問の種類

目的	量的研究の研究疑問の種類	質的研究の研究疑問の種類
明確化	—	● この現象はどのようなものだろうか？ ● その名前はどのようなものだろうか？
記述	● その現象はどれくらい普及しているのだろうか？ ● どれくらいの頻度でその現象は起こっているのだろうか？	● その現象の規模（dimensions），もしくは，特徴はどのようなものだろうか？ ● その現象はどのように重要なのだろうか？
探究	● その現象と関係しているのはどのような事実なのだろうか？ ● その現象の先行要件はどのようなものだろうか？	● その現象の性質全体はどのようなものだろうか？ ● ここでは現実にどのようなことが起こっているのだろうか？ ● 体験しているその現象は，どのくらいなのだろうか？　その現象が発展することによるプロセスはどのようなものだろうか？
説明	● その現象の基礎となっている原因はどのようなものだろうか？ ● その理論はどの現象を説明しているのだろうか？	● その現象はどのように機能しているのだろうか？ ● その現象が意味しているのは，どのようなものだろうか？ ● その現象はどのように起こったのだろうか？
予測	● 仮にわれわれが現象を変化させたならば，もしくは介入を導入したならば，どのようなことが起こるのだろうか？ ● 仮に現象 X が起こるならば，現象 Y は引き続いて起こるだろうか？	—
統制	● その現象の発生は防ぐことができる，もしくは統制できるのだろうか？	—

Polit, D.F., & Beck, C.T. (2017) . *Nursing research; generating and assessing evidence for nursing practice (10th ed.)* . Philadelphia, PA: Wolters Kluwer. p. 15 TABLE 1.3 より筆者訳

表 5－5　量的な研究と質的な研究で使用される中心的な用語の比較

用語	量的な用語	質的な用語
情報に貢献する人	対象者 研究参加者 —	— 研究参加者 情報提供者，主要情報提供者
研究に着手する人	研究者（researcher） 研究者（investigator）	研究者（researcher） 研究者（investigator）
研究されるもの	— 概念 構成概念 変数	現象 概念 — —
概念を組織しているシステム	理論，理論枠組み 概念枠組み 概念モデル	理論 概念枠組み 枠組みの感受化
収集される情報	データ（数値）	データ（ナラティブな記述）
概念間のつながり	相互関係（因果，機能的）	関連のパターン
論理的推論過程	演繹的推論	帰納的推論

Polit, D.F., & Beck, C.T. (2017) . *Nursing research; generating and assessing evidence for nursing practice (10th ed.)* . Philadelphia, PA: Wolters Kluwer. p.47 TABLE 3.1 より筆者訳

表5-5のように，量的研究と質的研究で同じ用語が使用されている部分と異なった用語が使用されている部分があることがわかります．両者の方法論については以下の章で詳しく取り上げたいと思いますが，ここでは総論的な視点で研究プロセスの違いにも触れておきましょう．

量的研究と質的研究のプロセスの大まかな流れ

量的研究の場合は，研究計画書を明確に作成して，データを収集する前に研究デザインを決定し，計画どおりに研究をすすめていくことが原則です． Polit & Beck（2017）は，量的研究の段階を5つの局面から成り立つ流れで図5-1のように示しています（Polit & Beck, 2017, p.55）．ここではこの図に沿って説明をしておきましょう．

まず，「局面1」は“概念的局面”とされており，研究課題に関連した知見の地固めをする局面となります．この局面では，研究しようと考えている問題を系統立てて述べることで明確にします．研究疑問も明らかにします．そのためにも，関係する文献をしっかりとレビューしておかなくてはなりません．さらに，研究しようとする現象に研究者が入り込んでフィールド・ワークをすることで，新しい臨床的な知見が得られるかもしれません．したがって，ここに「臨床フィールド・ワークを実施する」が含められています．これらから，研究の枠組みを開発し，概念的な定義を開発しておきます．これらを開発するためには，関係する文献のレビューが重要となります．そして，仮説を設定するような研究の場合は，仮説を明確化します．

次は，「局面2」の“デザインと計画局面”です．研究方法の全体枠組みを考える局面です．研究デザインを選定し，なんらかの介入を計画しているようなデザインを選定した場合は介入プロトコルを開発します．また，母集団と標本も計画します．そのためにどのようなサンプリングを行うのかも，具体的に計画します．そして，研究変数を測定する方法を決めます．そのために，どのような尺度や質問紙を用いるかを選定し，それらの尺度や質問紙の信頼性や妥当性も吟味します．研究対象者に対する倫理的配慮を考えて，研究対象者を保護するための方法を開発します．これらから研究計画書を完成させることができます．

量的研究の場合は完成させた研究計画書に忠実に従ってこのあとすすめていくことになるので，ここで作成する研究計画書がきわめて重要なものとなります．

「局面3」は“経験局面”となり，実際のデータ収集に入ります．集まったデータは，このあとの統計分析へ向けて準備をすることになります．

「局面4」は“分析局面”となります．研究計画書で計画したとおりの統計分析を行い，分析した結果を解釈することになります．

最後の「局面5」は“普及局面”です．結果を公表し，実践に利用する局面となります．
以上のように，量的研究では「局面1」と「局面2」がきわめて重要で，時間的にもかなりの時間を費やして実施していくこととなります．しかし，研究計画書を着実に具体的に作成さえし

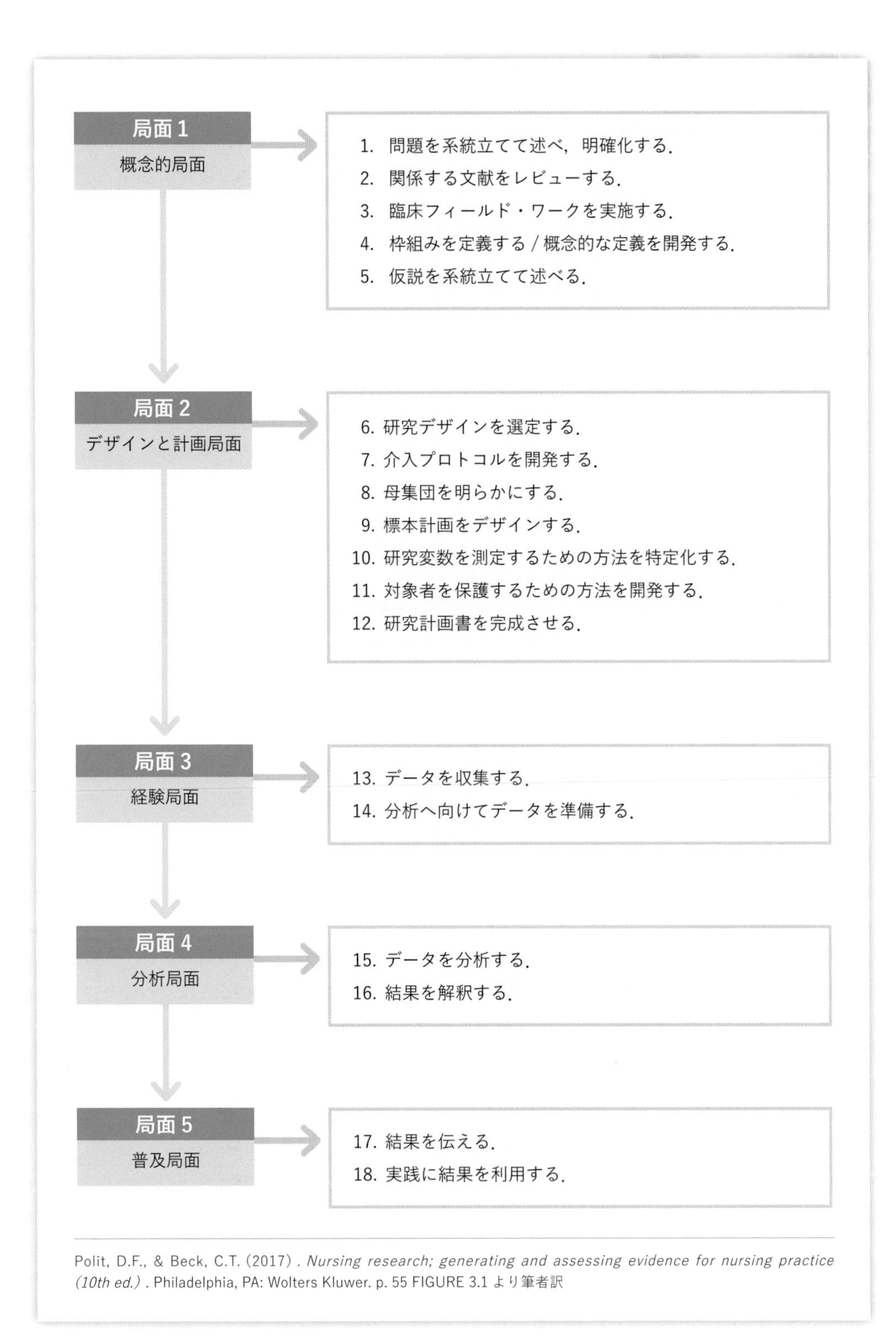

図 5－1　量的研究における段階の流れ

ておけばそのとおりに最後まで研究をすすめていくことができるので，「局面1」と「局面2」にじっくりと時間をかけて取り組むことが重要であると考えます．

次に，質的研究の研究の全体的な流れをみておきましょう．

量的研究と比べて質的研究の場合は，研究計画書を作成することはきわめて困難となります．研究がすすめられていくにつれて，すなわち，データが収集され分析されてきてはじめてその姿が明らかになってくるようなデザイン，「出現してくるデザイン（emergent design）」とも呼ばれています（Polit & Beck, 2017, p.59）．

Polit & Beck（2017）は，図5－2のように質的研究の段階を行ったり来たりするような4つの側面をもった活動のかたまりから図式化しています（Polit & Beck, 2017, p.58）．ここではこの図に沿って説明したいと思います．

まずは「研究を計画する」活動部分です．研究問題を明らかにすることをまず行います．そのためにも，文献レビューをしなくてはなりません．そして，全体的にどのようなアプローチを使用していけばデータ収集ができるのか，データ分析ができるのかなどを含めて，全体的なアプローチを開発します．質的研究においては研究参加者や情報提供者からなんらかのデータを得ることになると思いますが，どのような研究の現場で，どのような入り方をして入り込むのかを考えて選定し，実際に入り込んでいくことになります．研究参加者や情報提供者に対する倫理的配慮を考えて，研究参加者や情報提供者を保護するための方法を開発します．

次の側面では，「データ収集方略を開発」しますが，この側面ともう1つの「データを集めて分析する」側面は行ったり来たりを繰り返すので，双方向の矢印で示されています．「データ収集方略を開発する」側面では，集めるデータの種類と集め方を決め，誰からデータを集めるかを決めます．さらには，集まったデータの真実性を高める方法も決定します．「データを集めて分析する」側面では，収集したデータを組織化し分析します．その後，収集されたデータを評価しながらデータ収集方法を修正するような場合もあります．データ収集が飽和に達したかどうかを判断することも行います．

飽和に達した場合は次の側面，「研究結果を普及させる」活動へと移ることになります．ここでは結果を伝えて今後の利用，もしくは利用のために推奨されることを検討します．

質的研究はあらかじめ作成した研究計画書どおりにすすめていくことはむずかしく，データを集めながらも，これでデータ量はよいのか，データの種類はこれで十分であるか，誰からどのようなデータを得る必要があるのか，また，得られたデータは真実を反映しているのかなどを確認しながら分析をすすめていったり，再びデータ収集に戻ったりを繰り返していくことになります．したがって，「データ収集方略を開発する」側面と「データを集めて分析する」側面にかなりの時間を割くことになりますし，これらの側面がきわめて重要な部分となります．

以上，おおざっぱではありますが，量と質では時間が費やされる部分や重要な部分が異なっていることがご理解いただけたでしょうか．

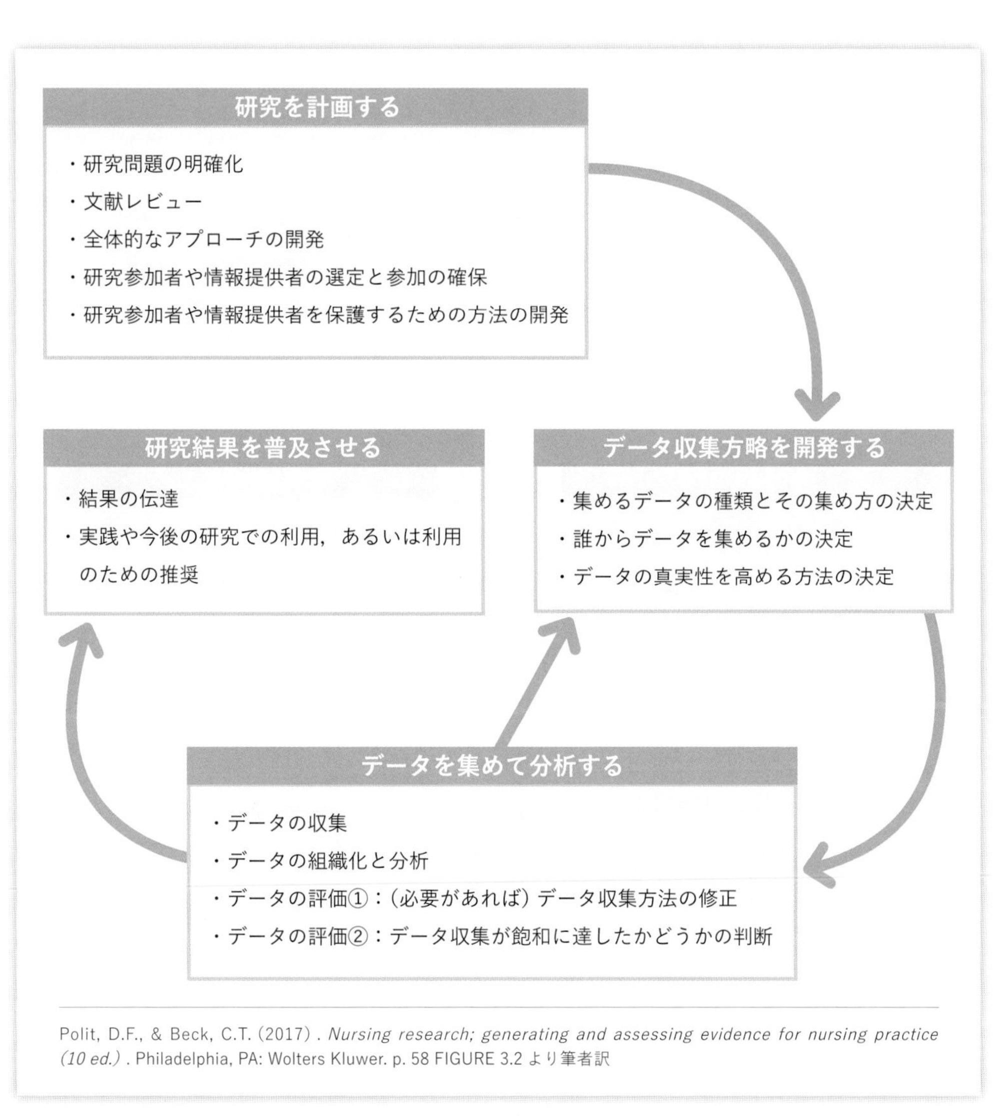

図5－2　質的研究における活動の流れ

量的研究と質的研究の厳密性（rigor）の違い

研究が科学的に厳密であるかどうかを考慮することは，研究結果の価値と関連するため，重要な議論になります．量的研究と質的研究とでは，特徴や研究プロセスの流れも異なっていましたが，厳密性も違います．

量的研究はより正確に変数を測定する方法であること，介入が構造化されていること，標本は代表的標本であること，研究デザインが厳しくコントロールされていることが問われます（Grove, Burns, & Gray/黒田，中木，逸見，2013/2015，p.55）．研究プロセスの全体は研究計画書段階で，細部まで正確かつ詳細に設計されていることが重要です．そういう意味か

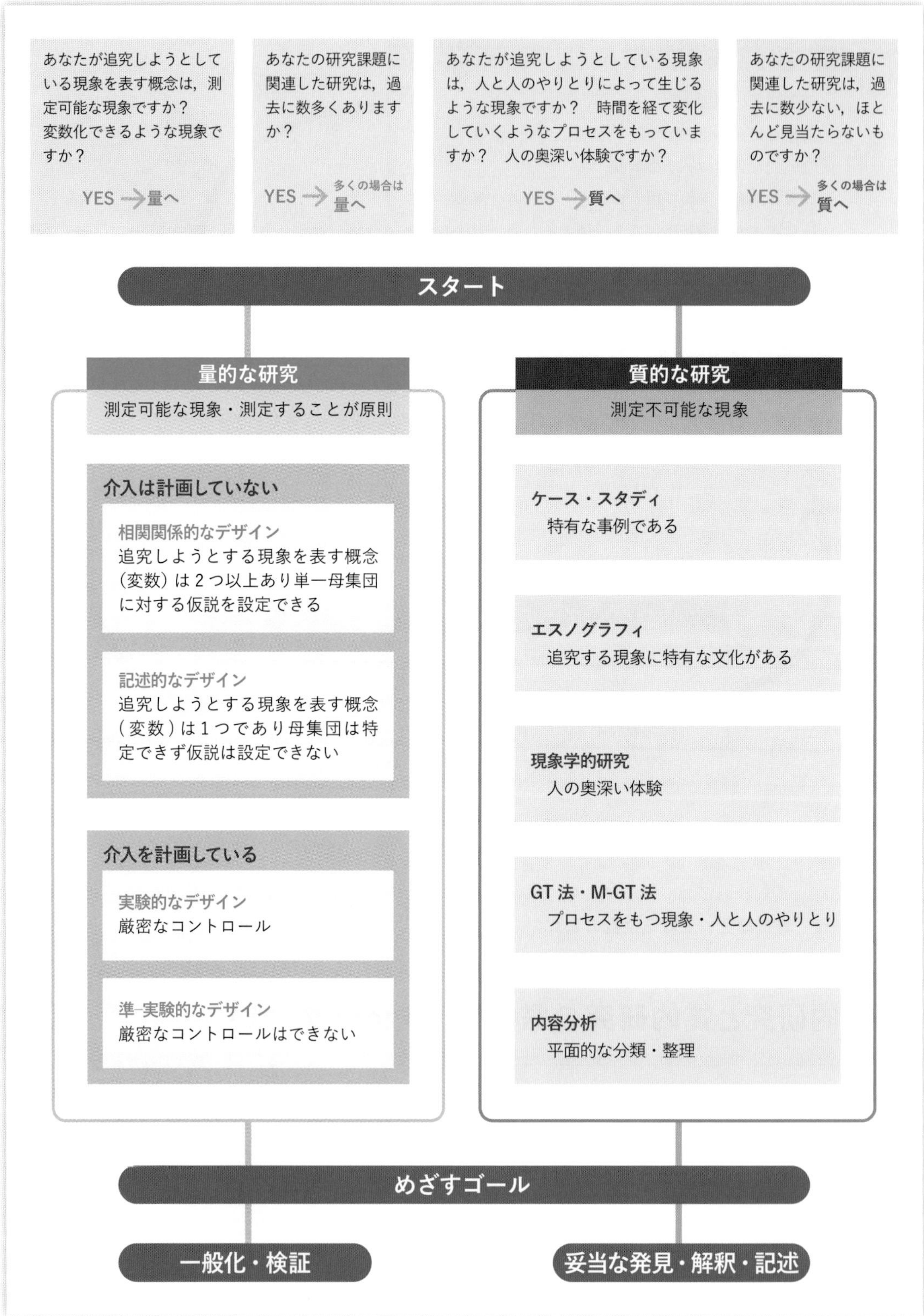

あなたが追究しようとしている現象を表す概念は，測定可能な現象ですか？
変数化できるような現象ですか？
YES →量へ

あなたの研究課題に関連した研究は，過去に数多くありますか？
YES → 多くの場合は量へ

あなたが追究しようとしている現象は，人と人のやりとりによって生じるような現象ですか？ 時間を経て変化していくようなプロセスをもっていますか？ 人の奥深い体験ですか？
YES →質へ

あなたの研究課題に関連した研究は，過去に数少ない，ほとんど見当たらないものですか？
YES → 多くの場合は質へ

スタート

量的な研究
測定可能な現象・測定することが原則

介入は計画していない

相関関係的なデザイン
追究しようとする現象を表す概念（変数）は2つ以上あり単一母集団に対する仮説を設定できる

記述的なデザイン
追究しようとする現象を表す概念（変数）は1つであり母集団は特定できず仮説は設定できない

介入を計画している

実験的なデザイン
厳密なコントロール

準-実験的なデザイン
厳密なコントロールはできない

質的な研究
測定不可能な現象

ケース・スタディ
特有な事例である

エスノグラフィ
追究する現象に特有な文化がある

現象学的研究
人の奥深い体験

GT法・M-GT法
プロセスをもつ現象・人と人のやりとり

内容分析
平面的な分類・整理

めざすゴール

一般化・検証

妥当な発見・解釈・記述

図5-3 研究デザインを選定する

ら，量的研究の場合は，限定性（narrowness）・簡潔性（conciseness）・客観性（objectivity）が厳密性を導く，とされています．

これに対して質的研究では開放性（openness）が厳密性と関連している，とされています．研究者が開放的であること，つまり，いかにオープンな気持ちでフィールドや現象に接近するかの仕方です．この開放性は訓練されなければ獲得されない，ともされています．質的研究の各論で解説しますが，質的研究はその哲学的パースペクティブの相違から異なる種類の質的研究方法があります．厳密性についても，哲学的パースペクティブとの徹底的な固着がなされているのか，哲学的パースペクティブの周到さ，哲学的パースペクティブの実直さが問われることとなります．さらに，質的研究ではデータ収集における徹底性・完璧性・綿密性も厳密性と関連してくるとされています．

厳密性がない質的研究は，①使用しているアプローチの哲学に一貫して固着できていない，②古い考えから離れることができていない，③貧弱にしか方法が開発されていない，④データ収集の時間が不十分である，⑤貧弱な観察しかなされていない，⑥得られたすべてのデータに対して注意深い考察がなされていない，⑦データからの理論開発が不適切であるとされています（Grove et al./ 黒田ら，2013/2015，p.55）．

なお，量的か質的かといった研究デザインを選定するにあたっての目安を整理した図 5－3 を示しておきます．研究計画を練る段階で参考にするとよいでしょう．

文献

- Boyd, C.O. (2001). Philosophical foundations of qualitative research. In P.L. Munhall (Ed.), *Nursing research: a qualitative perspective*. Boston, MA: Jones and Bartlett.
- Gray, J.R., & Grove, S.K. (2021). *Burns & Grove's the practice of nursing research; appraisal, synthesis, and generation of evidence (9th ed.).* St. Louis, MO: Elsevier.
- Grove, S.K., Burns, N., & Gray, J.R./ 黒田裕子，中木高夫，逸見功．(2013/2015)．*バーンズ&グローブ看護研究入門　原著第 7 版―評価・統合・エビデンスの生成*．東京：エルゼビア・ジャパン．
- Munhall, P.L., & Oiler C. (1986). *Nursing research; a qualitative perspective*. Norwalk, CT: Appleton-Century-Crofts.
- Polit, D.F., & Beck, C.T. (2017). *Nursing research; generating and assessing evidence for nursing practice (10th ed.)*. Philadelphia, PA: Wolters Kluwer.
- 坂下玲子．(2011)．[連載・看護研究の基礎―意義ある研究のためのヒント・第 4 回] 研究デザイン―Research Design．*看護研究*，44 (5)，p.539．

第 6 章

量的なアプローチの研究デザイン

- 量的アプローチの研究デザインを考える
- 《相関デザイン》は
「介入なし」「2 変数以上が存在する」
- 《準-実験研究》と《実験研究》

第5章では研究方法の概要を解説しました．重要なことは，量的なアプローチの研究デザインをとるのか，それとも質的なアプローチをとるのかによって研究プロセスが異なるということでした．質的なアプローチの研究については**第11章**で詳しく解説します．本章では，量的なアプローチの研究についてもう少し深く解説したいと思います．

量的アプローチの研究デザインを考える

質的アプローチの研究においては，収集するデータが質，つまり定性的データを取り扱います．すなわち，測定不可能（unmeasurable）な概念を取り扱います．これに対して，量的アプローチの研究においては，収集するデータが量（＝数値），つまり定量的データを取り扱います．すなわち，測定可能（measurable）な変数を取り扱います．

この測定可能な変数にもさまざまなタイプがありますが，それらの解説は**第9章**に譲ります（148頁参照）．ここでは，「量的アプローチでは，変数として研究しようとする問題を明確化し，かつ限定していく」ということを理解していただきたいと思います．

つまり量的アプローチでは，私たちが看護の現場などで日々遭遇している無限といってよいほどの事実や現象に対して，それらの一部だけを取り出して探究しようとします．「研究テーマの絞り込み」でも繰り返し述べたように，科学的な探究のためには，「あれやこれやとあまりに膨大なことを研究対象にしたのでは，真実に一歩も近づくことができない」のです．

言い換えれば，量的アプローチでは「概念枠組み」や「用語の操作的定義」を経て「概念の変数化」を行い，それによって特定の仮説を設定することになります．結局，こうした一定の視点や枠組みによって，さまざまな事実や現象のなかから研究テーマに該当することのみに注目していくわけです．こうした方法は，“演繹的なアプローチ”と呼ばれています．

さて，こうした演繹的な手法による量的アプローチの研究は，その統制（control）の精度によってさまざまなレベルに分けることができます．具体的には次のとおりです（Grove, Burns & Gray/黒田，中木，逸見，2013/2015，p.231）．

A. 記述的研究デザイン
B. 相関デザイン
C. 準-実験研究
D. 実験研究

研究デザインを考えるうえで，自分の行おうとしている量的な研究がどのレベルに相当するものなのかをどうやって判断したらよいのでしょうか？　そのために有用なフローチャートを**図6－1**に示しました．

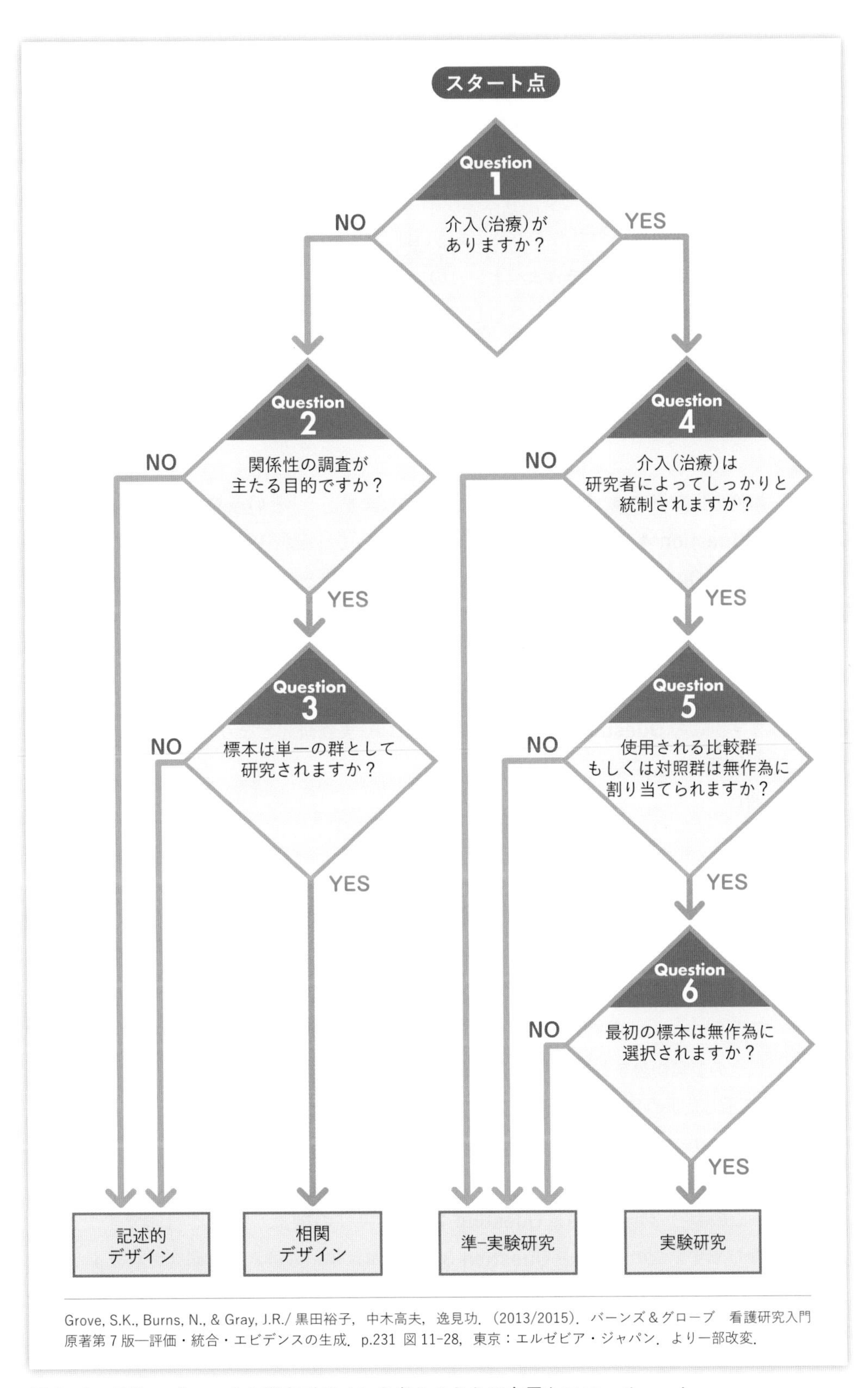

Grove, S.K., Burns, N., & Gray, J.R./ 黒田裕子, 中木高夫, 逸見功. (2013/2015). バーンズ&グローブ 看護研究入門 原著第7版―評価・統合・エビデンスの生成. p.231 図11-28, 東京:エルゼビア・ジャパン. より一部改変.

図6-1 量的アプローチの研究デザインを考えるうえで有用なフローチャート

まず，図6－1のスタート点をみてください．ここから，あなたが実施しようとしている研究テーマ，研究目的について考えてみましょう．

最初の出発点は，「介入（治療）がありますか？」という**Question 1**です．研究対象者に何らかの介入（治療）を行い，その介入（治療）の効果を研究によって明らかにしようとしている場合は「YES」です．そうではなく，介入（治療）は行わず，研究しようとしている事実や現象が，いったいどのようなものであるのか，あるいは，いったいどのようなことが起こっているのか，生じているのか，それらをみようというのであれば「NO」となります．「NO」の場合は，**Question 2**の「関係性の調査が主たる目的ですか？」へと進みます．この**Question 2**が「NO」の場合は記述的デザインとなります．この**Question 2**が「YES」の場合は，**Question 3**の「標本は単一の群として研究されますか？」へと進みます．この**Question 3**が「NO」の場合は記述的デザインとなります．この**Question 3**が「YES」の場合は，相関デザインとなります．

次に，最初の出発点に戻って，「介入（治療）がありますか？」という**Question 1**が「YES」の場合は，**Question 4**の「介入（治療）は研究者によってしっかりと統制されますか？」へと進みます．この**Question 4**が「NO」の場合は準–実験研究となります．この**Question 4**が「YES」の場合は，**Question 5**の「使用される比較群もしくは対照群は無作為に割り当てられますか？」へと進みます．この**Question 5**が「NO」の場合は準–実験研究となります．この**Question 5**が「YES」の場合は，**Question 6**の「最初の標本は無作為に選択されますか？」へと進みます．この**Question 6**が「NO」の場合は準–実験研究となります．この**Question 6**が「YES」の場合は，実験研究となります．

《相関デザイン》は「介入なし」「2変数以上が存在する」

「看護系4年制大学に編入した学生の看護学に対する学習意欲は，編入する前の学習意欲と比べて，変化しているのだろうか？」という研究疑問の例で考えてみましょう．この研究疑問には2つ以上の要素が含まれます．

図6－2に示したように，この研究疑問では，「看護系4年制大学に編入した看護学生」が，研究対象者となります．そして，この研究疑問下では，2つの要素，すなわち「編入前の看護学に対する学習意欲」と「編入後の看護学に対する学習意欲」が比較されることとなります．したがって，このような場合には，**Question 2**の「関係性の調査が主たる目的ですか？」は「YES」となります．この場合は，**Question 3**の「標本は単一の群として研究されますか？」へと進みます．この場合は，看護系4年制大学に編入した学生が母集団ですから，母集団が単一の標本として想定される場合は，この**Question 3**は「YES」となり，相関デザインとなります．

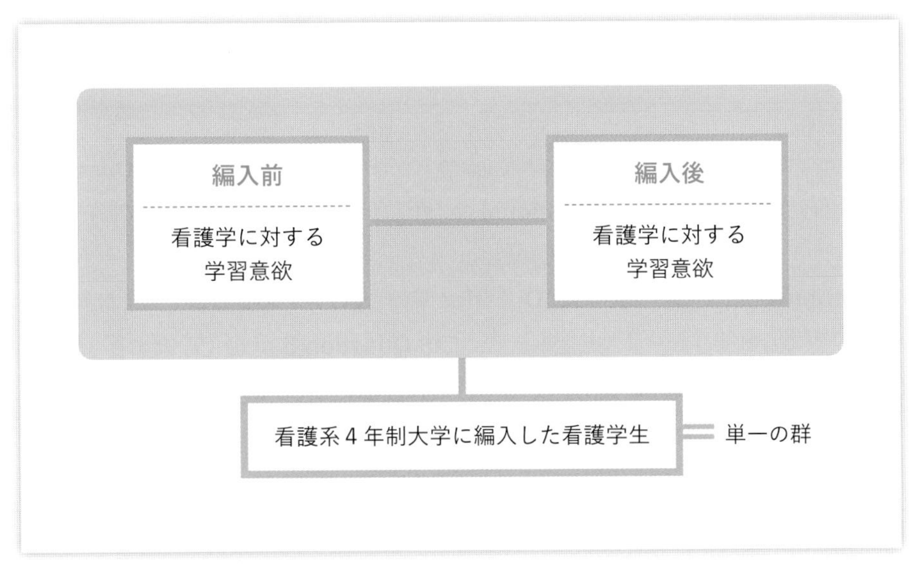

図6－2 「看護系4年制大学に編入した看護学生の看護学に対する学習意欲は，編入する前の学習意欲と比べて，変化しているのだろうか？」という研究疑問の図式化

相関デザインの場合は，当然，研究しようとしている“事実”や“現象”がいったいどのようなことであるのか，あるいは，いったいどのようなことが起こっているのか，生じているのか，これらについてはすでに過去の研究などで判明している，ということになります．つまり，このような場合は，研究しようとしている“事実”や“現象”の範囲などの輪郭がみえているということです．あるいは，はっきりとみえていなくても，研究しようとしている“事実”や“現象”に関する定義が一定程度可能である，ということにもなります．

たとえば，**第4章**で紹介した《社会的孤立感》の研究の場合で想定してみましょう．この研究テーマに興味をもったナースたちは，《社会的孤立感》という1つの事実や現象だけを明らかにしようとしていたので，このような場合は記述的デザインとなります．

仮に，このナースたちが《社会的孤立感》だけでなく，これに関係していると既存研究で報告されていたもう1つの事実や現象，たとえば，《闘病意欲》を取り上げるとしてみましょう．そうなると，研究では《社会的孤立感》と《闘病意欲》という2つの事実や現象が探究されることになります．また，個室に入院している患者という研究対象者の母集団が単一の群として研究されることとなれば，相関デザインとなります．

ただ，単に“相関”というかたちで強い関係があるという結果が得られたとしても，たとえば「社会的孤立感が強いと闘病意欲が弱まる」というようなことはいえません．相関デザインでは，どちらが原因でどちらが結果であるということ，すなわち，因果関係を特定することはできません．もし，因果関係を明らかにしたいのであれば，原因となる独立変数，つまり，何らかの介入（治療）を組み入れた研究デザインが必要となります．

《準-実験研究》と《実験研究》

それでは，図6-1スタート点の「介入（治療）がありますか？」という**Question 1**が「YES」の場合は，右のルートの**Question 4**の「介入（治療）は研究者によってしっかりと統制されますか？」へと進みます．この**Question 4**が「NO」の場合は準-実験研究となります．この**Question 4**が「YES」の場合は，**Question 5**の「使用される比較群もしくは対照群は無作為に割り当てられますか？」へと進みます．この**Question 5**が「NO」の場合は準-実験研究となります．この**Question 5**が「YES」の場合は，**Question 6**の「最初の標本は無作為に選択されますか？」へと進みます．この**Question 6**が「NO」の場合は準-実験研究となります．この**Question 6**が「YES」の場合は，実験研究となります．

相関デザインを超えるレベルの研究は，図6-1の最初の「介入（治療）がありますか？」が「YES」ですから，研究のなかでなんらかの介入（治療）を行います．

それだけではなく，準-実験研究あるいは実験研究のレベルにおいては，統制がさらに厳密になります．この2つの研究デザインは，介入（独立変数）の操作化・統制群（コントロール群，対照群とも呼ばれます）の設定・統制群への無作為割り当ての有無で決まってくることがこの図6-1でわかります．

実験室において無生物を対象として行われる研究であれば，きわめて厳密な条件統制が可能です．しかし，人間を対象としたり，あるいは医療の現場といったようにさまざまな制約がある現場で実施する研究では，厳密な実験研究は現実には不可能といってよいと考えます．ですから，これらの研究デザインでは，実際にはさまざまなタイプの研究がなされています．

たとえば，1型糖尿病の患児に従来から行われていた生活指導プログラムにあまり効果がないため，ナースが従来とは異なった特別な生活指導プログラムを開発して，その効果を探ろうとするような研究では，“特別な生活指導”が“介入”となります．このような場合は，通常の生活指導を行う群を統制群とすることになります．加えて図6-1の**Question 5**では，対象者が無作為に統制群に割り当てられるかを聞いています．これらがいずれも「NO」であれば，準-実験研究となります．

図6-3の例を見ると，同一の対象者に対して“介入”を実施し，“介入前の血糖値”と“介入後の血糖値”を測定しようとしています．つまり，介入の効果をその前後の血糖値に差が出るかということからみようとしているわけです．この場合は，**Question 4**は「YES」だとしても，すべての対象者に同じ介入を実施するため，評価をしたい介入とは異なる（従来どおりの）介入を実施する統制群を設定していないため，**Question 5**では「NO」ということになります．やはり準-実験研究となります．

この場合も統計学的な分析が用いられますが，介入の前と後の2つの群の平均値に差があるかどうかを検定することがまず考えられます．ただ，ここで注意が必要なこととして，この2つの群はまったく別の互いに独立したものではなく，同一の個人を介入前と介入後に分けた

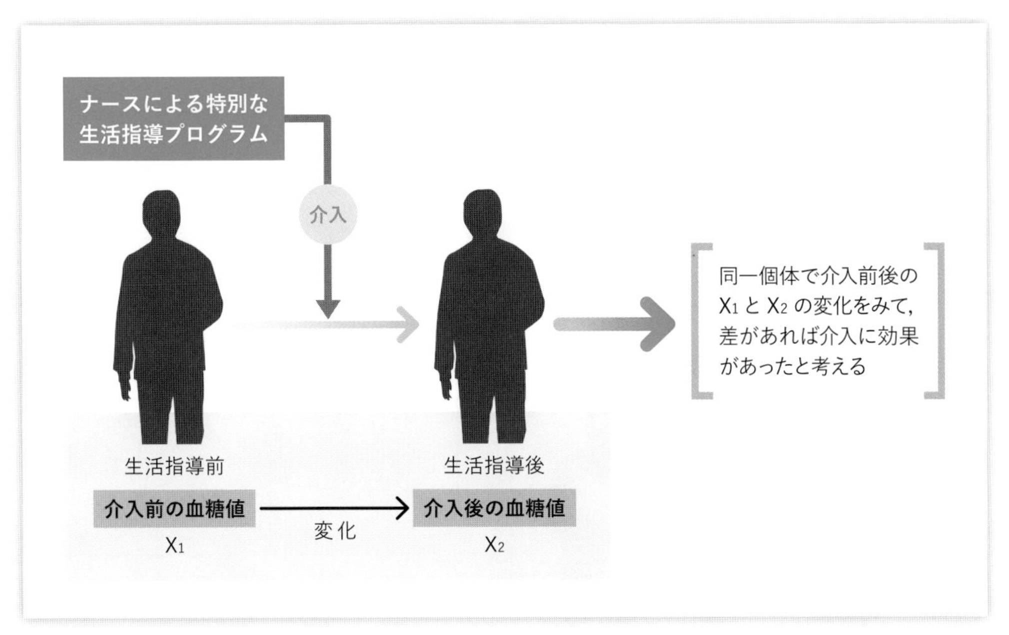

図6－3　準-実験研究（統制群なし）

ものなので,「対応のある2つの母平均の差の検定」と呼ばれる手法が用いられます.

一方, 別の介入を実施する群を統制群として, この群に対しては従来どおりの生活指導を実施し, 特別な生活指導を実施する実験群とそうではない統制群のそれぞれの介入前後の血糖値の変化を比較するような場合（図6－4）, **Question 5**は「YES」となりますから, これは明らかに準-実験研究以上となります.

このような研究デザインをとろうとする場合には, いろいろな約束事があります. たとえば,「実験群と統制群に割り当てる患者さんの人口学的な変数（デモグラフィック変数）や疾患に関係する変数などを, 偏りがないようできるかぎり等しくする」というマッチングの手法や,「血糖値の変化に影響するような当該研究で扱う変数以外の変数や当該研究の条件をできるだけ統制する」などというようなことです.

この研究デザインは, 最近よく話題になるEBM（Evidence Based Medicine), つまり「エビデンスに基づく医療」の根拠を提供する臨床研究として非常に重要な位置を占めています. 一般に無作為化比較試験（Randomized Controlled Trial, 以下RCT）と呼ばれますが（Polit & Beck, 2017, p.247), 前述したように実験群と統制群の割り当てが無作為であってバイアスがなく, 介入以外の要因で差が出ないよう十分に統制されていることを意味しています. RCTについては第7章で詳しく取り上げます.

このタイプの研究デザインは, 看護ケアの有効性を評価する場合にも欠かすことができないものであって, EBN（Evidence Based Nursing）の動向とも相まって今後は急激に増えていくものと思われます（Polit & Beck, 2017, p.247). 看護ケアの有用性についてのエビデンスをつくるための研究方法として, 知っておいていただきたいと思います.

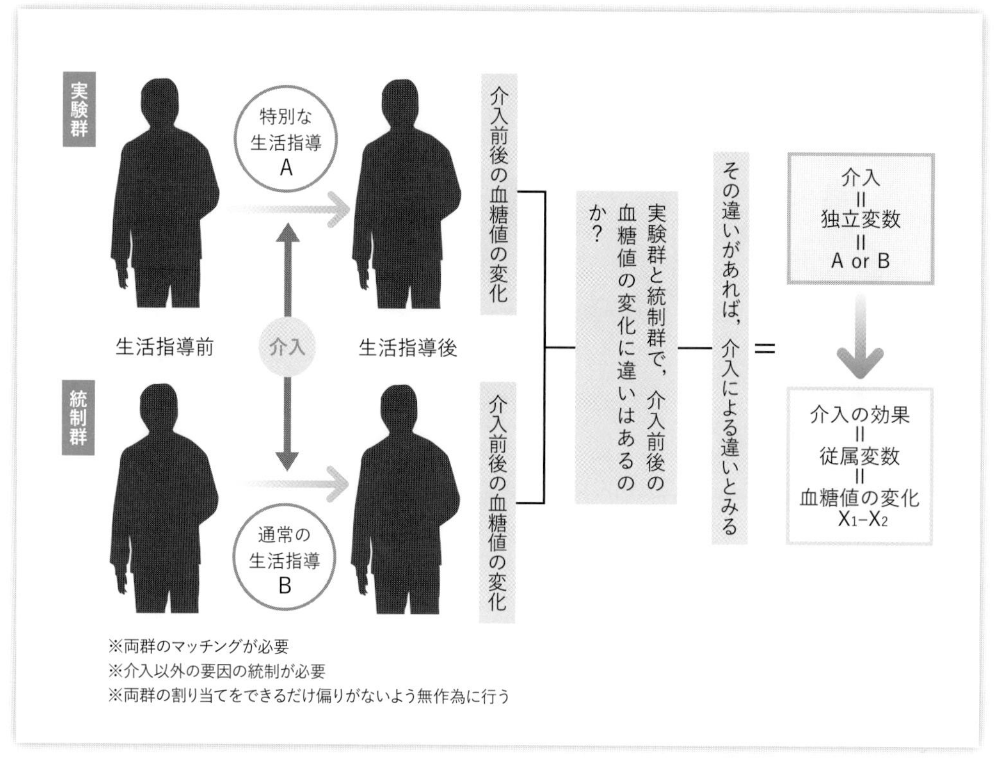

図6−4　準−実験研究（統制群あり）

最後に図6−1に戻りますが，「使用される比較群もしくは対照群は無作為に割り当てられますか？」という **Question 5** が「YES」となるような研究を，医療の現場で実施することは綿密な計画を立ててすすめていかない限り，一般には非常に困難だと思います．患者さんを対象とする場合などは，「統制群へ無作為に割り当てる」ことは難しいと考えられます．現実的には便宜的に「同意を得られた患者さん」とせざるをえないと考えます．そうした意味で，介入研究のほとんどが準−実験研究となるわけです．

準−実験研究以上の研究タイプには，さまざまな種類がありますが，ここでは簡単なタイプだけの紹介にとどめました．

文献

- Gray, J. R., Grove, S. K., & Sutherland, S. (2017). *Burns and Grove's the practice of nursing research; appraisal, synthesis, and generation of evidence (8th ed.)*. St. Louis, MO: Elsevier.
- Grove, S. K., Burns, N., & Gray, J. R./黒田裕子，中木高夫，逸見功．(2013/2015)．*バーンズ&グローブ看護研究入門　原著第7版—評価・統合・エビデンスの生成*．東京：エルゼビア・ジャパン．
- Polit, D. F., & Beck, C. T. (2017). *Nursing research; generating and assessing evidence for nursing practice (10th ed.)*. Philadelphia, PA: Wolters Kluwer.

第7章

多様な量的なアプローチの研究方法をみてみよう！

・実験研究

・非-実験的な研究

量的な研究は，なんらかの介入や治療を研究のなかで行うような実験研究であるのか，なんらかの介入や治療を研究のなかで行わないような非-実験的研究であるのかどうかが大きな区別となります．

第6章ではこの区別を図6－1に示しました．この図では，まず「介入（治療）はありますか？」という問いからスタートしました．介入（治療）を行う場合は右側のルートとなり，準-実験研究あるいは実験研究となりました．介入（治療）を行わない場合は，記述的デザインあるいは相関デザインとなりました．**第6章**ではこれら4つの研究デザインを紹介しましたが，本章ではより詳細に量的な研究デザインを解説します．

本章では，実験研究と非-実験的研究を大きく2つに分けて解説していきます．

実験研究

まず，量的な研究のなかでも厳密性が高い，実験研究から解説することにします．実験研究は，「操作」「統制」「無作為」の3つの属性を必ず備えていなければなりません．

操作（manipulation）とは，治療または独立変数が対象の従属変数に及ぼす影響を明らかにするために，研究において治療や独立変数を遂行することや，それに対して統制した措置を講ずることを指す，とされています（Grove, Burns, & Gray/黒田，中木，逸見，2013/2015，p.627）．たとえば，消化器系手術を受ける患者に対して術前オリエンテーションを行う群と術前オリエンテーションを行わない群，すなわち，「実験群」と「統制群」を設定するようなことが考えられます．ただし，術前オリエンテーションを行わないということは，標準的なケアを受ける権利をもつ患者さんにとって不利益を被るという倫理的な問題があります．したがって，通常の術前オリエンテーションを実施する群を統制群とし，通常の術前オリエンテーションに加えて特別な術前オリエンテーションを行う群を実験群とするなどの配慮が必要となります．非実験的な研究デザインや質的研究デザインの場合，なんらかの操作・介入・実験を研究に含まないので，操作は行われません．

統制（control）とは，研究者が誤差の可能性を減らし，当該研究の結果が現実の正確な反映である確率を高めるために規則を課す際に生じるとされています．この統制を遂行するために用いられる規則はデザインとみなされます．統制を通して，研究者は研究変数[1]に対する剰余変数（extraneous variable）[2]の影響，もしくは交絡作用効果（confounding

---

❶
その研究で観察したり，測定したりする変数のことを指しています．

❷
すべての研究に存在し，研究対象者の選択，研究介入の実施，変数の測定や変数間の関係性に影響を及ぼす可能性のある変数を指しています（Grove et al./黒田ら，2013/2015，p.625）．

effect)[3]を減らすことができる，とされています（Grove et al./ 黒田ら，2013/2015，p.35）．実験的な研究デザインの場合は，剰余変数の統制を厳密に行わなくてはなりません．量的研究において統制が高められるであろういくつかの共通する領域は，①対象者の選択（標本抽出法），②対象者，もしくは参加者の脱落（attrition）の減少，③研究の場の選択，④介入の開発と実施，⑤研究変数の測定，⑥対象者の当該研究に対する知識とされています（Grove et al./ 黒田ら，2013/2015，p.35）．

無作為（random）とは，でたらめの，手当たりしだい，行き当たりばったりの，という意味があります（リーダーズ英和辞典第２版，2006）．無作為化（randomization）とは，標本抽出理論の観点から，個々の標本が選択される機会がゼロよりも大きくなるよう標本を選択します．これは無作為抽出によって達成されます．被験者を群に割り当てる方法は無作為である，つまり，研究者は参加者を実験群と統制群に割り当てる際に無作為の原則に従って行わなくてはなりません（Grove et al./ 黒田ら，2013/2015，p.636）．

実験的な研究デザインは，因果関係の仮説を設定し，原因と結果の因果関係を検証することを目的として行います．原因に相当するのが操作・介入であり，「独立変数」となります．結果に相当するものがアウトカムを測定する「従属変数」となります．すなわち，操作もしくは介入の効果の検証に向かっていくことがゴールとなるわけです．

この説明を模式的に示したものが図７−１です．この図は，実験的なデザインのなかでも基本的なプレテスト−ポストテストデザインです．実験群と統制群は先述したとおり，無作為に割り当てられる必要があります．実験群にはなんらかの介入がなされます．従属変数については，両群ともに介入の前後，すなわちプレテスト−ポストテストで測定され，前後の差異，両群における前後の差異の差が統計学的に処理されます．

最近では，実験的な研究デザインのなかでも厳密性が高い無作為化比較試験（Randomized Controlled Trial，以下 RCT）が看護分野でも行われるようになってきました．表７−１に示したように，医学分野では RCT は研究デザイン用語としては従来から使われてきました．看護分野は社会科学の伝統を受けてきたために，研究デザインの用語も医学用語とは異なっていました．しかしながら，看護分野においても実験的な研究が数多く実施されるようになり，研究の水準もあがってきました．今後は医学用語として使用していた研究デザイン用語についても理解しておく必要があります．

---

❸
交絡変数（confounding variable）とは，研究結果に影響を及ぼす可能性のある変数で，研究が開始される前に認知されているが統制されない変数，もしくは研究のプロセスに入るまで認識されない変数であり，交絡作用効果とは，これらの交絡変数が相互に作用しあって起こる影響を指しています（Grove et al./ 黒田ら，2013/2015，p.622）．

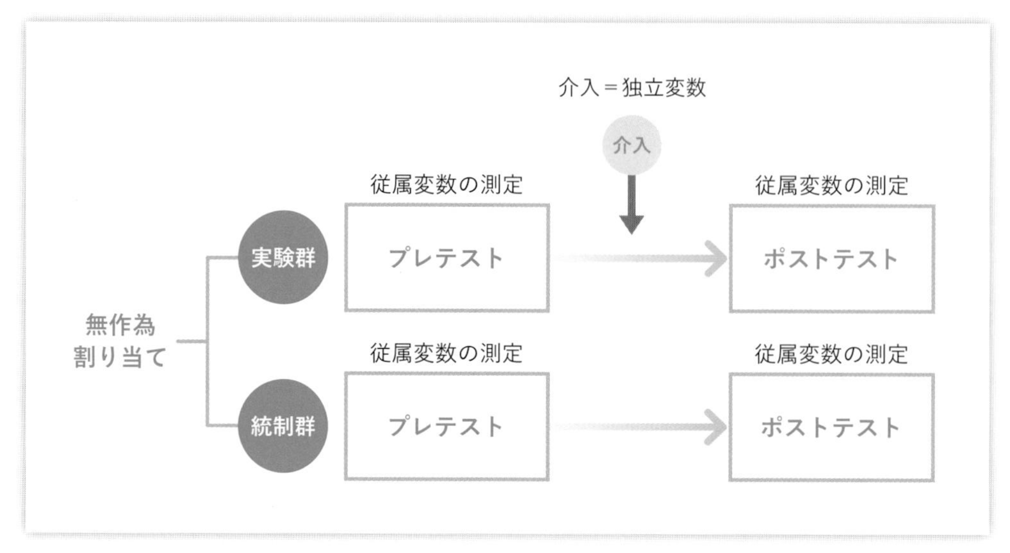

図7－1　実験的デザイン：基本的なプレテスト-ポストテストデザインの模式化

表7－1　社会科学文献と医学文献における研究デザインの用語法

社会科学研究の用語	医学研究の用語
実験，純粋な実験，実験的研究	無作為化比較試験，無作為化臨床試験，RCT
準-実験，準-実験的研究	統制試験，無作為化のない統制試験
非-実験的研究，相関研究	観測的研究
遡及的研究	ケース統制研究
前向き非-実験的研究	コホート研究
群もしくは条件 （実験群もしくは統制群／条件）	群もしくは部門 （介入部門もしくは統制部門）
実験群	治療群もしくは介入群

Polit, D. F., & Beck, C. T. (2017). *Nursing research; generating and assessing evidence for nursing practice (10th ed.)*. Philadelphia, PA: Wolters Kluwer. p.185 TABLE 9.1 より筆者訳

RCTの研究デザイン，もしくは真の実験デザイン

まず，RCTの研究デザインについてとりあげてみたいと思います．最近，医学や看護において，RCTの研究デザインは，バイアスの潜在可能性を制限するデザインの要素ゆえに，治療の有効性を検証する強力な方法であると注目されています（Grove et al./黒田ら，2013/2015，p.226）．これは，「真の実験デザイン」とも呼ばれています．

ここでは，なんらかの例証となる研究がないと理解しづらいと思いますので，RCTの研究デザインを用いている研究を随時紹介しながらすすめていきたいと思います．いまだ日本の看護分野においてはRCTの研究デザインは少ないことから，海外の研究例となりますが要旨を図7－2に示しました．

［研究課題］
補助化学療法を受けている乳がん患者の疲労–睡眠障害–抑うつ徴候群とQOLに対する16週間のダンス介入の効果：無作為化比較試験.

要旨
［背景］
疲労，睡眠障害，そして抑うつは，乳がん患者において頻繁に併発する症状である．運動は徴候管理のためには有望な戦略であるが，疲労，睡眠障害，そして抑うつ徴候を管理するための運動様式としてのダンスの効果はいまだに評価されてきていない.

［研究目的］
本研究は，補助化学療法を受けている乳がん患者の徴候軽減およびQOL促進に対する16週間のダンスプログラムの効果を調査した.

［研究方法］
前向きの，研究者盲目，2アーム（介入群と統制群）の無作為化比較試験デザインが使用された．補助化学療法が計画された乳がんの成人女性患者は，2つの中国北西部にある大学附属病院から募集された．ダンス群の参加者は病院でのダンス指導の6セッションおよび在宅実践の16週間を受けた．ダンス介入は中国の母集団に向けて文化的に適合された．統制群は一般的な健康相談を受けた．疲労，睡眠障害，抑うつ，そしてQOLを含む成果は，ベースライン時と化学療法の3サイクル後および6サイクル後に評価された．治療企図の原則と一般化された推定方程式は，データを分析するために使われた.

［結果］
計279名は適格性評価がなされ，176名の適格な参加者が首尾よく募集された．参加者の多く（n＝140，79.6％）は，ステージⅠ～Ⅱの乳がんと診断されており，切除術を受けていた（n＝155，88.1％)．2群間のベースライン時の特徴は類似していた．介入群の参加者は重度の疲労，睡眠障害，そして抑うつは，ほとんど報告していなかった．加えて，17週間の時点で，統制群と比較して，より低い徴候群の発生とQOLの増加が介入群に見出された.

［結論］
文化的に特有なダンス介入は，疲労–睡眠障害–抑うつの徴候群を管理するための有望な方法であり，補助化学療法を受ける乳がんの中国女性のQOLを促進する．ダンス介入の受容性と実用性を考えると，このプログラムはがんケアに組み込まれる可能性があるだろう.

He, X., Ng, M.S.N., Choi, K.C., & So, W.K. (2022). Effects of a 16-week dance intervention on the symptom cluster of fatigue-sleep disturbance-depression and quality of life among patients with breast cancer undergoing adjuvant chemotherapy: a randomized controlled trial. *International Journal of Nursing Studies*, 133, 104317. の要旨より筆者訳

図7－2　無作為化比較試験（RCT）の研究例証1

例証1の研究（He, Ng, Choi, & So, 2022）は，「補助化学療法を受けている乳がん患者の疲労–睡眠障害–抑うつ徴候群とQOLに対する16週間のダンス介入の効果：無作為化比較試験」という研究課題です（図7－2)．この研究の介入（治療）に相当するのは，ダンス介入です．ダンス介入群の参加者は，病院でのダンス指導の6セッションおよび在宅実践の16週間を行っています．統制群の参加者は，一般的な健康相談を受けています．介入群と統制群は無作為に割り当てられています．効果を示すアウトカムは，疲労，睡眠障害，抑うつ，そしてQOLです．17週間の時点で，統制群と比較して，より低い徴候群の発生とQOLの増加が介入群に見出されたとされています.

このことから，文化的に特有なダンス介入は，疲労–睡眠障害–抑うつの徴候群を管理するための有望な方法であり，補助化学療法を受ける乳がんの中国女性のQOLを促進すると結論づ

［研究課題］
関節炎の成人と高齢者の疼痛，可動域，そしてQOLを促進するための馬介在療法介入：無作為化比較試験．

要旨
［研究目的］
関節炎の成人と高齢者の疼痛，可動域，そしてQOLに対する教育を訓練する馬介在療法を比較すること．

［背景］
成人および高齢者は，関節炎痛，こわばり，機能低下によって否定的に影響されている．馬介在療法は，疼痛，可動域，そしてQOLを促進する馬の乗り手の関節と筋肉に対して独自の動きを与え，高齢者，脳卒中患者，脊髄損傷患者，多発性硬化症患者に対して，バランス，歩行，強度，機能の可動性，痙性における成果を促進してきている．関節炎の成人および高齢者に対する効果を研究しているものはない．

［方法］
リウマチ・クリニックから募集された関節炎の20名の成人および高齢者は，無作為化比較試験に6週間参加した．参加者と研究アシスタントは割り当てに対して目隠しされた．標準化された妥当で信頼できるインスツルメントは，背部，膝部，肩部，腰部に的を当てた疼痛，可動域，QOLを測定するために使われた．

［結果］
平均年齢は，63.85（SD6.885，53-75）歳であった．疼痛は膝部（p＝0.0061）以外の，肩部（p＝0.007），腰部（p＝0.027），背部（p＝0.006）で有意に改善した．可動域は，膝部以外の，背部（p＝0.02），腰部（p＝0.04），肩部（p＝0.005）で有意に改善した．QOLは，社会的相互作用と徴候以外の，上肢（p＝0.002），下肢（p＝0.021），気質（p＝0.006）で改善した．

［結論］
この無作為化比較試験は，関節炎の成人と高齢者に対する馬介在療法は疼痛を軽減，可動域とQOLを促進するというエビデンスを示している．今後，費用／利益の成果をもったより強固な研究は有益だろう．

White-Lewis, S., Johnson, R., Ye, S., & Russell, C. (2019). An equine-assisted therapy intervention to improve pain, range of motion, and quality of life in adults and older adults with arthritis: a randomized controlled trial. *Applied Nursing Research*, 49, 5-12. の要旨より筆者訳

図7－3 無作為化比較試験（RCT）の研究例証2

けられています．

例証2の研究（White-Lewis, Johnson, Ye, & Russell, 2019）は，「関節炎の成人と高齢者の疼痛，可動域，そしてQOLを促進するための馬介在療法介入：無作為化比較試験」という研究課題です（図7－3）．この研究の介入（治療）に相当するのは，「馬介在療法介入」です．馬介在療法は，疼痛，可動域，そしてQOLを促進する馬の乗り手の関節と筋肉に対して独自の動きを与え，高齢者，脳卒中患者，脊髄損傷患者，多発性硬化症患者に対して，バランス，歩行，強度，機能の可動性，痙性における成果を促進してきているとされています．統制群に対しては運動教育介入が成されています．研究参加者はリウマチ・クリニックから20名募集され無作為に割り当てられています．アウトカムである効果を測定する従属変数は，背部，膝部，肩部，腰部に的を当てた疼痛，可動域，QOLを測定するために標準化された妥当で信頼できるインスツルメントが使用されました．

結果，関節炎の成人と高齢者に対する馬介在療法は疼痛を軽減，可動域とQOLを促進する

というエビデンスを示したとされています．

● 無作為化（randomization）

上述の説明で何度も出てきた「無作為化」という用語について，少し詳しく取り上げておきます．「無作為割り当て」，もしくは「無作為配置」とも呼ばれていますが，無作為というのは研究参加者の誰しもが実験群や統制群など，どの群にも割り当てられる機会を平等にもっているということです．無作為に割り当てられるということは，介入前のアウトカム変数に影響を及ぼすような研究参加者の特性・属性などについて，なんらバイアスがないということを示しているわけです．一般的な無作為化デザインのステップを，Polit & Beck (2017) が図 7−4 のように示しています．

実験デザインのさまざまな種類

さて，ここまではRCTもしくは「真の実験的なデザイン」に触れてきましたが，実験的なデザインにはほかにもいくつかの種類があります．実験的なデザインのいくつかの種類について，Polit & Beck (2017) は表 7−2 のように示しています．

先に触れた基本的なプレテスト–ポストテストデザインは，2番目の欄に含められています．同様に基本的なポストテストのみのデザインが，1番目の欄に含められています．この表では，模式図，各デザインがふさわしい状況，各デザインの欠点が解説されています．“R”とは無作為化という意味で，実験群と統制群が無作為で割り当てされるという意味です．“X”は介入を示しています．“X_A”は，ある1つの介入であり，“X_B”は，X_A とは別の介入を示しています．“O”とは，従属変数あるいはアウトカムを観察する，もしくは測定するという意味です．O_1，O_2，O_3…とは従属変数が測定される時点を指しています．

基本的なデザインは，ポストテストのみのデザインとプレテスト–ポストテストデザインです．これ以外にも，3番目の欄には，X_A と X_B という複数の介入がなされています．4番目の欄では，2群目に1群目と比して遅れて介入がなされ，前後で従属変数が測定されています．5番目の欄では，1群目と2群目に対する X_A と X_B の介入が交差してなされ，前後で従属変数が測定されています．6番目の欄では，介入が因数的に組み合わされてなされ，前後で従属変数が測定されています．ここに示されたようなデザインを参考にしていただければと思います．

準–実験的なデザイン

準–実験研究は，医学分野では無作為化がない統制試験とされています．また，統制群のない準–実験研究もあります．したがって，準–実験研究は無作為化のない介入がなされているということになります．準–実験研究にもいくつかの種類があるので，以下に取り上げておこうと思います．

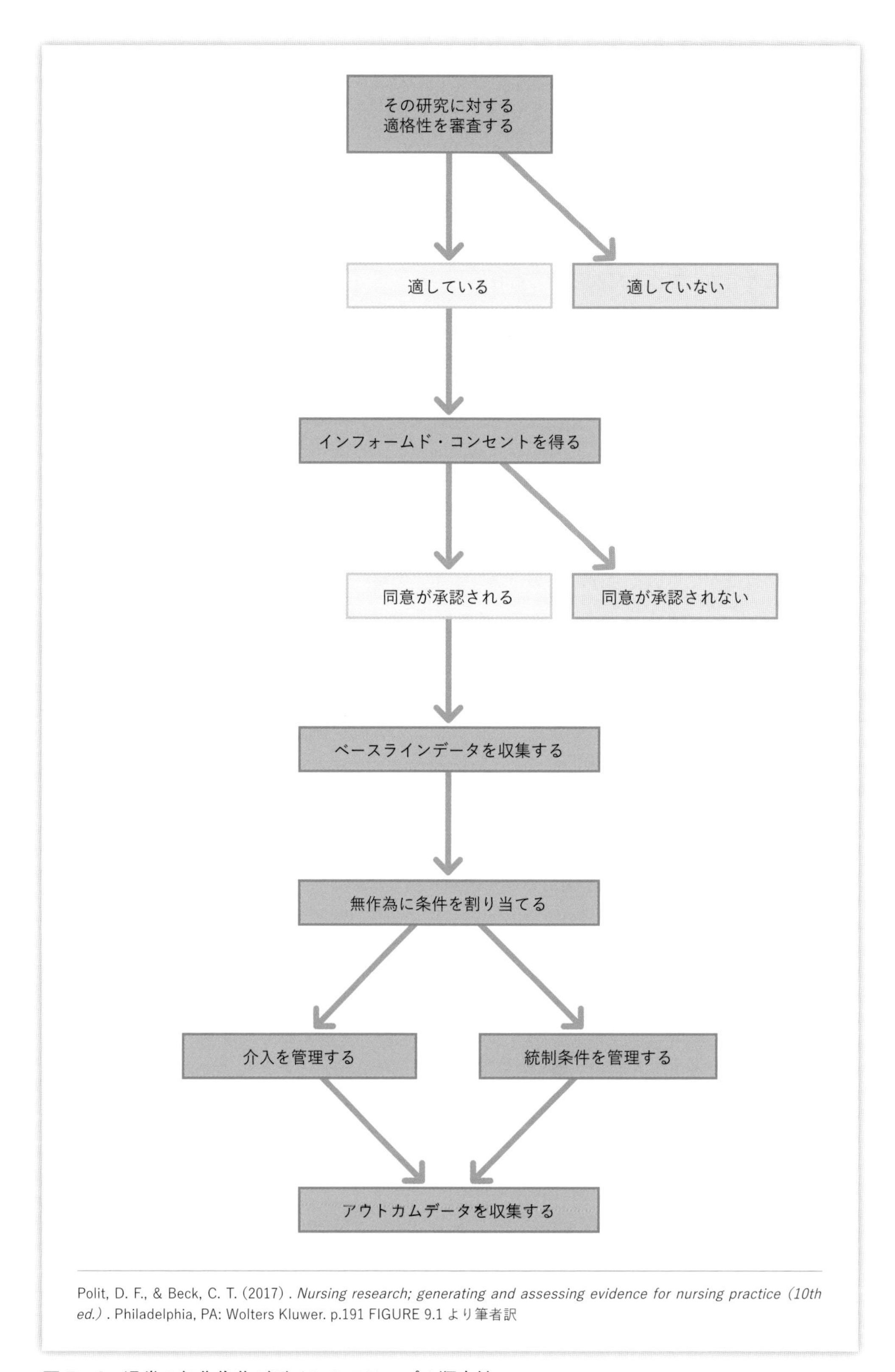

Polit, D. F., & Beck, C. T. (2017). *Nursing research; generating and assessing evidence for nursing practice (10th ed.)*. Philadelphia, PA: Wolters Kluwer. p.191 FIGURE 9.1 より筆者訳

図7－4 通常の無作為化デザインのステップの順次性

表 7－2　デザインの選択肢：選定された実験（無作為化された）デザイン

No.	デザインの種類	概要図	このデザインが最もふさわしい状況	このデザインの欠点
1	基本的なポストテストのみのデザイン	R X $\bigcirc_1$　R X_A $\bigcirc_1$ R $\bigcirc_1$ か R X_B $\bigcirc_1$	介入終了後まで，アウトカムが関連しないとき（例：病院滞在期間など）	2 群が関心あるアウトカムの最初の時点で比較されたかどうかの評価はできない
2	基本的なプレテスト-ポストテストデザイン（自由選択の繰り返しの追跡）	R $\bigcirc_1$ X $\bigcirc_2$ R $\bigcirc_1$ $\bigcirc_2$ R $\bigcirc_1$ X $\bigcirc_2$ $\bigcirc_3$ $\bigcirc_4$ R $\bigcirc_1$ $\bigcirc_2$ $\bigcirc_3$ $\bigcirc_4$	a.介入の焦点が変化するとき（例：行動，態度） b.研究者が両群差（実験的比較），そして，群内の変化（準-実験的）を査定したいとき	プレテストそれ自体が関心あるアウトカムに影響することがある
3	複合的介入デザイン	R $\bigcirc_1$ X_A $\bigcirc_2$ R $\bigcirc_1$ X_B $\bigcirc_2$ R $\bigcirc_1$ $\bigcirc_2$	複雑な介入のさまざまな効果を解きほぐすために使用できる，もしくは競合する介入を検証するために使用できる	a.基本的なデザインよりも大規模な標本を必要とする b.仮に，AとB がほとんど異なっていない場合は（わずかな効果），統計的結論の妥当性に対する脅威の危険性があるかもしれない
4	待機デザイン（wait-list design）（治療の遅延）	R $\bigcirc_1$ X $\bigcirc_2$ $\bigcirc_3$ R $\bigcirc_1$ $\bigcirc_2$ X $\bigcirc_3$	a.革新的な治療に対して患者の好みがある場合はおもしろい b.2 番目の群に対する反復側面の効果によって推論が強化できる	a.遅延する治療を受ける前に，統制できないかもしれない b.仮に主要なアウトカムが治療後長期に測定されるような場合はふさわしくない（死亡率など），仮に長期間に渡る効果を査定することに興味がある場合はふさわしくない（この場合は，待機期間があまりにも長すぎる）
5	クロスオーバーデザイン（crossover design）—参加者は自身の統制をつとめる	R $\bigcirc_1$ X_A $\bigcirc_2$ X_B $\bigcirc_3$ R $\bigcirc_1$ X_B $\bigcirc_2$ X_A $\bigcirc_3$	a.仮にある時期から次の時期に持ち越された効果が期待されない場合にのみふさわしい（効果が急速に始まり，あっという間に半減するだろう） b.募集が困難な時に有効である—より小規模な標本でよい；交絡変数を統制するためにすぐれている	a.持ち越された効果がないことが仮定できない場合がある b.仮に一番目の治療が参加者にとって固定された問題があると受け止められた場合は，2 番目の治療のためにとどまることはできない c.内的妥当性に対するヒストリーの脅威の可能性
6	要因デザイン	R $\bigcirc_1$ X_{A1B1} $\bigcirc_2$ R $\bigcirc_1$ X_{A1B2} $\bigcirc_2$ R $\bigcirc_1$ X_{A2B1} $\bigcirc_2$ R $\bigcirc_1$ X_{A2B2} $\bigcirc_2$	a.同時に 2 つの介入を検証するために有効である b.相互作用効果を明らかにする際に有用であるが，強力な相乗効果／相加的効果が期待されるときに最も有用である	相互作用を明らかにするための検出力は，各介入を独立して検証する時よりも大規模標本が必要とされる

記号 R=無作為化，X=介入（X_A= 1 つの治療，X_B= 別の治療，投与量など），○=従属変数／成果の観測，もしくは測定

Polit, D. F., & Beck, C. T. (2017) . *Nursing research; generating and assessing evidence for nursing practice (10th ed.)* . Philadelphia, PA: Wolters Kluwer. p.194 TABLE 9.4 より筆者訳

● 等しくない統制群のデザイン

等しくない統制群のプレテスト-ポストテストのデザインは，研究参加者のアウトカムデータは，介入を行う前と後に収集され，2 群からなる参加者です．ここでも研究例を紹介しながら研究デザインの特徴をみていきましょう．

図 7－5 に「ナースの健康関係身体フィットネスを高める介入プログラム」という研究を紹介します（Yuan, Chou, Hwu, Chang, Hsu, & Kuo, 2009）．この研究は準-実験研究です．参加者は 2 群からなっています．この研究の実験群には，トレッドミル運動からなる 3 か月介入プログラムが実施されています．この論文の研究方法を詳しくみますと，この研究では 45 名全員が実験群として参加し，うち 41 名が統制群に参加しています．脱落した 4 名は疾患や妊娠で参加できなかったとされています．アウトカム変数は健康関係身体フィットネスを表す

［研究テーマ］
ナースの健康関係身体フィットネスを高める介入プログラム

［目的］
ナースの健康関係身体フィットネスに対する運動介入の効果を査定すること

［背景］
体操やエアロビクスを含む定期的な運動はフィットネスに肯定的な効果がある．台湾においては，ナースの健康関係身体フィットネスにおける運動介入の効果を査定する多くのデータはない．多くの研究はナースの筋骨格系障害の高い発生を報告している．しかしナースの一般的な身体的なフィットネスを高めるためにデザインされた介入プログラムの研究は限定されている．

［デザイン］
準-実験的な研究が台湾中心にあるメディカルセンターで行われた．

［方法］
4つの異なる病棟のナース90名が研究参加のために募られ，実験群と統制群に参加した．実験群は，トレッドミル運動からなる3か月介入プログラムに参加した．両群の健康関係身体フィットネスの指標は，介入前後に収集され査定された．

［結果］
介入前，統制群は実験群よりも握力，腹筋の柔軟性と耐久性が有意に高かった．介入後，ロジスティク回帰分析が，婚姻状態，勤務期間，定期的な運動，労働負荷を調整するために使用され，実験群がBMI，握力，腹筋と背筋の柔軟性と耐久性，心肺機能において有意に高かった．

［結論］
本研究は，介入プログラムの展開と実施が高まるにつれ，ナースの健康関係身体フィットネスが促進されたことを示した．

［臨床実践への関連性］
ナースが運動プログラムに参加すれば，同時に仕事場での筋骨格障害の危険性を低め，仕事の効果を高めることが提案される．

Yuan, S., Chou, M., Hwu, L., Chang, Y., Hsu, W., & Kuo ,H. (2009) . An intervention program to promote health-related physical fitness in nurses. *Journal of Clinical Nursing*,18,1404-1411. より筆者訳

図7－5　準-実験的なデザインの研究例証1――等しくない統制群のデザイン

指標であり，具体的にはBMI，握力，腹筋と背筋の柔軟性と耐久性，心肺機能となっています．先にみてきたRCTと比べると，操作（実験・介入）と統制群は含まれていますが，無作為化，つまり実験群と統制群が無作為に割り当てられていないので，両群は等しいとはいえません．したがって，等しくない統制群のデザインとなります．

実験前後にアウトカム変数の測定がなされているので，この研究は等しくない統制群のプレテスト-ポストテストのデザインとなります．

表 7－3　デザインの選択肢：選択された準-実験的なデザイン

No.	デザインの種類	概要図	最大限に適合される状況	障害（欠点）
1	等しくない統制群のプレテスト-ポストテスト・デザイン	O_1 X O_2 O_1 O_2	単位全体がその介入を得なければならないときに魅力的．類似する単位が介入を得ないときに利用できる	a.選択の脅威は手に負えないくらいの問題を残すが，プレテストがないときよりも少なくてすむ b.歴史の脅威はさらに可能性がある
2	等しくない統制群のポストテストのみのデザイン	X O_1 O_1	主要なアウトカムに関して群の類似可能性についていくつかの先見的知見があるときに合理的な選択	選択の脅威について極度に脆弱，同様に他の脅威の可能性，とりわけ歴史の脅威
3	1群のプレテスト-ポストテスト・デザイン	O_1 X O_2	介入の影響が劇的であると期待され，他の可能性には信頼性がないようなときに合理的な選択	因果的推論に対して典型的にたいへん弱いサポートしか提供しない―多くの内的脅威に対して脆弱（成熟・歴史など）
4	時系列デザイン	O_1 O_2 O_3 O_4 X O_5 O_6 O_7 O_8	a.既存記録中の主要なアウトカムに豊富なデータがあるときに良い選択である b.成熟の脅威，そして長期的傾向および無作為変動からの変化を取り扱う	a.大規模量のデータ得点によって最もふさわしい複雑な統計分析（100+） b.歴史の脅威は残る，もしも母集団が時間を追って変われば選択の脅威（ときどき）
5	等しくない統制群の時系列的なデザイン	O_1 O_2 O_3 O_4 X O_5 O_6 O_7 O_8 O_1 O_2 O_3 O_4 O_5 O_6 O_7 O_8	全体単位／施設単位が介入を採用し，類似単位が採用しないときに魅力的で利用できる，そして，もしも類似可能なデータが両方の記録に容易に利用できれば魅力的	a.選択の脅威は残る，2単位，もしくは2施設はめったに識別されない b.分析はきわめて複雑であろう
6	治療（介入）を取り下げ，そして，再度介入を実施する時系列的デザイン	O_1 O_2 X O_3 O_4 -X O_5 O_6 X O_7 O_8	介入の影響が短期間であれば魅力的.	a.持ち越しの影響がないことを仮定することを擁護できない b.治療（介入）が効果的だとすれば，治療（介入）を取り下げることは倫理的に困難だろう

記号 X=介入，O=従属変数／成果の観察，もしくは測定

Polit, D.F. & Beck, C.T. (2017). *Nursing research: generating and assessing evidence for nursing practice* (10th ed.). Philadelphia, PA: Wolters Kluwer. p.198 TABLE 9.5 より筆者訳

その他の準-実験デザイン

表 7－3 に Polit & Beck (2017) がまとめた準-実験デザインのいくつかの種類を示します．

先の実験デザインと比べると理解できるように，統制群が無作為化されていないことと，統制群は実験群と等しくありません．1番目の欄は，等しくない統制群のプレテスト-ポストテストのデザインです．2番目の欄は，等しくない統制群のポストテストのみのデザインです．3番目の欄は，1群のみのプレテスト-ポストテストのデザインです．介入がなされているので準-実験デザインに該当します．4番目の欄は，1群のみの時系列のデザインです．5番目の欄は，等しくない統制群の時系列のデザインです．6番目の欄は，1群のみで，介入が実施される，介入が実施されない，介入が再度実施されるといった3種類の介入がおかれ，時系列にプレテスト-ポストテストがなされています．この表では，実験的デザインの表と同様に模式図，各デザインがふさわしい状況，各デザインの欠点が解説されています．準-実験デザインを考える際に参照してください．

また，操作・統制・無作為に関して厳密性は決して高くはありませんが，日本において行わ

［研究テーマ］

心臓外科術後患者の人工呼吸器からのウィーニングにおけるリラクセーション技法による身体的・心理的安寧の効果―手足のマッサージ介入を用いて

［要旨］

本研究の目的は，心臓外科術後患者の人工呼吸器からのウィーニングに，リラクセーション技法として手足のマッサージ介入を行うことで，患者の身体的・心理的安寧への効果をもたらすかを明らかにすることである．方法は，介入群，統制群，各10名を対象として，介入群にウィーニング開始から抜管後48時間まで，1日1回10分程度，手足のマッサージ介入を実施した．従属変数は，POMS，STAI，J-SACL，血圧，心拍数，呼吸数で測定した．

その結果，介入群はSTAIの状態不安の低下，J-SACLのストレス因子の低下と覚醒因子の上昇を認め，POMSの緊張–不安，抑うつ–落ち込み，怒り–敵意，活気，疲労，混乱はいずれも上昇した．介入群の介入前・後の血圧，心拍数，呼吸数は，いずれも10%以内で低下し，収縮期血圧においては有意差を認めた．

手足のマッサージ介入は，交感神経活動を抑え，副交感神経活動を活発にし，患者に安心感を与え，同時に孤独や不安，恐怖感を軽減した．さらに患者は，自律神経活動を中心とする身体活動を取り戻しつつ，心身の過剰な緊張が取り除かれたと推測できた．しかし，体力の回復が伴わなければ気分は十分改善するに至らなかった．血圧，心拍数，呼吸数の変化からも急性期にも十分取り入れることが可能なケアであった．

以上より，手足のマッサージ介入は，心臓外科術後患者のウィーニング中に患者の心身の安寧につながることが示唆された．

西山久美江，黒田裕子，山田紋子．(2010)．心臓外科術後患者の人工呼吸器からのウィーニングにおけるリラクセーション技法による身体的・心理的安寧の効果―手足のマッサージ介入を用いて．*日本救急看護学会雑誌*，12 (2)，1-10.

図7－6　日本で行われた準–実験デザインの研究例証

れた準–実験デザインの研究を図7－6に紹介しておきます（西山，黒田，山田，2010）．

この準–実験的な研究においては，操作である介入にいくつかの統制できない問題がありました．介入は24時間のうち10分程度であったことから，この時間で十分なアウトカムが期待できるかどうかが前提できなかったこと，介入する時間が対象者間で統一されていなかったこと，介入者は研究者1名で統制されていましたが厳密には統制できていなかったこと，また，介入群と統制群の無作為割り当ても不十分であった点が問題でした．ただし，両群の母集団には有意差はなく，同じ母集団と仮定できていました．

看護実践の場で準–実験的な研究を実施しようとすると，不測の事態が生じることも多々あり，厳密な統制は困難ですが，この研究のようななんらかの看護的なケアの効果を検証する研究は今後とも大いに必要とされ，挑戦していくことが望まれていると考えます．

非–実験的な研究

「非–実験」とは，なんらかの介入や実験をその研究のなかで行うことを考えていない研究という意味です．なんらかの介入や実験を行わないため，その研究には独立変数は存在しません．したがって原因–結果という因果関係を前提とすることもありません．このように，研究者が独立変数を操作することによって介入や実験をしないとき，その研究は非–実験的とされ，医学分野では観察的研究と呼ばれています．

おそらく看護研究の多くは，非–実験的な研究だと思います．というのも，介入や実験を想定するためには，介入や実験そのものを明らかにしておかなくてはなりません．看護研究の場合，多くは人間行動を取り扱うものです．人間行動は多くの場合，実験的に操作することが容易ではありません．さらに，実験的な操作や介入を行うこと自体が倫理的な問題を起こす可能性が高いことも推測できます．

それでは非–実験的な研究のいくつかの種類をみておきましょう．

相関的な原因探索研究

研究者は，操作されえない原因の可能性の影響を研究するとき，変数の相互関係を調査するために相関関係的デザインを使います．相関関係は，2変数の相互関係もしくは関連性，すなわち別の変数の多様性 variation に関係する1変数の多様性 variation の傾向です．

図7–7の研究例は，術後1年までの乳がん体験者の上肢機能障害に対する主観的認知とクオリティ・オブ・ライフの関連，すなわち，「上肢機能障害に対する主観的認知」と「クオリティ・オブ・ライフ」の2変数の関連性を明らかにしようとした研究です．

「上肢機能障害に対する主観的認知」は，乳がん体験者の上肢機能障害に対する主観的認知（Subjective Perception of Post-Operative Functional Impairment of the Arm among Breast Cancer Survivor: SPOFIA）尺度を使用しています．「クオリティ・オブ・ライフ」は，Medical Outcome Study 36-Item Short-Form Health Survey V2（SF36V2）尺度を使用しています．

この研究では，乳がん体験者の術後上肢機能障害がQOLを低下させているのではないかと考えていますが，原因とまでは仮定することはできず，操作されえない原因の可能性の影響を研究しているのです．結果の一部には，上肢機能障害に対する主観的認知は記述されていますが，2変数の相関関係の結果も明らかにしています．

遡及的デザイン

遡及的デザインの研究は，現存する現象が過去に生じた現象とつながっているのかどうかをみる研究です．遡及的研究の特徴は，研究者が従属変数から開始することにあり，それ（従属変数）が独立変数を過去に2度発生させることに関連しているかどうかを調べます．

たとえば，喫煙と肺がんのつながりの初期の研究の多くは，遡及的ケース統制デザインが使用され，研究者は肺がんの人々群（ケース群）と肺がんでない別の人々群（統制群）から開始し

［研究テーマ］
術後1年までの乳がん体験者の上肢機能障害に対する主観的認知とクオリティ・オブ・ライフの関連

［目的］
術後1年までの乳がん体験者の上肢機能障害に対する主観的認知（Subjective Perception of Post-Operative Functional Impairment of the Arm among Breast Cancer Survivor: SPOFIA）とクオリティ・オブ・ライフの関連を明らかにすることである．

［方法］
乳がん体験者150名（平均年齢50.7歳）を対象とし，自記式質問紙調査を実施した．

［結果］
対象者の85.3%がSPOFIA尺度1項目以上を認知し，「腕をあげたときに腕の皮膚がつっぱる感じがする」「触っても感じない鈍い部分がある」「腕を動かすと痛い」の順に多かった．SPOFIA尺度14項目とQOLは低いからかなりの有意な負の相関がみられ（rs=−.20〜−.48; *p*<.001〜.05），特に日常役割機能（身体）および体の痛みとの相関が強かった．SPOFIAあり群は，SPOFIAなし群と比較して，身体機能（*p*<.001），日常役割機能（身体），体の痛み（*p*<.001），活力（*p*<.01），社会生活機能（*p*<.05），日常役割機能（精神）（*p*<.01）が有意に低かった．

［結論］
乳がん体験者の術後上肢機能障害に対する主観的認知は，治療との関連性をはじめとして壮年期女性の生活と密接に関連していることを示唆した．また，上肢機能障害とQOLとの関連の強さは，少なくとも術後1年の乳がん体験者が認知する上肢機能障害への予防改善に向けた支援の必要性を示唆した．

佐藤冨美子，黒田裕子．(2008)．術後1年までの乳がん体験者の上肢機能障害に対する主観的認知とクオリティ・オブ・ライフの関連．*日本看護科学会誌*，28 (2)，28-36．より

図7−7　相関的な原因探索研究の例証

ました．研究者は，喫煙のような先行行動や条件などにおける2群間の差異をみていきました．

では，日本の看護研究で遡及的デザインの研究例をみたいと思います．検索してもなかなかみつからなかったのですが，図7−8の研究がありました．研究例証として筆者が要約してみました．

この研究のように，6歳の時点から出生時点および6歳に至るまでの成長過程へ遡って調査してみることで，6歳の時点で肥満に至った要因を探るというようなことが可能になります．後ろ向き研究でなければ，このような研究目的は明らかにされないと思います．ただし，研究テーマによっては遡ることでデータが得られるのかという点が議論となります．ここで紹介したような疫学的視点の研究では，遡及的な研究が多いと思われます．

ケース比較研究

ケース比較研究をデザインする際に，研究者は，鍵となる交絡変数（年齢，性別など）に関して，そのケースとできる限り類似した疾患や条件なしに，比較しようと試みます．研究者はときどき，交絡変数を統制するために，マッチングや他の技術を使用します．研究者が，交絡特性に関してケースと統制のあいだの類似可能性を示すことができる程度まで，その疾患の仮

[研究テーマ]
小児肥満予防のための地域看護的介入に関する基礎的研究

[筆者がまとめた要旨]
本研究は6歳の児童の成長経過について，出生時点まで遡ることで，小児肥満がいつ頃，どのような要因が関与して形成されるのかを探り，適切な地域看護的介入について考察することを目的として行われています．
研究方法は調査研究です．対象者は，F県F保健所管轄内の1市，1町，1村における小学校のうち，協力の得られた8校の1年生573名でした．子どもの発育と生活に関する調査用紙を担任教師から児童へ配布し，家庭で養育者に記入してもらっています．回収は児童を介して担任教師が行っています．
結果および考察より，肥満群はすでに4か月時点でカウプ指数18以上の子どもが統制群よりも多く，さらに離乳食を「たくさん食べる」子どもが多かったことが明らかになっています．つまり，3歳時点の肥満のほとんどは，それ以前に発現していたことが推測できています．また，肥満群の児童は統制群の児童よりも，6歳の時点で「たくさん食べる」割合が有意に高かったことも明らかになっています．また，肥満群では「身体を動かすことが嫌いおよびどちらともいえない」者が有意に多いことも明らかになっています．過剰に摂取する原因としては，本人の要求のほか，社会的要因として，一人っ子や末子に肥満がより多かったことから，その子への食べる量の制限が緩やかであったことも推察できるとされています．

斎藤好子，水口浩光，嶋崎典子，井上知美，高橋佐知子，西部美由紀，森川有子．(2001)．小児肥満予防のための地域看護的介入に関する基礎的研究．*看護研究*，34 (1)，51-57．をもとに筆者要約

図7－8　遡及的デザインの研究例証

定された原因に関する推論は高められます．しかし，困難な点は，2群は決して従属変数に影響する潜在要因に関して，類似可能ではないということです．

図7－9の研究はリンパ浮腫の危険因子を明らかにするために，リンパ浮腫のある患者とない患者（統制群）として，両者に対して乳がん術後のリンパ浮腫に対する危険因子とされている変数を測定しています（Swenson, Nissen, Leach & Post-White, 2009）．ケース比較を「リンパ浮腫がない」点に設定し，リンパ浮腫のある患者と腋窩手術の種類および手術日を一致させています．これは，腋窩手術の種類と手術日はリンパ浮腫の発生となんらかの関係があると考えられた変数であったと思われます．そのためにマッチングしたのだと考えられます．

前向き，非-実験的デザイン

前向きデザインの相関関係的研究は，医学分野ではコホート・デザインと呼ばれています．研究者は，仮定された原因から開始し，その後，仮定された結果に向かいます．さらに前向き研究は，遡及的研究に比べるとコストがかかります．というのも，前向き研究は，最低限2回はデータ収集が必要とされます．

図7－10に前向き，コホート研究の研究例を示しました（Wiklund, Edman, Lasson, & Andolf, 2009）．研究課題は「分娩様式に関係する初産婦と性格の変化」です．この研究では，

［研究テーマ］
乳がん術後のリンパ浮腫の予測因子を評価するためのケース統制研究

［目的／目標］
乳がん術後のリンパ浮腫の危険因子を明らかにする

［デザイン］
多くの場所でのケース統制研究

［標本］
腋窩手術の種類と手術日を一致させた，リンパ浮腫のある患者 94 名とリンパ浮腫のない統制患者 94 名

［方法］
患者記入式の Arm Symptom Survey 尺度（腕症状尺度）を用いて，リンパ浮腫に対する潜在的危険因子を査定した．リンパ浮腫の重症度は，腕周辺から測定され，疾患と治療因子は記録から収集した．

［主要な研究変数］
乳がん術後のリンパ浮腫に対する危険因子

［結果］
単変量解析により，リンパ浮腫患者群は統制群よりも超過体重であった．リンパ浮腫患者群はまた，腋窩放射線，乳房切除術，化学療法，結節陽性，術後のドレーン液，active cancer status を，より多くもっていた．パワー訓練と飛行機旅行は，リンパ浮腫発生と関連していなかった．多変量解析でリンパ浮腫と有意に関連していた唯一の要因は超過体重であった．

［結論］
超過体重は，リンパ浮腫に対する重要な危険因子である．腋窩放射線，術時間延長，化学療法，active cancer status もリンパ浮腫の予測因子である．

［看護への適用］
本研究は過重体重がリンパ浮腫に寄与する証拠を提供している．パワー訓練と飛行機旅行は，リンパ浮腫には寄与していなかった．

Swenson, K., Nissen,M., Leach,J., & Post-White,J. (2009) . Case-control study to evaluate predictors of lymphedema after breast cancer surgery. *Oncology Nursing Forum*,36,185-193. より筆者訳

図 7－9　ケース統制デザインの研究例証

分娩様式が仮定された原因として考えられています．仮定された結果は，性格です．つまり，分娩様式（原因）→性格（結果）を仮定しているところから研究をスタートさせているのです．この研究は非-実験的なデザインですので，介入（実験）をしているわけではありませんが，分娩様式が異なる帝王切開群と自発的経膣分娩群の２群が設定されています．さらに性格を取り上げ，性格の変化を測定しなくてはならないために長期間が必要とされます．この研究では，両群ともに妊娠 37～39 週の時点と分娩後９か月の時点の２回の時期に性格尺度によって性格の変化をとらえようとしています．分娩様式と性格は，関係があるかないかを統計分析によって明らかにしようとしています．

このような研究が前向き研究，コホート研究の研究デザインです．

［研究テーマ］
分娩形式に関係する初産婦と性格の変化

［目的］
本論文は，経腟分娩もしくは帝王切開分娩を体験した初産婦の妊娠後期から分娩後9か月までの性格変化を調査するために実施された研究の報告である．

［背景］
初産は，性格に影響をもたらす可能性がある大きなライフイベントである．妊娠女性に始まる生理学的，情緒的プロセスは母親–子ども相互関係を展開するうえで大きな衝撃をもっている．

［方法］
「母親要請の帝王切開群」(n=74) か，「自発的経腟分娩群」(n=240) のどちらかに属する健康な初産婦314名を含んだ前向き，群–比較コホート研究．自己報告式のKarolinska性格尺度が，妊娠37～39週と分娩後9か月に参加者に郵送された．データは，2003年1月～2006年6月まで収集された．

［結果］
性格変数のすべての平均値は，正常範囲内であった．衝動性 (p=.046) は統計学的に有意に高く，社会化 (p=.004) は有意に低かった．分析点は，分娩様式により異なっていた．すなわち，経腟分娩群の女性は精神不安尺度と罪悪尺度得点が高く，一方，帝王切開群の女性のそれらは低かった．両群の女性は，より衝動性が高く，社会化が低かったが，妊娠後期から母親への移行期は性格は相対的に安定していた．

［結論］
相互に影響しあう治療的な助産師–クライエントの相互関係および母親役割／社会役割は，母親になる際の成長への大きな影響をもたらすことを示した．ヘルスケア専門職は妊娠中の女性の不安水準を軽減する試みをすることができるので，性格がどのようなプロセスに影響するかという知識は重要である．

Wiklund, I., Edman, G., Lasson, C., & Andolf, E. (2009). First-time mothers and changes in personality in relation to mode of delivery. *Journal of Advanced Nursing*, 65 (8), 1636-1644. より筆者訳

図7－10　前向きのコホート研究の例証

自然な実験 (natural experiment)

このデザインは，実験をするのではなく，健康に関連するようなある現象にさらされている人々とさらされていない人々を比較することで，さらされている人々に何か生じているのか，何が起きているのか，「自然な実験」という表現で明らかにしていこうとするものです．図7－11に，「2001年9月11日のストレスフルな大変動の最中にあった人々をつなげる」の研究例を示しました．

この研究は，9.11の世界貿易センタータワーが崩壊した前後，9月10日から12日のあいだに院生を研究参加者として生理学的データや用語などが測定されたものです．あの大変動の日を含めて，変動があった前日，変動日，変動後の日に同じ変数が測定され比較された，まさに自然な実験の研究デザインの研究です．

［研究テーマ］
2001 年 9 月 11 日のストレスフルな大変動の最中にあった人々をつなげる

［要旨］
本研究は，通常の日のあいだの 3 つの実際の時間のデータ源に対する同時使用を査定するために，9 月 10 日から 12 日に最初に計画された．世界貿易センタータワーが崩壊したとき，計画は，ストレスフルな大変動の最中にあった院生に対する 24 時間血圧，心拍，自然環境用語の使用，TV 視聴・ラジオ聴取，自己報告された日記の感情を記述するために拡大した．心拍，「われわれ」という用語の使用，TV 視聴・ラジオ聴取は時間を追って増加した．
より否定的な，より低まった肯定感情は，9 月 11 日の朝の時間帯に発生した．院生は他者とつながって，良い思考を共有した．実際の時間のデータ源の測定は見聞を広めた．

Liehr, P., Mehl, M., Summers, L., & Pennebaker, J. (2004) . Connecting with others in the midst of stressful upheaval on September 11, 2001. *Applied Nursing Research*, 17, 2-9. より筆者訳

図 7－11　自然な実験（natural experiment）の研究例証

パス解析研究（path analytic studies）

因果的な仮説モデルを前提とし，それに基づいた概念枠組みを構成して，因果関係を検証するような非-実験的な研究は最近になって日本でも増えてきています．このような研究では，パス解析が統計手順として使用されています．

パス解析では，設定された独立変数，媒介変数，従属変数のあいだで，仮説化された因果の連鎖が検証されます．図 7－12 は，パス解析を使用した研究例証です（Chen & Tzeng, 2009）.

また，日本においてもパス解析が統計手順に使用されている研究が増加しており図 7－13 はその 1 つの例証です．

記述的研究

記述的研究の目的は，現実の生活状況における現象を探究すること，および描くこととされています．このアプローチは限定された研究しか行われていない，もしくは，研究がほとんど行われていない概念，あるいは話題について新しい知識を生成するために用いられるともされています（Grove et al./ 黒田ら，2013/2015，p.47）

● **記述相関関係研究**

記述相関関係研究は，因果的な関係を検証するのではなく，非因果的な関係である相互関係を簡潔に記述するために行われます．2 変数以上のあいだの相互関係を記述するための研究デザインです．

図 7－14 の研究は，記述相関関係研究の例証です．赤血球細胞疾患における呼吸症状と急性の痛みを伴う症状発現を調査した研究です．赤血球細胞疾患の患者さんの呼吸症状と急性の痛

[研究テーマ]

尿漏れのある女性の骨盤底筋運動に対する順守のパス解析

[要旨]

本研究は，台湾の尿漏れのある女性の骨盤底筋運動療法に対する順守を予測するためにデザインされたモデルを開発し，その正確性を検証した．標本は，2000年4月〜2003年3月まで台湾中部と北部の都市病院で尿漏れを治療された106名の女性からなった．すべての参加者は，処方された骨盤底筋運動を，同時に彼らはそのときに研究測定を完遂し，少なくとも6週間，実践した．研究測定は，骨盤底筋運動，運動への自己効力，運動の知識，運動への姿勢，夫婦凝集性，知覚される運動の利益，尿漏れ重症度への順守を含んでいた．ステップワイズ重回帰分析（stepwise multiple regression analysis）のあとに，パス解析が，重要なパスが緩和因子（modifier）として保持されて実施された．骨盤底筋運動に対する自己効力は強く，直接，運動療法の順守に影響していた．運動への姿勢，夫婦凝集性，知覚される運動の利益は，骨盤底筋運動に対して自己効力が媒介されるときに，順守に影響した．さらに尿漏れ重症度は順守に直接影響した．運動の知識は，自己効力にも順守にも影響していなかった．モデルはデータに適合し，順守の分散（variance）の40%を説明した．結果は，骨盤底筋運動に対する順守を予測する際，自己効力の重要な役割を支持した．したがって，運動に対する自己効力は，尿漏れのある女性に対する運動訓練プログラムを調整するためにナースにとって指標となりうる．

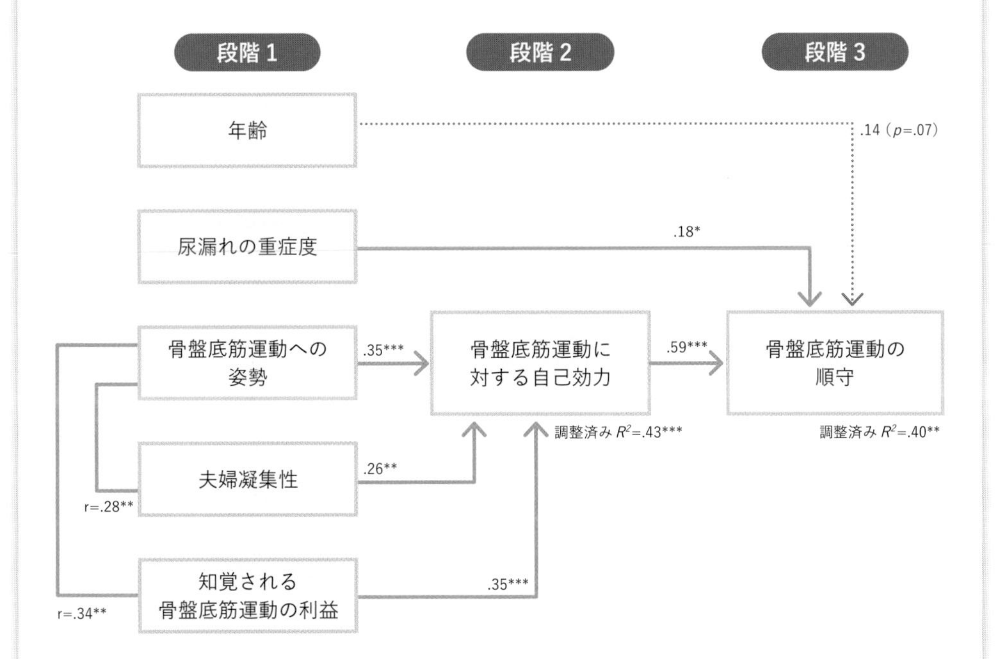

矢印は連鎖を示しています．有意な連鎖を示しているものは実線として，有意でないパスは点線として示されています．パス係数は，各パスに対する次のパスを示しています．R^2 は，それに直接的に影響しているものとして，独立変数によって説明される各従属変数における分散の割合を示しています．$*p<.05$. $**p<.01$. $***p<.001$.

Chen, S., & Tzeng, Y. (2009). Path analysis for adherence to pelvic floor muscle exercise among women with urinary incontinence. *Journal of Nursing Research*, 17, 83-92. より筆者訳

図7−12　パス解析研究の例証

［研究テーマ］

脳血管障害患者の日常生活活動拡大に関する研究―意欲，自己効力感，自己効力感形成の情報源との関係に焦点をあてて

［要旨］

本研究の目的は，リハビリテーションを必要としている脳血管障害患者の日常生活活動拡大が意欲，自己効力感とどのように関係しているのかを明らかにすること，そして，日常生活活動拡大や自己効力感を形成していくときにどのような情報源が影響しているのかを明らかにすることである．脳血管障害患者103名に対して，質問紙調査を行った．その結果，意欲，自己効力感が高い者は日常生活活動が高かった．因子分析により，自己効力感は「回復希求」「感情調節」「超越した自我」，自己効力感形成の情報源は，「成功体験」「他者との関わり体験」「肯定的感情体験」のそれぞれ3因子が抽出された．日常生活活動拡大に対する意欲，自己効力感，自己効力感形成の情報源の関係をパス解析した．その結果，患者に「成功体験」が経験できる関わりを多くもたせること，患者が他者からの励ましや説得を受けることによって，モデリング体験は日常生活活動拡大や意欲を引き出すには重要であることが示唆された．

魚尾淳子，河野保子．(2011)．脳血管障害患者の日常生活活動拡大に関する研究―意欲，自己効力感，自己効力感形成の情報源との関係に焦点をあてて．*日本看護研究学会雑誌*，34 (1)，47-59．より

図7－13　日本で行われたパス解析研究の例証

［研究テーマ］

赤血球細胞疾患における呼吸症状と急性の痛みを伴う症状発現

［要旨］

著者らは，赤血球細胞疾患の子どもと青年における呼吸症状の発生率を調査し，呼吸症状が胸痛の発生率，急性の痛みを伴う症状発現と関連しているかどうかを明らかにした．参加者（N=93；女子44名，男子49名，平均年齢9.8〔SD=4.3〕歳）は，朝（21.5%），夜（31.2%），運動中（30.1%）の咳を報告した．息切れは，風邪を引いたり感染しているとき（29.0%），風邪を引いたり感染していないとき（23.7%），両者に起こった．睡眠は息切れによって20.4%は妨げられていた．学童期（5歳より上）の患者76名の19.7%は，呼吸症状のために4日以上学校を休んでいた．患者のほとんどは，急性の痛みを伴う症状発現を報告し（82.8%），多くは（66.7%）過去12か月に急性の痛みを伴う症状発現があったあいだ，胸痛を報告した．過去12か月のあいだに3回以上急性の痛みを伴う症状発現があった参加者は，有意に高い呼吸困難（p=.01）の報告と胸痛（p=.002）の報告をした．赤血球細胞疾患をもつ患者の呼吸症状（咳と息切れ）の高率の発生は，急性の痛みを伴う症状発現を引き起こさせるだろう．初期のスクリーニングと認識，継続したモニタリング，先を見越した呼吸症状の管理は，急性の痛みを伴う症状発現を最小限とするだろう．

Jacob, E., Sockrider, M.M., Dinu, M., Acosta, M., & Mueller, B.U. (2010) . Respiratory symptoms and acute painful episodes in sickle cell disease. *Journal of Pediatric Oncology Nursing*, 27 (1) , 33-39. より筆者訳

図7－14　記述相関関係研究の例証

[研究テーマ]

重症患者家族のニーズに関する看護師の認識の実態と関連要因の探索

[要旨]

重症患者家族ニーズに関するクリティカルケア看護師の認識の実態，また，その認識に対する要因との関連を明らかにするために，206名の看護師を対象に調査を実施した．データの収集には，筆者らが作成したCCFNI-J，情動的共感性尺度，社会的控えめ尺度，GHQ12を用いた．重症患者家族ニーズに関する看護師の認識は，“危機認識群（15.8%）”，“中間認識群（49.1%）”，“現状満足認識群（35.1%）”の3つに分類された．“危機認識群”には30歳以上の看護師が51.8%を占め，“現状満足認識群”には40歳以上の看護師が26.7%を占めた．“危機認識群”は感情的被影響得点が高く（$p<.05$），“中間認識群”は社会的控えめ度が高く（$p<.05$），“現状満足認識群”は感情的冷淡さが高かった（$p<.01$）．看護師の家族ニーズに対する認識は，看護師の個人要因との関連が示唆された．

福田和明，黒田裕子．(2007)．重症患者家族のニーズに関する看護師の認識の実態と関連要因の探索．*日本クリティカルケア看護学会誌*，3 (2)，56-66．より

図7－15　日本で行われた記述相関関係研究の例証

みを伴う症状発現についての実態を明らかにしている部分は，記述的なデザインです．そして，「呼吸症状（咳と息切れ）」と「急性の痛みを伴う症状発現（胸痛）」の相互関係を調査している部分は，相関関係的デザインです．

もう1つ，日本における研究例を図7－15に示しました．この研究は，重症患者家族ニーズに関するナースの認識についての実態を明らかにしています．この部分は記述的なデザインです．これに加えて，その実態と関連要因として，情動的共感性尺度，社会的控えめ尺度，GHQ12との関連を明らかにしています．この部分は相関関係的なデザインです．両方のデザインが使用されているために，記述相関関係的なデザインとなります．

● 一変量の記述的研究

記述的研究の目的は，変数間の相互関係を明らかにすることを目的とするのではなく，ある行動や条件等の発生頻度を記述することにあります．1つの変数に焦点を当てた“一変量の記述的研究”は，必ずしも1変数のみに焦点を当てるわけではありません．

図7－16に示す研究は，自宅に居住している高齢者の栄養不良に焦点を当てていますが，これに関係していると推測される変数を同時にいくつも含めています（Johansson, Bachrach-Lindström, Carstensen, Ek, 2009）．あくまで，目的は高齢者の栄養不良の発生率やその影響範囲，危険性を明らかにすることです．しかしながら同時に，関係するデモグラフィック要因，医学要因，自己認知された健康，健康関連QOLも測定されています．この研究の一義的な目的は，高齢者の栄養不良の発生率やその影響範囲や危険性を明らかにすること，つまり記述することです．これらを互いに関係づけることを目的に置いているわけではありません．

ところで記述的研究は，疫学のフィールドから起こってきたとされています．普及率や罹患率，発生率などの研究は，ある特定時点の疾患，もしくは喫煙などの行動などのいくつかの条

［研究テーマ］
自宅居住の高齢者母集団の栄養不良―発生率，影響範囲，危険因子，前向き研究

［目的］
自宅居住の高齢者の栄養不良の発生率と影響範囲，関係するデモグラフィック要因と医学要因，自己認知された健康，健康関連 QOL を前向きに研究し，明らかにすること．もう 1 つの目的は，栄養不良の危険性を進行させる予測因子を見出すことであった．

［背景］
栄養不良の危険因子は，疾患，いくつかの薬剤，機能状態低下，抑うつ症状，不十分な栄養摂取などがすでに明らかにされてきている．ほとんどの研究は横断的に病院において，もしくは看護ケアの場で行われている．

［デザイン］
579 名の自宅居住の高齢者の標本に対する前向き研究は，ある地方の国家登録名簿から任意に選定された．調査はベースライン時と年 1 回，2 回から 4 回追跡時に行われた．

［方法］
栄養不良の危険性（栄養アセスメント短縮版），抑うつ症状（Geriatric Depression Scale-20），認知機能（Mini Mental State Examination），健康関連 QOL（Nottingham Health Profile），安寧状態（Philadelphia Geriatric Center Multilevel Assessment Instrument），自己認知された健康，デモグラフィック要因，身体測定検査，生化学検査の危険性を明らかにするための，信頼性が確認され検証された質問紙．予測因子は，栄養アセスメント短縮版を従属変数として多変量ロジスティック回帰分析を通して検索された．

［結果］
栄養不良の発生率の危険性は，栄養アセスメント短縮版によれば 14.5% であった．栄養不良の 2 つの危険要因は，握力低下と自己認知された低い健康であった．追跡時点における栄養不良に対する影響範囲の危険性は，7.6% と 16.2% のあいだであった．栄養不良を進行させる予測因子は，高齢，自己認知された低い健康，抑うつ症状数の多さであった．抑うつ症状のある男性は，栄養不良を進行させる危険性が高かった．

［結論］
自己認知された低い健康は，2 番目，3 番目の予測因子である抑うつ症状数の多さと高齢とともに，栄養不良の危険性を予測する最も高い力をもっていた．

［臨床実践への関連性］
栄養アセスメント短縮版，抑うつ症状，自己認知された健康を組み合わせた定期的なアセスメントは，栄養不良の進行を防ぐための 1 つの手段である．

Johansson, Y., Bachrach-Lindström, M., Carstensen, J., & Ek, A. (2009). Malnutrition in a home-living older population: prevalence, incidence and risk factors. A prospective study. *Journal of Clinical Nursing*, 18 (9), 1354-1364. より筆者訳

図 7－16 一変量の記述的研究（前向き，縦断的な研究デザイン）の例証

件をもつ普及率を推定するために実施されてきました．普及研究は，その条件の危険のありそうな母集団からデータを横断的デザインにて得ます．一方，影響範囲（incidence）に焦点を当てるような研究は，新しい事例発生の頻度を推定するために縦断的デザインによって実施します．図 7－16 に紹介する研究は，前向き研究であり，縦断的な研究デザインです．

文献

- Chen, S. Y., & Tzeng, Y. L. (2009). Path analysis for adherence to pelvic floor muscle exercise among women with urinary incontinence. *Journal of Nursing Research*, 17, 83-92.
- 福田和明，黒田裕子．(2007)．重症患者家族のニーズに関する看護師の認識の実態と関連要因の探索．*日本クリティカルケア看護学会誌*，3 (2)，56-66.
- Gray, J. R., Grove, S. K., & Sutherland, S. (2017). *Burns and Grove's the practice of nursing research; appraisal, synthesis, and generation of evidence (8th ed.)*. St. Louis, MO: Elsevier.
- Grove, S. K., Burns, N., & Gray, J. R./ 黒田裕子，中木高夫，逸見功．(2013/2015)．*バーンズ&グローブ看護研究入門　原著第７版—評価・統合・エビデンスの生成*．東京：エルゼビア・ジャパン．
- He, X., Ng, M.S.N., Choi, K.C., & So, W.K. (2022). Effects of a 16-week dance intervention on the symptom cluster of fatigue-sleep disturbance-depression and quality of life among patients with breast cancer undergoing adjuvant chemotherapy: a randomized controlled trial. *International Journal of Nursing Studies*, 133, 104317.
- Jacob, E., Sockrider, M. M., Dinu, M., Acosta, M., & Mueller, B. U. (2010). Respiratory symptoms and acute painful episodes in sickle cell disease. *Journal of Pediatric Oncology Nursing*, 27 (1), 33-39.
- Johansson, Y., Bachrach-Lindström, M., Carstensen, J., & Ek, A. C. (2009). Malnutrition in a home-living older population: prevalence, incidence and risk factors. A prospective study. *Journal of Clinical Nursing*, 18 (9), 1354-1364.
- Liehr, P., Mehl, M. R., Summers, L. C., & Pennebaker, J. W. (2004). Connecting with others in the midst of stressful upheaval on September 11, 2001. *Applied Nursing Research*, 17, 2-9.
- 西山久美江，黒田裕子，山田紋子．(2010)．心臓外科術後患者の人工呼吸器からのウィーニングにおけるリラクセーション技法による身体的・心理的安寧の効果—手足のマッサージ介入を用いて．*日本救急看護学会雑誌*，12 (2)，1-10.
- Polit, D. F. & Beck, C. T. (2017). *Nursing research; generating and assessing evidence for nursing practice (10th ed.)*. Philadelphia, PA: Wolters Kluwer.
- 斎藤好子，水口浩光，嶋崎典子，井上知美，高橋佐知子，西部美由紀，森川有子．(2001)．小児肥満予防のための地域看護的介入に関する基礎的研究．*看護研究*，34 (1)，51-57.
- 佐藤冨美子，黒田裕子．(2008)．術後１年までの乳がん体験者の上肢機能障害に対する主観的認知とクオリティ・オブ・ライフの関連．*日本看護科学会誌*，28 (2)，28-36.
- Swenson, K. K., Nissen, M. J., Leach, J. W., & Post-White, J. (2009). Case-control study to evaluate predictors of lymphedema after breast cancer surgery. *Oncology Nursing Forum*, 36, 185-193.
- 魚尾淳子，河野保子．(2011)．脳血管障害患者の日常生活活動拡大に関する研究—意欲，自己効力感，自己効力感形成の情報源との関係に焦点をあてて．*日本看護研究学会雑誌*，34 (1)，47-59.
- White-Lewis, S., Johnson, R., Ye, S., & Russell, C. (2019). An equine-assisted therapy intervention to improve pain, range of motion, and quality of life in adults and older adults with arthritis: a randomized controlled trial. *Applied Nursing Research*, 49, 5-12.
- Wiklund, I., Edman, G., Lasson, C., & Andolf, E. (2009). First-time mothers and changes in personality in relation to mode of delivery. *Journal of Advanced Nursing*, 65 (8), 1636-1644.
- Yuan, S. C., Chou, M. C., Hwu, L. J., Chang, Y. O., Hsu, W. H., & Kuo, H. W. (2009). An intervention program to promote health-related physical fitness in nurses. *Journal of Clinical Nursing*, 18, 1404-1411.

第8章

量的なデータの分析を試みる

- 分析のためのデータ処理と入力
- 質問紙のモデルを使って分析を行う前に……
- 分析：まず実施するべき“記述統計量”
  ――　1つひとつの変数の分析
- 対象者のデータから
  ――母集団と標本
- 分析：この研究の目的である2つ以上の変数同士の分析
  ――“推測統計量”へ
- 正しい統計処理と適切なデータ入力のために

本章では，対象者の回答を得た質問紙が収集されてきたという前提で，量的なデータの分析に関する作業の説明をしていきます．質問紙は回収されてきたけれど，それらをどのように料理していったらよいかわからないというのでは，せっかくのそれまでの努力が水の泡と化してしまいます．

ここで奮起して，以後の分析につないでいきましょう．

分析のためのデータ処理と入力

本章では，**第9章**に詳細を示す質問紙のモデル（142頁参照）を例として，実際に行うべき分析作業を解説します．

昨今，統計学的な分析には，パソコン上で動くさまざまな統計パッケージが開発されています．ですから，以前は大学の計算機センターなどに送って処理してもらわなければならなかったような膨大なデータでも，たいていのことは自分の机の上で済ますことができる時代になっています．

その代表格がSPSS（Statistical Package for Social Science）と呼ばれる社会科学領域で国際的にも使用されている統計パッケージですが，それ以外にもSTATISTICA™やJMPなどが使われています，名前を聞かれたことがある方も多いと思います❶．ただ，残念ながらこうしたソフトウェア（以下，ソフトと略す）類は一般に高価で，個人で購入するにはかなりの負担が必要かもしれません．したがって，読者が所属している施設で整備してもらうことが現実的と考えます．

しかし，ソフトさえあれば正しい分析が可能になるわけではありません．ここでは，まず最初にそうした高価なソフトを使わなくてもできることからすすめていきましょう．どのような解析用のソフトを用いるにせよ，質問紙に回答を得たそのままの状態から，そのソフトで利用できるようにデータを入力しなければなりません．そのソフト上で直接入力することも可能ですが，データ量が多い場合には手分けして入力したり，入力ミスがないようにチェックしたりすることを考えて，エクセル❷などの表計算ソフトで入力しておくことをお勧めします．エクセルで作成された入力データを読み込んで使うことは，統計用のソフトなら必ずできるような

---

❶
現時点（2022年10月時点で）での最新バージョンはそれぞれ，IBM SPSS Statistics 28，TIBCO Statistica Version13.3（英語版），JMP® 16．これらは各種ファイルからのデータ取り込みが可能で，そのデータの変換・加工をはじめ，分布の視覚化やグラフ出力はもちろん，記述統計量や各種の複雑な統計分析処理が可能である．とくに，前二者は基本パッケージ以外に種々の拡張パッケージが用意され，用途・目的に応じて機能を拡張できるようになっている．

❷
正式にはMicrosoft Excelといい，マイクロソフト社の製品．バージョン間や他のソフトでの読み込み，あるいはOS間も含めて，データの互換性はきわめて高い．各種の統計関数を備えているため，記述統計量をはじめ，ある程度までの統計処理がこのソフト自体で可能である．

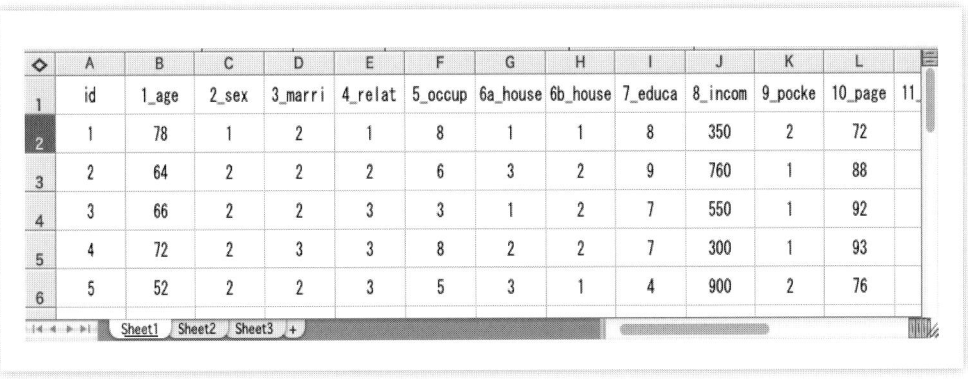

◇	A	B	C	D	E	F	G	H	I	J	K	L	
1	id	1_age	2_sex	3_marri	4_relat	5_occup	6a_house	6b_house	7_educa	8_incom	9_pocke	10_page	11_
2	1	78	1	2	1	8	1	1	8	350	2	72	
3	2	64	2	2	2	6	3	2	9	760	1	88	
4	3	66	2	2	3	3	1	2	7	550	1	92	
5	4	72	2	3	3	8	2	2	7	300	1	93	
6	5	52	2	2	3	5	3	1	4	900	2	76	

Sheet1 Sheet2 Sheet3 +

図 8－1　エクセルで入力したデータの一例

仕組みになっているからです．

また，場合によっては，1つひとつの質問紙から，いったん集計票❸に転記する作業が必要となります．このときに，データを置換する必要があるようなものも置換したデータを集計票に転記するようにします．そうすれば，データ入力の際には，集計票に書かれてある数値をそのまま打ち込んでいけばよいので，ミスも最小限にとどめることができます．

このようにして入力したデータの一例を図 8－1 に示しました．これは 146 頁に示した図 9－2 の一部の入力例です．エクセルなどの表計算ソフトでは縦横にマス目（「セル」と呼びます）がたくさん並んでいますが，一般に横方向には A，B，C……とアルファベットで，縦方向に 1，2，3……と数字で位置が表示されています．そのため，左上の「id」と入力されたセルの位置は「A1」と呼ぶことができます．1 行目に並んだセルには回答から転記すべき項目名が入力されていて，左から「id」は ID 番号，「1_age」は年齢，「2_sex」は性別，というように並んでいるのが理解できるはずです．そして 2 行目以降からは，実際のデータが入力されています．

ここで，入力されているデータがすべて数字であることにお気づきだと思います．データ入力に際しては，質問紙に含まれているすべての変数を数値として入力できるようにします．ですから，たとえば，自由記述式の回答を得ているような場合は，そこに書かれている内容のカテゴリー化をして，カテゴリーのナンバーを記入するという操作をすることも必要となります．大型計算機などでは，「固定長」といって各変数の桁数を最初に決めておかなければならなかったのですが，パソコンで処理する場合はほとんどその必要はなくなりました．

なお，人間が作業を行う以上入力ミスは必ずつきものです．このミスを防ぐ方法の 1 つとして，入力を 2 回以上行うこともあります．また 2 回目は入力者を変えて行う，という方法

---

❸
質問紙の項目数が非常に多いような場合，質問紙の記入内容を見ながら直接パソコンに入力することは，視線の移動が複雑になるためミスにつながりやすい．そこで，質問紙から入力用のデータだけを抜き出した集計票をつくっておくと，入力時にスムーズに打ち込むことができる．いずれにしても，質問紙から集計票への転記時のミスもありうるので，質問紙自体のレイアウトを見やすくする工夫が必要である．

もあります．入力したデータ２回分のチェックをする機能をもつソフトもあります．チェック機能がない場合は，手作業で入力したデータをプリントアウトして，集計票と入力データを読みあわせて，ミスをチェックする必要があります．入力作業は解析のなかで最も重要なものです．ここにミスがあれば，当然解析した結果はまったく使えないことになるのですから，慎重に時間をかけて入力することが大切です．

質問紙のモデルを使って分析を行う前に……

次に，実際の統計学的な分析手法について説明します．ただし，ここでは統計学的な基礎知識を系統的に解説していくような方法はとりません．なぜなら，統計学的な基礎知識を学習しようと思いたって本屋さんや図書館に行けば，本当にたくさんの著書が山のようにあるからです（内田，2006；石村，石村，2010；畠，田中，2015；市原，佐藤，2016；柏木，2016）．また，筆者自身，統計学者のような基礎知識をもっているとはいえません．危ない橋を渡るのはやめて，皆さんも統計学的な基礎知識については，専門家に頼っていただきたいと思います．

ここでは，**第9章**の質問紙のモデルを例に，実際的な分析手法のハウツーを紹介していきたいと思います．それでは，分析にとりかかることにしましょう．

質問紙のモデルの紹介

筆者たちの研究テーマは，『脳卒中患者の在宅介護者としての家族のストレス認知とコーピングの関係』です．このモデル例のサブストラクション（図９－３参照）について，ここで少し具体的に説明します（図８－２）．図中にある変数は，《デモグラフィック変数》《コントロール観尺度》《介護関連変数》《介護の受けとめ尺度》《コーピング・チェックリスト》《SDS 尺度》という６項目で，これらが質問紙で扱っている全変数です．**第9章**に質問紙の内容としてその全容を紹介しました．

しかしながら，これらの変数は，図９－３でサブストラクションとして示したように，ラザルスらの心理学的ストレス・認知的評価・コーピングの理論から導き出したものです．さらに，それぞれの変数を導き出すに際して，諸変数の基礎になっている諸概念は，ラザルスらの理論を土台としました．

つまり，このサブストラクションでは変数間の関係がすでに構造化され，概念枠組みとして設定されているのです．これを１つの仮説として受け入れて，筆者らの研究で使用していることになります．これだけの説明ではわかりにくいので．もう少し詳しく変数間の関係をみていきましょう．

研究の概念枠組みで前提とされている変数間の関係について

ラザルスによれば，〈一次評価〉は〈先行要件〉に影響され，さらには，〈コーピング〉は〈一次評価〉に影響されるものだとされています．また，〈適応的な結果〉は，〈コーピング〉の結果として導かれてくるとされています．

これらの関係について，図式化したものが図 8－2 です．それぞれのサブストラクションの概念の下に変数を位置づけています．ただし，これらの変数同士がポジティブな関係であるか，ネガティブな関係であるかなどは，仮説を設定しているわけではありません．ここでは，単に変数間の関係の 1 つの枠組みを描いているだけです．

この研究のテーマは，『脳卒中患者の在宅介護者としての家族のストレス認知とコーピングの関係』でしたから，ここで分析すべきゴールは，〈一次評価〉(これはストレス認知を示す) と〈コーピング〉の関係を明らかにするということです．

さらに，テーマとしては明確には示していませんが，関係についてはこれらのほかに，〈先行要件〉と〈一次評価〉(ストレス認知) および〈コーピング〉および〈適応的な結果〉の関係，〈一次評価〉(ストレス認知) と〈適応的な結果〉の関係が，分析される必要があります．このように，実際のデータを分析する前には，その研究デザインで何を明らかにしたいと考えているのか，そうした“仮説”がクリアになっていなければならないのです．

先行要件
《デモグラフィック変数》
《コントロール観尺度》
《介護関連変数》
●介護者のデモグラフィック変数
①年齢
②性別
③婚姻状況
④経済状態（年収）
●介護者の個人特性
①コントロール観
●介護者の特性変数
①患者さんのデモグラフィック変数
②介護の内容
③介護期間
④介護時間
一次評価
《介護の受けとめ尺度》
●介護の受けとめは
①負担
②楽しい
③勉強になる
コーピング
《コーピング・チェックリスト》
●コーピング方略
①問題中心型
②情動中心型
●コーピング様式
①直接行為型
②行為抑制型
③情報収集型
④認知対処型
適応的な結果
《SDS 尺度》
抑うつの程度

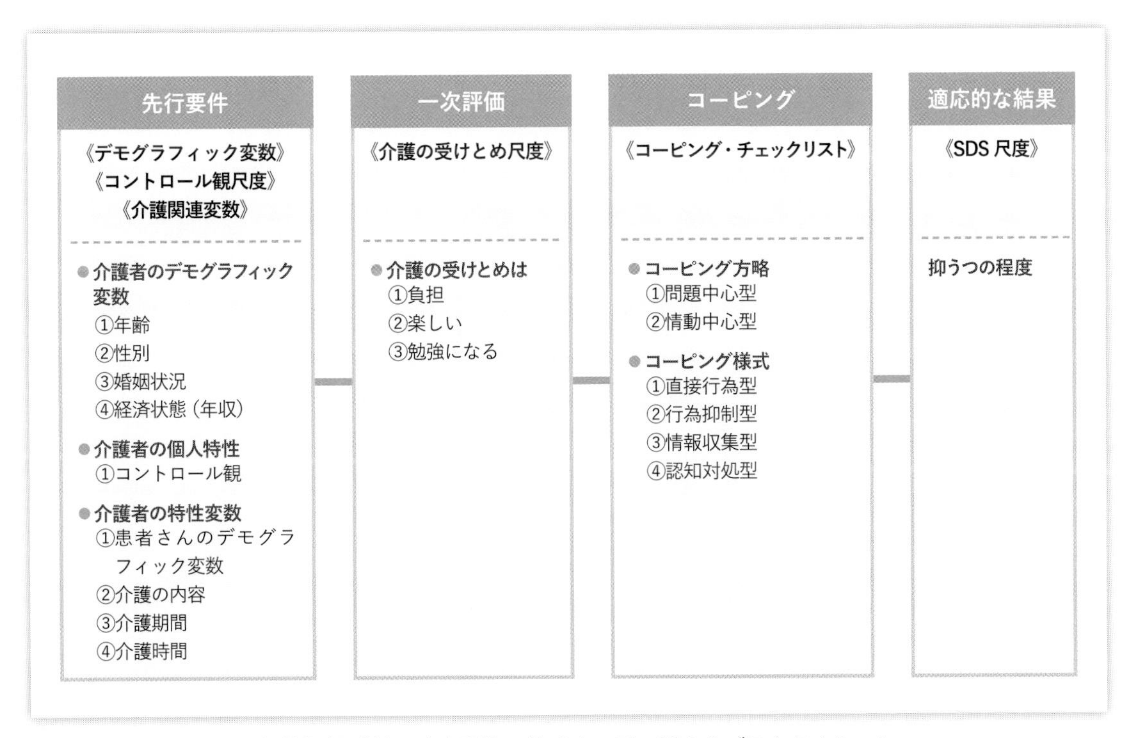

図 8－2　ラザルスの認知的評価-対処-適応理論に基づくモデル例のサブストラクション

分析：まず実施するべき“記述統計量”
―― 1つひとつの変数の分析

さて，まず分析の第一に実施するのは，常に“記述統計量（descriptive statistics）”（基本統計量とも呼ばれます）といわれている分析です．対象者から得られたデータが，どのような特性をもっているのかを一義的に記述するために行うものだといえます．

この“記述統計量”が終了したあとで，もう一歩進んだ統計量の“推測統計量（inferential statistics）”を分析するのです．“推測統計量”とは，今回データを収集した標本のデータを用いて，標本の背後にある“母集団”の各種の特性値を予測・推定する手法です（Polit & Beck, 2017, p.356）．この基本的な考え方については次項で解説します．

“記述統計量”では，平均値，中央値，最頻値，最大値，最小値，範囲，標準偏差を算出します（表8－1）．たとえば，筆者らの質問紙で得られたデモグラフィック変数（図9－2，146頁参照）の「1．家族の年齢」でみていきましょう．質問紙は郵送法による回収という方法をとりました．ただし，計105名の全部の質問紙が回収されたとしても，全員がすべての欄を埋めているとはかぎりません．

年齢の“平均値”は対象者の年齢の総和を対象者数で割ったものであることは，誰でもわかるはずです．ですから，105名の対象者の年齢の平均値は，すべての対象者の年齢の数値を入力して合算し，それを対象数，この場合は105で割った数値となります．しかし，回答していただいた対象者の家族のなかで，たまたまこの年齢の欄に記載するのを忘れた方がいたとしたら，この欄は空欄になっているはずです．そうなると，そのままで年齢の総和を105で

表8－1　記述統計量とその概要

名称	内容（定義）
平均値（mean）	データ群の分布を要約する代表値の1つであり，通常はデータ値の合計をデータの個数で割る算術平均を用いる．通常，標本ではX（エックス・バー）やmを使い，母集団ではμ（ギリシア文字ミュー）を用いる．
中央値（median）	データをその大きさの順に並べたとき，その中央に位置するデータの数値．データ数が偶数の場合は該当するデータが存在しないので，順番が中央の前後になる2つのデータの平均をとる．
最頻値（mode）	データ群中に最も頻繁に出現する数値であり，並数とも典型値とも呼ばれる．
最大値（maximum）	データ群中で最も大きなデータの値のこと．
最小値（minimum）	データ群中で最も小さなデータの値のこと．
範囲（range）	データ群の最大値と最小値の間の差のこと．
標準偏差（standard deviation）	データ群のばらつき（変動）を表す指標で，分散の平方根として計算する．SDと表す．

割ったら，本来の意味での“平均値”とはならないはずです．

こういう空欄のデータを“欠損値”と呼びます．この欠損値については，統計専用のソフトでは，どういう数値で入力するかを決めておくことできちんと欠損値として処理され，誤った計算結果を導かないようになっています．たとえば，SPSS では，1 桁の欠損値の場合は 9，2 桁の場合は 99，3 桁の場合は 999 というように入力しておき，それを欠損値として処理するように設定します．

欠損値と間違えやすいものとして，対象者が故意に書いていない場合があります．欠損値と同様に空欄なのですが，その空欄の意味が異なる場合があるのです．このように入力時点で明らかに欠損値とは異なる意味があると考えられた場合は，欠損値の約束ごとで決めた数値以外の数値を割り当てて入力する必要があります．そのような場合も，どういう数値を入力するかを決めておく必要があります．

次に，105 名の対象者の年齢の“中央値”というのは，105 名の対象者の年齢のちょうど中央に位置している年齢です．ですから, 先の平均値とは異なります．この場合は奇数ですから，下から 53 番目（上からでも 53 番目）の方の年齢が中央値になります．

105 名の対象者の年齢の“最頻値”というのは，最も数多く表れる年齢の数値をいいます．また，105 名の対象者の年齢の“最大値”とは年齢の最も高い数値，“最小値”とは年齢の最も低い数値, “範囲”とは最大値と最小値の差をいいます．

105 名の対象者の年齢の“標準偏差”とは，105 名の年齢の分布, ばらつきを示すものです．105 名個々の年齢と先に出てきた平均値の差を“偏差”と呼んでいます．さらに，105 名個々の“偏差”を二乗したものの合計をとり，それを 105 名という対象者数で割ったものを“分散”と呼んでいます．標準偏差とは，この“分散”の平方根を指しています．

こうして対象者 105 名の家族の年齢の平均値，中央値，最頻値，最大値，最小値，範囲，標準偏差が算出されてくることで，特性は掌握できるわけです．

これと同じように，デモグラフィック変数の全変数について，これらの“記述統計量”が算出されてくることで，研究対象者である 105 名は，どのような特性をもっているのかが明らかになってくるのです．

ここで注意するべき点があります．前述の例の年齢は，比尺度に相当する変数です．しかしながら，扱っている変数は比尺度ばかりではありません．名義尺度や順序尺度や間隔尺度があります．**第 9 章**の図 9－8（153 頁参照）を参照してください．平均値，中央値，最頻値，最大値，最小値，範囲，標準偏差などは，変数が量的変数（計量データとも呼ばれます），つまり間隔尺度や比尺度でなければ意味をもたないのです．

たとえば，デモグラフィック変数の 2，3，4，5，6，7，9，11，14 の項目は，名義尺度です．こうした質的変数（計数データとも呼ばれます）の場合は，そのカテゴリーに相当するデータの数，つまり頻度が必要となります．デモグラフィック変数の 2 の項目でいえば，105 名の対象者のなかで，「男性は何名で，女性は何名であるか」という頻度を示すことになります．あるいは，「全体のなかで占める男女の割合」をパーセンテージ（%）で示すことも必要です．同じように，3，4，5，6，7，9，11，14の項目についても，それぞれの選択肢を何名の者が占めているのかという頻度が，重要な算出結果となります．

それ以外のデモグラフィック変数の1，8，10，12，13の項目については，平均値，中央値，最頻値，最大値，最小値，範囲，標準偏差を算出することで，その特性がみえてきます．

ところで，14の項目については複数回答となっています．対象者105名がどれか1つを選んでいるのではないわけです．これについては，介護内容の1～11の計11個の項目の1つひとつについて，それぞれ何名が実施しているかを頻度で算出する必要があります．つまり，すべてを別々の変数として処理することになります．さらに，105名の対象者がこの14の問いに対していくつチェックをしているかについても算出できますので，チェックしている項目数の合計を計算できるようにしておけば，この14の問いに対する回答でみえてくる対象者105名の特性が，より浮かび上がります．

ところで，"記述統計量"は，デモグラフィック変数の部分だけにとどまらず，ほかの変数，つまり，《コントロール観尺度》の18項目（図9－5参照），《介護の受けとめ尺度》の3項目（図9－4参照），《コーピング・チェックリスト》の67項目（図9－7参照），そして，SDS尺度の20項目（図9－6参照）についても，1つひとつの項目ごとにすべて算出します．これらは間隔尺度と考えて分析しているので，平均値，中央値，最頻値，標準偏差などによって対象者による回答の特性がみえてきて，これ以後の統計量の結果を推測させてもくれるのです．

"記述統計量"の結果は，これ以後のすべての統計量の基準となるという意味できわめて大切です．

対象者のデータから
――母集団と標本

"記述統計量"は研究対象となった105名の方々の特性を表しているわけですが，研究目的はそれによって達成されたとはいえません．『脳卒中患者の在宅介護者としての家族のストレス認知とコーピングの関係』というのが，この研究のテーマでした．このなかの『家族』というのは，この研究で回答してくださった105名の方だけではありません．「脳卒中患者を在宅で介護されている家族の方々すべて」を念頭に研究をすすめてきたはずです．

つまり，研究の対象者として考えているのは，実は105名の家族介護者だけではなく，それ以外にも大勢いることが前提となっています．この研究の対象者として想定した集団のことを"母集団"と呼びます（図8－3）．ただ，そんな大勢の方々すべてにアンケート調査をすることは現実的に不可能ですから，この研究では105名の方に回答をいただいて分析をすすめようとしているわけです．この，直接の研究対象者として実際にデータを得ることのできた集団は"標本（サンプル）"と呼ばれます（図8－3）．

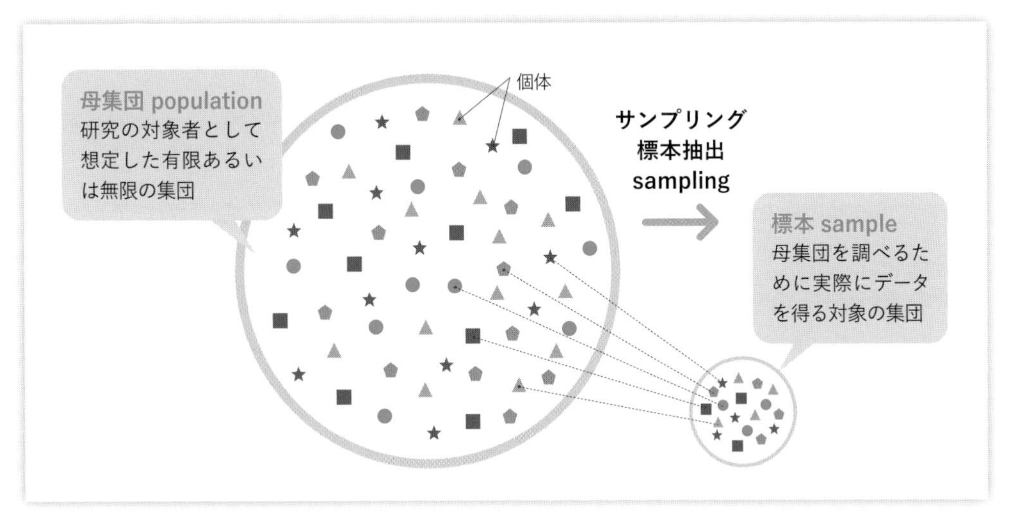

図 8－3　母集団と標本の関係

ですから，標本は母集団の一部でなければなりません．そのために母集団のなかから標本を選び出すことを“標本抽出（サンプリング）”と呼んでいます（図 8－3）．量的なタイプの研究においては，標本抽出は非常に重要です．というのは，実際には標本から得られたデータのみで研究対象者としている母集団の特徴を判断しなければならないからです．つまり，研究結果が妥当であるかどうかのカギを握るほどの意味があります．標本は，母集団の特徴を代表している必要があります．

一般には，標本を選ぶためにはできるかぎり「でたらめに」選ぶことが基本です．「でたらめ」というのは，「偏りが起こらないよう無作為に」ということで，その手続きをとった方法は“無作為抽出（random sampling）”と呼ばれ，実際にはさまざまな手法が考案されています．

筆者らの研究では，家族介護者にアンケート調査用紙の回答をお願いするため，いろいろなネットワークを活用しました．ですから，必ずしも「無作為に」とはなっていません．医療の現場での研究，とりわけ看護研究では，現実的に無作為抽出は困難なケースが多いと思います．それでも，標本抽出法で明らかなバイアスを生じることのないよう，いつも謙虚な姿勢で臨む必要があると考えます．

分析：この研究の目的である 2 つ以上の変数同士の分析 ——“推測統計量”へ

いざ，分析に入る前に操作しておかなければならないこと

先に説明したように，この研究では『脳卒中患者の在宅介護者としての家族のストレス認知

とコーピングの関係』を探究することが目的でした．

そのために分析しなくてはいけないことは「〈一次評価〉（これはストレス認知を示す）および〈コーピング〉および〈適応的な結果〉の関係」，それから「〈一次評価〉（ストレス認知）と〈適応的な結果〉の関係」でした．

分析に入る前に，ここであげた〈先行要件〉〈一次評価〉〈コーピング〉〈適応的な結果〉の各変数をひとまず整理しておく必要があります．

まず〈先行要件〉の部分の変数については，すでに前々項の“記述統計量”で算出した《デモグラフィック変数》（介護時間と種類も含む）の部分と，今回の研究ではこれらの諸変数に加えて《コントロール観尺度》（18 項目）を，次に〈一次評価〉の部分の変数については《介護の受けとめ尺度》（3 項目）を，次に〈コーピング〉の部分の変数については《コーピング・チェックリスト》（67 項目）を，最後に〈適応的な結果〉の部分の変数については，《SDS 尺度》（20 項目）を含めました．

《デモグラフィック変数》については，1 つひとつの変数をそれぞれ別々に算出しました．《介護の受けとめ尺度》の 3 項目については，このまま 1 つひとつの変数を使用します．つまり，対象者の回答はそれぞれの“記述統計量”をチェックしておくにとどまります．

しかしながら，ほかの《コントロール観尺度》《コーピング・チェックリスト》《SDS 尺度》については，算出の操作を加えなければなりません．

《コントロール観尺度》は 18 項目から成り立っています．18 項目のすべては，1～4 の 4 段階評定で対象者より回答を得ています．たとえば，「**設問 1．あなたは何でも成りゆきにまかせるのがいちばんだと思いますか**」に対して，そう思う人ほど 4 にチェックし，そう思わない人ほど 1 にチェックするわけです．

この《コントロール観尺度》は，以下の 2 つのタイプのコントロール観を測定するものです．つまり，内的なコントロール観［2，3，4，10，11，12，13，14，17 の 9 項目が内的なコントロール観に相当する項目］と外的なコントロール観［1，5，6，7，8，9，15，16，18 の 9 項目が外的なコントロール観に相当する項目］を測定するのです．

したがって，対象者から得た 18 項目の回答の算出は，内的・外的コントロール観をそれぞれ 9 項目ずつに分けて，それら 9 項目の回答の足し算をしなくてはいけません．つまり，《コントロール観尺度》は，内的なコントロール観のカテゴリー得点と，外的なコントロール観のカテゴリー得点の 2 種類が算出されてくることになります．

では，次の《コーピング・チェックリスト》はどのような操作が必要とされてくるのでしょうか．もっとも，どのような質問紙を用いる場合にも，事前にどのように回答の結果を操作するかについて知っておかなければ，使用もできないことになりますが……．

次章の図 9－7（151 頁参照）で《コーピング・チェックリスト》の全貌を示しています．それをみるとわかるように，対象者はまず，体験したもっとも苦しい，嫌な，困った出来事（状況）を最初の空欄に書きます．そして，その空欄に書いた出来事（状況）に出会ったときに，どのようなコーピングを実際に行ったのかを，1～67 項目について答えていくのです．

回答は，「全く行わなかった」の (0) から「かなりの程度行った」(3) の４段階評定でしてもらいます．先の《コントロール観尺度》も４段階評定で 1～4 でしたが，ここでは，0～3 となっています．これは，どちらでもよいわけで，大切なのはこれらの回答が，連続した直線上で等間隔に配列されていて，統計的に処理する際に間隔尺度として扱えるということです．

また，67 項目のなかの 67 番の項目以外の 66 項目は，理論的にあらかじめカテゴリー化されています．これはすでに理論家であるラザルスが研究によって導き出したものです．67 番については，対象者から回答者特有の回答を得るので，対象者によって内容が異なるために，統計学的な処理はできない項目となります．したがって，ここでは 67 番の項目は含めないで考えていくことにします．

66 項目のカテゴリーは２つのタイプによって分類されています．１つのタイプはコーピング方略に関するもので，“問題中心型コーピング”と“情動中心型コーピング”の２つに分けられます．さらに，もう１つのタイプはコーピング様式に関するもので，“直接行為型コーピング”“行為抑制型コーピング”“情報収集型コーピング”“認知対処型コーピング”の４つのカテゴリーがあります．これらのカテゴリー別，つまり８つのカテゴリー別に回答の足し算を行います．

最後は《SDS 尺度》(図 9－6) (150 頁参照) の操作についてです．《SDS 尺度》は，過去の研究の集積によってすでに採点方法が定められています．20 項目のなかで採点のために採用する項目とそうでない項目が決められており，採点のために採用する項目だけの足し算が使用されることになっています．

ここまで，《コントロール観尺度》《コーピング・チェックリスト》《SDS 尺度》についての算出の操作を説明してきましたが，理解いただけたでしょうか．ちょっとむずかしいかもしれませんが，あらかじめ決定しているサブストラクションに沿って，さらにそれぞれの尺度の採点方法に従って処理をしたうえで，このあとの統計学的な分析についても決めていくのです．

相関関係を分析する

前述のような操作を加えてから，研究目的である諸変数の関係をみなければなりません．ここでいよいよ“推測統計学”の登場です．つまり，“記述統計量”が標本そのものの特性を直接表しているのに対し，その標本のデータから母集団の特性を“推測”するわけです．その第一歩として，「いくつかの変数のあいだにはお互いになんらかの関係があるのでは？」と考え，それを統計学的に推測してみようということです．

そこで，いろいろな変数間の“相関関係”をみるため，統計ソフトによる算出結果を表 8－2 に示しました．ここで算出された相関係数は“ピアソンの積率相関係数”と呼ばれ，変数がともに計量データの場合，つまり比尺度と間隔尺度の場合にしか使用できません．また，片方の変数が計数データの順序尺度であれば“スピアマンの順位相関係数”が使われます．それ以外の場合，２変数とも順序尺度や名義尺度であれば，“独立性の検定”によって「関連の有無」を検定することができます．それらの解説は本書では省きます．ここでは，この“ピアソンの積率相関係数”をもとに分析をすすめていきましょう．

〈先行要件〉

これについては，先に説明しましたが，比尺度の諸変数，すなわち，デモグラフィック変数のなかの「1．家族の年齢」「10．病人の年齢」「12．病人の介護期間」「13．1日の介護時間」を用いています．この4項目は表8－2の下半分の4行それぞれに相当します．

〈先行要件のなかの《コントロール観尺度》〉

これについては，内的なコントロール観のカテゴリー得点と，外的なコントロール観のカテゴリー得点を用います．その合計点が表8－2では「A．コントロール観」という項目です．

〈一次評価〉

これについては，《介護の受けとめ尺度》の3項目を用います．それぞれが表8－2中では「B．負担」「C．楽しい」「D．勉強になる」となっています．

〈コーピング〉

これについては，“問題中心型コーピング”と“情動中心型コーピング”のカテゴリー得点，および“直接行為型コーピング”“行為抑制型コーピング”“情報収集型コーピング”“認知対処型コーピング”のカテゴリー得点を用いています．前者は「E．問題中心型」「F．情動中心型」

表8－2　ピアソンの積率相関係数の算出結果

	A. コントロール観	B. 負担	C. 楽しい	D. 勉強になる	E. 問題中心型	F. 情動中心型	G. 直接行為型	H. 行為抑制型	I. 情報収集型	J. 認知対処型	K. 抑うつの程度
A	1.00										
B	-.37**	1.00									
C	.38**	-.34**	1.00								
D	.26	-.10	.40**	1.00							
E	.20	.00	.29	.57**	1.00						
F	.12	.03	.18	.48**	.80**	1.00					
G	.17	.18	.10	.43**	.86**	.86**	1.00				
H	.05	-.03	.25	.41*	.74**	.97**	.84**	1.00			
I	.24	-.03	.29	.54**	.95**	.73**	.76**	.67**	1.00		
J	.20	-.10	.25	.57**	.94**	.86**	.83**	.79**	.86**	1.00	
K	-.43**	.31*	-.30*	-.24	-.21	-.10	-.23	-.07	-.18	-.18	1.00
家族年齢	-.10	.12	.01	.05	.12	.08	.05	.07	.10	.04	.02
患者年齢	-.08	.01	.01	.06	-.02	-.03	.02	-.02	-.10	-.06	-.18
介護期間	-.06	-.07	-.00	.05	.21	.11	.17	.07	.17	.14	.06
介護時間/日	-.03	.02	.05	.13	.04	.10	.05	.10	.02	.06	.33*

**：$p < 0.1\%$，*：$p < 1\%$

に相当し，後者は「G．直接行為型」「H．行為抑制型」「I．情報収集型」「J．認知対処型」に相当します．

〈適応的な結果〉

これについては，《SDS 尺度》の処理得点を用いています．表 8－2 では「K．抑うつの程度」という項目です．

ピアソンの積率相関の分析結果を表 8－2 に示しましたが，上述の A から K までの項目が表の中央のやや下に横一列と上半分の左端に縦に並んでいます．A から K までのそれぞれの変数の間の相関の強さを表す“相関係数”がそれぞれの交差したマス目に入っているのがわかるでしょう．また，A から K までの変数と〈先行要件〉の 4 つの変数との相関は，表の下半分に示されています．

さて，一般に 2 つの変数間の相関関係の程度は，以下の目安で推しはかることができます．

- **0.0〜0.2**……ほとんど相関関係がない
- **0.2〜0.4**……やや相関関係がある
- **0.4〜0.7**……かなり相関関係がある
- **0.7〜1.0**……強い相関関係がある

もっとも，対象者の数が非常に少ない場合や，非常に多い場合には，このかぎりではありません．一定程度の対象者数がなければ，相関関係についての分析はできません．筆者らの研究で扱っている変数の総数であれば，ピアソンの積率相関の分析には耐えられます．しかし，変数の数で，対象者数がたとえば 30 以下であったり，また 500 以上であったりすれば，分析結果を慎重に理解しなければ，解釈を間違ってしまう場合もあります．

表 8－2 のなかの p 値というのは，「相関関係の検定結果」を示しています．検定というのは，相関が有意か否かを統計学的に検証するものです．この場合はふつう，5%水準や 1%水準（判断が間違っている確率は，それぞれ 5%もしくは 1%以下である，という意味です）が用いられています．＊マークを入れているところが，有意な相関を意味しているわけです．

量的な分析方法の 1 つとして，筆者らの研究で用いたモデル例で，最も簡単な“記述統計量”と“推測統計量”の一端を概略的に説明してきました．

正しい統計処理と適切なデータ入力のために

統計学的な分析手法は，研究目的と研究デザインに沿って考えていくものです．統計学的な基礎知識はもちろん大切ですが，それと同じくらいに，とりわけ看護研究の場合は，研究目的に照らしあわせながら，どのような統計の分析方法を選択することがもっとも適しているのかを，基本的な線を見失わないように考えていくことが大切だと思います．単に統計学的な分析手法だけに頼らず，本来の研究目的と分析した結果からみえてきたことの考察をていねいに成し遂げ，しっかりと骨のある内容にしていくよう心掛けたいものです．

表 8－3　計量データのパターンとその入力形式，主な統計処理

データのパターン	データ処理の考え方	データの入力形式	主な統計処理
① 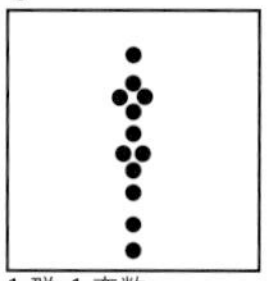 1 群，1 変数	X 1 … 2 … 3 … … … … … n … ←変数：X の 1 種類のみ ←測定値：n 個	ID X 1 … 2 … 3 … … … … … … … n … 1変数 X のみのデータを n 件入力する	□記述統計量 □度数分布表 □ヒストグラム □母平均の区間推定/検定
② A 群　B 群 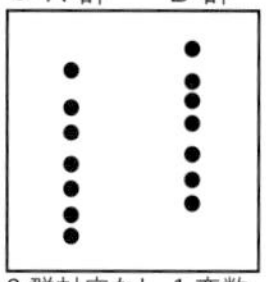 2 群対応なし，1 変数	A 群 X：1 …，2 …，3 …，… …，k … B 群 X：1 …，2 …，3 …，… …，… …，l … ←群：A, B の 2 群のみ ←変数：X の 1 種類のみ ←測定値：群によって数が異なることがある（A 群＝k 個，B 群＝l 個）	ID X 群別 1 … A 2 … B 3 … B … … … … … … … … … n … A 1 変数 X およびA，Bの群別のカテゴリーデータの 2 種類を n（＝k＋l）件入力する	□記述統計量 □2つの母平均の区間推定 □2つの母平均の差の検定 □等分散性の検定
③ A 群 B 群 C 群 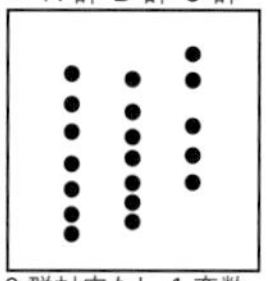 3 群対応なし，1 変数	A 群 X：1 …，2 …，… …，k … B 群 X：1 …，2 …，3 …，… …，l … C 群 X：1 …，2 …，3 …，… …，… …，m … ←群：A, B, C…… ←変数：X の 1 種類のみ ←測定値：群によって数が異なることがある（A 群＝k 個，B 群＝l 個，C 群＝m 個）	ID X 群別 1 … A 2 … C 3 … B … … … … … … … … … n … C 1 変数 X およびA，B，Cの群別のカテゴリーデータの 2 種類を n(＝k＋l＋m）件入力する	□記述統計量 □3つの母平均の区間推定 □一元配置分散分析 ＋多重比較
④ A 群　B 群 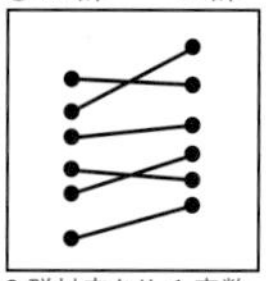 2 群対応あり，1 変数	A 群 B 群 X X 1 … … 2 … … 3 … … … … … … … … n … … ←群：A, B の 2 群のみ ←変数：X の 1 種類のみ ←測定値：群間に対応があるため，両群の数は同じ（＝n 個）	ID X_A X_B 1 … … 2 … … 3 … … … … … … … … … … … n … … 1 変数 X を A，B の群別に X_A，X_B の 2 種類のデータとして n 件入力する	□記述統計量 □対応のある2つの母平均の差の検定
⑤ A 群 B 群 C 群 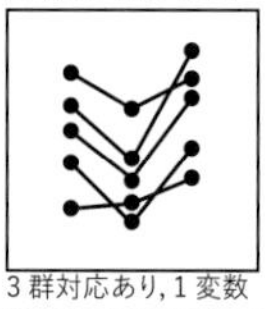 3 群対応あり，1 変数	A 群 B 群 C 群 X X X 1 … … … 2 … … … 3 … … … … … … … … … … … n … … … ←群：A, B, C…… ←変数：X の 1 種類のみ ←測定値：群間に対応があるため，それぞれの群の数は同じ（＝n 個）	ID X_A X_B X_C 1 … … … 2 … … … 3 … … … … … … … … … … … … … … … n … … … 1 変数 X を A, B, C の群別に X_A, X_B, X_C の 3 種類のデータとして n 件入力する	□記述統計量 □繰り返しのある一元配置分散分析
⑥ 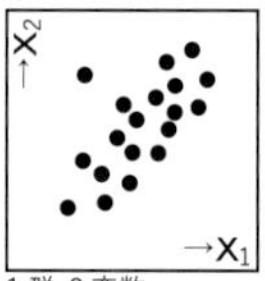 1 群，2 変数	X_1 X_2 1 … … 2 … … 3 … … … … … … … … n … … ←変数：X_1，X_2 の 2 変数 ←測定値：数は同じ（＝n 個）	ID X_1 X_2 1 … … 2 … … 3 … … … … … … … … … … … n … … X_1，X_2 の 2 変数のデータを n 件入力する	□記述統計量 □散布図と相関係数 □回帰分析 □主成分分析 □因子分析
⑦ 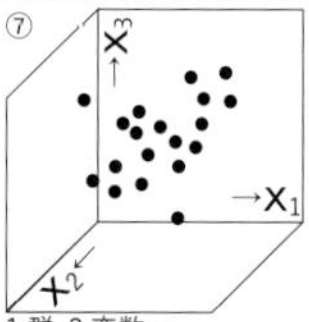 1 群，3 変数～	X_1 X_2 X_3 1 … … … 2 … … … 3 … … … … … … … … … … … n … … … ←変数：X_1，X_2，X_3……というように多変数 ←測定値：数は同じ（＝n 個）	ID X_1 X_2 X_3 1 … … … 2 … … … 3 … … … … … … … … … … … … … … … n … … … X_1，X_2，X_3 …という多変数のデータを n 件入力する	□記述統計量 □重回帰分析 □主成分分析 □因子分析

市原清志．(1990)．*バイオサイエンスの統計学―正しく活用するための実践理論*．東京：南江堂．および石村貞夫，石村光資郎．(2010)．*すぐわかる統計処理の選び方*．東京：東京図書．を参考に筆者作成

あなたが選択した分析の仕方が，本当に研究目的に到達するためのふさわしい，しかも，倫理的にも配慮された分析であるということが，重要であると考えます．

前述したように，パソコンで気軽に統計処理ができるようになった反面，とりあえずデータさえ入力してしまえば，簡単に結果が得られるような印象を抱きがちです．もし誤った方法で分析しても，統計ソフトは必ずしもそのことを指摘してくれません．そのまま誤った結果を導くだけです．また一方で，適切な形式でデータ収集がなされなかったために，統計ソフトにどうやって取り込んでよいやら，パニック状態になってしまうということもあるようです．

そうならないためには，やはり地道な学習しかありません．しかし，それでは「身も蓋もない」かもしれません．そこで，1つのガイドラインとして表8－3と表8－4を示したいと思います．これですべてのケースに対応できるわけではありませんが，自分の研究目的が何を明らかにすることにあるのかということと，その研究デザインで得られるデータの性質とをあわせ

表8－4　計数データのパターンとその入力形式，主な統計処理

データのパターン	データ処理の考え方	データの入力形式	主な統計処理
① 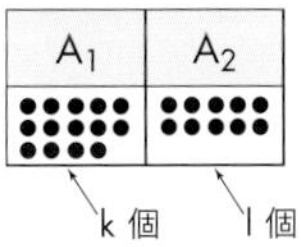 A_1 / A_2 k個 / l個	A_1 A_2 ←特性/属性/カテゴリー：2分類 X_1 X_2 ↑個数：k，l	ID / A 1 / 2 2 / 1 3 / 1 … / … … / … n / 1 カテゴリーAの区分1，2のデータをn(=k+l)件入力する	□記述統計量 □母比率の区間推定/検定
② 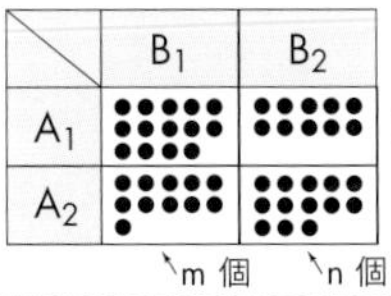 ＼ / B_1 / B_2 A_1 / k個，l個 A_2 / m個 / n個	＼ B_1 B_2 ←特性/属性/カテゴリー：2分類 A_1 X_{11} X_{12} A_2 X_{21} X_{22} ↑　↑個数：k，l，m，n 特性/属性/カテゴリー：2分類	ID / A / B 1 / 1 / 2 2 / 2 / 2 3 / 2 / 1 … / … / … … / … / … i / 2 / 2 カテゴリーA，Bの区分1，2のデータをi（=k+l+m+n）件入力する	□記述統計量 □2つの母比率の区間推定 □2つの母比率の差の検定 □独立性の検定
③ 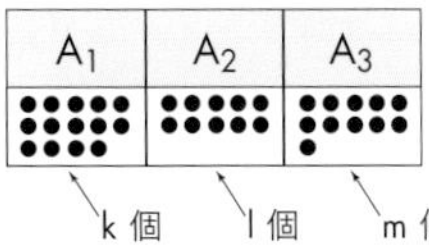 A_1 / A_2 / A_3 k個 / l個 / m個	A_1 A_2 A_3 ←特性/属性/カテゴリー：3分類～ X_1 X_2 X_3 ↑ 個数：k，l，m，…	ID / A 1 / 2 2 / 1 3 / 3 … / … … / … n / 3 カテゴリーAの区分1，2，3のデータをn(=k+l+m）件入力する	□記述統計量 □適合度の検定
④ 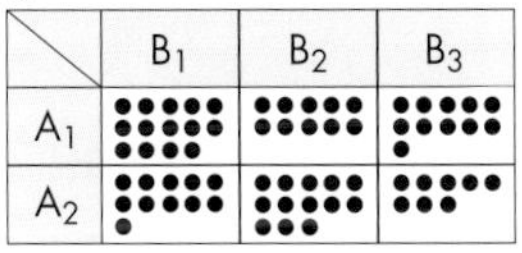 ＼ / B_1 / B_2 / B_3 A_1 A_2	＼ B_1 B_2 B_3 ←特性/属性/カテゴリー：3分類～ A_1 X_{11} X_{12} X_{13} A_2 X_{21} X_{22} X_{23} ↑　↑個数：k，l，m，n，o，p，… 特性/属性/カテゴリー：2分類	ID / A / B 1 / 1 / 2 2 / 2 / 2 3 / 1 / 1 … / … / … … / … / … i / 2 / 3 カテゴリーA，Bの区分データをi(=k+l+m+n+o+p）件入力する	□記述統計量 □同等性の検定 □独立性の検定
⑤ 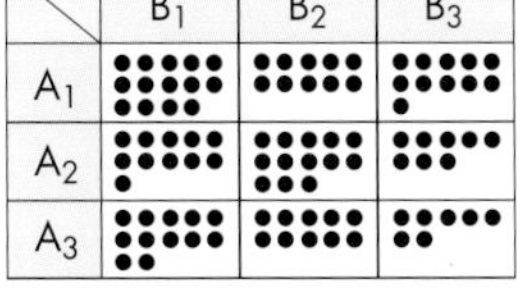 ＼ / B_1 / B_2 / B_3 A_1 A_2 A_3	＼ B_1 B_2 B_3 ←属性/因子/要因：3分類～（j分類） A_1 X_{11} X_{12} X_{13} A_2 X_{21} X_{22} X_{23} A_3 X_{31} X_{32} X_{33} ←個数/測定値 ↑ 属性/因子/要因：3分類～（i分類）	ID / A / B 1 / 1 / 2 2 / 3 / 2 3 / 1 / 1 … / … / … … / … / … n / 2 / 3 カテゴリーA，Bのそれぞれの区分i，jのデータを計n件入力する	□記述統計量 □同等性/独立性の検定 □繰り返しのない二元配置分散分析 □繰り返しのある一元配置分散分析

市原清志．(1990)．*バイオサイエンスの統計学―正しく活用するための実践理論*．東京：南江堂．および石村貞夫，石村光資郎．(2010)．*すぐわかる統計処理の選び方*．東京：東京図書．を参考に筆者作成

て考えてみてください．

この２つの表は，まず得られるデータが計量データか計数データかによって分かれています．しかし，表の基本構造は両方とも同じです．つまり，左端の欄にはデータのパターンの図があります．この図のイメージと自分の得ようとするデータとを比べてください．その右の欄はデータ処理の考え方を示しており，データのパターンの図と対になっています．その右にはデータの入力形式を示しました．基本的には前述したエクセルでのデータ入力を想定していますが，統計ソフトに直接入力する場合も同様と考えてください．そして右端の欄には，それぞれのデータの性質に応じて可能となる統計処理を列記しました．

量的なデータの分析としての統計学的な分析手法は数かぎりなく存在しているといえます．しかしながら，本書はあくまでも看護研究を読者が実際にすすめていくにあたって，役に立つようなハウツーを中心に解説しています．冒頭で述べたように，統計学的な分析手法については，ふさわしい参考書があると思います．ここでは，看護研究の方法について広く浅く，解説していくことにしたいので，先へと話をすすめます．

文献

- 畠慎一郎，田中多恵子．(2015)．*SPSS超入門—インストールからはじめるデータ分析*．東京：東京図書．
- 市原清志．(1990)．*バイオサイエンスの統計学—正しく活用するための実践理論*．東京：南江堂．
- 市原清志，佐藤正一，山下哲平．(2016)．*カラーイメージで学ぶ〈新版〉統計学の基礎(第2版)*．大阪：日本教育研究センター．
- 石村貞夫，石村光資郎．(2010)．*すぐわかる統計処理の選び方*．東京：東京図書．
- 柏木吉基．(2016)．*統計学に頼らないデータ分析「超」入門—ポイントは「データの見方」と「目的・仮説思考」にあり！*．東京：SBクリエイティブ．
- Polit, D.F., & Beck, C.T. (2017). *Nursing research; generating and assessing evidence for nursing practice (10th ed.)*. Philadelphia, PA: Wolters Kluwer.
- 内田治．(2006)．*すぐわかる　SPSSによるアンケートのコレスポンデンス分析*．東京：東京図書．

第9章

データ収集の方法としての質問紙法

・質問紙によるデータの収集

・質問紙法によって得られるデータの分析とは?

・データ収集を実施する前に知っておくべきこと

第6章から量的な研究の説明をしてきましたが，本章では，データ収集の方法として質問紙法を取り上げます．このほかにもデータ収集の方法は**表9－1**に示すように，いくつかあります．

質問紙を用いる場合，質問紙の内容構成によっては量的なデータが得られますし，また質的なデータを得るような問いも設定できます．要は，研究疑問や研究目的しだいで決まってくると思います．本章では，量的なデータの収集方法の１つとしての質問紙法について解説したいと思います．

いずれにしても，研究者がその質問紙によっていったい何を測定しようとするのか，何を見出そうとするのかといったデータ収集の目的を明確にしたうえで，特定の質問紙を用いることが基本です．何度も繰り返すようですが，データ収集の一手段としての質問紙の位置づけを研究計画書作成の段階でしっかりと押さえてから，質問紙を用いるようにしましょう．

でなければ，その質問紙を使う意味がわからなくなったり，あるいは研究目的に到達することをめざした質問紙の有効な使用ができなくなったりすることもあるからです．

表9－1　データ収集の方法

研究のタイプ	代表的なデータ収集の方法
量的な研究のタイプ	質問紙法
	生理学的な測定（器具や測定用具を用いる）
	生物学的な測定（器具や測定用具を用いる）
	面接法（構造的面接）
質的な研究のタイプ	質問紙法（自由記述方式）
	参加観察法（フィールド・ワーク）
	面接法（半構成的面接等）

質問紙によるデータの収集

質問紙には，対象者から得ようとする質問項目が設定されます．したがって，得たいと思うデータを引き出す質問項目を，系統的に考えておくことが大切です．当たり前のことですが，質問していない項目の答えは得られないわけですから，質問紙によるデータ収集では，質問紙で問う範囲の答えしかデータが得られないということになります．逆にいえば，質問紙で問わない範囲のデータはまったく収集できないのです．その意味では，質問紙がいったいどのようなものかということがきわめて重要です．

思いつきで質問項目を設定している人をよくみかけます．無作為に行き当りばったりで質問しても，有効なデータは収集できません．そうではなく，研究目的に照らしあわせたうえで，この質問紙によって何を得たいか，ということに基づいて慎重に質問するべき内容を考えていくのです．

さらにまた，回答してもらうデータのとり方に関しても，分析方法を考慮に入れて事前によく考えておく必要があります．たとえば「**あなたの年齢は何歳ですか？**」と問えば，29 歳の対象者は「29 歳」と答えます．しかし，回答方法を変えれば対象者はその指示どおりに回答することでしょう．ただし，対象者の人権を傷つけてしまうような倫理的な問題を孕むような問いかけはしないことはいうまでもありません．

質問紙にはふつう，質問項目に沿って回答欄を設定します．回答欄の設定しだいで対象者の回答の仕方が決まってくるわけです．以下の 2 つの例を見てみましょう．

例

［設　問］あなたの年齢は何歳ですか？

［回答欄］満 ［　　］ 歳　あるいは　現在 ［　　］ 歳

［設　問］あなたの年齢は以下のどれに該当しますか？

1）10〜19 歳　2）20〜29 歳　3）30〜39 歳　4）40〜49 歳　5）50 歳以上

［回答欄］［　　］……該当するところの数字を入れてください．

年齢を問うという面では同じでも，問い方しだいで，得られる回答，数値は異なってきます．「どのような回答を得たいのか？」が問う前からみえていないと，問い方や回答方法の設定を間違えてしまいます．このように，質問紙で何をどのように問いかけるのか，それらすべては用意周到なお膳立てしだいなのです．

一方，対象者に質問紙をどのような方法で配布し回収するかによっても，得られる回答が異なってくる場合があります．たとえば，研究者が対象者に直接配布して，その場で研究者が付き添った状態で回答を得て，回収するような場合もあるでしょう．あるいは，対象者に対し郵送法で配布や回収をする場合もあるでしょう．また，研究者以外の第三者が媒介して配布や回収する場合もあるでしょう．

これらの違いで対象者の回答が変わってくる可能性があります．たとえば，ある主治医から質問紙を渡された患者さんは，その主治医にお世話になっているので，一生懸命によい子ぶって回答するかもしれません．あるいは日頃からあまりよく思っていないような人から質問紙を渡されたような人は，積極的に回答しないで返してくることもあります．一般的に，自己報告式（セルフ・レポート）という方法で質問紙に回答を得る場合が多いと思われます．この場合は，質問紙に書かれている指示だけで対象者が回答することになります．対象者が混乱しないように，誰でもがわかる表現や内容を心がけることはいうまでもなく大切なことです．

質問紙法によって得られるデータの分析とは?

ここでは，質問紙を用いて調査をしたあとに必ず実施しなければならないこと，そうです，分析について考えてみましょう．

ここで紹介する質問紙で扱うデータは，量的なアプローチの研究に属する量的なデータ（＝定量的データ）です．したがって，分析は統計学的な分析手法を用います．これに対して，質的なタイプの研究に属する質的なデータ（＝定性的データ）の分析は，統計学的な分析手法を使うことはできません．また，用いる質的なタイプの研究の種類によっても，分析の仕方は異なってくるはずです．

質的なアプローチに属する研究の分析は，**第11章**から具体的に触れます．たとえば，オーソドックスな質的な分析の例では，収集したデータから共通性や差異性で分類・整理して，カテゴリー化していくような《内容分析》と呼んでいるようなもの，あるいは《グラウンデッド・セオリー・アプローチ》のように，データの収集と分析をほとんど分けがたく同時に行いながら，継続的に設定したテーマとの間で比較分析をしていくようなもの，あるいは，文化人類学の領域で伝統的に用いられてきた《エスノグラフィ研究》による分析手法，また，少しむずかしいと思いますが《現象学的アプローチ》のように一定の哲学的な立場からの解釈学的な分析手法，などを解説します．

看護の領域で使用されているこれらの質的なデータの分析については，いまだ模索段階にあると考えられます．その研究者が設定する研究テーマしだいで，どのような方法を用いることが研究疑問に答えていくために適しているだろうかという研究デザインを決めるときに，質的なデータの分析の方法についてもおのずと考えていくことになるでしょう．

それでは，質問紙によって得られるデータの分析に統計学的な分析手法を用いる場合，質問紙にはどんなことが必要とされるかについて解説していきましょう．

データ収集を実施する前に知っておくべきこと

質問紙のモデルの紹介

ここからの解説をわかりやすくするために，質問紙のモデルを1つあげます．このモデルは，筆者らの研究で用いたものです（図9－1，図9－2，図9－4～図9－8参照）．

質問紙の内容には，調査対象者のデモグラフィック変数（人口学的な変数）を問いかける部分，これをフェイス・シート（Face Sheet）と呼ぶこともありますが，この部分が含まれるはずです．もっとも，質問紙には表紙部分があり（図9－1），この表紙には，当該調査の主旨や目的，回答方法（たとえば無記名方式であるとか，記入に要する時間とか），研究の倫理的な配慮についてわかりやすく説明した内容を含めます．さらに表紙には集計するときのために，ナンバリングをするための欄を設けておく必要があります．質問紙の配布や回収を郵送方式で行うような場合は，回収の手続きについて説明を加えていくことが大切です．どちらにしても調査対象者の立場に立ってていねいに，しかも簡潔明瞭に説明することが大切です．

デモグラフィック変数および研究に関連する基礎的な変数に含める変数を何にするかということにも合理的な根拠が必要です．デモグラフィックな変数として，年齢や性別などはあがってくると考えられますが，研究目的との関連で，フェイス・シートにどのような変数を含めるべきかを考慮して決定する必要があります．ときには関連文献の検討結果も用いて，ここに含める変数を決めていくのです．

それでは，具体的に紹介しましょう（図 9－2 参照）．

I.D.NO. 001

アンケート調査用紙

この調査はご自宅で病人の介護をされているご家族の方々に対して行っているものです．

調査の目的は，病人の介護をするなかでご家族が出くわしていらっしゃる問題を知ることによって，医療従事者の援助のしかたを検討することです．

お忙しいところ誠に恐縮ですが，ぜひともご協力いただきますようよろしくお願いいたします．

皆様の介護のありのままの状況を知ることが私たち医療に携わる者にとってかけがえのない助けになると考えております．

調査内容の簡単な説明

この調査用紙へのご記入は，ご家族のなかでも病人の介護にいちばん多く携わっている方に直接お願いするものです．

この調査にご回答いただくために約 30 分の時間がかかります．

回答は無記名で結構です（したがって，封筒の差出人の記入も不要です）．

皆様からいただいた回答は，調査者以外が目を通すことはありません．お答えの秘密は厳重に守ることをお誓い致します．

● ご不明の点や意見などがございましたら，下記までご連絡くださいませ．

調査責任者　○○○○○○○○○○　黒田裕子（くろだゆうこ）

連絡先

〒 XXXXXXXXXXXXXXXXXXXXXXXXXXXXXXXXX

TEL △△－△△△△－△△△△（代表）　FAX △△－△△△△－△△△△

図 9－1　アンケート調査用紙の表紙

● お手数ですが，調査に入る前に以下のご記入をお願いいたします．お答えは特別に指示しているところ以外は，1つだけ選んでいただき，その番号を○印で囲んでください．

1. あなたの年齢は……
満 78 歳（ここは数字をご記入下さい）

2. あなたの性別は……（1）男　2）女

3. あなたの現在の婚姻状況は……
1）未婚（2）既婚　3）死別　4）離婚　5）別居　6）その他（　　　　）

4. あなたと病人との関係は……
（1）配偶者　2）実父母　3）配偶者の父母　4）子ども　5）祖父母
6）兄弟姉妹　7）親戚　8）友人，隣人　9）その他（　　　　）

5. あなたの職業は……
1）会社員　2）公務員　3）自営業　4）技術職　5）主婦　6）パートタイム
7）学生（8）無職　9）その他（　　　　）

6. あなたの住居形態は……
以下のAとBの両方ともチェックをお願いいたします
A．種類……（1）一戸建て　2）アパート　3）マンション　4）団地
5）社宅　6）寮　7）その他
B．形式……（1）持ち家　2）賃貸　3）その他

7. あなたの最終学歴は……
1）中学校　2）高等学校　3）専門学校　4）短大　5）大学　6）大学院
7）尋常小学校（8）旧制中学　9）高等女学校　10）その他（　　　　）

8. あなたが生計をともにしている
ご家族の年収は……
約 350 万円（税込み）
（ここは数字をご記入下さい）

9. あなたがここ1か月で自由に使ったお金（おこづかい）は……
1）3万円以下（2）3〜5万円　3）5〜7万円　4）7〜10万円
5）10〜15万円　6）15万円以上　7）その他（　　　　）

10. 病人の年齢は……
満 72 歳（ここは数字をご記入下さい）

11. 病人の性別は……1）男（2）女

12. 病人の介護をし始めてから，何年くらい経過しましたか……
約 8 年
（ここは数字をご記入下さい）

13. 1日の介護に要する時間は……
約 12 時間くらい
（ここは数字をご記入下さい）

14. 介護内容についてお伺いいたします．以下にあげた項目のなかであなたが実施されている項目があれば，すべて選んでその番号を○印で囲んでください（お答えはいくつ選んでも結構です）．
（1）身体を拭く（2）体位を変える　3）飲食物の世話（4）排泄の世話　5）吸引
6）車椅子やベッドなどへの移動　7）気管切開部の皮膚の世話　8）いろいろな消毒
9）経管栄養の世話（10）入浴の世話　11）その他　具体的にご記入ください

図9-2　デモグラフィック変数および研究に関連する基礎的な変数の例証

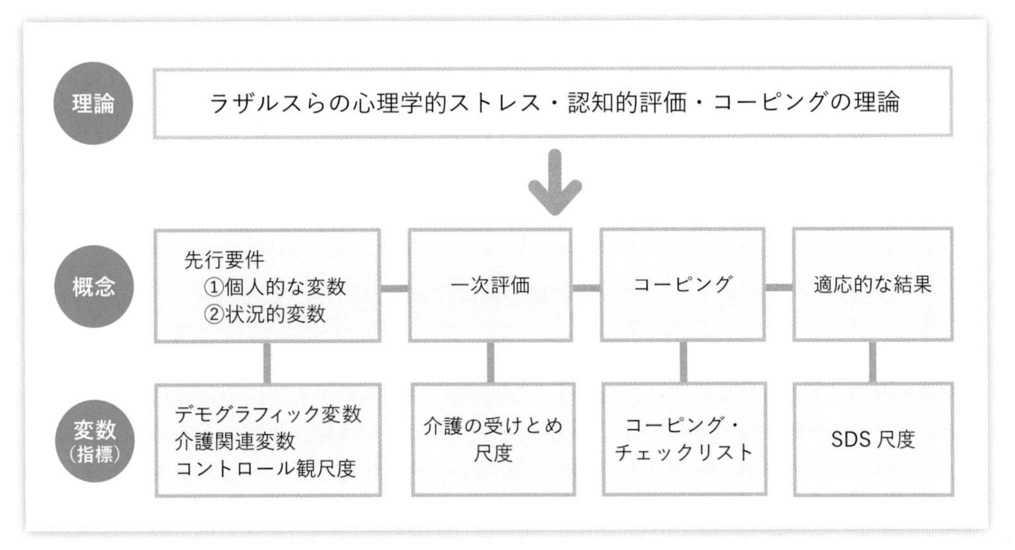

図 9－3　モデル例のサブストラクション

筆者らの研究テーマは，『脳卒中患者の在宅介護者としての家族のストレス認知とコーピングの関係』に関する研究というものです（藤崎ら，1994）．この研究のサブストラクション❶は図 9－3 に示したとおりです．

調査の対象者は家族です．さらにこの家族というのは在宅療養を行っている脳卒中の患者さんにとっての介護者であり，重要他者 1 名を指しています．

図 9－2 のデモグラフィック変数（人口学的な変数）には，調査対象者である家族の特定状況を考慮し，しかも，この研究では家族のストレス認知とコーピングに関係があると考えられる変数については，事前に文献などで調べて含めておく必要があります．ここでは，家族の年齢，性別，さらに患者さんとの関係，学歴，経済状態，患者さんおよび介護に関する内容も含めました．

以上，デモグラフィック変数および研究に関連する基礎的な変数として含める必要がある変数❷をみてきましたが，これらの変数が実はいくつかの種類に分けられる点をお気づきでしょうか．さらに，変数の種類について理解していなければ，この先の分析には到底行けません．実際のところ，質問紙を作成するためにも必要な知識です．ここで，分析対象となる変数の種類について説明しておきます．

---

❶
サブストラクション（substruction）とは，理論と研究の方法論をクリティークする際の 1 つの方略として，Dulock らによって紹介されているものです（Dulock／操，近藤，1993）．私たちが量的な研究の構造を明らかにする際に役立つと考えています．量的な研究では，変数化の作業が必ずなされているので，どの概念がどのような変数になって処理されているのかを，見極めることが大切です．とりわけ，看護研究の場合は，心理社会的，行動的な概念が変数化されていることが多いので，サブストラクションによって構造化することでみえてきます．当該研究で研究者が構築している〈研究の概念枠組み〉から使用されている理論を明らかにし，そのうえで，研究のなかで使用されている概念を明らかにします．さらに，それらの概念がどのように変数化，つまり，どのように操作化されたうえで，測定されているのか，指標はいったい何かなどを明らかにするのです．
❷
変数（variable）：対象によって値がいろいろと変わるものを変数という（髙木，2009）．

量的なデータの分析対象となる変数の種類

量的なデータの分析対象となる変数には４つの種類があります．その４つとは，①名義尺度，②順序尺度（あるいは，序列尺度），③間隔尺度，④比尺度です（髙木，1984）．

まず名義尺度とは，もともと数値で表すことのできないような“質”を反映しているようなデータを指しています．

図９−２のなかでいえば，「2．性別」「3．婚姻状況」「4．関係」「5．職業」「6．住居形態」「7．最終学歴」「11．病人の性別」「14．介護内容」があがります．これらの問いに対して，回答者は数値でチェックするわけです．たとえば，「2．あなたの性別は……」で，男性の回答者は１をチェックし，女性は２をチェックするわけです．もっといえば，男性が２でも女性が１でもよいわけです．つまり，この１や２という数値には意味がないわけです．これら１や２というのは便宜的に置き換えて決めたのであって，本来意味がないものなのです．知りたいのは，回答者が男性か女性かという点です．カテゴリー化するための変数です，という意味で，この種類の変数を以下の分析の説明では，カテゴリアルな変数と呼ぶことにします．

次は順序尺度です．残念ながら，順序尺度は図９−２のなかには含まれていないので，別の例をみてください（表９−２）．これは４名の英語のテスト点とその順位を表したものです．成績順位の欄に４名のテスト得点の順位を１〜４位まで書いてあります．この１〜４の数値を順序尺度といいます．この順序尺度は，それ自体の意味があるわけではなく，もともとの４名のテスト得点の相対的な評価や優劣を決めるために便宜的に割り当てた数値です．つまり，この順序尺度は順位や優劣だけをみようとしているのであって，たとえば１位と２位のあいだおよび２位と３位のあいだの順位間の差の意味を取り扱うことはできないのです．なぜならば，この例をみてもわかるように，得点の差が等しいわけではありません．

さて，次に間隔尺度についてです．まず，図９−４〜図９−７をみてください．これは，問いかけの項目に対する回答方法を，順位間の差を等しい大きさに設定した（と考えてつくられた）ものです．ここであげた図９−４の例は５段階評定で，図９−５〜図９−７では４段階評定で回答を求めています．こうした尺度はリッカートスケールと呼ばれ，一見すると順序尺度のようにもみえますが，等間隔であることや複数の項目の合計点が用いられるという意味で，心理学領域などでは間隔尺度と考えてよいとされています．等間隔であるような日本語表現とする点については，慎重に考えなければなりません．一般的には，数値の差に意味はあるが絶対的な

表９−２　順序尺度の一例

英語のテスト点		成績順位
鈴木さん	86点	2位
田中さん	69点	4位
山田さん	94点	1位
斎藤さん	73点	3位

あなたは，現在あなた自身が置かれた状況をどのように思っていますか．下記に示した①②③の項目についてお答えください．お答えは，右の5～1のなかから，いちばん近いと思われるものを1つだけ選んで，その番号を○印で囲んでください．

	常にそう思う	まあまあそう思う	どちらかといえばそう思う	あまりそうは思わない	全くそうは思わない
①介護が負担である	5	4	3	2	1
②介護が楽しい	5	4	3	2	1
③介護は勉強になる	5	4	3	2	1

図9－4　介護の受けとめ尺度

次のすべての問いに，右に示した［そう思う］［ややそう思う］［ややそう思わない］［そう思わない］の4つのなかからいずれ1つを選んで番号に○印をつけてお答えください．問いには漏れなくお答えいただければ幸いです．

	そう思う	ややそう思う	ややそう思わない	そう思わない
1. あなたは何でも成りゆきにまかせるのがいちばんだと思いますか	4	3	2	1
2. あなたは努力すれば立派な人間になれると思いますか	4	3	2	1
3. あなたは一生懸命話せば誰にでもわかってもらえると思いますか	4	3	2	1
4. あなたは自分の人生を自分自身で決定していると思いますか	4	3	2	1
5. あなたの人生は運命によって決められていると思いますか	4	3	2	1
6. あなたが幸福になるか不幸になるかは偶然によって決まると思いますか	4	3	2	1
7. あなたは自分の身に起こることは自分のおかれている環境によって決定されていると思いますか	4	3	2	1
8. あなたはどんなに努力しても友人の本当の気持ちを理解することはできないと思いますか	4	3	2	1
9. あなたの人生はギャンブルのようなものだと思いますか	4	3	2	1
10. あなたが将来何になるかについて考えることは役に立つと思いますか	4	3	2	1
11. あなたは努力すればどんなことでも自分の力でできると思いますか	4	3	2	1
12. あなたは，たいていの場合自分自身で決断したほうがよい結果を生むと思いますか	4	3	2	1
13. あなたが幸福になるか不幸になるかはあなたの努力しだいだと思いますか	4	3	2	1
14. あなたは自分の一生を思い通りに生きることができると思いますか	4	3	2	1
15. あなたの将来は運やチャンスによって決ると思いますか	4	3	2	1
16. あなたは自分の身に起こることを自分の力ではどうすることもできないと思いますか	4	3	2	1
17. あなたは努力すれば誰とでも友人になれると思いますか	4	3	2	1
18. あなたが努力するかどうかと，あなたが成功するかどうかはあまり関係がないと思いますか	4	3	2	1

Wallston, K.A., & Wallston, B.S. (1978). Development of the Multidimensional Health Locus of Control (MHLC) Scales. *Health Education Monographs*, 6 (2). および，鎌原雅彦ほか (1982). Locus of Control 尺度の作成と信頼性，妥当性の検討. *教育心理学研究*. 15 (4), 302-307. を参考に筆者作成

図9－5　コントロール観尺度（Locus of Control Scale）

次のすべての問いについて，もっとも適当なところに○印をつけてください．

例：手足がしびれる	例：いいえ，(ときに,) たいてい，いつも
1. 気分が沈んでゆううつだ	1. いいえ，ときに，たいてい，いつも
2. 朝方がいちばん気分がよい	2. いいえ，ときに，たいてい，いつも
3. 泣いたり泣きたくなったりする	3. いいえ，ときに，たいてい，いつも
4. 夜よく眠れない	4. いいえ，ときに，たいてい，いつも
5. 食欲は普通にある	5. いいえ，ときに，たいてい，いつも
6. 異性に関心がある	6. ない，すこし，かなり，おおいに
7. やせてきた	7. いいえ，すこし，かなり，たいへん
8. 便秘する（通じがない）	8. いいえ，ときに，たいてい，いつも
9. 心臓がどきどきする	9. いいえ，ときに，たいてい，いつも
10. 疲れやすい	10. いいえ，ときに，たいてい，いつも
11. 考えはよくまとまる	11. いいえ，ときに，たいてい，いつも
12. 何事もたやすくできる	12. いいえ，ときに，たいてい，いつも
13. 落ち着かず，じっとしていられない	13. いいえ，ときに，たいてい，いつも
14. 将来に希望がある	14. ない，すこし，かなり，おおいに
15. 気分はいつもに比べてイライラする	15. いいえ，すこし，かなり，たいへん
16. 気楽に決心できる	16. いいえ，ときに，たいてい，いつも
17. 自分は役に立つ，必要な人間だと思う	17. いいえ，すこし，かなり，おおいに
18. 自分の人生は充実している	18. いいえ，すこし，かなり，たいへん
19. 自分が死んだほうが他の者にとってよいと思う	19. いいえ，ときに，たいてい，いつも
20. 日常生活に満足している	20. いいえ，すこし，かなり，おおいに

Zung, W. W. K. (1965). A Self-Rating Depression Scale. *Arch Gen Psychiat*, 12 (1)：63～70. より筆者ら訳.
および，新野直明. (1988). 老人を対象とした場合の自己評価式抑うつ尺度の信頼性と妥当性. *日本公衆衛生学会誌*, 35 (4)：201-203. を参考に筆者作成

図9－6　自己評価式抑うつ傾向尺度（SDS：State of Depressive Scale）

ゼロ点をもたない，つまり加算や減算はできる変数ということになります．

最後に，比尺度をみていきましょう．比尺度は数値自体に意味があるものをいいます．たとえば，図9－2のなかに含まれている変数に，「1. 年齢」「8. 年収」「10. 病人の年齢」「12. 介護年数」「13. 1日の介護時間」があります．これらの変数は，すべて絶対ゼロ点を有していて，そのゼロ点との差によって意味をなす変数といえます．比尺度は，測定の起点としてのゼロ点に絶対的な意味をもった変数です．

これら4つの変数の違いについてご理解いただけたでしょうか．これらの4つの変数の意味を要約したものが図9－8です．データを分析するにあたっては，扱う変数の種類によってその手法の範囲が限定されたり広がったりするのです．

● 最近，自分が体験したもっとも苦しい，嫌な，困った出来事（状況）を記入してください．

● 下の項目を読んで，［上に書いた困った出来事（状況）］にあなたが出くわしたときに，あなたは下の項目に書いてあるような対応，（対処）をどの程度行ったかをお答えください．お答えは，0，1，2，3の数字から1つ選んでください．すべての項目にもれなくお答えくださいますようにお願いいたします．

項目	全く行わなかった	ほんの少し行った	ある程度行った	かなりの程度行った
1. 次にやるべきことばかり考えていた	0	1	2	3
2. 問題をよく知ろうといろいろ調べた	0	1	2	3
3. 気をまぎらわそうと仕事や何かほかのことをしたりした	0	1	2	3
4. いずれは事態が変わるだろうと，何もしないで時の経つのを待っていた	0	1	2	3
5. 少しでも状況をよくしようと働きかけたり，妥協したりした	0	1	2	3
6. うまくいくとは思えなかったが，何もしないよりはとりあえず何かしようと努力した	0	1	2	3
7. 当事者の気持ちを何とかしてくれる人を探した	0	1	2	3
8. 状況をもっとよくつかもうとほかの人と話し合った	0	1	2	3
9. 自分を責めたり，言い聞かせたりした	0	1	2	3
10. 自分が追いつめられないよう，問題をある程度そのままにしておくようにした	0	1	2	3
11. 奇跡が起こることを望んだ	0	1	2	3
12. ついてないことも時にはあるのだと思い，運を天に任せた	0	1	2	3
13. 何も起こらなかったかのようにふるまった	0	1	2	3
14. 自分の感情をあまり外に出さないように努めた	0	1	2	3
15. どんな不幸のなかにも明るい面があることを信じて，物事のよい面をみるように努めた	0	1	2	3
16. いつもより長く眠った	0	1	2	3
17. 問題を引き起こした人たちに怒りをぶつけた	0	1	2	3
18. 他の人からの同情や理解を受け入れた	0	1	2	3
19. 少しでも気が楽になるようなことを自分に言い聞かせた	0	1	2	3
20. 何か，生産的なことをしようという気になった	0	1	2	3
21. すべて忘れてしまおうとした	0	1	2	3
22. 専門家の援助を受けた	0	1	2	3
23. 人間として，いい意味で変わり，成長した	0	1	2	3
24. どんなことが起こるか確かめてから，対策を講じようとした	0	1	2	3
25. あやまったり，とりつくろったりした	0	1	2	3
26. 行動の計画を立てて，それを実行した	0	1	2	3
27. やりたいことがあったが，次善の策で我慢した	0	1	2	3
28. 何とかして気分を発散させた	0	1	2	3
29. 自分自身が問題を引き起こしていたと悟った	0	1	2	3
30. よい経験をしたと思った	0	1	2	3
31. その問題について具体的に何かできる人に相談した	0	1	2	3
32. しばらくの間，そのことを忘れて休暇をとったり，いつもとは違うことをしてみた	0	1	2	3

（つづく）

図9-7 コーピング様式尺度〔コーピング・チェックリスト（WCC:Ways of Coping Check List）〕

	全く行わなかった	ほんの少し行った	ある程度行った	かなりの程度行った
33. おいしいものを食べたり，お酒を飲んだり，タバコを吸ったり……とにかく，気分をよくするように努めた	0	1	2	3
34. いちかばちかやってみたり，非常に危ないこともやってみたりした	0	1	2	3
35. 軽率な行動をとったり，勘だけに頼らないようにした	0	1	2	3
36. 新しい信念をもつようになった	0	1	2	3
37. プライドを保ち，強気の姿勢をとった	0	1	2	3
38. 人生で何が大切かを再発見した	0	1	2	3
39. 物事がうまくいくように方法を変えてみた	0	1	2	3
40. 人と一緒にいることをなるべく避けるようにした	0	1	2	3
41. 自分自身が傷つかないように，あまり考え込まないようにした	0	1	2	3
42. 信頼している友人や知人に助言を求めた	0	1	2	3
43. 苦しんでいることを他人に気づかれないようにした	0	1	2	3
44. 状況を楽観的にみようとあまり深刻に考えないようにした	0	1	2	3
45. 自分がどう感じているかを誰かに話した	0	1	2	3
46. 一歩もひかずに自分の思いを通そうとした	0	1	2	3
47. 他人にあたり散らした	0	1	2	3
48. 以前にも同じような出来事があったので，その経験に頼った	0	1	2	3
49. 自分が何をするべきかわかったので，うまくいくようにさらに努力を重ねた	0	1	2	3
50. こんなことが起こったということを信じないようにした	0	1	2	3
51. 次はこうはならない，今回かぎりだと自分に言い聞かせた	0	1	2	3
52. その問題についての解決策をいくつか考え出してみた	0	1	2	3
53. なすすべがなかったので，状況をありのまま受け入れた	0	1	2	3
54. ほかのことにあまり干渉しないよう，自分の感情を抑えた	0	1	2	3
55. 実際に起こったことや自分が感じたことを変えられたらと願った	0	1	2	3
56. 自分自身の何かを変えてみた	0	1	2	3
57. いま自分がおかれている状況よりも，よい状況を思い浮かべた	0	1	2	3
58. こんなことがなければいいのにとか，早く過ぎ去ってほしいと思った	0	1	2	3
59. 事態が好転することをひたすら願い，空想した	0	1	2	3
60. ひたすら祈った	0	1	2	3
61. 最悪の事態に備えた	0	1	2	3
62. 自分が言うべきこと，なすべきことをいろいろ考えてみた	0	1	2	3
63. 自分が尊敬する人だったらどうするかを考え，それを参考にした	0	1	2	3
64. 物事を客観的に見るよう努めた	0	1	2	3
65. いまの状況がどれほどまでにひどいかを改めて考えてみた	0	1	2	3
66. ジョギングや運動をした	0	1	2	3
67. 上記の 1～66 の項目のどれとも違うことをした	0	1	2	3

⬆ここの回答が［0］以外の人は，それはどのようなことだったか，下の欄に具体的に書いてください

アンケート調査のご協力ありがとうございました．感謝いたします

Lazarus, R.S, & Folkman, S. (1984). *Stress, Appraisal and Coping*. pp.328-333, Springer Publishing. より筆者ら訳

図 9－7 （つづき）

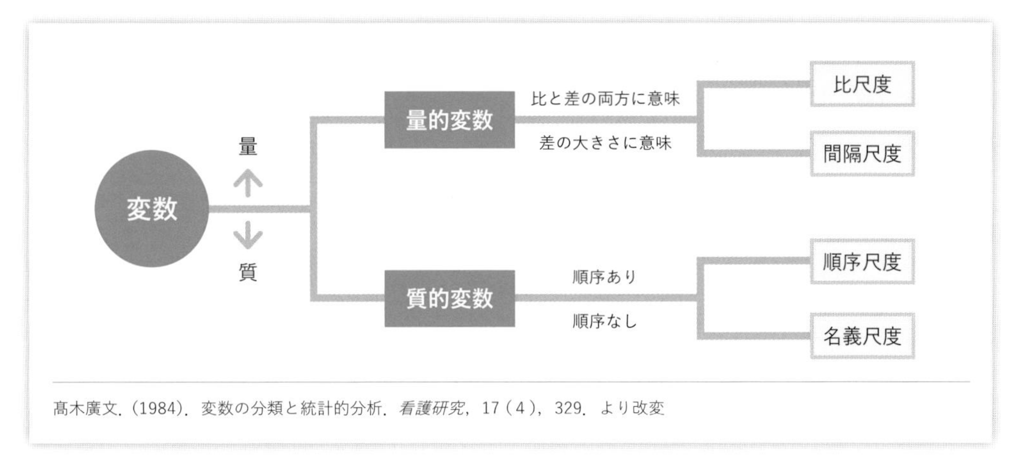

図9－8　4つの変数の種類

分析にたどりつけるまでの質問紙配布と回収にあたって注意するべきこと

さて，質問紙によるデータ収集のためには，当該調査の条件を満たす調査対象者に質問紙を配布し，さらに回収もしなければなりません．どのような配布や回収法をとるのかによっても，回収率や有効回答率は変動することでしょう．一般的に郵送法では，配布した対象者の50％程度しか回収されないといわれています．研究者自身が直接対象者に会って，十分な説明をしたうえで，配布したり，また，直接回収をするような場合は，郵送法に比して，回収率や有効回答率も高まるといえます．しかしながら，予定する対象者の総数が多い場合などでは，このような直接配布や回収はむずかしいことになります．

一方，対象者に質問紙調査への協力を求める場合，忘れてはならないことがあります．インフォームド・コンセントです．つまり，研究者が調査に関する十分な説明を対象者に実施したうえで，質問紙調査の承諾の有無に関して，自由に選択できる権利を対象者主体において行うということです．強引に質問紙に回答を得たりすることは，たとえ相手が同僚であるナースであっても禁物です．倫理的な配慮を研究プロセスで一貫してもちあわせていることは重要なことです．こうした倫理的な問題については，**第3章**で解説しているので改めて確認しましょう．

文献

- Dulock, M.L., & Holzemer, W.L./ 操華子，近藤潤子．(1993/1993)．サブストラクション―理論から方法をよりよく導くために．*看護研究*，26 (5)，455-461．
- 藤崎和彦，他．(1994)．在宅介護者としての家族のストレス認知コーピング―在宅脳卒中患者の家族介護者に焦点を当てて．*第9回日本保健医療行動科学会抄録集*．
- 鎌原雅彦，樋口一辰，清水直治．(1982)．Locus of Control　尺度の作成と，信頼性，妥当性の検討．*教育心理学研究*，30 (4)，302-307．
- Lazarus, R.S., & Folkman, S. (1984) . *Stress, Appraisal and Coping*. pp.328-333, New York, NY:

Springer Publishing.
- 新野直明．(1988)．老人を対象とした場合の自己評価式抑うつ尺度の信頼性と妥当性．*日本公衆衛生学会誌*，35 (4)，201-203.
- 高木廣文．(1984)．変数の分類と統計的分析．*看護研究*，17 (4)，329.
- 高木廣文．(2009)．*ナースのための統計学(第2版)*．p.17，東京：医学書院.
- Wallston, K.A., & Wallston, B.S. (1978) . Development of the multidimensional health locus of control (MHLC) scales. *Health Education Monographs*, 6 (2) , 160-170.
- Zung, W.W.K. (1965) . A self-rating depression scale. *Archives General Psychiatry*, 12 (1) , 63-70.

第10章

質問紙を自分で作成する

- 研究例の紹介
  ——筆者の研究から
- 質問紙を開発する場合，開発しない場合の手続き
- 質問紙の作成
  ——病気をもちながらの生活管理の場合

さて，**第9章**「データ収集の方法としての質問紙法」では，主として既存の質問紙を使用した場合で解説してきました．つまり，既存の質問紙とは，コントロール観尺度（図9−5，149頁），自己評価式抑うつ傾向尺度：SDS（図9−6，150頁），コーピング様式尺度：WCC（図9−7，151頁）です．

これらの質問紙（尺度）は，過去に特定の研究者によって作成されたものです．これらを研究で使用しようとする際には，「自由に使ってよい」というただし書きがないような場合は，作成した研究者の承諾が必ず必要です．許可を取らないで使用するようなことはあってはならないのです．これも研究者としての当然の倫理です．

自分たちがどのような研究テーマや目的で研究しようとしているのかによって，過去にすでに作成された既存の質問紙を使ってもよいような場合も当然あるかと思います．ところが，いくら文献を検索しても，これという質問紙がない場合は困ってしまいます．そのような場合には，自分たちで質問紙を作成するようなことも可能です．

本章では，質問紙を自分で作成する場合を想定し解説していきます．具体的な例を用いて，以下に解説していきましょう．ここでの例は，筆者自身が実施した研究です．

研究例の紹介──筆者の研究から

筆者は，「虚血性心疾患をもちながら社会生活をしている病者のQuality of Life（以下QOLと略す）の実態はいったいどのようなものだろうか？」という研究疑問をとりあげて研究しました（黒田，1991a）．つまり，実態探究型の記述的な研究デザインを用いて，研究しようと挑みました．これは研究の段階でいえば，初歩的な段階の研究です．筆者が特定するような対象者（虚血性心疾患をもちながら社会生活をしている病者）のQOLが，いったいどのようなものであるかがみえていない段階です．この研究テーマであれば，「この段階の研究をしなければならないのでは」と考えたわけです．ですから，このような研究疑問を設定したわけです．

目的は，対象者のQOLがどのようなものかを探ることです．もちろん，既存の文献のなかに患者さんのQOLに関する研究を多くみつけることができました．たとえば，医学領域の研究では，とりわけ，「がんの末期患者さんのQOL」や「心筋梗塞の患者さんのQOL」，あるいは「人工透析をしている患者さんのQOL」などがありました．しかし，看護の領域のなかには，これといったQOL研究をみつけることができませんでした．つまり，研究しようとしているテーマのなかの主要概念（変数）と類似の研究がすでに過去に数多く報告されていたとしても，自分が行おうとしている視点とは異なっていました．このように，主要概念（変数）の扱い方が違うと考えられた場合は，まったく白紙の状態からスタートしてもよいと考えます．したがって，おのずと記述的な研究デザインをとることになるでしょう．

そうしたわけで，「虚血性心疾患をもちながら社会生活をしている病者のQOL」をいままでの研究にみられないような筆者流の看護的な視点でとらえようとしました．もちろん，既存の文献を数多く参考にしました．そして，記述的な研究デザインという研究方法の青写真にのっとって，それも量的なアプローチで，特定対象者のQOLの傾向を探ろうとしました．量的なアプローチをとろうとするかぎり，一定の研究の概念枠組みが必要となります．

筆者の場合は，「虚血性心疾患をもちながら社会生活をしている病者のQOL」を概念的にどのように考えるのか，ということです．その考え方に基づいた測定をめざすのです．研究の概念枠組みを考えるために，既存のQOLに関する著書類を多く読みあさりました．その結果，図10－1に示したような研究の概念枠組みを設定しました．

筆者の場合の主要な概念は，病者の特定状況を「虚血性心疾患をもちながら社会生活をしている病者」と定めているので，この場合は，《慢性の虚血性心疾患患者》，そして《QOL》の2つということになります．これら2つの主要概念を量的なアプローチで測定しようとしているわけですから，これらを変数化する必要があります．

まず，最初の変数である慢性の虚血性心疾患患者を変数化するために，これをどのように定めておくかといった操作的定義が必要です．これを考えるための演繹的推論過程に，A.L. Straussの理論を参考にしました．つまり，A.L. Straussは，社会生活をしている慢性疾患患者が日常生活で出会う主なる問題を8つ掲げています（図10－2）．

次にQOLのほうです．これについては，社会学や経済学の領域，そして保健医療の領域で定められている定義や，すでに研究されているものを演繹的推論過程に使いました．また，看護特有の視点を操作的な定義のなかに含めるために，看護理論家であるV. Hendersonの説く人間の基本的な日常生活活動の14項目の内容を参考にしました（図10－3）．

以上の作業によって，表10－1に示したような変数化を行いました．

さて，演繹的な推論過程のみを頼りに，操作的定義や変数化を行うのでは不十分です．なぜなら，それらの定義内容は本当に現実を反映させたものであるかどうかがわからないからです．現実はおそらく理論とは同じではありません．理論は1つのモデルであって，モデルどおりの現実は存在しないのです．そこで，この段階で帰納的な推論も加える必要があります．筆者の場合は，慢性の虚血性心疾患患者のQOL，つまり日々の社会生活の現実をこの段階である程度知っておく必要があります．

予備的に実際の患者さんのQOLの実態を知り，このあとの質問紙によるデータ収集（本調査）に生かすために，予備調査を行いました．この結果を質問紙に反映させるのです．

研究例の紹介が長くなってしまいましたが，以下は質問紙の作成に焦点を当てて，説明していきます．先述の表10－1のすべてを質問紙の内容に含めたわけですが，ここでは①の《病気をもちながらの生活管理》に焦点を当てて，どのような質問紙を作成したのかの経緯を説明します．

本研究では，慢性の虚血性心疾患をもち，外来通院をしている男性の病者を生活者ととらえ（以下は病者という表現ではなく，本研究の主旨により生活者と表現する），生活者のQOLの様相と諸様相の関係を図に示すようにとらえる．

すなわち図のAは，生活者のQOLをとらえるための多側面的な指標（indicators）を表している．図のBは，生活者の全体的なQOLをとらえる指標を表している．これらA，Bの意味内容をふまえ，Aを「生活者のQOLの要素的指標」と呼び，Bを「生活者のQOLの統合的指標」と呼ぶ．

さらに，Aで示す多側面的な指標は，Bの全体的な指標に最終的には集約されるという関係をもつ（この関係を矢印のZで表している）．

一方，生活者のQOLはデモグラフィックな変数に必然的に影響を受けることになる．図中のCはデモグラフィックな変数を表している．以下，これに沿って図中に示したおのおのの要素，あるいは指標を以下のように定義する．

● 慢性の虚血性心疾患をもち，外来通院をしている生活者

狭心症あるいは心筋梗塞症のために，冠状動脈の器質的ないし機能的狭窄による心筋循環障害を基盤とする心筋虚血を起こし，特有の胸痛発作などの臨床症状や，心筋障害所見を呈したために，内科的かつ外科的治療を受け，急性期を脱し，半年以上を経過し，発病前と同様のあるいは発病前とは変化した日常生活へと，家庭復帰あるいは社会復帰をしている者を指す．なお，この生活者には永続的に程度の差はあれ，環境障害が残余している．

この障害は，不可逆的な病理的変化に起因している．そのために狭心症（Angina Pectoris）を主症状とする．具体的には，心臓の圧迫感（Pressure），締めつけられる（Constricting），痛む（Aching），きつく締めつけられる（Tightness），息が詰まる（Choking），突き刺すような（Sticking），やけるような（Burning）などの症状を有する．また，これらの症状に伴う不安感，息切れ，しびれ，胸やけ，不整脈，呼吸困難，胃腸症状などもある．

これら症状の発現時間や時期，程度には個人差があるが，生活者は生涯にわたって薬剤（主として抗凝血剤）の半永久的な服用を中心とした療養法の実施を強いられる．このために，医療施設外来あるいはリハビリテーション施設への定期的な通院というかたちでこれを実施する．このように慢性的に長期間を経過する病気をもつ人々の実態は，むしろ外来通院をしている人によくみられると考えて，本研究の対象者を選択する基準とした．

● QOLの構成

QOLは生活者の意識的，心理的，主観的な生活評価であるが．これは大きくは要素的指標と統合的指標からなる．

QOLの要素的指標は，①病気をもちながらの生活管理（Daily Life Control in Living with Chronic Ischemic Heart Disease），② Sexualityによって構成されている．なお，このSexualityは，性的な自己感（Sexual Self-Concept），性役割（Gender Role），夫婦の関係性（Marital Relation），社会的な支援ネットワーク（Social Support Network）の4つの構成要素を含む．

QOLの統合的指標は，①人生満足度（Life Satisfaction），②自尊感情（Self Esteem），　③心理的な安寧状態（Psychological Well-Being）からなる．（※以下，誌面の関係上省略します）

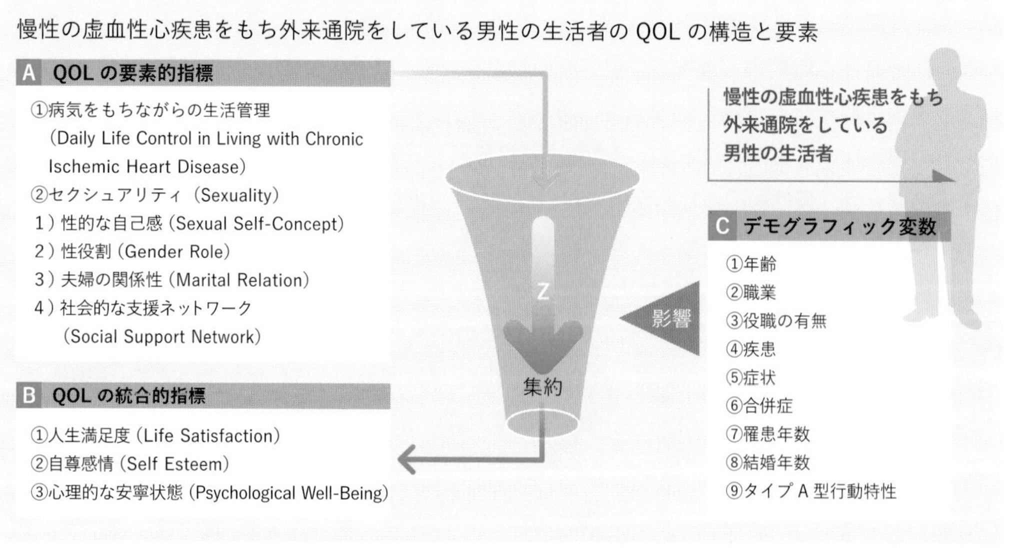

図10－1　筆者の研究の概念枠組み

1. 医学的危機の予防，およびいったん発生すればその管理
2. 症状の管理
3. 処方された療養法を実践すること，およびそれを実践するに当たって生じる問題の管理
4. 他の人々との付き合いが少なくなるために生じる社会的疎外の予防もしくは我慢
5. 病気の過程に生じる変化への適応
6. 他の人々との付き合いにしても，生活のありようにしても，常態化しようとする努力
7. 完全に失業したとしても，または一部失業しても，治療費や生活費を支払うための財源
8. かかわりのある人に，結婚上の，または家族的で心理的な問題に直面させること

Strauss, A.L., Cobin, J., Fagerhaugh, S., Glaser, B.G., Maines, D., Suczek, B., & Wiener, C.L./ 南裕子, 木下康仁, 野嶋佐由美.（1987/1987）. *慢性疾患を生きる―ケアとクオリティ・ライフの接点*. 東京：医学書院. p.21 より

図 10－2　A. L.Strauss による慢性疾患患者が日常生活で出会う多様な問題

1. 正常に呼吸をする
2. 必要なだけ食べたり飲んだりすること（栄養と水分の補給）
3. 体内の老廃物の排泄をする
4. 自分の望む体位へと動いたり，保持したりする（運動）
5. 睡眠と休息をとる
6. 自分にふさわしい衣服を選んで調整したり，環境を調整したりしながら，正常な範囲内に体温を保持する
7. 身体を清潔に保つ，きちんと身づくろいをする
8. 環境の危険を避ける，危害を与えるものを避ける
9. 感情，欲求，恐怖，意見を表出しながら他者とコミュニケーションをもつ
10. 達成感をもてるところで働く
11. さまざまなレクリエーション活動（余暇活動）に参加して活動する

Henderson, V.（1966）. *The nature of nursing : a definition and It's implication*. New York, NY: MacMillan. を一部改変し筆者作成

図 10－3　V. Henderson による日常生活活動の構成要素

表10－1 筆者の研究で使用した測定用具一覧

	構成要素	測定用具
QOLの要素的指標	①病気をもちながらの生活管理 ②セクシュアリティ (1) 性的な自己感 (2) 性役割 (3) 夫婦の関係性 (4) 社会的な支援ネットワーク	①本研究者が開発する ②以下の(1)～(4)を使用 (1) 本研究者が開発する (2) Spanier Dyadic Adjustment Scale (3) Bem Sex-Role Inventory (4) *(1)(2)(3)のなかに含める
QOLの統合的指標	①人生満足度 ②自尊感情 ③心理的な安寧状態	① Life Satisfaction Index+ ② Self-Esteem Index ③以下の(1)(2)を使用 (1) STAI (X-1, X-11) (2) 東邦大式うつ病自己評価質問紙
	その他 デモグラフィック変数	東海大式タイプA型行動パターン・ スクリーニング・テスト

*社会的支援ネットワークについては，(1) 性的な自己感，(2) 性役割，(3) 夫婦の関係性，の各測定用具に含ませて測定することとし，単独に測定用具は設定しない

質問紙を開発する場合，開発しない場合の手続き

研究者自らが質問紙を開発する場合の段階として，ここまででステップ1：原案作成を解説しました．

次につづく段階は，ステップ2：原案修正，ステップ3：内容妥当性の検討，ステップ4：プレテストです（図10－4）．先に述べたように，研究者自らが質問紙を開発しないで，既存（すでに開発された質問紙を用いるという意味）の質問紙を用いる場合も多いと思われます．もちろん，それがいけないといっているわけではありません．むしろ，そのような場合のほうが多いと考えられます．

というのも，研究者自らが質問紙を開発するということは非常に大変な作業だからです．厳密には3年前後かかるという文献もあります．

ただ，既存の質問紙を使用する場合は，その質問紙を作成した研究者に必ず許可を得る必要があります．無断で用いるということは研究者として「してはならないこと」です．なかには，すでに刊行されたもので，誰でも使用してよいと質問紙の使用が公に認められているものもあ

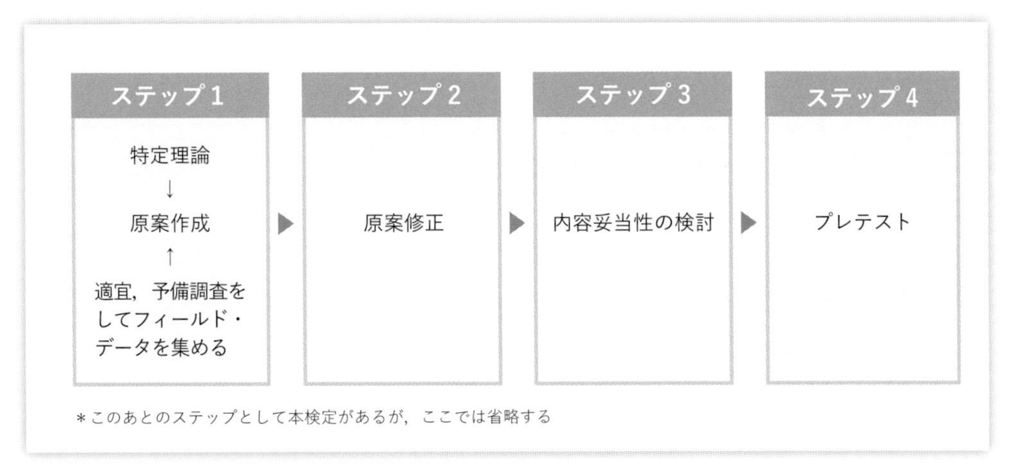

図10－4　研究者自身らが質問紙を開発していく場合のステップ

ります．質問紙自体が販売されていて，購入すれば自由に使える（もちろん，コピーして使うことはできません）ものもあります．たとえば，2015年5月に発行されたPOMS 2®（Profile of Mood States 2nd Ed.）日本語版があります（McNair & Lorr/横山，荒記，2015）．ほかにも多く，とくに心理学領域で発行されているものがあります．

このような質問紙は別としても，たとえ外国の研究者が開発していて雑誌に掲載されているような場合でも，研究者宛に手紙を書いて必ず研究者本人の許可を得るという手段をとることを守りましょう．

では，大変な作業ではありますが，ここから研究者自らが質問紙を開発するというステップのつづきを以下に解説していきたいと思います．

質問紙の作成——病気をもちながらの生活管理の場合

病気をもちながらの生活管理を，先に説明したA.L. StraussとV. Hendersonの考え方を参考にして，さらに実際の患者さん（定期的に外来通院をしている慢性の虚血性心疾患をもった患者さん）から面接法によって得たデータを参考にして，表10－2，表10－3に示した原案をつくりました．

ステップ1：原案作成

この原案をつくるのは，なかなかやっかいな作業です．また，出発点がこの原案ですから，きわめて重要な作業だと考えます．できるかぎり原案段階で，熟慮を重ね，多くの文献を参考にして，1つひとつの項目を練り上げることが重要です．できればだれか指導者にスーパーバイズしてもらって，意見や助言を得て妥当性を高めることが大切です．

表中の左欄に示した柱のような骨組みの部分を，専門用語で下位尺度（サブ・スケール）と呼んでいます．家を建てるときのように，まずはじめに大きな柱を立ててから，あとの部分を下位尺度として立て，それからこの1つひとつの下位尺度ごとに，その立てた柱に該当するような項目を考案しながら含めていきました．

それぞれの項目のエッセンスは，予備調査で得た患者さんの生データ，あるいはQOLに関係する研究文献，さらには，筆者の頭でイメージしたことなどです．研究者のイメージはやはり，研究しようとしているような対象者の多くをどれくらいよく知っているか，みえているか，接しているか，観察しているか，などがポイントになると思います．もちろん，偏見や邪念はふりはらって，ゼロの地点からその患者さんの世界観に一緒に入っていくことが大切です．

病気をもちながらの生活管理をしているのは，患者さん自身です．私たちナースからみた視点ではなく，あくまでも患者さんの視点です．表10－2，表10－3をもう一度みてください．下位尺度は，A.L. Straussを基礎にした8下位尺度（68項目）およびV. Hendersonを基礎にした11下位尺度（56項目）の合計19下位尺度で，項目数は124項目です．

ステップ2：原案修正

この表10－2，表10－3をよくみて，たとえば概念的に統合できるような下位尺度や項目，さらに表現上の問題などがないか，原案の修正を机上で行います．この作業はひたすら頭脳労働です．

筆者の場合は，先の19下位尺度124項目が非常に多く整理できると考え，下位尺度間の関係を考えながら，下位尺度のカテゴリー化を行い，交通整理を試みました．それが表10－4です（項目は割愛させていただきます）．項目の合計の数はこの修正の段階で先の124項目から119項目へと整理し，項目の意味合いの重複を考慮して5項目減らしました．

119項目の項目については，この段階で表現や意味合いをわかりやすくシンプルにして修正を加えました．なぜならば，1つの項目に1つ以上の意味合いが含まれていると，回答者はその項目にどのように答えてよいかわからなくなってしまいます．結果的に信頼のおける回答が得られなくなって，得られた結果の妥当性が問われることになってきます．

たとえば，筆者のQOLの質問上の例でいえば，

「天候によっては，傷口が痛んだり，かゆくなったりすることがある」

という項目の場合，「痛んだり」と「かゆくなったりする」の2つの内容が該当する回答者と，どちらか一方だけ該当する回答者がいます．そうなると，回答者はこの項目に対して，どのように回答してよいものかわからなくなってしまって，結局ここは無回答になってしまったり，いい加減な回答をしてしまったりすることもあります．こういう点も最大限に考慮に入れて，内容妥当性の検討の前の段階で項目を修正して臨みます．

表 10－2 「病気をもちながらの生活管理」の質問紙原案（A. L. Strauss の視点に基づいて作成）

A. L. Strauss の視点	質問項目（68 項目）
1. 医学的危機の予防，およびいったん発生すればその管理	（1）心臓の発作が再び起こらないように細心の注意をはらっている （2）心臓の発作が再び起こらないように仕事などで無理をしない （3）心臓の発作が再び起こらないようにまわりの人が気遣ってくれる （4）心臓の発作が起こらないように身体に危険なことは避けている （5）心臓の発作が起こりそうなときは，前もってわかると思う （6）万が一，心臓の発作が起こっても，自分のまわりには支援してくれる者がいる （7）万が一，心臓の発作が起こっても，安心して任せられる病院や医師がある （8）万が一，心臓の発作が起こったら，どのように対処すればいいかを日頃から考えている （9）万が一，心臓の発作が起こったら，どうしてよいかわからないと思う （10）万が一，心臓の発作が起こったら，間違いなく死亡すると思う
2. 症状の管理	（1）いつ発作が起こるかわからないので，ニトログリセリンは肌身離さずもっている （2）病状がひどくなりそうなときは，無理せず，早めに休息をとっている （3）どんなときに，どんな症状が出るかわかっているので，自分で調整している （4）仕事で身体に無理したと思ったら，必ずその後は多めに休養をとるようにしている （5）症状を悪化させるような出来事は避けるようにしている （6）身体に悪いので，神経質に考えたり，神経を過敏にさせたりしないように心がけている
3. 処方された療養法を実践すること，およびそれを実践するに当たって生じる問題の管理	（1）服薬は習慣になっている （2）定期的に服薬することは苦ではない （3）外来通院は苦ではない （4）仕事や付き合いで服薬を忘れるようなこともある （5）外来通院が面倒くさいと思うことがある （6）服薬や食事などに関して家族の者が支援してくれたり，協力してくれる （7）一生薬を飲み続けるなんてイヤだなあと思うことがある （8）食事制限があるのでつらい （9）身体に自信がないのでついつい運動を制限しすぎてしまう （10）運動を生活のなかに積極的に取り入れている
4. 他の人々との付き合いが少なくなるために生じる社会的疎外の予防もしくは我慢	（1）会社の付き合いも大事だが，以前ほど付き合わなくなった （2）付き合いが少なくなったためにさびしいと思うことがある （3）付き合いが悪いと人に言われたことがある （4）仕事上の付き合いが少ないので仕事に支障が出ることもある （5）職場の付き合いを減らしたぶん，家族と過ごす時間が長くなった （6）飲みに出かけることがほとんどなくなったので，職場のストレスを解消できる場がなくなった （7）家族と過ごす時間がもてるようになって家族関係がよくなった （8）旅行に行ったりすると身体の調子が崩れるので，なるべく行かないようにしている （9）付き合いをしなくなったので，友人が少なくなった （10）付き合いの範囲は狭くなったが，そのことは別に苦ではない （11）以前と同じように人との付き合いは続けている （12）人との付き合いを大切にしているので，病気の管理はおろそかになっている （13）映画をしばらく観に行っていない （14）隣近所の付き合いが控えめになったような気がする （15）いろんな催し事にあまり参加しなくなった
5. 病気の過程に生じる変化への適応	（1）無理をすると後でこたえるので，なるべく規則的な生活を過ごすようにしている （2）かぜをひきやすくなったり，体力の衰えを感じることが多くなってきたので，休養を早め早めにとって無理は絶対にしないようにしている （3）ストレスがたまってくると症状が出てくることが多いので，なるべくストレスがたまらないようにゆったりとした気持ちで仕事をするようにしている （4）身体の調子がよかったり悪かったりと波があるが，クヨクヨしてもしかたないので，気持ちだけでも明るくもとうと心がけている

（つづく）

表 10－2 （つづき）

A. L. Strauss の視点	質問項目（68 項目）
6. 他の人々との付き合いにしても，生活のありようにしても，常態化しようとする努力	（1）病気だからといって人に特別扱いされるのはイヤだ （2）できるだけ人に病気だと言わないようにしている （3）人に病気を気づかれないようにしている （4）とり立てて病気であることを隠してはいない （5）自分の病気の話は家族とだけしかしない （6）自分が病気であるということを周囲にわかってもらい協力してもらっている （7）病気であることがわかると社会的な差別をされると思う （8）病気だからといって社会的にハンディをもっていると思っていない （9）病人扱いをしている周囲の視線が気にかかる
7. 完全に失業したとしても，または一部失業しても，治療費や生活費を支払うための財源	（1）病気が長期にわたるために治療費の心配をしている （2）病気のために家族に経済的な心配をかけていると思う （3）いまのところ治療費などに関する経済的な心配はない （4）将来の家族のことを考えると，いまのうちに稼いでおかねばと思っている （5）将来の経済設計を考えて，以前よりも貯金をするようになった （6）福祉関係者に相談にのってもらっている （7）経済的なことが相談できる人をもつようにしている （8）生命保険に入っている
8. かかわりのある人に，結婚上の，または家族的で心理的な問題に直面させること	（1）家族の者には多大な迷惑をかけている （2）妻は何かと気苦労が多いことだろう （3）無理ができない身体なので，家族にいろいろと協力してもらっている （4）家族が私に気遣っている様子などとくにない （5）ときどき妻や子どもたちと自分の病気について話をするようにしている （6）自分の病気について家族と話をする機会が多い

Strauss, A.L., Cobin, J., Fagerhaugh, S., Glaser, B.G., Maines, D., Suczek, B., & Wiener, C.L./ 南裕子，木下康仁，野嶋佐由美.（1987/1987）. *慢性疾患を生きる—ケアとクオリティ・ライフの接点*. 東京：医学書院. p.21 より

ステップ 3：内容妥当性の検討

このステップは，研究者がここまで開発してきた尺度の概念的な妥当性を検討するために行うものです．

つまり，研究者は概念的に《5 上位尺度 25 下位尺度 119 項目》を構成しているわけです．しかしながら，それらの構成が本当に妥当であるかどうかはこれ以前の段階では不明です．ですからそれを研究者以外の第三者に客観的に検討してもらうのです．この第三者というのが，誰でもよいというわけにはいきません．

一定の学術的な視野を有する研究者，あるいはここで測定しようとしているような特定対象者の「病気をもちながらの生活管理」という特有の現象や事実がよくみえているような看護実践家がふさわしいといえます．

最低 10 名以上の第三者に，研究者が構成している概念化の資料（図 10－5）と，119 項目の資料（図 10－6）の 2 種類の基礎資料を配布します．そして，表 10－5 に示したように，あらかじめ研究者が構成している 5 上位尺度 25 下位尺度の空欄に，119 項目を割り当ててもらう作業を依頼します．第三者には同時になんでも感じた問題，たとえば，各項目の表現や概念の定義づけ内容なども指摘してもらうようにします．ここでは依頼する第三者が頼りです．第三者のスーパーバイズ（監督）しだいで，このあとに引き続く作業が生きてもくるでしょうし，混乱することにもなります．

表 10－3 「病気をもちながらの生活管理」の質問紙原案（V. Henderson の視点に基づいて作成）

V. Henderson の視点	質問項目（56 項目）
1. 正常に呼吸をする	(1) 息苦しくなることがある (2) 胸痛があるときは安静にしていないと呼吸障害が出る (3) 上半身を高くして眠らないと呼吸がつらいときがある (4) 満員電車とか人込みでは息苦しくなるので避けるようにしている
2. 必要なだけ食べたり飲んだりすること（栄養と水分の補給）	(1) できるかぎり良質で栄養価の高い食事を心がけている (2) 脂肪の多い食事は控えている (3) 塩分の多い食事は控えている (4) 刺激の多い食品は控えている (5) ビタミンやミネラルを多くとるように心がけている (6) 食事に関しては，妻などの協力があるので助かっている (7) とり立てて食事の心配をしてくれる人はいない (8) お酒は飲み過ぎないように心がけている (9) ついつい食べ過ぎてしまう (10) このところ油断したために標準体重をかなりオーバーしてしまった (11) 付き合いで飲み過ぎることがある
3. 体内の老廃物の排泄をする	(1) 毎日定期的に排便がある (2) 便秘がちである (3) 薬剤によって排便のコントロールをしなければ快便は得られない (4) 下痢症である
4. 自分の望む体位へと動いたり，保持したりする(運動)	(1) 症状が出ると怖いので運動は極力控えるようにしている (2) 積極的にゴルフなどの運動をするように心がけている (3) 移動なども車を使うので，ほとんど歩かない (4) 自分なりに生活のなかに運動を取り入れる努力をしている (5) 運動をするのがおっくうになってしまっている
5. 睡眠と休息をとる	(1) 睡眠は十分にとっている (2) 仕事の都合でどうしても睡眠不足になっている (3) 熟睡できている (4) 薬剤が影響して十分に睡眠がとれないことがある (5) 昼間でも休息をとりたいことがある
6. 自分にふさわしい衣服を選んで調整したり，環境を調整したりしながら，正常な範囲内に体温を保持する	(1) 身体が気温に敏感に反応するので，衣服の調整には苦労している (2) 極端に寒いところや暑いところは避けている (3) 天候が悪いと身体の調子にひびく (4) 天候によっては，傷口が痛んだり，かゆくなったりすることがある
7. 身体を清潔に保つ，きちんと身づくろいをする	(1) 入浴すると心臓の症状(息切れや呼吸障害など) が出ることがある (2) あまり長くお風呂に入っていられない (3) 入浴には疲労が伴う (4) 病気をしてから身なりにあまり気を遣わなくなった (5) 生活管理には気をつけてくれる妻がいる
8. 環境の危険を避ける，危害を与えるものを避ける	(1) いつも爆弾をかかえているようだ (2) 身体に無理がいかないように常に気をつけている (3) 身体に危害を与えるような環境は意識的に避けている (4) 症状が悪化しそうでも仕事上の無理は言えない
9. 感情，欲求，恐怖，意見を表出しながら他者とコミュニケーションをもつ	(1) 感情をそのまま表に出さず，なるべく抑えようとしている (2) 欲求をそのまま表に出さず，なるべく抑えようとしている (3) ありのままの感情を表出できる人がいる (4) 自由に意見交換し合える仲間がいる
10. 達成感をもてるところで働く	(1) 病気をしてからは仕事に必死で取り組めない (2)「やった！」と思えるほど仕事をしていない (3) 仕事に対する満足感はない (4) 仕事にやりがいを感じている (5) 仕事上の生産能力は落ちている (6) 仕事の達成感が低い
11. さまざまなレクリエーション活動(余暇活動)に参加して活動する	(1) 旅行や登山，ハイキングやピクニックなどに積極的に出かけている (2) 休日には趣味を楽しんでいる (3) 町内や近所の付き合いを大事にしている (4) 家族でよくあちこちに出かける

Henderson, V.(1966). *The nature of nursing: a definition and its implication*. New York, NY: MacMillan. を参考に筆者作成

表10－4 原案段階で修正した上位尺度・下位尺度

上位尺度（5項目）	下位尺度（25項目）
1. 療養法	(1) 療養法の理解と受け入れ（認知レベル） (2) 療養法および日常生活活動を実施 ①内服 療養法および日常生活活動を実施 ②食事 療養法および日常生活活動を実施 ③排泄 療養法および日常生活活動を実施 ④運動 療養法および日常生活活動を実施 ⑤外来通院 療養法および日常生活活動を実施 ⑥睡眠 療養法および日常生活活動を実施 ⑦清潔 療養法および日常生活活動を実施 ⑧レクリエーション (3) 療養法による制限の克服とそれに伴う混乱 (4) 療養法実施にあたってのサポート
2. 安全	(1) 身体的な危機に陥らない (2) 物理的な危険を避ける (3) 安全面に関するサポート
3. 予知・予防	(1) 前もってわかっておく（知識） (2) 日頃からの備え（行動） (3) 早めの対応・対処 (4) 予知・予防面に関するサポート
4. 社会的相互作用	(1) 社会的相互作用の維持の努力 (2) 社会的な地位や役割の保持の努力 (3) 常態化の努力 (4) 社会的疎外
5. リソース	(1) 家族や友人などの人的リソース (2) 経済的なリソース (3) 個人内的，個人の精神力

さて，筆者の場合は，学術的な知識をもつ看護研究者として大学院生や看護系の大学教員，および循環器内科や外科領域での臨床経験が5年以上の臨床ナースに内容妥当性の検討を依頼しました．表10－6にその結果の全貌を示しました．この表は，5上位尺度25下位尺度と119項目について，研究者である筆者が考えた概念化の構成と《研究者群》および《熟練ナース群》との一致度を検定し，70～80％の一致がみられた項目，あるいは問題が指摘された項目を一覧しています．

この内容妥当性の検討を経ることによって，概念の定義や意味合いの矛盾などが判明し，より洗練した尺度構成がなされることになります．研究者の考えが視野狭窄に陥らないよう，またできるかぎり客観化されるよう，この内容妥当性の検討でさらなる概念的な構成上の問題が明らかになり，より洗練した尺度へと開発が進んでいくものと思われます．

筆者の場合，この内容妥当性の検討の結果，表10－7に示したようにさらに修正が加えられ，さらに洗練を重ねて，この段階で5上位尺度21下位尺度98項目になりました．

a. 説明資料①

看護師の皆様へ

このたびは，お忙しいところ調査（内容妥当性の検討）にご協力いただきありがとうございます．この研究に皆様，実践の場で活躍されている方々にぜひ参加していただきたく，また，ご意見をお聞きしたく，お忙しいところ依頼をさせていただきました．項目の数が多く恐縮でございますが，なにとぞよろしくお願いいたします．

さて，資料は次の 3 種類からなっております．

(1) 項目が 119 項目並んでいる資料…1 部(B4 紙 2 枚と B5 紙 1 枚です)
(2) 上位尺度（概念カテゴリー）に記述してある言葉の解説の資料…1 部(B5 紙 3 枚です)
(3) 上位尺度（概念カテゴリー）の表…1 部(B4 紙 2 枚です)

皆様には，内容妥当性の検討をしていただきたいのですが，その手順を説明させていただきます．

手順

①項目を読む
②その項目が，別紙の表 2 枚に記載されている上位尺度（概念カテゴリー）のどれに相当するかを考える
③相当すると思った上位尺度（概念カテゴリー）の右の欄に，その項目を記入する
④この手順で，繰り返す

＊なお，上位尺度（概念カテゴリー）の意味については，「解説」を参照していただければと存じます．
＊項目を読んでいて「おかしい」「意味がわかりにくい」「このように変えたほうがよい」など，感じられたら，どしどしご意見を書き込んでくださいますようお願いいたします．

b. 説明資料②

上位尺度（概念カテゴリー）に記述してあることばの解説

1. 療養法

- 慢性病の患者は通常，療養の方法（regimen）を専門家から指示される．
  慢性虚血性心疾患患者の療養の方法とは，通常，服薬，運動（仕事を含める）の制限，食事（嗜好品を含める）の制限，外来通院などを日常生活のなかで具体的にどのように実施するのかに関するものである．これらは，医師，看護師，栄養士，理学療法士などから指示を受ける．
  療養法とは，患者が病気や症状を制御していくにあたって必要な療養の方法とその実行のすべてであり，専門家より指示を受けたものを指す．

1-(1) 療養法の理解と受け入れ（認知レベル）

- 指示された療養の方法とその実行の仕方を正しく学習し，理解し，納得していることを指す．ここでは療養法の実行の有無は問わない．

1-(2) 療養法および日常生活活動を実施

- 療養法を現実の日常生活のなかで行動として実施しているかどうかを指す．療養法の実行は，病者の日常生活行動全体にも影響を及ぼす．したがって，ここでは先に掲げた療養法に限定することなく，療養法の実行から派生してくると考えられる日常生活行動のなかの，とりわけ排泄，睡眠，清潔，レクリエーションの状況もここに含める．

1-(3) 療養法による制限の克服とそれに伴う混乱

- 病者は療養法を守らなければならないために，日常生活のさまざまな側面において，健康なときと比べると制限を受けていると考えられる．その制限を情緒的に克服しようとしている反面，それに伴う情緒的な混乱もある．

1-(4) 療養法実施にあたってのサポート

- 病者が，服薬，食事（嗜好品も含める）制限，運動（仕事も含める）制限，外来通院など，医師の指示どおりの療養法を実施しようとするときに得られるサポートを指す．たとえば，専門家の情報提供的なサポート，家族や友人などの手段的・情緒的サポートなどがある．

2. 安全

- 慢性病の患者は，疾患そのものの進行あるいは回復のプロセスは緩慢であるが，医学的な危機状態はいつでも起こりうる．慢性虚血性心疾患患者の場合，再発作および症状の悪化が医学的な危機状態である．安全とは，この医学的な危機状態を起こさないように，身体的に物理的に自己を守ることを指す．

3. 予知・予防

- 慢性病の特徴として，病者の病気や症状が急激に治癒することは通常期待されない．したがって，病者は自らの病気と症状を上手に制御するために，いま起こっている病気や症状がいま以上悪くならないように，いま起こっている症状と慣れ親しんでうまくつきあうこと，が必要となってくる．予知・予防とは，病者が自らの病気と症状とうまくつきあっていくための個人的な制御の術である．すなわち，(1) 病状が出そうだな，あるいは病気が悪くなりそうだということが，前もってわかること，(2) 症状が出ないように，病気が悪化しないようにと，日頃から備えること，(3) 症状を出さないように，病気を悪化させないようにと，早めに対処・対応すること，そして，(4) これらを行うにあたって得られるのは周囲からのサポートである．

4. 社会的相互作用

- 病者は病気をもちながらも社会的な生活を営み，社会のなかで人とのかかわりをもちながら生きている．その社会的な生活のなかでの人（個人あるいは集団）とのかかわりのすべてを総称して社会的相互作用とよぶ．

4-(1)～(4)

- 病者は，「病気と症状の制御をしなくてはならない」という負荷が，社会生活を営むうえで必須であるために，発病前とまったく同様の社会的な相互作用を維持していくことが困難な状況にあるものと考えられる．にもかかわらず病者には，おそらく社会的な欲求が発病前と同じように働いているものと考えられる．そして，病者は以前と同様の社会的な相互作用を維持しようと努力するであろう(1)．さらに，発病前の社会的な地位や役割も維持しようと努力するであろう(2)．
  一方で，病者は社会のなかで他人と比べて劣ることなく機能しようとするために，自分の病気や症状を社会的な相互作用のなかで悟られないように，できるかぎり隠して普通をよそおう（これを常態化と呼ぶ）(3)．
  しかし，病気と症状の制御のために，社会的な相互作用は発病前に比べて，少なくなってきたり，幅が狭まったりするだろう．その他，いろいろな社会的な活動に対しても消極的になっていくであろう（これを社会的疎外あるいは社会的孤立と呼ぶ）(4)．

5. リソース

- リソースとは，病者個人が有する資源を指し，これを大きく分けて，(1) 人的資源，(2) 経済的なリソース，(3) 個人内的，個人の精神力とした．

図 10－5　内容妥当性の検討に関する説明資料

お忙しいところ恐縮ですが，なにとぞご協力のほどよろしくお願いいたします．この質問項目のリストは，慢性虚血性心疾患患者の日常生活における病気と症状のコントロールの状況を測定しようとするものです．

以下の各項目（1～119）が，別紙に示しました上位尺度（概念カテゴリー）のどれに相当すると思われますか．

お答えの方法は，該当するとお考えになる上位尺度（概念カテゴリー）の右の欄のなかに各項目の番号を書き込んでくださいませ．項目数が多くて恐縮ですが，項目のすべて網羅してくださいますよう，なにとぞよろしくお願いいたします．

また，各項目の文章，単語，言いまわしなど表現上の問題や難解性（わかりにくさ），さらにダブリ（重複）や不足点など，お感じになりましたら何でも結構ですので，直接この項目リストのなか，および最後の空欄に書き込んでくださいますよう，お願いいたします〔なお，この項目リスト，上位尺度（概念カテゴリー）の用紙はすべて回収させていただきます〕．

1 ついつい食べ過ぎてしまうことがある
2 病気をしてから快便を心がけている
3 薬がきれないように定期的に外来に行っている
4 とりたてて運動をするのがおっくうになってしまった
5 職場で仕事をしているときでも，「ちょっと横になりたいな」と思うことがある
6 休日には趣味の時間をつくるようにしている
7 熟睡できている
8 身なりにあまり気を遣わなくなった
9 一生薬を飲み続けるなんてイヤだなあ，と思う
10 医師との信頼関係があるので安心して療養にあたれる
11 どのような生活を送れば体にいちばんよいのか，だれも教えてくれない
12 家族の者は私の病気が悪化したり，発作が起こったりしたときには，どのように対処すべきか心得ていると思う
13 心臓の発作が起こらないように細心の注意をはらっている
14 突然に，痛みあるいは発作が出てくることが予測されるので，ニトログリセリンは肌身離さずもっている
15 まわりの人が休養や睡眠をとれるように気をくばってくれる
16 公共の場では症状が出ても堪えて普通をよそおうことがある
17 社会的な地位や自分のおかれている立場を考えると，多少無理をしても仕事はおろそかにはできない
18 映画にしばらく行っていない
19 職場の者との付き合いが減ったので仕事に多少支障が出ることがある
20 いろいろな場合を想定して生命保険は入っている
21 病気をしてから，いろんなことに自信がもてなくなった
22 自分がこんな状態なので妻（パートナー）がいてくれて本当に助かっている
23 感情をそのまま表に出さずになるべく抑えるようにしている
24 どんな食事が自分の体によいのかわかっている
25 無理をしたりすると下痢をしてしまうことがある
26 外食は油っこいものや味が濃いものが多いので，控えている
27 薬をちゃんと飲まないと調子が悪くなるので医師に指示されたとおり服用している
28 自分なりに生活のなかに運動を取り入れる努力をしている
29 外来で長い時間待たされるのにはうんざりする
30 入浴すると疲れる
31 家族でよくあちこちに出かける
32 私が運動するときに家族の者も一緒にしてくれる
33 心臓の発作が起こらないように無理をしないようにしている
34 心臓の発作が起こったり，症状が悪化したり変化したりしたときは，私の周りには助けてくれる人がいる
35 体の調子が変化するのはなぜかを知っているので，少々の変化に動じることはない
36 ちょっと無理をしたなと思ったら，必ずその後は休養（睡眠）を多めにとるようにしている
37 とりたてて病気であることを隠してはいない
38 発病前に比べると，人（職場や友人）との付き合いはめっきり減った
39 病気のために家族の者に経済的な心配をかけていると思う
40 自由に言いたいことを言える友人がいる
41 旅行にも行かなくなった
42 定期的に外来で診察を受けることが私には必要で大切であることはわかっている
43 満員電車や人混みのある場所は息苦しくなるので避けるようにしている
44 家族の者は私の症状を悪化させるような状況をつくらないように配慮してくれている
45 1日のうちでも症状がとくにひどくなる時間や，あるいは調子がよくない日は自分でわかっている
46 会えなくても電話を使って友人との関係は維持している
47 病人扱いをしている他人の視線が気にかかる
48 今後のことを考えて落ち込むことがある
49 友人や職場の人間から「付き合いが悪い」と言われる
50 病気が長期に及ぶために治療費の心配がある
51 病気になったからといってクヨクヨしていてもしようがない
52 家族の者は私の体を気遣っている様子などない
53 隣近所の付き合いも控え目になった
54 病気であることが知れると社会的な差別を受けると思う
55 軽い運動をすることは必要であるとわかっている
56 このところ油断をしたので標準体重をかなりオーバーしてしまった
57 会社の付き合いで，たまに深酒をしてしまうことがある
58 定期的な外来通院はちっとも苦ではない
59 緑黄色野菜，ビタミン類，ミネラル類をたくさん食べるようにしている
60 妻が清潔面には気をつけてくれている
61 薬の作用については医師や看護師より説明を受けているので理解できている
62 「無理をしてはいけない」とまわりの人が気遣ってくれることはありがたい

図 10－6　内容妥当性の検討のための項目リスト

63 脂肪やコレステロールの多い食品はできるかぎり控えている
64 付き合いが少なくなったため寂しいと感じることがある
65 病気をしてから気弱になったと思う
66 移動などに車を使うことが多く，ほとんど歩くということがない
67 仕事上の付き合いの関係でどうしても睡眠不足である
68 病気をしてから家族と過ごす時間が多くなった
69 私用に特別食事をつくってくれるわけではないので，私が選んで食べている
70 家族の者は私が薬を飲み忘れたときに注意してくれる
71 心臓の発作が再び起こらないように体に危険なことは避けている
72 家族以外で経済的なことを相談できる人がいる
73 飲んでいる薬の働き(作用)については自分なりに理解している
74 神経質になったり，神経を過敏にさせたりするのは体によくないので避けるようにしている
75 人に病気(症状)を気づかれるのがイヤなので多少つらくても病気(症状)を隠して平静をよそおっている
76 職場の者と飲みに出かける機会が減ったので，職場のストレスが発散できないことがある
77 子供が一人前になるまでは，どんなことがあっても頑張って稼がねばと思っている
78 付き合いの範囲が狭くなったし，友人も減った
79 万が一病気が悪くなっても，安心して任せられる医師や看護師や病院がある
80 具合が悪くなりそうだなと思ったら，早めに寝たり，多めに睡眠をとったりしている
81 病気だからといって社会的にハンディをもっていると思わない
82 いろいろな催し事にあまり参加しなくなった
83 病気になったからといってだれかに依存したり，泣きついたりはしない
84 自分の病気について家族と話し合う機会をときどきもっている
85 ありのままの感情を表出できる人がいる
86 薬は忘れずだいたい決まった時間に服用できている
87 タバコは心臓に悪いし，医師に止められているので，やめた(あるいは，減らした)
88 規則的な生活を心がけているので定期的に排便がある
89 症状が出たらどうしようという思いもあって運動を制限しすぎているかもしれない
90 心臓の薬のせいで眠れないことがある
91 入浴すると心臓の症状(痛みや息切れや呼吸の障害)が出ることがあるので神経を遣う
92 薬を飲んだり，食事を制限したり，病院に通院したりすることがときどきイヤになる
93 便秘がちである
94 散歩とか，体操とか，ゴルフの軽い練習などの運動を生活のなかに積極的に取り入れている
95 会社の者は私が病気だと知っていて協力してくれる
96 困ったことがあれば何でも医師に相談できるので助かっている
97 ちょっとおかしいな，というときには前もってわかる
98 病人だからといって特別扱いされるのはイヤである
99 定期的な排便は薬に頼っている
100 ハイキングやピクニックなどにたまに出かけ，気分転換をしている
101 体にこたえるので睡眠だけは十分にとるようにしている
102 毎日の生活のなかに特別に運動を取り入れるとなると，おっくうである
103 長湯は体によくないので，風呂はいつもサッとしか入れない
104 上半身を高くして寝ないと呼吸が苦しくなることがある
105 家族の者が私の体によい食事を考えてつくってくれるので助かっている
106 医師から病気や治療について説明を受けているので自分の病気や症状については納得している
107「おかしいな」と感じたら，すぐに医師にかかることにしている
108 自分が病気であることを周囲の人にわかってもらって協力してもらっている
109 将来の経済設計を考えて貯蓄を以前よりもするようになった
110 できるかぎり良質で栄養価の高い食事をとるように心がけている
111 寝るときの体の向きで出る症状が違う
112 症状が悪化したときにはどうすればいいかは医師から聞いたり長年の経験でわかっている
113 体重を増やさないように，1日の総カロリーを考えて食事をするようにしている
114 刺激の多い食品や塩分の多い食品は極力控えている
115 症状が出にくい，自分がいちばん楽な体位をとって寝るようにしている
116 長湯は体によくないが本当はゆっくりと風呂に入っていたい
117 社会的な地位や役割を考えて，体はきついが発病前と同じように仕事をしている
118 具合が悪いときや無理をしたと思うようなとき，周りの人が気を遣ってくれる
119 家族の者は私が食べ過ぎたり，飲み過ぎたりしそうなときには注意してくれる

……以上，119 項目でした．大変に数が多く恐縮です．どうもありがとうございました．
下記の空欄に，感想や意見など，気づいたことをお書きくだされば幸いです

図 10－6 （つづき）

表 10－5　別紙 NO. 1（概念カテゴリー用）

以下に上位尺度（概念カテゴリー）を示しています．各上位尺度（概念カテゴリー）の右の欄のなかに，該当すると思われる項目の番号をご記入くださいますようにお願いいたします．

上位尺度（概念カテゴリー）	回答欄（項目の番号をご記入ください）
1. 療養法のカテゴリー	
(1) 療養法の理解と受け入れ（認知レベル）	
(2) 療養法および日常生活活動を実施	
①内服	
②食事	
③排泄	
④運動	
⑤外来通院	
⑥睡眠	
⑦清潔	
⑧レクリエーション	
(3) 療養法による制限の克服とそれに伴う混乱	
(4) 療養法実施に当たってのサポート	
2. 安全のカテゴリー	
(1) 身体的な危機に陥らない	
(2) 物理的な危険を避ける	
(3) 安全面に関するサポート	
3. 予知・予防のカテゴリー	
(1) 前もってわかっておく（知識）	
(2) 日頃からの備え（行動）	
(3) 早めの対処・対応	
(4) 予知・予防面に関するサポート	
4. 社会的相互作用のカテゴリー	
(1) 社会的相互作用の維持の努力	
(2) 社会的な地位や役割の保持の努力	
(3) 常態化の努力	
(4) 社会的疎外	
5. リソースのカテゴリー	
(1) 家族や友人などの人的なリソース	
(2) 経済的なリソース	
(3) 個人内的，個人の精神力	

ご協力ありがとうございました．　黒田裕子

表 10－6　内容妥当性検討の結果

上位尺度・下位尺度			両群とも 80% 以上	研究者群のみ 80% 以上	熟練ナースのみ 80% 以上	問題があると推測できるアイテム
療養法	療養法の理解と受け入れ			24, 42, 55, 73		111
	療養法および日常生活活動を実施	①内服	86	27		
		②食事	26, 59, 63, 110, 113			1, 56, 57, 87
		③排泄	2, 88, 99			25, 93
		④運動	28, 94			4, 5, 66, 89, 102
		⑤外来通院		8		3, 29
		⑥睡眠	7	101		67, 90, 104, 115
		⑦清潔			103	8, 30, 60, 91
		⑧レクリエーション	6, 100			31, 68
	制限の克服と混乱				9, 92	
	療養法実施のサポート		10, 105	32, 96		11, 61, 69, 70, 95, 119
安全	身体的な危機に陥らない					13, 33, 74
	物理的な危険を避ける			71		43
	安全面のサポート					12, 34, 44, 62, 79
予知・予防	前もってわかっておく（知識）			45, 97		
	日頃からの備え（行動）					14, 107
	早めの対処・対応				80	36
	予知・予防面のサポート					15, 118
社会的相互作用	維持の努力			46		37, 108
	地位や役割の保持		17	117		54, 81
	常態化の努力		16, 75			47, 98
	社会的疎外		38, 49, 53, 78	64, 82	19	18, 41, 76
リソース	家族や友達などの人的なリソース		40, 85	22		52, 84
	経済的なリソース		50, 109	20		39, 72, 77
	個人内的，個人の精神力				51, 83	21, 23, 48, 65

＊表中の数字は，図 10-6 の「項目リスト」のアイテムのナンバーを示している

ステップ 4：プレテスト

さて，次のステップです．

ようやく，ここまで開発してきた尺度を被験者に回答してもらい，この尺度の信頼性（とくに，ここでは尺度の整合性：尺度全体が一貫しているか）を検定します．そのために統計学的な解析の手法として，信頼性係数 Cronbach's α（クロンバッハ α 係数）を尺度全体，各上位尺度について算出します．

表10－7 内容妥当性の検討を経て原案を修正したあとの上位尺度・下位尺度

上位尺度（5項目）	下位尺度（21項目）
1. 療養法	(1) 療養法の理解と受け入れ (2) 療養法および日常生活活動を実施 ①内服 ②食事 ③排泄 ④運動 ⑤外来通院 ⑥睡眠 ⑦清潔 ⑧レクリエーション (3) 療養法を実施していく過程で出くわす問題
2. 安全	(1) 医学的な危機に陥らないように日頃から備えておく (2) 医学的な危機に陥らないように前もって自分の身体の状態についてわかっている (3) 医学的な危機に陥らないように早めに対処・対応する
3. 社会的相互作用	(1) 社会的な相互作用の維持の努力および社会的地位や役割の保持 (2) 常態化の努力 (3) 社会的疎外
4. リソースおよびサポート	(1) 専門家のリソースおよびサポート (2) 家族のリソースおよびサポート (3) 友人や会社関係者のリソースおよびサポート (4) 一般的な人々のリソースおよびサポート
5. 個人の精神力	

黒田裕子．(1991b)．虚血性心疾患をもちながら生活する男性のクオリティ・オブ・ライフを測定する質問紙の開発に関する研究─病をもちながらの生活管理の質問紙に焦点を当てて．*日本看護科学会誌*，11 (2)，8．より

ここで必要とする被験者数は，尺度の項目数に関係しますが，筆者の場合は尺度数は98項目で50名以上をプレテスト段階で必要としました．項目数が少ない場合は，被験者数もそれだけ少なくてすみます．

筆者の場合の被験者は，「虚血性心疾患をもちながら社会生活をしている男性」です．さらに，年齢や既往歴などの条件を定めたうえで，被験者を選択する必要があります．というのも，選択した被験者の回答しだいで尺度の信頼性が変わってくるので，慎重に選択する必要があります．

さらに，被験者に協力をいただくために，フィールド開拓をする必要があります．皆さんの勤務している施設で調査を行うにしても，それなりの手続きが必要です．施設の責任者（代表者）に対する文書の提出（研究計画に関する内容を明記する）はもとより，直接調査にかかわっていただくナースや医師などに対する文書の提出や説明（研究計画に関する内容をより詳しく具体的に明記する），また被験者への研究承諾書，被験者への説明内容，プレテスト用の調査用紙の作成など，多くの作業が伴ってはじめてプレテストが実施できるのです．

表 10－8 「病気をもちながらの生活管理」の信頼性係数 Cronbach's α

上位尺度	下位尺度	Cronbach's α信頼性係数	
療養法の尺度	1. 療養法の理解と受け入れ	0.83	0.76
	2. 療養法および日常生活活動を実施：内服	0.62	
	3. 療養法および日常生活活動を実施：食事	0.71	
	4. 療養法および日常生活活動を実施：排泄	0.08	
	5. 療養法および日常生活活動を実施：運動	0.67	
	6. 療養法および日常生活活動を実施：外来通院	0.58	
	7. 療養法および日常生活活動を実施：睡眠	0.75	
	8. 療養法および日常生活活動を実施：清潔	-0.77	
	9. 療養法および日常生活活動を実施：レクリエーション	0.31	
	10. 療養法を実施していく過程で出くわす問題	0.56	
安全の尺度	11. 医学的な危機に陥らないように前もって自分の身体の状態についてわかっている	-0.25	0.60
	12. 医学的な危機に陥らないように日頃から備えておく（備えの行動がとれている，身体によくない……）	0.64	
	13. 医学的な危機に陥らないように早めに対処・対応する	0.47	
社会的相互作用の尺度	14. 社会的相互作用の維持の努力および社会的地位や役割の保持	-0.44	0.70
	15. 常態化の努力	0.78	
	16. 社会的疎外	0.54	
リソースの尺度	17. リソースおよびサポート（専門家）	0.67	0.83
	18. リソースおよびサポート（家族）	0.81	
	19. リソースおよびサポート（会社関係および友人）	0.67	
	20. リソースおよびサポート（一般的な人）	0.01	
個人の精神力	21. 個人の精神力		0.53
「病気をもちながらの生活管理」の質問紙の全体			0.74

黒田裕子．(1991b)．虚血性心疾患をもちながら生活する男性のクオリティ・オブ・ライフを測定する質問紙の開発に関する研究─病をもちながらの生活管理の質問紙に焦点を当てて．*日本看護科学会誌*，11 (2)，9．より

さて，約50名の被験者の回答を98項目について得たあとは，統計学的な解析をするために，データの入力作業，データの再入力作業，プログラムを組む作業，そして分析をする作業が必要です．

筆者の場合の解析は，信頼性係数 Cronbach's αを尺度全体，各上位尺度について算出しました（表 10－8）．一般にこの信頼性係数 Cronbach's αは，.8 以上を満たしていることが必要とされます．しかし，このケースでは，これよりもかなり低い値となってしまいました．そこで，α値が低い上位尺度の各項目の項目間相関係数を解析して，相関係数が高い項目（相

関係数 $r > .3$) を残して，低い項目 (相関係数 $r < .2$) は削除するように尺度の構成自体を修正しました．この作業には莫大な時間が費やされます．結果的に，31 項目は削除して，最終的には，5 上位尺度 21 下位尺度 67 項目となりました (表 10－7 参照)．

長い作業経過のすえに，ようやくここまで到達しました．もちろん，この尺度とてどこまで信頼性や妥当性が高いかは，また調査を重ねていくたびに検定しつづけていかなければなりません．しかしながら，研究者自らが質問紙を作成するということによってしかみえてこないような，病者の呈する看護現象や事実があることも気づきです．たとえ微力であっても，ぜひとも挑戦してみましょう．

＊＊＊

ここで紹介したような質問紙を作成する研究，これを質問紙の開発 (Instrument Development) あるいは尺度開発と呼びますが，このような種類の研究は，昨今，看護の領域でも増えています．質問紙の開発に関する研究で，報告されている研究を知りたければ，文献検索をすれば入手できます．検索をする場合のキーワードには，先に紹介した《instrument development》とか，《mesurement》や《questionnaire》という，質問紙に関係した用語を用いてみてください．

文献

- Henderson, V. (1966). *The nature of nursing : a definition and Its implication*. New York, NY : MacMillan.
- 黒田裕子. (1990). 欧米における Quality of Life に関する文献の概要と課題. *日本保健医療行動科学会年報*, 5, 202-220.
- 黒田裕子. (1991a). 虚血性心疾患を持ちながら生活する男性のクオリティ・オブ・ライフに関する記述的研究―日常生活の管理とセクシュアリティからの分析 (その 1). *看護研究*, 24 (2), 163-182.
- 黒田裕子. (1991b). 虚血性心疾患をもちながら生活する男性のクオリティ・オブ・ライフを測定する質問紙の開発に関する研究―病をもちながらの生活管理の質問紙に焦点を当てて. *日本看護科学会誌*, 11 (2), 1－16.
- 黒田裕子. (1992). クオリティ・オブ・ライフ (QOL) ―その測定方法について. *看護研究*, 25 (3), 182-192.
- 黒田裕子. (1993). 慢性疾患と QOL. *実験治療*, 631, 42-47.
- McNair, D. M., & Lorr, M./ 横山和仁, 荒記俊一. 構成 (2015). *POMS 2® 日本語版*. 東京：金子書房.
- Strauss, A.L., Cobin, J., Fagerhaugh, S., Glaser, B.G., Maines, D., Suczek, B., & Wiener, C.L./ 南裕子, 木下康仁, 野嶋佐由美. (1984/1987). *慢性疾患を生きる―ケアとクオリティ・ライフの接点*. 東京：医学書院. p.21.

第11章

質的なアプローチの研究方法

・質的なアプローチの研究とは……

・質的な看護研究はどのように今日まで発展してきたか

・どのような場合に，質的なアプローチの研究のタイプを選択するか

・量的研究プロセスとの違い

・質的研究の特徴

・質的研究における“比較（comparison）”

・質的研究における“研究の場（setting）”と“時間枠（timeframe）”

・質的研究におけるサンプリング

・質的研究におけるサンプルサイズ

・質的研究におけるデータ収集

・データ収集においてフィールドで出くわす問題

・質的研究のデータ収集方法としての自己報告データ

・面接によって質的なデータを収集する

・参加観察法によって質的なデータを収集する

本章では看護研究のなかでも，昨今，重要な研究アプローチとして注目されることが多くなった質的なアプローチの研究を解説したいと思います．質的なアプローチの研究の説明に入る前に，まずこのアプローチの概要を理解しておく必要があると考えます．以下に，量的研究のタイプを含めて看護研究の方法のタイプの概要を示しました．

Gray & Grove (2021) は，研究方法論の分類を表11－1のように示しています．

本書ではすでに7章で量的研究のタイプについては解説してきました．質的研究の多様なタイプは次章で取り上げますが，簡単に概要を示しておきます．

表11－2に紹介した質的研究のタイプの概要は，次章で少し詳しく取り上げていきたいと考えています．

一般に，質的な分析手法を用いることを好む研究者と量的なアプローチを好む研究者とは，研究に対する価値や信念などが異なっているといわれてきました．この価値や信念の相違については，第5章で詳しく紹介したのでご参照ください．

質的なアプローチの研究とは……

米国の質的な看護研究者として名高いJ. Watson (1985) は，表11－1で示した質的なアプローチの研究のタイプをより詳しくした表11－3を掲げています．これ以外にも質的なアプローチについてはさまざま紹介されています．

質的なアプローチの研究のタイプについてほとんど知識をもたないとしたら，この表を見て，「こんなに多くのタイプがあるんだ！」と驚くのではないでしょうか．

実際のところ，質的なアプローチの研究のタイプで皆さんにも知られているものといえば，一般にケース・スタディと呼ばれている事例研究や歴史研究，そして文献研究などがあがるでしょう．しかし，それらが「科学的研究」と呼べるに値するレベルのものにするためには力量や努力が必要だといえるでしょう．

表11－1　研究方法論の分類

量的研究の種類	質的研究の種類
記述的研究 相関研究 準-実験研究 実験研究	現象学的研究 グラウンデッド・セオリー研究 エスノグラフィック研究 探索的-記述的質的研究 ミックスドメソッド研究 成果研究

Gray, J.R., & Grove, S.K. (2021). *Burns & Grove's the practice of nursing research; appraisal, synthesis, and generation of evidence (9th ed.)*. St. Louis, MO: Elsevier. p.33 Box 2.1 より筆者訳

表 11－2　質的研究のタイプの概要

質的研究のタイプ	概要
現象学的研究	・現象の人文学的な研究である． ・現象学の目的は，研究参加者が体験し，研究者が解釈した経験を探究することである．研究中の研究者の経験，省察，解釈は研究参加者から収集したデータに影響する． ・研究参加者の体験は，研究データと現象学的研究の根本となる哲学への没頭から得られた研究者の解釈を通して表現される．
グラウンデッド・セオリー研究	・Glaser & Strauss（1967）によって最初に記述された帰納的研究である． ・社会に存在する問題とそれらの問題に人びとが対処するために用いるプロセスを研究するのに有用である． グラウンデッド・セオリーは，その対象領域に関してほとんど何も知られていない場合や，知られていることによって十分な説明を提供できない場合に有用である． ・相互作用，観察，概念間の関係の推移に重きを置いている． ・研究を通して理論が導き出されるまで，研究者は概念間の関係を探究し，提案し，構築し，そして検証する．生みだされた理論は，その理論によってもたらされるデータに根ざしている．
エスノグラフィック研究	・文化を調査する人類学者によって，対象となる文化の構成員を徹底的に研究することを通して開発された． ・人びとが暮らしている文化を記述しようとする一方で，人びとの日常の生活の物語を語ろうと試みる． ・エスノグラフィック研究のプロセスは，文化的行動の記述を生みだすための，体系的なデータ収集，記述，そしてデータの分析である． ・研究者はデータを収集するために，その文化の一部になったりする． ・エスノグラフィック研究の活用を通して，人間の行動と健康に対する文化の影響についてのわれわれの理解を深めるために，さまざまな文化が記述され，比較され，対比される．
探索的-記述的質的研究	・解決そして/または理解する必要がある争点，または問題に着目して行われる． ・質的看護研究者は，興味の対象であるテーマについて記述し，理解を促進することを目的に，種々の質的技法を用いて争点，あるいは問題を探究する．研究が記述という結果であったり，記述的質的研究のようにラベルがつけられていたとしても，研究者の大部分は興味の対象である領域を研究する探究の段階にいることになる． このタイプの研究は通常明瞭に定められた質的方法論を欠いている．
歴史研究	・遠い過去あるいは近い過去に起こった出来事のナラティブ記述またはナラティブ分析である． ・データは，記録や人工遺物，口述報告から取得される． ・歴史研究を通すことにより，看護を理解し，ヘルスケアと社会に対する看護の貢献を解釈するための方法を有するようになる． ・歴史研究は，専門職に就く人びとの将来の動向の基礎を提供するとともに，未来を指し示す可能性を秘めている．

Gray, J.R., Grove, S.K., & Sutherland, S. (2017). *Burns and Grove's the practice of nursing research; appraisal, synthesis, and generation of evidence (8th ed.)*. St. Louis, MO: Elsevier. pp.28-30 より抜粋し筆者訳

表 11－3 看護知識のための方法論的なアプローチのカテゴリーと例

既存の質的研究法と新しい質的研究法の組織的な活用	方法論を超越したパラダイムの探究	質的な分析方法と技術による看護データの再考察
①現象学的研究 ②民族方法論的研究 ③記述的研究 ④哲学的研究 ⑤実存主義的なケース・スタディ ⑥トライアンギュレーション＊ ⑦歴史的研究 ⑧参加観察的な研究（エスノグラフィなど） ⑨臨床的な個人的研究	①ホログラフィー的な方法 ②文学的な記述 ③独創的な芸術とその意味の考察 ④映像による記録	①概念分析の技法（帰納的な臨床のデータに適用） ②看護ケアプラン，プロセスレコードなどの内容分析 ③自己報告データの現象学的な分析 ④データの記述カテゴリーの明確化

＊トライアンギュレーションについては，第 17 章で取り上げます
Watson, J. (1985). Reflections on different methodologies for the future of nursing. In Leninger, M.M. (Ed.), *Qualitative research methods in nursing.* Orland,CA: Grune & Stratton, p.348. より筆者訳

さて，正直なところ，筆者の大学院修士課程時代（1986-1988 年）は，ここにあげられているような質的な分析手法については，ほとんど無知の状態でした．

大学院博士課程時代に，ようやく M.M. Leininger 博士が編集されている著書『看護における質的研究』(Leininger/ 近藤，伊藤，1985/1997)，また，同じく質的な研究者でその手法を用いて一定の研究成果を発表している P. Benner 博士らの著書『ベナー/ ルーベル現象学的人間論と看護』(Benner & Wrubel/ 難波，1989/1999) を読む機会を与えられたこと，あるいは質的な研究者として著名な J. Watson 博士，M.M. Leininger 博士，P. Benner 博士，そして C. Tanner 博士らの直接の講義のうえでの出会いを通して，質的な研究の手法の真髄らしきものを知った，といえます．これは 1980 年代後半から 1990 年代初めにかけてのことです．皆さんにとっても，比較的新しい学びといってよいのではないでしょうか．

わが国においてもその頃から，修士や博士論文で質的な手法を用いた研究が少しずつ出てくるようになったと思います．しかしながら，それらとて，結構手探り状態であったと考えられます．

質的な看護研究はどのように今日まで発展してきたか

ここで，少しばかり質的研究の発展を歴史的にみておきたいと思います．

遡りますが，1800 年代後半，米国においては産業化，都市化，集団移民に従い，都市で急速な展開をみせる社会問題を明らかにするために質的方略が使用されたとされています．たとえば，「ピッツバーグ調査」があります．この調査では，統計結果から貧しいと判断するだけで

はなく，都市の生活を写真によって伝達することやデッサンによる肖像，インタビューの詳細な説明を提示しました．このような質的なデータの提示が説得力をもったために統計結果は葬られたと伝えられています（Boyd, 2001）．

さらに，このような社会調査が行われた頃と同時期に，人類学的フィールド・リサーチが大学で開発され教授されるようになりました．参加観察法という人類学的な方法が社会学にも広がっていきました．参加観察法は，地域社会における社会問題を社会的相互作用の視点から調査するケース・スタディ法にも使われたとされています．その後，1920～1930年代になりますと，社会学者は，民族関係，民族性，青少年非行などの社会的現象を研究するために質的方略を広範に使用していったとされています（Boyd, 2001）．

しかしながら1930～1950年代になると，質的研究は価値ある科学的努力としては衰退していき，量的な方法論が解決を生む最も約束された手段であるとされ，科学的世界では量的パラダイムが支配的になってきます（Boyd, 2001）．ところが1960年代に入ると，量的方法の信頼が崩壊する事態が起こってきます．これとともに，社会学分野における小集団グループが質的方法を復活させることになったのです．この1つに，Glaser & Strauss（1967）が開発したグラウンデッド・セオリー法があります．Glaser & Strauss（1967）は，死および死にゆくことに対するナースと患者の体験を研究するためにグラウンデッド・セオリー法を使用しました（Glaser & Strauss, 1967）．しかしながら，国全体にはこの質的な研究業績は広まっていかず，看護研究者は量的研究を制覇することにエネルギーを費やすことになりました．

同時期の1960年代はフェミニストの動きが盛んになってきた時代でもありました（Boyd, 2001）．その後の1970年代になりますと，フェミニストの動きの影響を受けて，看護分野以外の教育学，社会学，心理学において方法論論争が盛んになされ，質的方法が復活してきました．このような流れを受けて，看護分野でもPaterson & Zderad（1976）が，看護に現象学を紹介し，『ヒューマニスティックナーシング』という著書を書きました（Paterson & Zderad/長谷川，川野，1976/1983）．Paterson & Zderad（1976）は，看護分野において初めて質的伝統を紹介した方々です．これに対する看護分野の人々の反応は，好奇心をそそられた者もありましたが，混乱した者もあったとされています（Boyd, 2001）．

1980年代初頭になると，質的研究の長所に関する論争が数多く起こってきました（Munhall, 2012）．そして今日，質的方法を探究する時代に入りました．質的方法を使用するにあたって，専門性を開発する時代にもなってきました．質的アプローチは看護分野以外の他学問の方向性に依存しすぎているというような批評もありますが，看護現象の研究に新しい質的方法による試みをどんどんすすめていくべき移行期にあるとされています．

どのような場合に,
質的なアプローチの研究のタイプを選択するか

では，このような質的なアプローチの研究のタイプは，いったいどのような場合に必要とされるのでしょうか．筆者は以下のような見解をもっています．

それは，質的なアプローチの研究のタイプをとる必要のある場合とは，研究しようとする現象・事象・事実などが，ある特定の概念を用いて説明しきれないような，または説明することが困難な場合，あるいは，概念を用いることができたとしても，使用する概念自体がきわめて本質的な実体を有していて，容易に理解しきれないほど難解な場合，そして，研究をすることによって研究しようとする現象・事象・事実などが発見されてくるのではないか，というような場合に用いることになるのではないかと考えられます．

たとえば，筆者がかつて指導した大学院生の場合，ナース-患者のあいだにみられる〈関心〉という現象に着目しました．ただ，大学院生は，研究によって明らかにしようとする現象が〈関心〉という言葉で言い表されるものかどうかは，研究の開始時点では不明の状態でした．したがって，研究を行っていくことによって，明らかにしていくことになるのです．

一方，同じような概念を追究する場合でも，量的なアプローチを用いるような場合と質的なアプローチを用いるような場合があるといえます．筆者は博士課程の時代に，慢性疾患患者のクオリティ・オブ・ライフ（以下，QOL と略す）の実態を明らかにする研究を行いました．すでに公表した論文などでは，いくつかの質問紙を用いた量的なアプローチによる統計的な処理をした結果として，QOL の実態を報告しました．

しかしながら，このような質問紙を使用した量的なアプローチの研究では，使用する質問紙の範囲内でしか結果を出すことはできません．つまり，対象者の QOL を明らかにするという研究目的の達成に，質問紙は信頼できるのか，妥当であるのか，ということがおのずと疑問としてあがってくるわけです．

そのような場合，対象者の QOL とはいったいなんだろうか，何を QOL とするのか，といった本質的な研究疑問に立ち帰る必要性を感じてくるわけです．となれば，これはもう質的なアプローチを用いて，データを収集するような作業を行っていくことが必要となってくるわけです．

このように考えてみれば，既存の概念が，たとえしっかりと研究されているような場合でさえも，再び初心に戻って，より本質的な疑問に立ち返り，ゼロから探究してみることができるのではないでしょうか．

もちろん，研究疑問や研究目的によっては，量的なアプローチを用いたほうが望ましい場合もあります．いずれにしても，周辺の文献を慎重に検討したうえで，よく考えて研究のタイプを選択していくことが大切です．

量的研究プロセスとの違い

前章までに解説してきた量的研究では，研究者がデータからは離れたところから，なんらかの質問紙や尺度という測定道具を使ってデータを収集し，統計的な分析を行いました．量的研究の場合は，あらかじめ計画した研究計画書のとおりにデータ収集やデータ分析が可能であり，研究プロセスの予測もできます．

しかし，質的研究はまったく異なるアプローチをとります．質的研究においては，研究プロセス全体にわたって質的研究ならではの，典型的な展開をすることになります．Polit & Beck (2017) は，質的研究の研究デザインを，「出現してくるデザイン (emergent design)」という用語を使って説明しています．(Polit & Beck, 2017, p.59) つまり，データを収集しながら分析し，分析した結果を次のデータ収集の具体的な手順に生かして反映させていくといったように，あらかじめお膳立てをして，そのお膳立てどおりにデータを収集して終わり，ではないのです．表 11－4 に示すように，質的な研究の場合は量的な研究デザインとは違って，その研究課題や目的に対して，どのようなデータ収集方法が最もよいのだろうか，誰からデータ収集を行えばよいのだろうか，どのような段取りでデータ収集を行えばよいのだろうか，どれくらいの期間収集を行えばよいのだろうかなど，データ収集の場で随時決定しながら進めていくのです．場合によっては，研究途上で研究参加者やデータ収集の場を変えることも，必要になってくるかもしれません．

したがって，研究計画書作成時点で，研究参加者もしくは情報提供者，データ収集方法やそ

表 11－4　量的な研究と質的な研究の違い

量的な研究	質的な研究
● 研究計画書作成段階で，データ収集方法，データ分析方法などがすべて完全に決定される． ● 研究計画書に従って，データ収集や分析が実施される．	● 研究計画書作成段階では，データ収集方法，データ分析方法などを綿密に決定することはできない． ● 「出現してくるデザイン (emergent design)」であり，研究が進められていくにつれて姿が表れ出てくるデザインである． ・どのようなデータ収集方法が最もよいのだろうか ・誰からデータ収集を行えばよいのだろうか ・どのような段取りでデータ収集を行えばよいのだろうか ・どれくらいの期間，収集を行えばよいのだろうか ● このような疑問への決定は，研究がすすむにしたがって，研究フィールド（データ収集を実施している場）においてなされていく．

の手順，分析方法などをすべて考えて計画することは困難です．データ収集や分析をしながら柔軟に変えていくような柔軟性をもつことも，質的研究の場合は要求されてくるのです．

Lincoln & Guba (1985) は，「出現してくるデザインは質的研究者にとってずさんな，もしくは怠惰の結果などではなく，むしろ，当初はわからなかった参加者の現実と見地を基礎においた追究を行いたいとする質的研究者が期待することの反映である」と述べています．

質的研究の特徴

次に，質的研究の特徴をみておきましょう．一般に「質的研究」とひとくくりにしていますが，質的研究にはその基礎にある学問によっていくつかの種類があります．エスノグラフィ，グラウンデッド・セオリー法，現象学的研究などが代表的な種類としてはあります．これらについて，**第12章**で詳しく取り上げることとします．

しかしながら，このような質的研究にもいくつかの一般的な共通した特徴があります．Polit & Beck (2017) は，以下の5つの特徴に言及しています (Polit & Beck, 2017, p.463)．

・データ収集期間中に新しい情報を調整できる柔軟性がある
・全体を理解するという目的に向けられた全体論的な方向性がある
・さまざまなデータ収集方略に溶け込むようなことがある (例：トライアンギュレーション)
・研究者は強く巻き込まれることが要求される
・次の方略を形式化するため，そして，データ収集がいつなされるかを決めるために，データ分析の継続を頼りにする

さらに，手に入るものをなんでも利用してつくるという意味をもつ，美術分野で使用されている用語，「ブリコラージュ」という表現を用いて，質的研究で収集するデータ源の多様性や幅の深さを説明しています (Polit & Beck, 2017, p.463)．

これ以外にも質的研究の特徴については，**表11－5**に示すように，多くの質的研究者が多様な特徴を述べているので参考にしてください．

表11－5に記述された内容をみると，質的研究にはいくつかのキーワードがあるように思います．たとえば，自然主義的，全体論的，リアリティ，人間の体験，人間の生活体験，主観性，複雑性，記述，意味，解釈，洞察などがあがるかと思います．

表 11－5　質的研究者が述べている質的研究の特徴

著者（年）	質的研究の特徴などに関する記述
Leininger/近藤，伊藤，1985/1997	・質的なタイプの研究は，研究する現象の特異的，文脈的，もしくはゲシュタルト[1]的特徴の属性，パターン，特質，および意味を観察し，記録し，分析し，解釈する方法および技術を指す． ・研究の焦点は，現象を構成している質的な主要な特徴，たとえば，人間に関係した出来事，生活状況，経験，象徴（記号），儀式などの特徴を記録し，十分に記述することが含まれる．
Patton, 1990	・質的研究の強みの 1 つは，あらかじめ決められた仮説をもつことなしに状況にアプローチしていく帰納的で自然主義的な追究の方略にある． ・質的追究からの理論は，フィールド・ワークの経験から出現し，データに根ざし，研究者がいかにオープンな気持ちでフィールドに接近するかの仕方が重要である．
Morse & Field, 1996	・質的研究はリアリティの感覚を作らせ，社会世界を記述し説明することを可能にさせ，説明的モデルと理論を開発することを可能にさせる．質的研究によって社会科学の理論的な基礎が構築され，再吟味されることが重要な意味である． ・質的研究をすることは強烈な体験である． ・質的研究は，人の生活を豊富にし，人の魂と知性を魅了する． ・質的研究の研究者には，方法論的な多才さ（versatile），社会科学理論の幅広い知識，他者と巧みに関係がとれること，粘り強く研究に集中し，コミットできることが必要とされる． ・質的研究の研究者には，自分とは別の世界を絶えず区別することが必要とされる．自分とは別の世界に体験者として，ならびに分析者としての両方の立場で近づくことが必要とされる． ・質的研究の研究者には，概念化すること，書くこと，伝達することが必要とされる．
Burns & Grove/黒田，中木，小田，逸見，2005/2007, p.56	・質的研究は，生活体験を記述し，生活体験に意味づけをするために用いられる系統的で主観的なアプローチである． ・質的研究は，意味の発見を通して洞察を得る手段である．これらの洞察は因果律の確立からではなく，全体性に対する理解を発展させることによって得られる． ・質的研究は全体論的枠組みのなかで，現象に内在する深み・豊富さ・複雑さを探究する 1 つの手段である．このプロセスを通した洞察は，看護実践を導き，看護知識構築のための理論開発の重要なプロセスを促進させる．
Munhall, 2001	・質的研究は，研究疑問に対して全体論的にアプローチする． ・質的研究は，人間の現実は複雑であるという認識をもつ． ・質的研究の焦点は人間の体験であり，主観性あるいは人々のリアリティに向かわせる．

[1]
ゲシュタルト：ある特有の現象についての知識が結合された考えのかたまりを指している．全体論的に現象を掌握すること（Burns & Grove/黒田，中木，小田，逸見，2005/2007, p.56）．

質的研究における“比較（comparison）”

質的研究において，量的研究の相関関係的研究デザイン以上の水準の研究のように，“比較する”ということを前面に出して計画をすることはめったにはありません．たとえば，乳がん患者と乳がんではない患者のQOLを比較するようなことです．

しかしながら，Morse（2012）は，その著書『Qualitative health research』で，「質的研究において，あらゆる記述内容は比較を必要としている」と述べています．ここでいう比較とは，ある現象に対してナースはどのようにみているのか，一方でその同じ現象を患者さんはどうみているのか，というような比較があろうかと思います．あるいは，分析途上でみえてきたあるカテゴリーと別のカテゴリーの比較もあろうかと思います．

図11−1に示す質的研究は，データ分析において比較をしている研究です．ここでは，研究方法の一部分も紹介しておこうと思います（図11−1）．この研究においては，医学的に虚弱な未熟児の母親になる経験が，経産婦の母親と初産婦の母親で違いがあることから，両群の群内比較と群間比較を，質的研究でありながら行うことで，独自な結果を導き出しています．質的研究であっても，分析を比較によって深く実施することで独自な結果を導き出すことができるのです．

質的研究における“研究の場（setting）”と“時間枠（timeframe）”

質的な研究は，表11−5で触れたように現実の世界，もしくは自然な場を研究の場とします．量的研究では研究の場は統制しなくてはなりませんが，質的研究においては研究の場はさまざまな自然な状況であることが多いです．さらに時間枠については，質的な研究の場合，横断的な研究もあれば縦断的な研究もあります．図11−2は，縦断的な研究の例証です．要旨だけでは縦断的な研究であることがわかりませんので，研究方法も一部紹介しておきたいと思います．

この研究はグラウンデッド・セオリー法を使用していますが，理論開発の目的のために，乳がん再発後2週間から2年という期間にわたって参加者に面接がなされていることがわかります．つまり，縦断的に面接がなされています．

取り組もうとするその質的研究の目的を達成するためには，この研究のように縦断的にデータを収集する必要もあるというわけです．

［研究テーマ］

医学的に虚弱な未熟児の母親になることを吟味するための枠組みとしてのライフコース理論

［要旨］

社会学的な枠組みであるライフコース理論は，ハイリスクな妊娠後に未熟児を産み，その乳児が医学的に虚弱となった，34名の女性から得られた縦断的なナラティブ・データによる「母親になる」という現象を分析するために使用された．女性は時機を逸した誕生と科学技術に依存している乳児の世話をすることへの挑戦に直面した．社会的なつながりが確立される前は，乳児についての重要な決定をするためには，法的，生理学的なつながりが母親を必要とした．リミナリティー（注：通過儀礼における過渡的段階，この時期には参加者は社会的身分・地位をもたず，まだ匿名であり，従順で謙遜な態度を取り，規定の行動様式や服装に従う）は，母親の乳児との初期のかかわりあいを特徴づけた．母親は，赤ん坊へのより深い愛着を理解しようと，愛そうと，確立しようとした．乳児が自宅に戻ってくることは，重要な転換期であった．当初の母として世話をするというリミナリティーは減り，乳児の世話に対する母親のコントロールは増え，より親密に乳児を理解しようとする時間と場所が乳児に提供された．

［研究方法］

本研究は，医学的に虚弱な乳児，親役割遂行プロセス，親となることのアウトカムへの影響に関する縦断的研究データの二次的な分析である．最初の研究は，83名の医学的に虚弱な未熟な乳児が登録され，入院中および16か月後まで追跡された．乳児の母親が主要な情報提供者であった．

［標本］

本研究のデータは，①子癇などのようなハイリスクな妊娠条件が診断されている，②医学的に虚弱な単胎未熟児を出産した，の基準を満たした乳児の34名の母親から分析した．

［データ分析（一部分）］

各女性の経験は独自な特徴をもっていた．最初の分析において，経産婦の母親（n=14）と初産婦の母親（n=20）のあいだに差異があった．3名の経産婦の母親は24歳，もしくはそれ以下の年齢であり，うち1名は青年期（19歳）であった．初産婦の母親のうち，9名は24歳，もしくはそれ以下の年齢であり，うち3名は20歳以下の青年期であった．経産婦の母親と初産婦の母親の群内の比較が，ハイリスク妊娠および医学的に虚弱な未熟児の母になることの経験の類似性と多様性を吟味するためになされた．その後に群間の比較がなされた．

Black, B.P., Holditch-Davis, D., & Miles, M.S. (2009). Life course theory as a framework to examine becoming a mother of a medically fragile preterm infant. *Research in Nursing & Health*, 32, 38-49. より抜粋し筆者訳

図 11－1　データ分析において比較している研究の例証

質的研究におけるサンプリング

続いて，サンプリングについて取り上げたいと思います．

サンプリングの考え方も量的研究とは異なります．多くの質的研究の目的は，意味を見出すこと，多様なリアリティを明らかにすることであって，ターゲットを当てた母集団へ一般化をすることではありません（Polit & Beck, 2017, pp.351-352）．したがって，質的研究における参加者，もしくは情報提供者は無作為に選定されることはほとんどありません．任意に選択される参加者が十分な情報を提供してくれるような人々であるとは考えられないからです．

質的研究にとってよい参加者とは，追究しようとする現象についてよく知っているような

［研究テーマ］

死の影のもとで生きることを理解する―乳がん再発と折り合いをつけること

［要旨］

乳がん再発の女性は，疾患の進行や治療に附随する臨床徴候から多様な情緒的反応まで多くの困難と挑戦に直面している．グラウンデッド・セオリーの方法論に先導されて，われわれは乳がん再発の女性の主たる関心事，そして，彼女たちがどのようにそれらの状況を取り扱っているのかを探究した．データは，乳がん再発を診断された20名の女性による40回の深層面接から収集された．コアカテゴリーは，「死の影のもとで生きることを理解する」というプロセスを説明し，そして，生命を脅かす病気と生きることに折り合いをつける女性の体験を基礎としていた．乳がん再発に立ち向かうことは，生活を変容させる出来事であった．困難な時間および挑戦する時間を通して移行していき，女性は喪失から去り，重要な価値を再評価することによって苦悩を和らげていた．個人的な移行を通して，女性は生命を脅かす病気を超越していた．これらの結果は，臨床実践において実存的な苦悩を認識することの重要性を強調している．

［研究方法（参加者についての記述を抜粋）］

参加者は，乳がん再発であると初発診断された閉経後の女性56名のうちの6か月追跡研究から募集された．幅広い多様な社会人口学的，臨床的要因を代表するために参加者20名が意図的に選定された．すべての参加者は参加することに同意した．参加者は55～81歳の年齢範囲であった．再発の初回診断からの中央の時間は68週（注：約17か月，すなわち1年と半年強）であった．再発時に，13名の女性は既婚，5名は離婚，1名は未亡人，そして1名は独身であった．12名は常勤もしくはパートタイムで勤務，1名は主婦，1名は無職，4名は障害年金者，2名は引退していた．3名は乳がんが局所に移行した部分の再発，17名は遠隔転移であった．

経時的にプロセスを描く目的から，参加者12名による繰り返しの面接がカテゴリーのパターンが確保されるまで継続された．2回から5回の面接が参加者12名に，乳がん再発後2週間から24か月（2年）のあいだに実施された．参加者のうちの6名は，疾患末期にも面接がなされた．その後は8回の追加面接が理論開発を支持する目的のための選択的データ収集のためになされた．これらの選択された面接は，乳がん再発後3か月から6か月のあいだ，参加者8名から実施された．

Sarenmalm, E., Thorén-Jönsson, A.L., Gaston-Johansson, F., & Öhlén, J. (2009). Making sense of living under the shadow of death: adjusting to recurrent breast cancer illness. *Qualitative Health Research*, 19, 1116-1130. より抜粋し筆者訳

図11－2　縦断的な質的研究の例証

人々，十分に情報を提供してくれるような人々，追究しようとする現象についてはっきりとしゃべってくれるような人々，思慮深い人々，研究者と一定時間話をしてくれるような人々です．つまり，質的な研究のサンプリングをする場合には，

「わたしの研究にとって，豊富な情報のデータ源を誰がもっているのだろうか？」

「追究しようとする現象を最大限にわたしが理解するためには誰と話をして，誰を観察すればよいのだろうか？」

というようなことを考える必要があります．

たとえば，図11－3のような研究の場合で考えてみましょう．この研究では，救急車のナースが研究参加者となりますが，研究方法を読んでみると，「少なくとも3年間救急車のナースとして専門職的な体験をしたナース」を選定基準としています．意思決定に影響を与える要因を明らかにすることが目的なので，3年間は経験がなければ面接で得られるデータが貧弱なも

［研究テーマ］

救急ケア状況において救急車のナースの意思決定に影響を与えている要因

［要旨］

本研究の目的は，どのような要因が救急ケア状況におけるスウェーデンの救急車のナースの意思決定に影響を与えているのかを研究することである．救急車のナースは適切な情報なしに意思決定を強いられることがある．救急車のナース 14 名による面接から収集されたデータが分析された．文脈に対する質的内容分析がなされ，そこから異なったカテゴリーが識別された．救急車に呼ばれたときに，どのような決定がなされるのかに対しては，インシデントの範囲と程度が決定的であることが見出された．加えて，経験的要因は意思決定への新人ナースとより経験のあるナースの質的差異を形成しているために，意思決定に対するナースの経験が重要である．さらに，プレホスピタル環境の不確かさ，他の人々に観察されているあいだの勤務している環境からの期待と圧力，多職種と協働することなどの外的要因はすべて切迫した状況における意思決定に複雑であった場合でも貢献している．さらなる研究が救急状況における意思決定の複雑性を理解するために必要とされている．

Gunnarsson, B.M., & Stomberg, M.W. (2009) . Factors influencing decision making among ambulance nurses in emergency care situations. *International Emergency Nursing,* 17, 83-89. より抜粋し筆者訳

図 11－3　質的研究におけるサンプリングの例証

のになってしまいます．

この研究のように，「目的にかなったサンプリング」(purposive sampling) をすることが，質的研究の場合は最も多いと思われます．そして「目的にかなったサンプリング」は，2 つの一般的な目標があると Polit & Beck は述べています．1 つ目の目標は，関心のあるいくつかの次元についてのより広い群の代表的もしくは典型的な例証を発見するためのサンプリングであること，2 つ目の目標は，関心のある次元について多様なケースの種類を超えた比較もしくは繰り返しの可能性を設定するためのサンプリングであること，です (Polit & Beck, 2017, p.493)．この 2 つ目の目標が，「目的にかなったサンプリング」のより一般的な目標だとされています．

「目的にかなったサンプリング」にも表 11－6 のようないくつかの種類があります (Polit & Beck, 2017, pp.493-494)．

質的研究におけるサンプルサイズ

質的研究におけるサンプルサイズに対しては，固定的なルールはありません (Gray et al., 2017, pp.351-352)．しかし，質的な研究ではどれくらいの人数が研究参加者として，もしくは情報提供者として必要なのかを考えるためには，以下のような考え方があることも事実です．

質的研究において妥当な参加者数は，当該研究領域において情報の「飽和」が成し遂げられるときが適切な数だといわれています．データの「飽和」は，新たに参加者を追加してデータ

表11－6 「目的にかなったサンプリング」の種類

種類	特徴
最大のバリエーションをもったサンプリング（maximum variation sampling）	・目的にかなったサンプリングのなかでも最も広く使われている手法. ・関心のある次元について広範囲のバリエーションを持ち合わせた人々や場を目的的に選定. ・多様な視点や背景をもった参加者を選定することによって，概念化を導き出すための豊富さや挑戦を招く.
同質なサンプリング（homogeneous sampling）	・研究目的によっては同質性の高いサンプリングを行う. ・グループインタビューでは，同質なサンプリングを使う.
典型的なケースのサンプリング（typical case sampling）	・研究目的によっては，典型的なケースのみをサンプリングする.

Polit, D.F. & Beck, C.T. (2017). *Nursing research: generating and assessing evidence for nursing practice (10th ed.)*. Philadelphia, PA: Wolters Kluwer. pp.493-494 より抜粋し筆者訳

収集したとしても新しい情報はなく，すでに得られたデータの重複のみのような場合をいいます．データの「飽和」に達するためのサンプルサイズを決める際に考えなくてはならないことは，研究の範囲，テーマの性質，データの質，研究デザインなどの要因です（Polit & Beck, 2017, p.497).

質的研究におけるデータ収集

質的研究においては，量的研究に比べてデータ収集は流動的であり，何を収集するのかについての決定もフィールドで開発していきます（Polit & Beck, 2017, p.506).

収集するデータの種類は，主たる3つの質的研究方法によって異なるために表11－7に示しました．ここにあるように，エスノグラフィでは，典型的に観察や面接によってデータを広範囲に集めます．フィールド・ノート，日誌，インタビュー・ノート，録音などによって得られたデータに対して，文化がどう反映しているのかを吟味します．現象学では，主として深層面接から，グラウンデッド・セオリー法では，面接や観察からデータを得ます．

3つの研究伝統によって，“自分自身（self)”としての研究者を，どのように用いるのかが異なるとされています（Lipson, 1991)．現象学の研究者は，少人数の人々との強烈な面接において人間体験に対する豊かな記述を集め，相互関係を発展させるために彼ら自身を使います．グラウンデッド・セオリー法の研究者は，データを収集し，分析し，理論生成へ向けてカテゴリーを作るために彼ら自身を使います．エスノグラフィの研究者は，面接を通して，さらにフィールドで能動的に参加することを通してデータを収集する観察者として彼ら自身を使いま

表 11－7　3つの質的研究伝統におけるデータ収集事項の比較

事項	エスノグラフィ	現象学	グラウンデッド・セオリー法
データの種類	主として観察と面接，加えて人工的に作成された物，報告書，写真，家系図，地図，ソーシャルネットワーク図	主として深層面接，ときどき日誌，その他書かれた資料	主として個別面接，ときどきグループインタビュー，観察，参加者の日誌，報告書
データ収集の単位	文化システム	個人	個人
データ収集の要点	主として縦断的	主として横断的	横断的，もしくは縦断的
データ収集期間	典型的に長い，何か月，もしくは何十年	典型的に中程度	典型的に中程度
データの記録	フィールド・ノート，日誌，インタビュー・ノート／録音	インタビュー・ノート／録音	インタビュー・ノート／録音，メモ，観察ノート
顕著なフィールドにおける論点	入り方を獲得すること，反応，役割を決めること，参加の仕方を学ぶこと，公平無私およびその他の面接の詳細な計画を促進すること，客観性を排除すること，時期尚早に終了すること，内省すること	考えを括弧に入れること，信頼を構築すること，公平無私を促進すること，次に質問することを準備しているあいだは傾聴すること，軌道にのり続けること，感情に動かされることに耐えること	信頼を構築すること，公平無私を促進すること，次に質問することを準備しているあいだは傾聴すること，軌道にのり続けること，感情に動かされることに耐えること

Polit, D.F., & Beck, C.T. (2017). *Nursing research: generating and assessing evidence for nursing practice (10th ed.)*. Philadelphia, PA: Wolters Kluwer. p.507 より抜粋し筆者訳

す (Polit & Beck, 2017, pp.517-520).

データ収集においてフィールドで出くわす問題

質的な研究において，データ収集を行う場，フィールドで出くわす，重要な点がいくつかあります．

場になじむ努力

エスノグラフィの研究者はフィールド・ワークを長期間行いながらデータを収集していくために，フィールドにおいて乗り越えなくてはならない課題があります．まずはフィールドにいかにして入っていくのか，という入り方です．エスノグラフィでなくても，フィールド・ワークを行いながらデータを得るときには共通して出くわす問題があります．

筆者も以前，某救命救急センターでフィールド・ワークを行った経験があります．自分が勤務していた施設でフィールド・ワークを行うことは客観性を保持することができないために避けなくてはいけませんので，まったく知らない施設の某救命救急センターでフィールド・ワー

クを行いました．まずは「どういう身分でフィールドに入ればよいのか」ですが，もちろん研究者として入ります．

研究者として入るためには所定の研究倫理委員会への申請，そして承認はもとより，その施設でフィールド・ワークを行うことを施設長，看護部門の長，現場の中間管理職，そして医療スタッフ全員の承認を得ておかなくてはなりません．承認は得たとしても，実際に現場に入ると見知らぬスタッフや見知らぬ環境にはじめは戸惑います．それに慣れていかなくてはなりません．はじめは周囲のスタッフから「あの人は誰？」「あの人は何しに来たの？」など，"よそもの"としてみられますので，研究者である筆者は緊張の連続でした．このようなことには耐えなくてはなりません．時間が経過するとともに，少しずつ現場のスタッフも，「あの人は研究に来ているんだ」「あの人はナースとしてケアはしないんだ」というように，わかってくれるようになります．つまり見知らぬ人から友人になるのです．周囲の人々がわかってくれるようになるまでは我慢し，そこから本格的なデータ収集が開始されていくのです．

研究しようとするフィールドには，独特の風土，もしくは文化があるので，その文化になじむように努力していくことが必要なのです．そうでなければ研究はできません．

信頼を得ること

質的研究では，面接において，参加観察において，研究参加者もしくは情報提供者とのあいだで信頼関係を得なくてはなりません．しかし，あくまで，研究者–研究参加者，もしくは研究者–情報提供者という一定の距離をおく必要はあります．

研究参加者もしくは情報提供者に肯定的に受け入れられるように，研究者の身分，ふるまい，言動，服装などの配慮が必要であることはいうまでもありません．とりわけ，フィールド・ワークにおいて情報提供者から真のデータを得るためにはある程度信頼されていなければ，偽りのデータを提供される可能性さえあります．

データ収集のペース配分

質的研究におけるデータ収集は，きわめてストレスが強い作業になります．集中して何日か続けてフィールド・ワークすることや面接することも，日程に縛られているときには避けられないと思います．しかし，ストレスが強い状態でフィールド・ワークや面接をしても，結局のところ豊富なデータ，質の高いデータを集めることが困難です．筆者も以前，救命救急センターでフィールド・ワークをしているときはたいへん緊張しましたし，疲労困憊でした．やはり，随時休養を入れながら，ストレスを極力減らしながらデータ収集をしたほうが効率的なのです．

研究参加者，もしくは情報提供者に感情的に巻き込まれること

質的研究で行うフィールド・ワークや面接では，あまりにも研究参加者，もしくは情報提供者に近づきすぎて，感情的に巻き込まれるようなことがあります．これには注意しないといけません．

研究者として中立的な立場で研究参加者，もしくは情報提供者にかかわることを忘れてしまって，いつの間にか，研究者が「相談役」となったり，「ケア提供者」となったりしてしまうこともあるからです．これでは真のデータ収集はできません．研究者の介入によってデータが歪められる可能性があります．感情的に巻き込まれることのないように，研究者としての自分自身を冷静に評価する姿勢が必要になります．「内省すること」，つまり，研究者としての自分を振り返り，「わたしの態度や行動はこれでよいのか」ということを，データ収集期間中は反省する姿勢が絶えず必要とされます．

得られたデータの転記と保存

面接は許可を得て録音させていただくことが一般的です．録音された内容は1字1字を文字にする，テープ起こしをしなくては客観的なデータとはなりません．テープ起こしをする際に，「…15秒間の暗黙…」といった被面接者の行動，たとえば「笑いながら○○○と言った」，あるいは「少し苦笑気味で，○○○とほほえんだ」なども必要となります．これらの被面接者の行動は，分析の際に重要な情報となる可能性もあるからです．

さらに，参加観察において許可を得て撮影されたVTRについても，これをすべて文字に起こす作業が必要です．VTRとして保存された映像はデータではありません．それを起こして文章化されたものが客観的なデータといえます．したがって，いかに客観的にそのままの内容をデータ化するのかが重要な作業となります．

一方，フィールド・ワークで収集されるデータは，研究者が観察した内容をすべて記述するフィールド・ノートとなります．研究者がいかに観察したままの情報を記述できるのかという記述能力はもとより，観察力，また感受性なども要求されます．分析に際しては豊富に記述されたデータが結果を決定することになるので，観察したことをフィールド・ノートに記述する訓練が，研究者には一定期間必要となります．

また，客観的に起こされた，記述されたデータは安全な場所に保管しておく必要があります．鍵のかかる引き出しやデータ保管用の厳重な場所を確保しておき，データが研究者以外の誰にも見られることのないように管理しなければなりません．

質的研究のデータ収集方法としての自己報告データ

ほとんどの質的自己報告データは，質問紙ではなく面接を通してデータを収集します．自己報告データにもいくつかの種類があるため，以下にみていきましょう．

非構成的な面接法（unstructured interview）

集めたい情報の内容や情報の動きに関して，前もって考えている視点がないような場合は完全な非構成的面接を行います．非構成的面接は，会話的，相互的な行為であり，それは知らないことであり，そのことへの明確な考えをもっていないような場合に研究者が選択する方法です．

非構成的面接においては，何を聞いたらよいか，どこから聞いたらよいかもわからないために，あらかじめ準備しておくような問いかけはありません．幅の広い問いかけをするのみです．たとえば，「あなたは人工透析療法を受けなければならないと医師から聞いたときに，どのように思いましたか？」「乳がんの術前化学療法の体験は，あなたにとってどのような意味がありますか？」などです．非構成的面接においては，研究参加者に中断することなく物語を話してもらいます．エスノグラフィ，現象学，グラウンデッド・セオリー法のいずれも非構成的面接法を使います．

非構成的面接法を用いている研究の例を図11－4に示します．この研究の参加者は地域社会のメンタルヘルス・ケースマネジャーです．要旨だけでは非構成的面接法が使用されていることがわからないため，データ収集の箇所を抜粋しました．面接における問いかけが非常にラフであることがわかると思います．

半構成的な面接法（semistructured interview）

特有の話題に関することを，面接によって明らかにしたいときがあります．このようなときは，何を聞きたいのか，何を尋ねたいのかはわかっているのですが，どのような答えが返ってくるのかはわかりません．

たとえば，筆者が現在取り組んでいる研究のなかに，「中堅ナースは，彼らのキャリアを開発していくうえでどのような困難に出くわしているのだろうか？」という研究課題があります．中堅ナースを研究参加者として，「キャリアを開発していくうえでどのような困難を体験されていますか？」ということに関連した質問を面接でたずねようと考えています．しかし蓋を開けてみない限り，どのような反応が彼らから返ってくるかはみえません．このようなときは，半構成的な面接法を使います．

先述の非構成的な面接法では，質問したい内容までみえなかったのでかなりラフな問いかけ

［研究テーマ］

統合失調症と暴力―容認する，そして見捨てる

［要旨］

暴力は女性にとって大きな問題を残す．統合失調症と診断された女性は，非常に多くの種類の暴力の危険性が特に高い状態にある．このような女性の多くは地域社会においてメンタルヘルス・ケースマネジャーを通してサービスを受けている．このようなケースマネジャーは統合失調症の女性との関係を発展させ親密な相互関係をもつ．そしてしばしば彼らは，身体・精神・社会的サービス機関と交渉する際に，女性たちを補助する最前線のサービスの提供者である．本解釈的現象学的研究はメンタルヘルス・ケースマネジャーのパースペクティブを，彼らが，訴訟依頼人とのあいだで，統合失調症の診断によって生じる暴力との関わりあいにどのように対処しているのかをより理解するために調査した．「容認する，そして見捨てる」は，ケースマネジャーが統合失調症の女性の生活のなかの暴力をどのように次第に容認していくのか，そしてこの容認が，女性の生活における暴力の縮小もしくは除去に対する希望を見捨てることにどのようにつながっていくのかを描くために開発されたテーマであった．

［研究方法（データ収集についての記述を抜粋）］

各参加者は個別に面接され，以下の幅広い問いかけに反応するようにと求められた：「わたしは（面接者のこと），統合失調症と診断され，暴力とともに生活する女性と一緒に仕事をなさっているケースマネジャーとしてのあなたの体験を聞くことに興味があります」．この面接は録音され，次いで転記された．各面接は1時間から2時間のあいだであった．すべての識別された情報はトランススクリプトから明らかにされた．

Rice, E. (2009). Schizophrenia and violence: accepting and forsaking. *Qualitative Health Research*, 19, 840-849. より抜粋し筆者訳

図 11－4　非構成的面接法を用いた研究の例証

をしますが，半構成的な面接法ではインタビューガイドなどを作成し，ある程度的を絞った問いかけをします．また，インタビューガイドの質問項目は，ある程度論理的な順次性を考えて作成します．出来事が発生した順序や一般的なことから質問して，特定の具体的な事柄へと質問がなされるように秩序立てます．加えて，「はい」「いいえ」で反応されるような質問や二者択一式の質問は避け，研究参加者が自由に語れるような質問項目とします．参考までに筆者が実施している研究のインタビューガイドの例を図 11－5 に示します．

フォーカス・グループ・インタビュー（focus group interview）

フォーカス・グループは，当初，フォーカスが当てられたインタビューと呼ばれていましたが，第二次世界大戦以後，データ収集方法の1つとして使用され，一般には社会科学分野の研究で使用されています（Côté-Arsenault & Morrison-Beedy, 1999）．Krueger（1994）は，フォーカス・グループを，「許可された脅威のない環境で明らかに興味のある領域についての認知を得るためにデザインされた，注意深く計画された討議」と定義しています．

グループの人数は，5名以上の人々とされていたり（Polit & Beck, 2017, p.511），6～12名とされていたりします（Krueger, 1994）．Côté-Arsenault & Morrison-Beedy（1999）

1. インタビュー前の準備

⑴ 面接日時
面接者は，面接を行う日時について研究参加者の勤務に支障のない，希望される時間帯で面接日時を調整して決定する.

⑵ 面接する個室の確保
面接者は，○○施設で使用可能な個室を予約しておく．研究参加者が勤務する病棟の個室は，研究参加者のプライバシーが保護されないために避けることとする.

⑶ 面接に必要な物品と資料の準備
①面接調査依頼書
②すでに研究参加者からいただいている同意書
③録音器具
④謝礼品としてハンカチタオル（500円程度の粗品とする）
⑤研究参加者から得るデモグラフィック情報用紙
（年齢・性別・婚姻状況・同居家族人数・看護基礎教育後に経験した診療科）

2. インタビュー中に配慮すること

・再度，面接調査依頼書に基づいて本面接調査の目的，方法，倫理的配慮を口頭で説明し，研究参加者の自由意思に基づいて面接協力に同意が得られるかどうかを伺う．なお，いったん同意が得られている場合も，中途で辞退ができる権利について説明する.
・同意が得られた場合，面接を実施するが，面接に費やす1時間程度の時間をいただくことを再度お断りする.
・研究参加者に，面接内容を録音してもよいかどうかを伺い，了解が得られた場合は録音させていただく．録音する目的は，大切な面接内容を正確に把握し，調査目的にかなった分析をするためであると伝える．録音された内容は本研究者ら以外が聞くことはないこと，録音内容がすべて転記されたあとは，破棄することを説明する.

3. 質的な分析方法と技術による看護データの再考察

下記の事項について聞かせてもらうが，研究参加者ができるだけ自由に自発的に話ができるような配慮を行い，受容的姿勢，傾聴的姿勢に徹する．決して質問攻めや強要するようなことはしない.

・日々の業務遂行状況
・業務遂行にあたっての負担・重荷・障害
・業務遂行にあたっての支援者や支援内容
・業務遂行にあたって周囲に期待していること
・今後のキャリア志向
・仕事環境（物的・人的・組織的・個人的）

図11－5 インタビューガイドの例証

は，6～12名という数は，きわめて情緒的で感受性の鋭い話題の場合は多すぎるとも言及しています.

フォーカス・グループでは，面接を行う側がモデレイターとなって，インタビューガイドを用いながらグループ・メンバーの討議を導いていきます．フォーカス・グループ・セッションは，効率的に豊富な情報を得るためにグループダイナミクスを先導していく，注意深く計画された討議なのです（Polit & Beck, 2017, pp.511-512）．

フォーカス・グループの目的はある特有なグループのパースペクティブや意見に対する理解を得ることであるべきで，フォーカス・グループは話題の探究，調査項目の開発，現象の記述のためにふさわしいと述べられています．さらに，事例研究や匿名性を基礎とする状況には適していないとも述べられています．Côté-Arsenault & Morrison-Beedy の文献（1999, 2005）にはフォーカス・グループの詳細な説明がなされているので，ぜひともお読みください．

図 11－6 は，研究方法としてフォーカス・グループ・インタビューが使用されている研究例です．この研究は，白血病の子どもと青年の疲労を明らかにするために，フォーカス・グループ・インタビューによってデータ収集をしています．現象学的研究であり，彼らの体験の深いところまで理解するのに必要な手法が選定されています．図 11－6 では，特にデータ収集の記述を詳しく示しておきました．

面接によって質的なデータを収集する

ここまで，質的自己報告データ収集方法のいくつかの種類をみてきました．紹介してきたように，質的研究では面接によってデータ収集をすることが多いと思います．ここでは，面接について詳しく取り上げます．

面接中の会話で使用する言葉

面接を行う前に，よい面接ができるよう，そして豊富で貴重なデータが得られるためにも，準備を万全にしておくことが必要です．面接は被面接者との会話を基本としますが，一般の会話とは異なり，面接では目的をもった会話，つまり研究課題や研究目的に到達するために行うものですから，意図的な問いかけをしなくてはなりません．そのため，問いかける文言についても，慎重に準備しておかなくてはなりません．

たとえば，被面接者が患者さんの場合，その患者さんが理解できるような言葉を使わなくてはなりません．むずかしい専門用語などを使ったら，その患者さんは意味がわからないでしょう．インタビューガイドを作成する際に，使用する言葉を被面接者が理解できるようにしておく必要があります．すなわち，専門用語はわかりやすい言葉に置き換えなくてはなりません．非構成的面接では幅広い問いかけをして，被面接者が自由に話ができるようにします．半構成的面接では，ある程度意図的な問いかけをして，研究目的を明らかにするために有用なデータを面接によって得るように努めなければなりません．

［研究テーマ］
白血病の中国人の子どもたちのがんに関係した疲労の体験─現象学的研究

［背景］
がんに関係した疲労は，西洋の国々においては優先的な位置づけにあるが，不幸にも中国においては十分に注目されてきていない．異なった文化の視点を基礎において，中国におけるがんに関係した疲労に関する質的研究は，疲労についての知識体系を豊富なものとすることに対して文化的な文脈を提供することができる．

［目的］
白血病の中国人の子どもたちの視点から疲労の現実生活の体験を探究すること．

［デザイン］
現象学的研究

［研究の場］
中国の上海にある地域第3病院の小児感染がん病棟

［参加者］
既往に精神障害や発達障害のない7～18歳の白血病の14名の子どもおよび青年が目的的なサンプリングによって選択された．

［方法］
4回のフォーカス・グループ・インタビューが，9項目のオープン・エンドの半構成的な質問によって行われた．

［結果］
がんに関係する疲労は，白血病の中国の子どもたちおよび青年に共通し，苦悩する課題である．3つのテーマが最終的に生成された．①疲労は子どもたちおよび青年のあいだの開放的な解釈（an open interpretation）である，②疲労は一次元的な側面ではない，③疲労および生命の苦しみとのバランスをとることに苦闘している．身体的，心理学的，状況的要因と密接に関係している疲労は，参加者に身体的，心理学的，認知的な安寧にも否定的な影響を与えていた．さらに，疲労は白血病の子どもの家族，学校，社会的相互作用に衝撃を与えている．

［結論］
子どもおよび青年は，一般の疲労とがんに関係する疲労を容易に区別していた．健康専門職への参加者のメッセージは，疲労が多次元的で多要因的な症状であり，疲労が包括的に理解され管理されるべきだということである．これらの発見は，小児がん患者にとってのがんに関係する疲労への臨床実践，介入開発に関する研究，教育計画に対して洞察と方向性を提供する．

●データ収集（抜粋）

研究者はデータ収集法として，フォーカス・グループ・インタビューを使用した．フォーカス・グループ・インタビューは，「効率的に豊富な情報を得るためにグループダイナミクスを先導していく，注意深く計画された討議である」と定義されている．フォーカス・グループ・インタビューは，参加者の経験，視点，信念をとらえるためにグループダイナミクスを取り扱う．研究者は，フォーカス・グループ・インタビューは，理解を必要としている現象に対する豊富な現実の生活体験を探究するためにふさわしい方法であるという理由から，これを採用した．さらに，子どもと青年は彼らの感情や疲労をうまく詳細に明らかにすることができないかもしれない．フォーカス・グループ・インタビューは，他者のコメントに反応して考えをより豊富でより深遠な表出を導き出すことができ，グループの参加者間の相互作用によって相乗作用的な効果を促進できる．この方法は子どもや青年にはふさわしい．なぜならば，グループ・ダイナミクスは恐怖を軽減し，参加者間の相互作用を促進するからである．また討議は参加者に感情や「疲れている」という体験，もしくは互いに関連している要因を共有させることを可能にする．フォーカス・グループ・インタビューは，彼ら自身の体験や感情への気づきを高めることを可能とするために選択された．

Wu, M., Hsu, L., Zhang, B., Shen, N., Lu, H., & Li, S. (2010). The experience of cancer-related fatigue among Chinese children with leukaemia: a phenomenological study. *International Journal of Nursing Study*, 47, 49-59. より抜粋し筆者訳

図11－6 フォーカス・グループ・インタビューを使用した研究の例証

精神的な準備・心構え

面接において，被面接者とのあいだである程度の信頼関係が構築されないと，スムーズな会話ができません．傾聴的な態度，受容的な態度はもちろん必要ですが，面接をする側が精神的なゆとりをもって面接に臨めるように，ストレスのない状態でいなければなりません．

被面接者とのあいだでは，あらかじめ面識がないのが通常です．したがって，面接を行う場で，被面接者と良好な関係を保持しながら面接を行っていくのです．面接者が被面接者よりも多くを語ったり，面接者が被面接者を強制的に誘導したりすることは絶対にあってはなりません．被面接者が自由に話をしてくださるような雰囲気をつくるためにも，面接者には精神的な安定が常に必要です．被面接者が自由に話をすることができているのかを，客観的に観察する能力も面接者には必要です．

面接を行う場所

面接は，面接者1名と被面接者1名が，1対1で，可能な限り個室で行うことが一般的です．しかしながら，自宅などを訪問して，一人暮らしの被面接者（たとえば男性）と面接（たとえば女性）を行うような場合，面接者が1名であると不安な場合や安全が確保されにくいような場合もあろうかと思います．そのような場合，面接者は1名ですが，面接者を補助する人が同席するようなことも，被面接者の許可が得られればよいと思います．

自宅での面接が拒否されるような場合，自宅近くの喫茶室などを希望されるような場合もあります．被面接者の希望を聞いて，希望に沿った面接の場所を選定することが必要です．

病棟に入院している患者さんと面接するような場合は，施設の許可を事前に得たうえで，病棟の空いている個室を借りるなどの準備があらかじめ必要です．

場所の条件としては，面接内容が十分に聞き取れる，騒音のない静かな場所であること，たとえば音楽などが流れているような場合は，被面接者への問いかけが聞こえないようなこともあるので，事前に調べておくことも大切です．また，面接内容が第三者に聞こえたりしないような場所であること，面接者が被面接者と一定の距離をおいて対面できるような空間が確保できる場所であること，などがあがると思います．

参加観察法によって質的なデータを収集する

あなたが追究しようとする現象が，面接によって得られるような現象ではなく，研究者がその現象に参加しなければ観察できないような場合は参加観察法を使用して，現象を研究者自身が観察し，フィールド・ノートに観察した現象を記述していくことが必要です．たとえば，人と人のやりとりという現象を追究しようとする場合，そのやりとりを観察しなければ，その現象は観察できません．

集中治療室に収容された心臓外科術後の患者さんが，術直後から医療者に治療や処置を受けながら，どのように生命を維持しようと懸命に闘病しているのだろうか，どのように回復をめざして闘病しようとしているのか，という現象に興味があったとします．この現象は集中治療室という場（フィールド）に研究者が参加し，そこで患者さんに施されている治療や処置，さらには患者さんと医療者との相互作用を観察しなければ，その現象を追究することはできないでしょう．

あるいは，小児科病棟に長期入院している慢性病の子どもが，療養の場で，同じ病気をもった子どもたちや医療者・家族と，どのような相互作用をもちながら療養生活を過ごしているのだろうか，という現象を追究したいとします．研究者は小児科病棟で子どもが入院中の場に参加し，そこでのやりとりを観察することが必要になります．もちろん，随時，面接を取り入れることもできますが，参加観察法でなければ観察したデータは得られません．参加観察法を用いる研究者はフィールド・ワーク，すなわち，参加観察している場で，長期間のデータ収集を行うのです．

ところで，フィールド・ワークをする場合の“フィールド”の大きさはさまざまです．ある1つの病棟がフィールドの場合もあるでしょうし，1つの施設全体がフィールドの場合もあるでしょう．それは研究課題や研究目的によって多様だと思います．

フィールド・ワークという方法は，そのルーツはエスノグラフィック調査にあります．『方法としてのフィールドノート―現地取材から物語作成まで』(Emerson, Fretz, & Shaw/佐藤，好井，山田，1995/1998) という邦訳書は，エスノグラフィック調査の具体的な手法をわかりやすく解説しているので，ぜひとも参照ください．この書のなかで，フィールド・ワーカーが行わなくてはならない2種類の活動について，以下のように解説されています．

> 民族誌的なフィールドワークを行う場合には，集団についての研究や人々が日常生活を営む様子を研究する作業が必要であり，その調査には2種類の活動が含まれる．1つは，対象となる社会状況に入り込み，そこに関わっている人々と知り合いになる．フィールドワーカーは，その社会における日常のごくありきたりの活動に参加し，そこの人々と現在進行形で関係を結び，その過程で進行中の出来事を観察する．･･･（中略）･･･2つは，調査対象者の日常生活に参与しながら観察し学んだことを規則的かつ系統的に書き留めるという作業である．従って，調査にたずさわる者は，そのような観察と体験についての記録を書きためていくことになる．これら2種類の，相互に密接に関連する活動は，民族誌的調査の根幹を成している（Emerson et al./佐藤ら，1995/1998, p.23)．

ここで解説されている，2種類の活動について説明を加えます．1つ目の活動は，フィールド・ワーカーが研究しようとするフィールドに入り込み，そのフィールドにいる人々と活動に

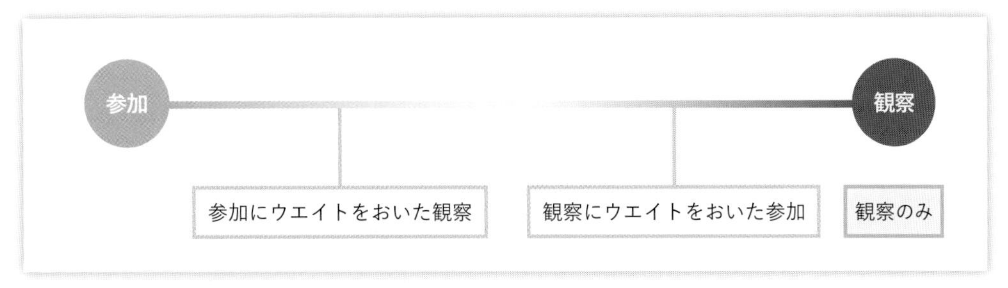

図 11－7　参加と観察のウエイトの違い

［研究テーマ］
感受性の鋭い協働―食事援助の基礎

［目的］
重度頸椎損傷の人々の体験を通して食事援助の基礎として感受性の鋭い協働を記述すること．

［デザイン］
質的

［方法］
重度頸椎損傷の人々16名に，18か月間内に2度，面接が行われた．2度目の面接は，観察と組み合わされた．面接および観察ノートからの記述物は，Dahlbergらによって描かれているReflective Lifeworld Researchに従って分析された．

［結果］
感受性の鋭い協働（sensitive cooperation）は，援助を受けている人々への本物の心得と誠実な関心を意味している．感受性の鋭い協働は展開に時間を要し，感受性の鋭い協働を頼みたいと援助を必要とする人々にとっては実行されていない．食事が，援助を必要としているその人なりの食べるペースやリズムに調整されることのない他者との協働を基礎とされなければならないとき，必要な条件として援助者の時間性がある．特有な食事は，過去のすべての食事経験から導き出され，将来の食事の重要な前触れである．

［臨床実践への関連性］
障害後ただちに入院する重度頸椎損傷の人々がいる場で働いているナースやヘルスケア専門職は，食事援助のあいだ，患者と協働する際に細部まで正確であることに責務がある．ナースやヘルスケア専門職は，個人的な援助者との，のちの協働に対する基礎を創造している．施設で働いている専門職は，重度頸椎損傷の人々は傷つきやすいこと，そして，食事援助は注意深く計画され，中断することなく行われるべきだということを確信しなければならない．土台なしでは，感受性の鋭い協働は，決して起こらないだろう．

Martinsen, B., Harder, I., & Biering-Sorensen, F. (2009). Sensitive cooperation: a basis for assisted feeding. *Journal of Clinical Nursing*, 18, 708-715. より抜粋し筆者訳

図 11－8　まったく参加をせず，観察のみの研究例証

ともに参加し，そこで営まれている出来事のすべてを観察し，それを書きためることです．2つ目の活動は，フィールド・ワーカーの体験からの学びを系統的に書きためるということです．観察だけではなく，体験からの学びを記録に残していくことが要求されるということです．

看護研究においても，質的方法の１つとしてエスノグラフィが使用されていますが，フィールド・ワークを行ってデータ収集をします．次章のエスノグラフィについて解説するところでも，参加観察法を取り上げたいと思います．

さて，研究者の参加と観察の仕方には，どちらに重きをおくかによって，観察にウエイトをおいた参加と，逆に参加にウエイトをおいた観察があります（図11－7）．どのような現象を追究しようとしているのかによって，ウエイトのおき方を考えなくてはなりません．さらに，参加はするけれども，観察のみをする場合もあります．そのような研究例を図11－8に紹介します．

この研究は現象学的研究です．データ収集方法としては，面接が2回行われています．1回目は面接のみですが，2回目は参加観察法を併用しています．この参加観察法は，対象者が食事援助を受けながら食事をしている場面を，観察だけをしています．そして，この観察直後に2回目の面接が行われています．

この研究では，研究者は食事援助などのケアには参加していません．観察に徹しています．そして観察した内容をノートに記述し，分析に使っています．この研究のように，感受性の鋭い患者さんとナースの協働を現象として取り扱っているような研究の場合は，研究者は参加しないで観察することで，観察直後の深層面接へとつなげていくようにすることが効果的であると考えます．

文献

- Benner, P., & Wrubel, J./ 難波卓志．（1989/1999）．*ベナー／ルーベル現象学的人間論と看護*．東京：医学書院.
- Black, B.P., Holditch-Davis, D., & Miles, M.S. (2009) . Life course theory as a framework to examine becoming a mother of a medically fragile preterm infant. *Research in Nursing & Health*, 32, 38-49.
- Boyd, C.O. (2001) . Philosophical foundations of qualitative research. In P.L. Munhall (Ed.) , *Nursing research: a qualitative perspective* (pp.65-73) . Boston, MA: Jones and Bartlett.
- Burns, N., & Grove, S.K./ 黒田裕子，中木高夫，小田正枝，逸見功．（2005/2007）．*バーンズ&グローブ看護研究入門―実施・評価・活用*．東京：エルゼビア・ジャパン．
- Burns, N., & Grove, S.K. (2009) . *The Practice of nursing research: appraisal, synthesis, and generation of evidence (6th ed.)* . St. Louis, MO: Saunders Elsevier.
- Côté-Arsenault, D., & Morrison-Beedy, D. (1999) . Practical advice for planning and conducting focus groups. *Nursing Research*, 48 (5) , 280-283.
- Côté-Arsenault, D., & Morrison-Beedy, D. (2005) . Maintaining your focus in focus groups: avoiding common mistakes. *Research in Nursing & Health*, 28, 172-179.
- Emerson, R., Fretz, R.I., & Shaw, L.L./ 佐藤郁哉，好井裕明，山田富秋．（1995/1998）．*方法としてのフィールドノート―現地取材から物語作成まで*．東京：新曜社．
- Glaser, B.G., & Strauss, A.L. (1967). The discovery of grounded theory: strategies for qualitative research. Chicago, IL: Aldine Publishing.
- Gray, J.R., & Grove, S.K. (2021) . *Burns & Grove's the practice of nursing research; appraisal, synthesis, and generation of evidence (9th ed.)*. St. Louis, MO: Elsevier.
- Gray, J.R., Grove, S.K., & Sutherland, S. (2017). *Burns and Grove's the practice of nursing research; appraisal, synthesis, and generation of evidence (8th ed.)*. St. Louis, MO: Elsevier.
- Grove, S.K., Burns, N., & Gray, J.R./ 黒田裕子，中木高夫，逸見功．（2013/2015）．*バーンズ&グローブ看護研究入門　原著第7版―評価・統合・エビデンスの生成*．東京：エルゼビア・ジャパン．
- Gunnarsson, B.M., & Stomberg, M.W. (2009) . Factors influencing decision making among ambulance nurses in emergency care situations. *International Emergency Nursing*, 17, 83-89.

- Krueger, R.A. (1994) . *Focus groups: a practical guide for applied research (2nd ed.)* . Thousand Oaks, CA: Sage Publications.
- Leininger, M.M. (Ed.) / 近藤潤子，伊藤和弘（監訳）．（1985/1997）．*看護における質的研究*．東京：医学書院．
- Lincoln, Y.S., & Guba, E.G. (1985) . *Naturalistic inquiry*. Newbury Park, CA: Sage Publications.
- Lipson, J.G. (1991) . The use self in ethnographic research. In J.M. Morse (Ed.) , *Qualitative nursing research: a contemporary dialogue* (pp.73-89) . Newbury Park, CA: Sage Publications.
- Martinsen, B., Harder, I., & Biering-Sorensen, F. (2009) . Sensitive cooperation: a basis for assisted feeding. *Journal of Clinical Nursing*, 18, 708-715.
- Morse J.M. (2012). *Qualitative health research: creating a new discipline*. Walnut Creek, CA: Left Coast Press.
- Morse, J.M., & Field, P.A. (1996) . *Nursing research: the application of qualitative approaches (2nd ed.)* . London, Eng: Stanley Thornes.
- Morse, J.M., & Richards, L. (2002) . *Read me first for a user's guide to qualitative methods*. Thousand Oaks, CA: Sage Publications.
- Munhall, P.L. (2001) . *Nursing research: a qualitative perspective (3rd ed.)* . Boston, MA: Jones and Bartlett.
- Munhall, P.L. (2012). *Nursing research: a qualitative perspective (5th ed.)*. Sudbury, MA: Jones & Bartlett.
- Paterson, J.G., & Zderad, L.T./ 長谷川浩，川野雅資．(1976/1983)．*ヒューマニスティックナーシング*．東京：医学書院．
- Patton, M.Q. (1990) . *Qualitative evaluation and research methods (2nd ed.)* . Newbury Park: SAGE Publications.
- Patton, M.Q. (2002) . *Qualitative research & evaluation methods (3rd ed.)* . Thousand Oaks, CA: Sage Publications.
- Polit, D.F., & Beck, C.T. (2012) . *Nursing research: generating and assessing evidence for nursing practice (9th ed.)* . Philadelphia, PA: Wolters Kluwer.
- Polit, D.F. & Beck, C.T. (2017) . *Nursing research: generating and assessing evidence for nursing practice (10th ed.)* . Philadelphia, PA: Wolters Kluwer.
- Rice, E. (2009) . Schizophrenia and violence: accepting and forsaking. *Qualitative Health Research*, 19, 840-849.
- Sarenmalm, E., Thorén-Jönsson, A.L., Gaston-Johansson, F., & Öhlén, J. (2009) . Making sense of living under the shadow of death: adjusting to recurrent breast cancer illness. *Qualitative Health Research*, 19, 1116-1130.
- Streubert, H.J., & Carpenter, D.R. (1999) . *Qualitative research in nursing: advancing the humanistic imperative (2nd ed.)* . Philadelphia, PA: Lippincott.
- Speziale, H.J. S., & Carpenter, D.R. (2003) . *Qualitative research in nursing: advancing the humanistic imperative (3rd.ed.)* . Philadelphia, PA: Lippincott.
- Wu, M., Hsu, L., Zhang, B., Shen, N., Lu, H., & Li, S. (2010) . The experience of cancer-related fatigue among Chinese children with leukaemia: a phenomenological study. *International Journal of Nursing Study*, 47, 49-59.
- Watson, J. (1985) . Reflections on different methodologies for the future of nursing. In Leninger, M.M. (Ed.) , Qualitative research methods in nursing. Orland,CA: Grune & Stratton.

第12章

多様な質的なアプローチの研究方法をみてみよう！

・事例研究（ケース・スタディ）
・どのような動機で事例研究に取りかかるか
・事例研究はどのようなステップをたどるか
・グラウンデッド・セオリー法
・エスノグラフィ
・現象学的アプローチ

本章ではまず，質的なアプローチのなかでも，看護研究のなかでとりわけ歴史的にも数多く報告されてきたと思われる事例研究について，取り上げたいと思います．ただ，事例研究の模範的なモデルのイメージが具体的に湧かないということもあって，少々筆者の試論めいたものになるかと思いますが，事例研究とはいったいどのようにすすめていけばよいのか，掘り下げて考えてみましょう．

事例研究（ケース・スタディ）

Polit & Beck (2017) および Gray, Grove, & Sutherland (2017) はともに，事例研究 (case studies) をその他の質的研究という位置づけで解説しています (Polit & Beck, 2017, p.476; Gray & Grove, 2021, p.96)．Polit & Beck (2017) は，単一の実体，もしくは少数の実体に対する奥深い研究であり，その実体は個人・家族・組織・地域社会・その他の社会的な単位であり得ると述べています．事例研究においては，研究者は豊富な記述情報を得ること，そして，多様な現象間の相互関係を調査する，もしくは，時系列的に動向を調査するだろうとも述べています (Polit & Beck, 2017, p.476)．

事例研究は，事例に含まれている現象や事実のなかでいったいどのようなことが生じているのか，起こっているのか，あるいは，その現象や事実が示しているようなものの実体はいったいどのようなものか，といったことを明らかにする段階に位置づけられているといえます．

したがって，その事例のなかに含まれている現象や事実のなかに潜んでいる変数は，主要な変数でさえも明確にはみえていない段階です．また，どのくらいの数の変数が含まれているのかもみえていないだろうと思われます．

また，その事例のなかに含まれている現象や事実のなかに潜んでいる変数は，量の場合もあるでしょうし，質の場合もあるでしょう．ですから，事例研究は質的なタイプの手法と量的なタイプの手法の両方を分析手法として使用する必要もありそうです．対象数は少ないのですが，探究の範囲はかなり膨大であり，したがって，必然的に現象や事実に含まれている変数は多くなるわけです．このような場合，なんらかのテーマに集約して探りを入れていかざるをえないのではないかと考えます．

ご存知のように，事例研究は看護研究のなかでも歴史的にも古くから行われ，報告されてきています．しかし，もしかすると，なかには十分な分析に到達できず，単なる報告レベルのものもあったかもしれません．あるいは，現象や事実を示すデータの量が不足していて，分析に耐えないものも，あったかもしれません．

それでは，科学的な研究として事例研究を行うためには，どのような努力が必要なのでしょうか．一緒に考えてみましょう．

どのような動機で事例研究に取りかかるか

さて，事例といえば，「A さんという患者さんの事例」といったように，特定の 1 人の患者さんの事例を想定すると思います．しかし，そもそも事例＝ケース（case）とは，人・物・行動など，「特定の場合」という意味です．あるいは，状況，状態，問題という意味合いもあります．

したがって，A さんという「特定の患者さんの事例」というような，患者さんだけが事例研究の対象者ではないことをまず理解しておきましょう．ときには，職場の人間関係の問題を扱う事例もあるでしょうし，B さんの家族全体を扱う事例もあるでしょう．

では，私たちはいったいどのような動機から，事例研究をしようと考えるのでしょうか．

動機は後追いではあるが，一事例を焦点化して なんらかの方向を定めてまとめるような場合

かつて，ある看護学校の卒後教育研修の一環として，2 名の研修生の事例研究の指導を担当したことがあります．そこでは，『事例研究』という名称でこの種の研究を企画していたので，やや抵抗を感じながらもお引き受けしました．研修生たちは，事例研究のためにそれぞれ 1 か月間の実習を体験しており，そこで受け持った 1 人の患者さんの事例研究を行う計画となっていました．

しかしながら，研修生は苛酷なスケジュールで，事例研究に使える期間は約 1 か月間という短いものでした．研修生たちは，実習で受け持った患者さんの一事例については，できるかぎり多くのデータをとりあえず収集していました．それらのデータをみながら，この事例はどのようなテーマでどのような分析を行えばよいかを考えるわけです．2 名の研修生にどのような指導をすればよいのか，筆者は本当に混乱してしまいました．なぜならば，このような場合は事例研究の動機が後追い状態であるからです．

よく似た例に，看護基礎教育の学生の「臨床実習で受け持った一事例のまとめ」があるでしょう．この場合も，まとめのテーマはあとで考えるわけです．まとめるにあたって，「この事例が示していることや意味していることは，いったいなんだろうか？」とあとで考えたうえで，そのテーマに即してまとめていくのです．このような場合は，まとめなければならないための方策といったことに主眼がおかれ，科学的な方向を向いているわけではない場合も結構多いわけです．

したがって，本来，研究でとるべきステップの研究疑問や研究テーマの選定からスタートするわけではないのです．ですから，どちらかといえば，これらは事例研究というよりも，事例の検討あるいは体験した事例の紹介といったほうが妥当かもしれません．

動機は後追いではあるが，事例研究を導く場合

ただし，同じ後追いでも，次のような場合は事例研究の動機といえるのではないかと思います．

たとえば，ある病棟に入院している患者さんのなかに，ナースの手を人一倍わずらわせる40歳の男性のTさんがいました．彼は筋萎縮性側索硬化症でした．約1年間にわたる入院療養の間，疾患の進行に伴いさまざまなアクシデントがありました．長い経過のなかでナースのケアを拒否し続けたり，誰とも口をきかなかったりしたこともありました．ナースのほうは，この患者さんとかかわり，失敗を繰り返しながらもなんとか乗り越え，最終的にはTさん自身は，「皆さんのおかげで，すばらしい死を迎えることができそうです」といわれ，穏やかに死の転帰をとられ，家族も悔いを残さずに看取ることができました．

さて，私たちはナースとして患者さんのケアに日々携わっています．そのなかで，このTさんの例のように，非常にてこずったけれども結果的には看護ケアが成功した例を体験することがあります．そのようなときに「私たちの看護ケアは，なぜ成功したのだろうか？」と感じることもあるはずです．

一方，この例とは対照的に，一生懸命よく考えてかかわってきたのだけれど，なぜかうまくいかず，結果的には看護ケアに失敗してしまったという場合も体験していると思います．このような場合は，患者さんの否定的な反応がそのまま変わらず，看護ケアに悔いを残してしまったりもします．

このようにして，時間だけが過ぎてしまったのだけれども，自分たちの看護ケアが「なぜ成功したのか？　なぜ失敗したのか？」をあとから解きほぐしてみて，「何がよかったのか？　何が悪かったのか？」を合理的な根拠とともに考えてみたい，ということもあるかと思います．

このような動機は，事例研究の始まりに相当するものと考えます．また，こうした動機で事例研究に取りかかることは，すばらしいことではないでしょうか．もちろん，現在進行中の患者さんの事例研究であってもよいでしょう．過去の患者さんであると，データには多少の限界がありますが，現在進行中の場合であれば，意図的なデータをもっと得られる可能性もあるでしょう．

このように事例研究は，ナースの体験した現象や事実に関係して生まれてくるものだと思われます．特定の対象者に実践した看護ケアに付随した現象や事実に関係のあるデータが多く必要とされるものでもあります．いずれにしても，対象者の理解やそれに伴う看護ケアに焦点化された事例研究は，看護研究のなかでも重要な位置づけにあると考えられるわけです．

事例研究はどのようなステップをたどるか

図12－1に，事例研究の各ステップと考え方を図式化してみました．

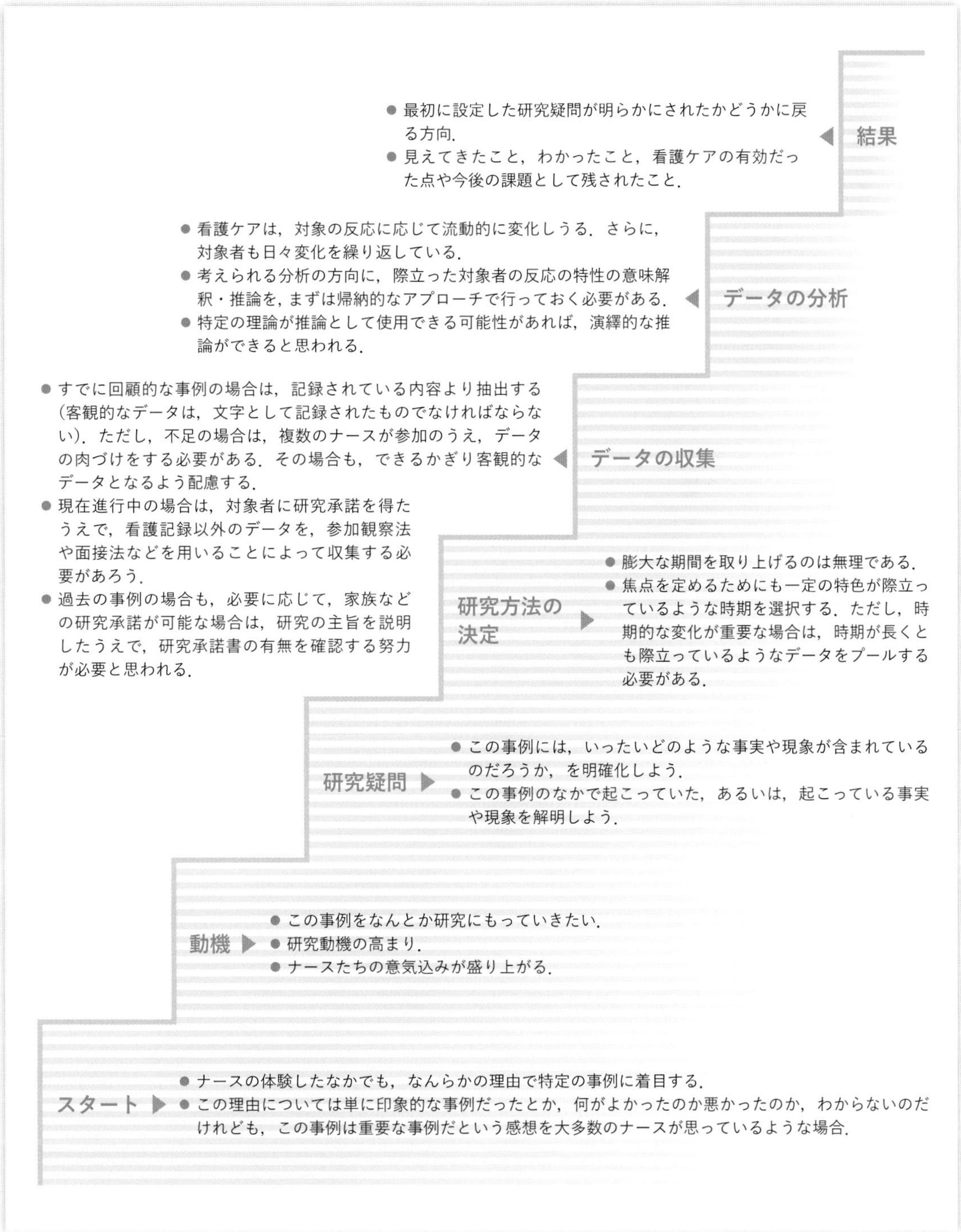

結果
- 最初に設定した研究疑問が明らかにされたかどうかに戻る方向.
- 見えてきたこと，わかったこと，看護ケアの有効だった点や今後の課題として残されたこと.

データの分析
- 看護ケアは，対象の反応に応じて流動的に変化しうる．さらに，対象者も日々変化を繰り返している.
- 考えられる分析の方向に，際立った対象者の反応の特性の意味解釈・推論を，まずは帰納的なアプローチで行っておく必要がある.
- 特定の理論が推論として使用できる可能性があれば，演繹的な推論ができると思われる.

データの収集
- すでに回顧的な事例の場合は，記録されている内容より抽出する(客観的なデータは，文字として記録されたものでなければならない)．ただし，不足の場合は，複数のナースが参加のうえ，データの肉づけをする必要がある．その場合も，できるかぎり客観的なデータとなるよう配慮する.
- 現在進行中の場合は，対象者に研究承諾を得たうえで，看護記録以外のデータを，参加観察法や面接法などを用いることによって収集する必要があろう.
- 過去の事例の場合も，必要に応じて，家族などの研究承諾が可能な場合は，研究の主旨を説明したうえで，研究承諾書の有無を確認する努力が必要と思われる.

研究方法の決定
- 膨大な期間を取り上げるのは無理である.
- 焦点を定めるためにも一定の特色が際立っているような時期を選択する．ただし，時期的な変化が重要な場合は，時期が長くとも際立っているようなデータをプールする必要がある.

研究疑問
- この事例には，いったいどのような事実や現象が含まれているのだろうか，を明確化しよう.
- この事例のなかで起こっていた，あるいは，起こっている事実や現象を解明しよう.

動機
- この事例をなんとか研究にもっていきたい.
- 研究動機の高まり.
- ナースたちの意気込みが盛り上がる.

スタート
- ナースの体験したなかでも，なんらかの理由で特定の事例に着目する.
- この理由については単に印象的な事例だったとか，何がよかったのか悪かったのか，わからないのだけれども，この事例は重要な事例だという感想を大多数のナースが思っているような場合.

図 12－1　事例研究の各ステップとそれぞれにおける考え方

筆者は事例研究を行った経験はありませんが，ただ，事例研究の指導に携わったことは何度もあります．筆者の今までの指導経験や文献学習によって図式化してみたので本当にこのようなステップでよいかは，今後も模索していきたいと考えています．このステップに対する皆さんの意見や感想もどうかお寄せください．一緒に考えていきたいと思います．

事例研究をする場合には，やはりなんといっても得られるデータおよび分析の視点が“看護研究者の主観”で色づけられることのないようにすることではないかと思います．

看護の現場で対象者とかかわる場面では，患者さん個人とナース個人の一対一の場面が圧倒的に多いと考えられます．そこで“観察されたこと”“聞かれた言動”“見られた行動”などなど，私たちは記録にもSデータとOデータに分けて，できるかぎり気になる情報は書いています．書いている情報が，いざ研究のときに頼りになるのです．

ただ，医学的な数値はともかく，患者さんの行動に関するデータについては，どこまで客観的であるかは疑問の余地もあろうかと思います．しかしながら，あくまで事例研究のデータは，科学的で客観的なものである必要があるのです．ナースの主観といったバイアス（偏り）をすべて取り去ることはできませんから，ある程度は見逃してもよいと考えますが，間違っても創作や空想したデータが禁物なことはいうまでもありません．貴重な体験は，逐一記録しておくことが大切であると考えます．日頃から，患者さんの気になる言動や行動を記録のなかにしっかりと言語化できるような訓練を積んでおくことも，事例研究，いや，看護実践の科学化のためにも大切ではないかと思います．

以前に事例研究を指導したときのことですが，《Finkの危機モデル》にピッタリとあてはまった分析をしたグループがありました．不思議に思って，本当にピッタリとあてはまったのかを何度か確認しました．結果として，あてはまりそうなデータだけを抜き出していることがわかった，というわけです．

皆さんが毎日体験している事実や現象は，既存の理論が説明してくれているもの以上に「不可思議でかけがえのないもの」なのです．それこそが貴重なのです．そういった意味では，理論やモデルはむしろ，そうした事例の個別性を見出させてくれるためにあるのではないかと思えるほどです．その事例が呈している現象や事実がいったい何を示してくれているのかを探る姿勢を忘れずに，真摯に事例に向きあっていきたいものです．

グラウンデッド・セオリー法

グラウンデッド・セオリー法の起こりから今日までの動向

グラウンデッド・セオリー法（Grounded Theory Approach，以下GT法とします）の起こりは，B.G. Glaser & A.L. Strauss（1967）による『Discovery of Grounded Theory

(データ対話型理論の発見)』という本のなかで明らかにされています．ともに社会学者であるGlaserとStraussによって見出された研究法です．

筆者は大学院時代に，邦訳されていなかった『Discovery of Grounded Theory』の原書を翻訳しながら授業で学習した記憶があります．この本はハウ・ツーではなく，考え方が基礎をなしており，書かれた当時の社会学分野の潮流が理解できていなければ，Glaser & Strauss (1967) の考えている内容が理解できず，悪戦苦闘した記憶があります．現在は，この本が30年後の1996年に邦訳されたために，日本語で読めるという容易さはありますが，内容的には日本語であっても理解がむずかしいことも事実です．しかし，この本に書かれている「なぜGT法が必要とされるのか？」については，ある程度理解しておく必要があろうかと思います．

GT法が産み出された背景には，当時の社会学調査が主に誇大理論 (grand theory) の検証に焦点化されていたということにあります．理論といえば，誇大理論であることが当たり前になっていた当時の社会学調査に対するチャレンジ，すなわちアンチ量的検証として，理論発見をめざす試みをしたと思われます．Glaser & Strauss (1967) の序論から，以下のような内容が書かれています (p. ii-iii)．

> われわれは本書で，社会調査そのものに理論を根づかせることに，つまりデータから理論を産み出してくることに，賛成の主張を行う．…（中略）…われわれは本書で理論検証というよりも理論産出の方に力点をおいているが，われわれとしては，これら2つの活動を切り離すことをしないように特に心がけた．両者はともに科学的営為には必要なものだから．本書は主として社会学者たちに向けて書かれているが，社会現象——つまり，政治的，教育的，経済的，産業的などなどの現象——の研究に興味を抱いている者なら，とりわけ研究が質的データに基礎をおいている場合には，誰にでも役に立ちうるものであると信じている (筆者訳)

ここにあるように，理論検証ではなく理論産出について主として書かれていること，しかしながら，両者は科学的探究には欠かせないために切り離さないようにしたことが，明確にされています．さらに，われわれナースも，社会現象を質的に追究しようとしていることから，GT法を使うことが有用であることも理解できます．

この本のなかでは，“Awareness of Dying (死にゆくときの意識)”という，GT法によってGlaser & Straussが産み出した具体理論が紹介されています．この本も邦訳されています (Glaser & Strauss/木下，1965/1988)．また，StraussらがGT法を使用して産出した具体理論が，『慢性疾患を生きる—ケアとクオリティ・ライフの接点』として邦訳されています (Strauss et al./南，木下，野嶋，1984/1987)．Straussは，『「死のアウェアネス理論」と看護—死の認識と終末期ケア』の訳者である木下のあとがきによれば，1986年の時点で，共著も含め24冊の単行本と65本の研究論文を発表していると記されています．数々の賞も獲得しており，米国社会学の重鎮の1人に数えられているともされています（Glaser & Strauss/木下，1965/1988，p.309）．

さらに，『慢性疾患を生きる―ケアとクオリティ・ライフの接点』の訳者である南のあとがきによれば，Straussが看護と関係をもつようになったのは，カリフォルニア大学サンフランシスコ校の看護学部長であったH. Nahm博士が看護学部のなかに行動科学学科を設置して，その学科の責任者としてStraussを招聘したときからである，とされています（Strauss et al./南ら，1984/1987，p.288）．なお，表12−1に，GT法のルーツともいえる1967年の本で紹介されているGT法の骨子となる用語について，整理をしておきました（Glaser & Strauss, 1967）．ご参照ください．

さて，GT法の起こりともされる1967年以降，半世紀以上経った2022年現在まで，GT法をめぐっていろいろな動きがあったと思います．看護領域では現在，GT法を使用した修士論文や博士論文が数多く発表されるようになりました．しかし，わが国の看護分野でGT法を初めて使用したと考えられる博士号の研究論文が科学的な評価を受けるまでには，当時の研究者・指導者の多大な努力があったと推測できます．

わが国において，現在，GT法に関連する多様な邦訳や著書がみられます．あまりにも多くの文献があるために，逆に混乱を招いているようにも思います．しかし，木下（1999）は，『グラウンデッド・セオリー・アプローチ―質的実証研究の再生』という著書のなかで，このような混乱を解きほぐしてくれています．木下（1999）は，同書の意図を，序章で下記のように説明しています．

この本は，米国の社会学者バーニー・グレイザーとアンセルム・ストラウスの二人によって1960年代に考案されたGT法について，その今日的意義と可能性を批判的に論じ，研究方法論としての体系的掲示を意図するものである（木下，1999，p.7）．

木下（1999）はこの本によって，GT法の理解をめぐって混乱した状況を整理してくれています．というのも，「可能性が可能性として理解されないまま，このままではいずれ関心自体あまりもたれなくなるのではないかと危惧しているからである」（p.9）と書かれているように，ここで全体像を体系的な形で掲示する作業が必要であると判断したことを述べています．そして現在，GT法として看護分野に最も定着しつつあるのは，木下（2003）による修正版グラウンデッド・セオリー法（Modified Grounded Theory Approach，以下M-GT法）ではないかと筆者は思います．

筆者自身，大学院生を指導する立場においては，M-GT法について執筆された数々の文献を大学院生とともに学びながら，M-GT法を使用した看護研究に取り組んでいる者の1人です．木下（2003）は，『グラウンデッド・セオリー・アプローチの実践―質的研究への誘い』のなかで，M-GT法を具体的に説明しています．また，M-GT法は現実の実践的課題への対応に有効であり，看護・保健・医療・リハビリテーション・ソーシャルワーク・介護・教育・臨

表 12－1　グラウンデッド・セオリー法の主要な用語と解説

主たる用語	解説
データ対話型理論（grounded theory）	データに根ざした理論，もしくは，データに根拠をもった理論とも訳すことができる．分析者があくまで現象に関わることがらをデータとして読みとり変換し，そのデータとの相互作用から理論を産み出してくる．論理演繹的に導き出されてくる理論とは対照的．現実の特定領域に関わりのある人々にもわかりやすく，実際的な応用に役立つという特徴がある．
領域密着理論（substantive theory）とフォーマル理論（formal theory）	データ対話型理論を構成する 2 つの理論と位置づけられている．領域密着理論とは，たとえば患者のケア，人種関係，職業教育，非行現象といった現実の特定領域，あるいは経験的な領域に密着する形で展開される理論を指す．これに対して，フォーマル理論とは，領域密着理論より抽象度をさらに高め，他の領域にも応用可能な一般性を兼ね備えた理論を指す．
カテゴリー（category）とその諸特性（properties）	データ対話型理論を産出していく際の礎石となる重要な構成要素である．両者ともに，データによって指し示された概念であって，データそのものではないという特徴をもっている．カテゴリーというのは，分析者が考察の対象となる現象を概念レベルで把握するために，現象もしくはその一部に名前をつけたものとみなす．特性とは，カテゴリーを構成する概念的諸要素を指し，あるカテゴリーが指し示す内容を，たとえばその強度や頻度あるいは特定の性質といったレベルで説明するものである．
仮説（hypothesis）	データ対話型理論における仮説とは，あるカテゴリーと別のカテゴリー，あるいはあるカテゴリーとその下位要素である諸特性とを関連づけたものをいう．
理論的サンプリング（theoretical sampling）	形式的には，理論産出という観点からみて，適合的な標本抽出を行うことを指す．できるだけカテゴリーや諸特性をふくらませる．理論的飽和に至るまで，どれだけ広範かつ多様に比較集団の選択を行うかがポイントとなる．
理論的飽和（theoretical saturation）	あるカテゴリーに関連のあるデータにいろいろあたってみても，そのカテゴリーの諸特性をそれ以上発展させることができない状態に達するとき，そのカテゴリーの理論的飽和が起こったとみなされる．
絶えざる比較法（constant comparative method）	データ対話型理論の産出を行っていく際の中心的な方法．各カテゴリーに適用可能な出来事の比較，カテゴリーとその諸特性の統合，理論の限界設定，理論の定式化という 4 段階からなる．

Glaser, B.G., & Strauss, A.L./ 後藤隆，大出春江，水野節夫．(1967/1996)．*データ対話型理論の発見―調査からいかに理論をうみだすか*．東京：新曜社．pp. vi-viii より筆者作成．

床心理などの領域で注目されているとも説いています．

木下による GT 法の理論特性

M-GT 法の説明に入る前に，GT 法の理論特性について，木下（2003）は以下の 5 点をあげて説明しています（pp.25-30）．

1．データに密着した分析から独自の説明概念をつくって，
それらによって統合的に構成された説明力にすぐれた理論です

概念-対-理論の関係については，GT 法では，概念とはデータを解釈して得られる仮説的なものを指しています．また，概念は一定程度の現象の多様性を説明できるものとされています．一方，理論は説明的な概念によって構成されるものとされており，理論自体も説明的なものとされています．説明できる範囲は個別の概念よりも広く，また関連的であるのが理論とされています．さらに，GT 法では分析に用いたデータに関する限りという限定つき，限定的であることを積極的前提としています．

2．GT 法は，継続的比較分析法による質的データを用いた研究で生成された理論です

GT 法は，比較分析を絶妙な形で組み込んで調査分析方法としています．GT 法は，データに密着した分析をしますが，分析とデータ収集は同時並行で進みます．両者を結ぶ比較法は，理論的サンプリングによって進んでいきます．分析結果にもとづいて，それと類似もしくは対極の二方向で比較検討し，その有無をデータで継続的に確認していきます．そして比較は，理論的飽和化まで続けられていくとされています．

3．GT 法は人間と人間の直接的なやりとり，すなわち，
社会的相互作用に関係する現象を取り扱います

GT 法は，人間行動の説明と予測に有効な理論を産み出すとされています．しかし限定性，つまり限定した範囲を明確に設定したうえで，その範囲内に関しては人間の行動の説明と予測に関して十分な内容ということです．さらに，数量的研究方法を含め他の研究方法による結果と比べたときに，優れた説明力をもっています．個々の研究が取り上げた問い（何を明らかにしようとしたのか？）と，それに対する結果（何がわかったのか？）が重要な社会的現実とつながるのです．

4．GT 法は，人間の行動，特に他者との相互作用の変化を説明できる動態的説明理論です

現実世界では2つとして同じ社会的状況はありません．社会的状況のなかで人間の行動は静止せず多様な影響下で変化しています．GT 法は，このような人間の行動，特に他者との相互関係を説明できる動態的説明理論を産み出すとされています．

5．GT 法は，実践的活用を促す理論です

GT 法は，実践的活用を明確に意図した研究方法です．研究者がデータを収集し，コーディングを行い，結果として領域を限定した GT 法の成果物としての具体理論が生成されたとします．その生成された具体理論は，研究者によってデータが収集された同じような社会的な場に戻されます．そしてそこでの現実的問題に対して具体理論が試されることによって，その出来映えが評価されるべきなのです．応用する人は具体理論を検証する人で，応用できない場合は同時に応用する人が具体理論を修正していきます．

表 12－2　木下による 4 項目の GT 法の内容特性

内容特性	説明
現実への適合性	研究対象とする具体的領域や場面における日常的現実に可能な限り当てはまらなくてはならない
理解しやすさ	その領域や場面に日常的にいる人々にとって，提示された理論は理解しやすいものでなければならない
一般性	テーマと対象に関して限定された範囲における説明力で勝負するので，日常的な状況は変化しているが，提示された理論は，そうした多様性に対応できるだけの一般性が求められる
コントロール	実践的活用にコントロールは重要である．GT を理解した人々が具体的領域において自ら主体的に変化に対応したり，ときには必要な変化を起こしていけるように，社会的相互作用やその状況をコントロールできなくてはならない

木下康仁．(2003)．*グラウンデッド・セオリー・アプローチの実践―質的研究への誘い*．東京：弘文堂．pp.30-34 をもとに作成

木下による GT 法の内容特性

さらに木下は，GT 法の内容特性について 4 項目をあげています．これを表 12－2 に整理しました（木下，2003，pp.30-34）．

木下による M-GT 法が適していると思われる研究

木下は，M-GT 法は以下にあげた 3 つの研究に適していると述べています（木下，2003）．

1．研究しようとする現象が社会的相互作用に関係し，
人間行動の説明と予測に優れた理論を産み出していこうとするような研究

人間と人間が直接的にやり取りをする社会的相互作用にかかわる研究であることが基礎的要素であるとしています．したがって，人間の体験の奥深い現象や，研究者がデータ収集の場に巻き込まれて研究者自身が社会的な相互作用に参加して行うような現象を追究する研究にはふさわしい方法ではありません．前者は現象学的研究が，後者はエスノグラフィがふさわしいと思います．

2．ヒューマンサービス領域の研究

看護領域，介護領域，リハビリテーション領域など，人々にサービスを提供するようなヒューマンサービスの領域にふさわしい方法であるとしています．ヒューマンサービスの領域のケア提供者はより質の高いサービスを人々に提供していくことが責務です．したがって，生成された具体理論を質の高いサービスに還元させることで，有効性が発揮されていくことになります．

3．研究対象とする現象がプロセス的性格をもっている研究

研究しようとする現象が，時間を経て変化するようなプロセス的現象である場合，ふさわしいとしています．たとえば，筆者が指導した院生の研究ですが，突然くも膜下出血を発症した愛する家族成員の発症直後から 1 か月までのあいだの配偶者の行動の変化を研究対象とした研究があります．発症直後から 1 日，1 日と配偶者の行動の変化をデータとして収集，分析し

ていきました．このようなプロセス的現象を背景におさえながら，独自に研究のテーマと分析テーマを設定することができるとしています．

木下によるM-GT法における分析の重要点

次に，木下はM-GT法における分析の重要点を3つ説明しています（木下, 2003）.

1．コーディングと深い解釈の一体化

M-GT法では，システマティックなコーディングと深い解釈という，性格の異なる作業を同時に行っていきます．

説得力のある概念を生成するために，データから意味を読み取って解釈するというコーディングをしていきます．これは容易な作業ではありません．研究者がデータと対話しながら意味を読み取っていく作業で，これはきわめてむずかしい頭脳作業です．研究者には一定程度の研究現象に対する知識や経験が必要とされます．木下も，「データを解釈する力は，一朝一夕に身につくわけではない．地道な努力をすることが重要」と指摘しているように，時間をかけて納得するまで，深い解釈ができるまで，データと向き合います．

2．Grounded on dataの優位性

M-GT法では，理論を生成することよりもGrounded on data，つまり，データに密着していることが優位ということです．理論生成は二次的なものだとされています．

また，データならどのデータでもよいわけではないとされています．継続的比較分析，すなわち，理論的サンプリングによってシステマティックに収集されたデータでなくてはならないとされています．得られた生のデータよりも，そこから概念が生成された場合には，生成した概念のほうが優位となるとされています．

データを解釈していって，いったんそれを説明できる概念が生成されれば，もととなったデータは捨てるとされています．データから，今度は生成した概念へと切り替えるのです．データに密着した分析をしていれば，安心してデータを捨てられる，ともされています．捨てるといってもゴミ箱に捨てるのではなく，つまり，「データから分離しなくてはならない」「分析者である自分がデータの世界から一時的に離脱する」ことが強調されています．データと概念のこのような関係が，M-GT法の重要なポイントであることが強調されています．このようになるためには，訓練と経験が重要であるとされています．

3．分析結果としての提示法

分析結果は，概念と，概念間の関係であるカテゴリー，およびその相互の関係，そして概念の意味するところを具体的に示すためにデータの例示部分だけによって表現するとされています．

M-GT法を使って分析された結果は，データのレベルで報告されるものではありません．概念とカテゴリーのレベルで示されるものだと説かれています．このことが，図12−2のようにわかりやすく図式化されています．上欄からデータ方向に向かう下降点線の矢印は，理論

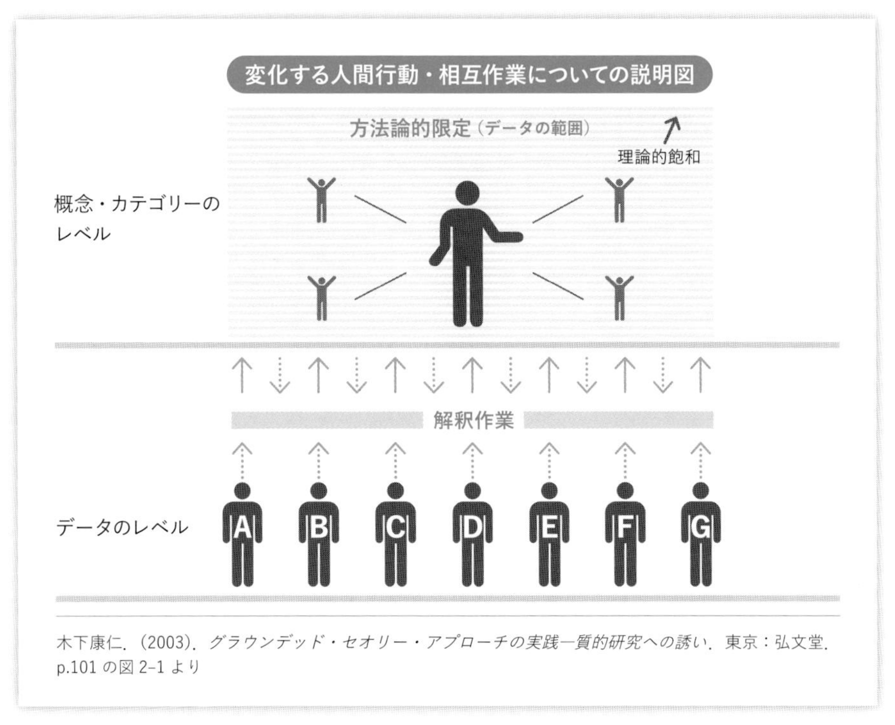

図 12－2　グラウンデッド・セオリーにおけるデータと概念の関係

的サンプリングによるデータの確認です．データ提供者の個別性は分析過程には反映されません．結果は，データ提供者の人数ではなく，得られたデータからいかにデータに密着した概念が生成されたかということによります．

以上，M-GT 法が適していると思われる研究，M-GT 法における分析の重要点を木下の文献から抜粋して説明しました．M-GT 法を理解するためには以下の文献を何度も熟読することが必要です．具体的に解説されているので，きわめてわかりやすく理解できると思います．

M-GT 法を理解するための文献

・木下康仁.（1999）. グラウンデッド・セオリー・アプローチ―質的実証研究の再生. 弘文堂.
・木下康仁.（2003）. グラウンデッド・セオリー・アプローチの実践―質的研究への誘い. 弘文堂.
・木下康仁（編著）.（2005）. 分野別実践編　グラウンデッド・セオリー・アプローチ. 弘文堂.
・木下康仁.（2007）. ライブ講義　M-GTA 実践的質的研究法―修正版グラウンデッド・セオリー・アプローチのすべて. 弘文堂.

・木下康仁.（2009）. 質的研究と記述の厚み― M-GTA・事例・エスノグラフィー. 弘文堂.
・木下康仁.（2014）. 現代社会学ライブラリー17　グラウンデッド・セオリー論. 弘文堂.
・木下康仁.（2020）. 定本 M-GTA ―実践の理論化をめざす質的研究方法論. 医学書院.

エスノグラフィ

質的看護研究の１つの方法として，エスノグラフィを使用した研究が最近増えてきています．エスノグラフィは，人類学で使用されてきたフィールド・ワークという調査方法から生まれた成果として位置づけられています．エスノグラフィは，以下のように記されています．

> エスノグラフィーとは，日本では「民族誌」と訳されるが，人類学や社会学において，特定の集団や社会の生活様式を，フィールドワークを通して組織的に描き出す方法およびその成果を意味する．別の言い方をすれば，エスノグラフィーとは，調査者が自分たちとは異なる文化や社会を対象として，自らその社会に飛び込み，そこで生きる人々との生身の交渉を通して資料を集め，対象である文化と社会を記述する営みおよびその営為の結果として生み出されるモノグラフや報告書をさす（黒田，2011a，p. 530）

黒田（2011a）は，社会学におけるエスノグラフィの古典的な著作として以下の２つの著書をあげています．

- Anderson, N./ 広田康生.（1923/1999）. ホーボー―ホームレスの人たちの社会学（上）. ハーベスト社.
  Anderson, N./ 広田康生.（1923/2000）. ホーボー―ホームレスの人たちの社会学（下）. ハーベスト社.
  （鉄道の無賃乗車を通して各地を渡り歩くホームレス労働者の生活を描いた作品）
- Whyte, W.F./ 奥田道大，有里典三.（1943/2000）. ストリート・コーナーソサエティ. 有斐閣.
  （大都市の一角で若者たちがつくる小さな社会を描いた作品）

また黒田（2011a）は，日本において暴走族を“遊び”という視点から描いた下記の作品を紹介しています．

- 佐藤郁哉.（1984）. 暴走族のエスノグラフィ―モードの叛乱と文化の呪縛. 新曜社.

関心をもたれた読者は，社会学におけるこれらのエスノグラフィの作品を読んでいただくと，興味が倍増するのではないかと思いますし，エスノグラフィに対する理解が深まると思います．

さて,「エスノ」とは,「人々」という意味であるとされています(黒田, 2011b). ある文化やある社会の人々を描いた作品が, エスノグラフィということになります. 研究者がどのような文化や社会の人々に興味があるのかということが出発点でもあり, 独自性でもあるということになろうかと思います. 一方で, エスノグラフィにはふさわしくないような研究テーマもあろうかと思います.

黒田(2011a)は, エスノグラフィの方法論的特質として, 調査方法は参与観察とインタビューだけではなく, 社会学ではこれらの調査方法と並んで質問紙調査や心理テストなど, 通常は量的分析と分類される手法も動員することがあると指摘しています. 看護においてエスノグラフィを使用する場合であっても, ターゲットとなるある集団を理解しようとするときに, 参与観察とインタビューに加えて, 質問紙調査や心理テストなどを加えることも可能であると筆者は考えます. さらに黒田(2011a)は,「エスノグラフィをエスノグラフィたらしめるのは, 異文化を理解しようとするその方法にある」(p.532)とし, 以下のように記述しています. 筆者はこの内容についてたいへん貴重なものだと考えたので, 以下に引用しておきます.

> 観察する主体である研究者が, 研究対象である異文化の社会に対して, 感情移入しないように距離を取りながら, 価値中立的立場からできるだけ客観的に記述する, というのが通常の科学的研究を行う際の態度である. しかし, エスノグラフィー研究者は, 感情中立性・客観性重視の科学的態度をあえて踏み越えて先に進むのである(黒田, 2011a, p.532).

さらに黒田は, 人類学者の松田素二の以下の記述を引用し, 強調しています(黒田, 2011a, p.532).

> 自分自身が対象となる異文化のなかにとびこみ, そこで生身の人間と相対して, 相互に人間的なつながり(当然好き嫌いといった個人的な感情を含む)をつくりあげる. それを通して, 異文化のなかに自分の居場所を築きながら, 相手を理解しようとする手法をとる. …(中略)…異文化世界における「異物(ストレンジャー)」として, フィールドワーカー自身が周囲に働きかけ, また働きかけられる. この緊張した関係性のなかで生まれるホットな記述が, 現代エスノグラフィーの核心となっていく(松田, 川田, 2002, p.10)

ここから, 影響され, 影響しあう関係性の重要性と, 関係性そのものも記述の対象となりうることが, エスノグラフィの方法論的特質であることが理解できます.

たとえば,「救命救急センター初療室における医療者のエスノグラフィ」に取り組んだと仮定し, 何か月ものあいだフィールド・ワークをするとします. 研究者であるわたしは, 何か月もそこで参与観察をしていれば, そこにいる医療者の方々に何かしらの感情が起こっても不思議ではありません. 影響され, 影響しあう関係性が重要であるという視点でいえば, 客観的に研究者として中立的な立場で参与観察するばかりではなく，そこにいる医療者とわたしの関係性を含めた対象を記述することがエスノグラフィであれば，そこの場で巻き込まれたり，巻き込んだりという事態が起こってもそれはかまわない，という理解になると考えます．
次に，看護領域の独自の方法論としてエスノグラフィを取り入れたエスノナーシングを簡単に紹介しておきましょう．

エスノナーシング

エスノグラフィを看護分野に取り入れた「エスノナーシング（ethnonursing）」の創始者はレイニンガー（M.M. Leininger）博士です．「エスノナーシング」とは，特定の文化（集団）の看護ケア現象と，そのプロセスについてのローカルな，もしくは土着的な人々の見方，信念，実践に関する研究や分析を指しています．つまり，看護研究においてエスノグラフィの研究方法を取り入れた，質的研究の方法論を提供するものなのです．
レイニンガー博士は，看護学と人類学を融合させた「エスノナーシング」をという方法を詳しく説いています（Leininger/ 近藤, 伊藤, 1985/1997）．またレイニンガー博士は，「ヒューマンケアリング」という概念を提唱し，「文化ケアの多様性と普遍性」という看護理論を構築したことでも有名な看護理論家の1人でもあります（Leininger/ 稲岡, 1992/1995）．文化人類学と社会人類学で博士号（PhD）を修得した彼女は，1960年代初頭にニューギニアで行ったフィールド・リサーチの経験をもとに，この考えに至ったと思われます．
詳しくは，下記の著書を読んでいただくと理解できるかと思います．

- Leininger, M.M./ 近藤潤子, 伊藤和弘. （1985/1997）. 看護における質的研究. 医学書院.

現象学的アプローチ

「現象学的アプローチなんて聞いたことがない」という方もいると思われます．看護研究の方法論の領域で先駆的な米国でさえ，現象学が看護の領域に取り入れられるようになったのは1980年代ときわめて歴史は浅いのですから…….
現象学的なアプローチで著名な看護研究者 C. Oiler（1988）によると，看護出版物のなかで初めて現象学を解説したのは，J. G. Paterson と L. T. Zderad の著書『ヒューマニスティックナーシング』であるとされています（Paterson & Zderad/ 長谷川，川野，1976/1983）．これは，当時ある総合病院の看護部の教育担当であった J. G. Paterson と L. T. Zderad の両博士がナースの教育のために作成したテキストブックであると伝えられています．1983年に邦訳版が出版され日本でも紹介されているため，手にされた方も多いのではないでしょうか．
この著書を読んだ方には理解してもらえると思いますが，書かれた内容を読み，その意味内

表 12－3　ヒューマニスティックナーシングの理論の前提

①存在は行為によって表現される（この場合の行為の意味範囲は，存在としての行為も含んでいる）
②人間はその人自身の潜在可能性と限界性を備えた独自の存在である
③人間は自ら選択した存在であり（注：私の存在は私が選んだものです→自分に開かれた数多くの可能性のなかから，ある特定のもの１つを実現したということを意味する），歴史を背負った存在である
④人間は時間と空間のなかで必然的に他の人々と関係を結ぶ個人としての存在である
⑤人間の実存は共存である
⑥自己確立の可能性は，相互主観的な場面のなかに存在する
⑦出会いは自由に与えられるものである
⑧人間は実存的にいえば，時間-空間の世界内の人々や事物との関係のもとに，常に生成する肉体を備えた存在である
⑨看護そのものは人間的対話の一形態である
⑩人間は自らの選択を通して，いっそう豊かになる

Paterson, J.G., & Zderad, L.T./ 長谷川浩，川野雅資．(1976/1983)．*ヒューマニスティックナーシング*．東京：医学書院．より抜粋し筆者作成

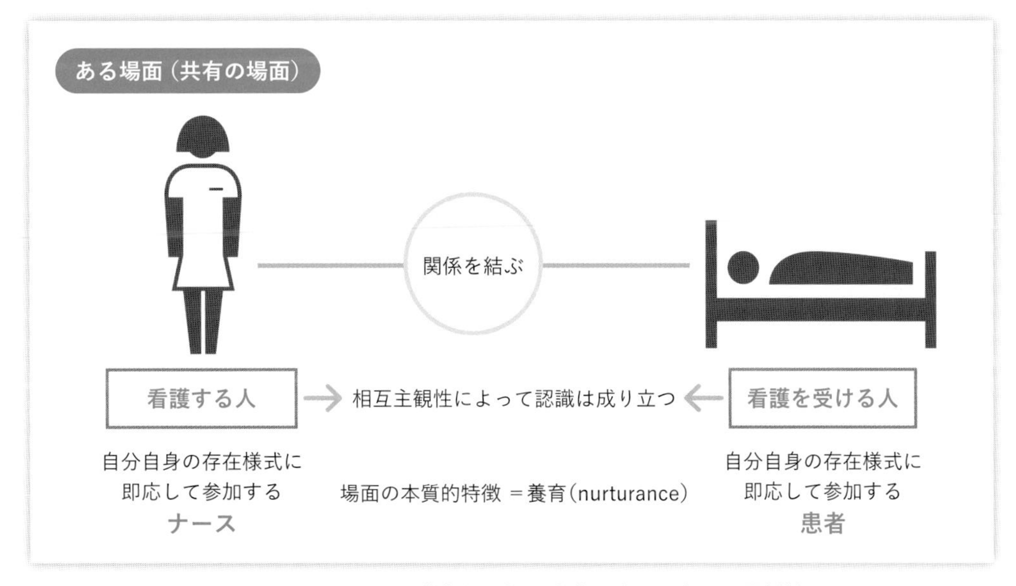

図 12－3　Paterson と Zderad による看護する人と看護を受ける人との関係性

容を読みとるのがきわめて困難なのです．筆者もこの理論を大学院時代に分析する機会があったときには，頭を抱えながら読みました．

たとえば，この理論の前提部分には表 12－3 に示した内容が書かれています．さらに私がこの理論から読みとった看護の場面の図式を図 12－3 に書いてみました．ここで説かれている内容は，実存哲学者である M. Buber の考え方を基礎におきながら，看護についての考え方をまとめたものであるといえます．

ここできわめて重要な位置づけがされていることは，人間の存在とその存在のありよう，さ

らに時間と空間，そして看護が人間的対話であるとされていることではないかと考えられます．さらに，図12－3では，看護をする人と看護を受ける人との関係は相互主観性によって成り立つ認識の場であるとし，その関係の本質的な特徴を「養育」としています．

このような内容を読みとりながらいえることは，書かれている内容自体が難解であるということではないでしょうか．それよりは，ここで描写されているすべての事象が包みこんでいる世界観，つまり，事実や現象に対する見方，つまり認識の仕方が独特であるということです．私たちが日常見慣れているような文章とは違うので，読みとりが難解となるのではないでしょうか．読む側が有している世界観を著者らの世界観に変えて読まないかぎり，著者と同じ地に立って，そこに描かれている事象を解することはむずかしいといえます．

看護の領域で現象学を初めて紹介したJ. G. PatersonとL. Zderadの著作の一部を簡単に紹介してみましたが，いかがでしょうか．少し現象学というものになじみができてきたでしょうか．

それでは，現象学はいったいどのような世界観をもっているのかを，もう少し詳しくみることにしましょう．

現象学が有する世界観

科学はめざましく発展し続けています．その恩恵を受けて，人々は便利な生活環境を獲得しています．しかしながら，その一方で，科学の発展がつくり出した結果としての弊害もまた深刻なものです．たとえば，環境破壊や核の問題などがあげられるでしょう．このような問題状況の出現は，いわゆる実証科学の分野で続けられてきたような科学的な探究には一定の限界があるのではないかという疑問が投げかけられているともいえます．つまり，端的にいえば，科学に対する定量的な方向の探究ではなく，定性的な探究の方向が見直されています．

看護は，対象を全体論的にとらえると，常々いわれます．たとえば，心筋梗塞の患者さんの病態生理の部分のみならず，その患者さんの家族背景や社会的な地位・役割，そして心理的な変化など，人間のあらゆる側面を統合的にとらえなければ，その人全体の有効なケアを考えることはむずかしいというような意味あいです．このような意味では，看護科学の追究においても，先述したような実証科学的，自然科学的なアプローチだけでは限界があるということも示しているようです．

看護科学の追究には，学際的な視野のアプローチが必要であるということもよくいわれます．定性的な科学的探究の1つの選択肢としての現象学の世界観は，このような看護科学の独特な追究に1つの手がかりや助けを与えてくれるものであると考えています．

先に紹介したC. OilerやJ. G. PatersonとL. Zderadらと同様に，現象学的アプローチで著名なR.R. Parseは，このような点に関して以下のように述べています．

……自然科学的アプローチと人間科学的アプローチの間には重要な違いがある．…（中略）…自然科学的看護はその発端から人間の健康について，総体的な体験の質的把握よりはむしろその人間のその病気の定量化を扱ってきた．生きている統一体としての人間の研究を通してよりも，諸部分の研究を通して人間に迫ろうとしてきた．…（中略）…人間科学を基盤とする看護は，生きている統一体としての人間に，そして人間の健康体験への質的な参与にある（Parse/ 高橋，1998/2004）

看護科学を追究するとき，さまざまな視点がありますが，現象学は「人間の生きられた体験そのもの（lived experience）」を重要な追究の視点にとらえたものです．そういう意味で，現象学の理念と看護の本質の理念とは，かなりの一致がみられるといえそうです（Burns & Grove/ 黒田ら，2005/2007）．

この点について，先に紹介したOiler博士は，以下の3点をあげ，現象学と看護の理念が類似している点を強調しています（Oiler, 1988）．

①看護専門職はクライエントのケアにホリスティックなアプローチを含んでいる．したがって，要素に分割して諸部分を考えていくといった還元主義的なアプローチではクライエントをとらえることはできない．

②看護専門職はクライエントの体験や生活の質に関係している．

③看護専門職はナース-クライエントの相互作用に関係している．

また，Oiler博士は現象学に関して次のようにも述べています．

……現象学は哲学であり，アプローチであり，方法論である．現象学は体験（experience）に崇敬の念をおくことで看護を価値のあるものにしてくれる．…（中略）…現象学はナースに親しみやすい要素をもっており，方法論としてたやすく受け入れられるものと考える（Oiler, 1982）

さらに別の現象学的な看護研究者であるJ. Lynch-SauerやJ. Watsonは，『看護における質的研究』（Leininger/ 近藤，伊藤，1985/1997）のなかで次のようにも述べています．

科学としての看護は，ケアを受けているような人々に対してどのようにケアするのかの仕方を知るために，人々を理解しなければならない．現象学の目的は，人間とはどのようで『ある』かを知るばかりか，『人間の行為の仕方を知る』ために，人間を理解することである（Lynch-Sauer/ 黒田，1985/1997，pp.121-138）

看護に新しいパラダイムを提唱するナースが出てきた．代替的な道の1つとして現象学は位置づけられたのである（Watson/ 黒田，1985/1997，pp.432-439）．

以上のように，現象学を看護研究のなかに取り入れようと挑戦している看護研究者は，1980年代より確実に増えています．また，現象学を看護理論のなかに取り入れようとしている看護理論家も増えています．

いずれにしても，現象学に対して最小限必要な知識を身につけたうえで，研究手法として取り入れる努力をしていきたいものです．

哲学としての現象学と現象学的アプローチ

現象学を用いた研究手法は，いまだ確立されたといえる方法論ではありません．というのも，現象学とはあくまで哲学であり，方法論ではないというところからきています．ですから，哲学としての現象学と現象学的アプローチとは同じではなく，まったく異なるものだという解釈が必要です．現象学的なアプローチとは，哲学としての現象学をアレンジしたかたちであり，もっと厳格にいえば，本来，現象学的アプローチなどはできれば避けなければならないような種類のものでもあるのです．

しかしながら，あえてここで現象学的アプローチを取り上げるのは，看護研究では現象学的アプローチを用いて研究することで発見できるようなこと，解決できるようなこと，意義が見出せるような事象があるかもしれない，と考えられるからです．もっとも，これも筆者の推測であって，いまだ確かなことではありません．ご存知のように，看護の領域は今後ますます開拓し，模索していかなければならないような未知の問題が山積しています．それは，他方では非常にワクワクするようなことでもあると考えられるのです．現象学であろうと，どのような既存の学問の領域であろうと，看護現象への新しい切り口や視点，広がりや可能性を与えてくれるようなことであれば，できるかぎりそれをなんとか用いて挑戦し，開拓していくこと，その気力に価値があるのだと考えられるわけです．

認識のあり方を問い直すこと

それでは，以下に現象学的アプローチで重要な点を述べていきたいと思います（伊藤，1995）．

まず，1つは「認識のあり方を問い直す」という点です．ふつう私たちは，日常の生活において，わざわざ認識のあり方を問い直すなどということはしません．ここでいう認識とは，モノを見るときの視点とか，そのモノの見え方などというように解釈してください．

普段は「当たり前」というように見えたり，感じたり，行動したりしていることですから，あえて問い直すなどというのは，とてもむずかしいこととなるでしょう．

たとえば，いま，あなたはこの本を読んでいらっしゃいます．読んでいて，読んでいる自分がどのようにこの本に目をとおしているのだろうか，などということをいちいち考えたりはしません．いつもそうであるような読み方で読み，読み終わればまた次の動作へと進んでいくことでしょう．この本の感想を聞かれれば，それなりの回答をするでしょうが，あえて自問自答したりはしないことと思います．試みとして，ここでちょっと少し立ち止まってみてください．

あなたは“この本”を読み，“この本の内容”に対してどのようにとらえているかという自分を客観的に見てください．たとえば，「ああ，むずかしいなあ」ととらえたとしたら，「私は，この本の内容をむずかしいととらえている」というようになるでしょう．でも，もう一度そこで立ち止まってください．

「“私は，この本の内容をむずかしいととらえている”が本当にそうであろうか？」と，もう一度自分自身に問い直しをしてみてください．別の角度からとらえてみる，あるいは，別の見方をしてみる，などというように……．

そうしたら，次は「この本の内容はさっきはむずかしいととらえていたが，もう一度読んでみると，さっきそうであったむずかしいという点よりは，ここところの部分は理解できるし，二度読むとわかっている部分があったし，一度目よりは二度目のほうが頭のなかに入ってきた感じがあった」などと，とらえるかもしれません．簡単にいえば，認識のあり方を問い直すとはこういうことであるといえます．

つまり，普段は意識していないようなことを意識化し，それを問い直すのです．窓の外の景色を見て，「いつもと変わらない風景だなあ」というように見るのではなく，いつもとは違う別の角度から見てみることで，新しい発見があるかもしれません．何かについて意識している自分に戻り，その自分の意識ともう一度向きあってみて，とことんつきあって見ることが現象学的アプローチの原点ともいえるのです．「当たり前と思っていることが，本当にそうであるのか？」を再度問い直すことです．

そして，さらにもう一歩先へ行ってみて，いつも何かに対してそのように思っていたり見えていたりしたことを少し心の奥のほうに追いやっておいて，それとは別の次元で何かに対して別の思いや見え方を見出すこと，これもまた現象学的アプローチにとって大切です．

以上のことを少しむずかしい言葉を用いて説明すると，①事象そのものへ帰るということ❶と，②現象学的還元をする❷ということになると考えます（伊藤，1990）．「非常に面倒くさいことをするのだなあ」といった印象をもたれたことと思います．または「おもしろいことだ」と考えた方もいらっしゃったでしょう．

現象学的アプローチでは，このような認識の問い直しをすることで見えてくるもの，獲得できる事実を，研究のデータとして集め，そこから深い分析をしていくのです．そして，現象学的アプローチをとる研究者は，データを得る対象に，これらのこと，すなわち①事象そのもの

---

❶
現象学で代表的な標語として，「事象そのものへ帰れ」という言葉が例に出されることが多いが，この場合の事象とは「……事象とは自らを示す諸事象のことではなく，それら（事象）がその（事象）のなかで自らを示し，『経験され認識される主観的体験のことである』」というように解され，「体験に戻る」という基本姿勢がうたわれている．

❷
何かについての意識を自らの認識作用の外側におくということ，あるいは，それをひとまず括弧に入れておいて，それ以外の認識を浮かび上がらせるということ．

へ帰る，②現象学的還元をする，の2点を求める必要があります（Oiler/黒江，1982/1986）．

さらに，その前に，研究者自身が対象と同じようにこのような，①事象そのものへ帰る，②現象学的還元をする，を自らの体験として行わなければなりません．そうでなければ，研究対象者と境地を同じくすることはできません．境地を同じくして，そのうえで，同じ地で同じ世界観で対象の体験にありのままに生き生きと接近していくことが望まれます．そうしたことがなければリッチなデータを得ることも，さえた分析をすることもできないでしょう．

研究対象者である人の「生きられた体験」に共感できるということが，研究対象者よりデータを収集するための基本的な前提条件となるのです．したがって，そのための感受性の訓練も一定程度必要とされることになるでしょう．

現象学的アプローチがふさわしいと考えられる研究疑問

研究参加者の「生きられた体験」に触れることで見えてくると考えられるような研究疑問をもっている研究者は，この手法に挑戦するとよいと考えます．しかしながら，安易には挑戦できないだろうと思われます．つまり，哲学としての現象学を一定程度学習しておかなければならないからです．さらにまた，研究疑問との関係において，自分自身の「生きられた体験」が言語的に表現できることも必要条件となることでしょう．

時間がかかる研究手法であることと，一定の訓練を経たスーパーバイザーが絶対に必要である点を承知してから取りかからなければならないと思います．かつて，筆者が指導した院生は現象学的アプローチでなければ追究できないような研究疑問をかかえて，挑戦してきました．いまだ，いろいろな意味で挑戦を続けていかなければならない看護の領域の研究です．そういう意味では，大いに未知の分野に挑戦をして，そして，価値ある発見をしていこうではありませんか．

文献

- Burns, N., & Grove, S.K./ 黒田裕子，中木高夫，小田正枝，逸見功．(2005/2007)．*バーンズ&グローブ看護研究入門—実施・評価・活用*．東京：エルゼビア・ジャパン．
- Glaser, B.G., & Strauss, A.L./ 後藤隆，大出春江，水野節夫．(1967/1996)．*データ対話型理論の発見—調査からいかに理論をうみだすか*．東京：新曜社．
- Glaser, B.G., & Strauss, A.L./ 木下康仁．(1965/1988)．*「死のアウェアネス理論」と看護—死の認識と終末期ケア*．東京：医学書院．
- Gray, J.R., & Grove, S.K. (2021). *Burns & Grove's the practice of nursing research; appraisal, synthesis, and generation of evidence (9th ed.).* St. Louis, MO: Elsevier.
- 伊藤和弘．(1990)．M. メルロ＝ポンティの現象学的アプローチ—「知覚」論を中心に．*看護研究*，23 (5)，178-181.
- 伊藤和弘．(1995)．現象学的なアプローチ．*第43回日本保健医療行動科学会東京支部研究会配布資料*．東京：日本保健医療行動科学会東京支部．
- 木下康仁．(1999)．*グラウンデッド・セオリー・アプローチ—質的実証研究の再生*．東京：弘文堂．
- 木下康仁．(2003)．*グラウンデッド・セオリー・アプローチの実践—質的研究への誘い*．東京：弘文堂．
- 木下康仁．(2005)．*分野別実践編　グラウンデッド・セオリー・アプローチ*．東京：弘文堂．
- 木下康仁．(2007)．*ライブ講義　M-GTA 実践的質的研究法—修正版グラウンデッド・セオリー・アプローチのすべて*．東京：弘文堂．
- 木下康仁．(2009)．*質的研究と記述の厚み— M-GTA・事例・エスノグラフィー*．東京：弘文堂．
- 木下康仁．(2014)．*現代社会学ライブラリー17　グラウンデッド・セオリー論*．東京：弘文堂．
- 木下康仁．(2020)．*定本 M-GTA —実践の理論化をめざす質的研究方法論*．東京：医学書院．
- 黒田由彦．(2011a)．エスノグラフィーの方法論的特質とは何か—社会学の立場から考える．*看護研究*，44 (5)，530-535.
- 黒田由彦．(2011b)．*北里大学大学院講義資料*．2011.6.20.
- Leininger, M.M. (Ed.) / 近藤潤子，伊藤和弘(監訳)．(1985/1997)．*看護における質的研究*．東京：医学書院．
- Leininger, M.M./ 稲岡文昭．(1992/1995)．*レイニンガー看護論—文化ケアの多様性と普遍性*．東京：医学書院．
- Lynch-Sauer, J. (1985) . Using a phenomenological research method to study nursing phenomena. In M. M. Leininger. (Ed.) , *Qualitative Research Methods in Nursing* (p.93) . New York, NY: Grune & Stratton.
- Lynch-Sauer, J./ 黒田裕子．(1985/1997)．現象学的方法による看護現象の研究．Leininger, M.M. (Ed.) / 近藤潤子，伊藤和弘 (監訳)．*看護における質的研究*．東京：医学書院．pp.121-138.
- 松田素二，川田牧人．(2002)．*エスノグラフィー・ガイドブック—現代世界を複眼で見る*．東京：嵯峨野書院．
- Oiler, C. (1982) . The phenomenological approach in nursing research. *Nursing Research*, 31 (1) , 178-181.
- Oiler, C./ 黒江ゆり子．(1982/1986)．看護研究における現象学的アプローチ．*看護研究*，19 (5)，431-438.
- Oiler, C. (1988) . Phenomenology: A foundation for nursing curriculum. In Curriculum revolution. Mandate for change (pp.65-87) . New York, NY: National League for Nursing.
- Paterson, J.G., & Zderad, L.T./ 長谷川浩，川野雅資．(1976/1983)．*ヒューマニスティックナーシング*．東京：医学書院．
- Parse, R.R./ 高橋照子，勝野とわ子．(1998/2004)．*パースィ看護理論—人間生成の現象学的探究*．東京：医学書院．
- Polit, D.F. & Beck, C.T. (2017) . *Nursing research: generating and assessing evidence for nursing practice (10th ed.)* . Philadelphia, PA: Wolters Kluwer.
- Strauss, A.L., Cobin, J., Fagerhaugh, S., Glaser, B.G., Maines, D., Suczek, B., & Wiener, C.L./ 南裕子，木下康仁，野嶋佐由美．(1984/1987)．*慢性疾患を生きる—ケアとクオリティ・ライフの接点*．東京：医

学書院.
- Watson, J./黒田裕子.（1985/1997）．看護の将来へ向けての相異なる研究方法論に関する考察. Leininger, M.M.（Ed.）/ 近藤潤子，伊藤和弘（監訳）．*看護における質的研究*．東京：医学書院．pp.432-439.

第13章

研究計画書を作成する

・研究計画書を作成する意義
・研究テーマを書く!
・研究動機と研究目的を書く
・研究しようとする問題の背景を書く
・研究の意義を書く
・研究方法を考える
・役割分担を考える
・研究経費を考える
・研究計画書の作成例

本章では，研究計画書の作成について解説します．研究計画がいかに重要なものであるかは，これまで何度も強調してきたためにご理解いただけたことと思います．ここでは，ここまで紹介してきたことをもとに研究計画書としてまとめていく流れを具体的に紹介したいと思います．

あなたは，研究テーマの絞り込みプロセスを着実に踏むことができたでしょうか？　テーマはおおよそ決まってきたでしょうか？　あるいは，テーマ周辺の文献はスムーズに検索できたでしょうか？　さらに，手元に取り寄せた一次文献を一応読みこなして，得られた内容を整理できたでしょうか？

文献検索にしても，一次文献を検討する作業にしても，研究の全プロセスで随時行っていくものです．文献検索や文献検討はエンドレス，無限の作業です．したがって，逆にいえば，どこかで手を打つことも必要となります．

しかしながら，この作業はそれに続く研究方法の検討でもたいへん重要なものとなります．常に微妙な駆け引きが，文献検討にはつきまといます．重要な文献を見逃してしまったばっかりに，研究の方向性が変わってしまうことさえあるのですから…….

さて，ここではこのあたりの作業が一応進んでいると仮定して，データの収集などの具体的な方法に取りかかる前に必ず実施すべき大きな作業である「研究計画書の作成」について解説しておきたいと思います．

研究計画書を書かずして研究を始めるなどということは，いまや科学的な常識の範疇では考えられないことです．とりわけ看護の領域においての研究は，従来，「研究」という名前はついていても，そのレベルに達していない「報告」や「まとめ」といったものが多かったのではないかと思います．というのも，科学的な研究に必要な一定程度の知識やスキルを学習することが困難な環境があったのではないかと考えられるからです．とはいえ，一昔前を懐かしんでいる暇はありません．

現在においては，看護研究の数は増大し，水準も上がってきています．それだけに，あなたが実施する研究の質も高めていく必要があります．この機会に，研究計画書の作成については十分にマスターして，ぜひとも質の高い看護研究にチャレンジしてください．

研究計画書を作成する意義

図13－1に，研究計画書に含まれる内容の概略を示しました．これをみてもわかるように，研究計画書とは“研究計画の全貌の仮モデル”だということができます．

もちろん，研究を実際に行っていく途上で，さまざまな問題に出くわし，軌道修正したり，またもとに戻ったり，という事態に遭遇することはよくあります．現実は期待どおりに運ばないのが常ですから，そんなことは「百も承知」です．

しかしながら，「一寸先は闇」という状態で研究を行うのではなく，ある程度のプランを立てて，先行きをあらかじめ推測しながら行っていくことのほうが，結果として成功率は高いといえます．

筆者は今までに看護系４年制大学の学部の卒業論文や修士・博士論文の指導に携わってきましたが，研究計画書の作成には十分な時間をかけて臨んでもらうように指導してきました．

研究計画書の作成という作業は，研究の全プロセスでいえば関所に相当すると考えられます．ここで十分な検討さえしていれば，そのあとでの大きな失敗はほとんどみられないとさえいえるのです．逆に，研究計画書なしで進めていくことは，とんでもない大波乱が起こる可能性を常に抱えることになるのです．

研究テーマを書く！

「研究テーマなんて，すぐに書けるわ！」と思っていらっしゃる方が多いのではないでしょうか．

しかしながら，テーマを簡潔に，しかも研究の全貌が見渡せるように書くことは，実はむずかしい作業なのです．ですから，テーマについては研究計画書の段階では仮にあげておいて，あとで見直す必要も出てきます．

研究テーマには，おのずと研究で扱う主な用語（概念あるいは変数）が含まれてくるはずです．量的アプローチか質的アプローチかによっても異なりますが，これらの用語の定義が必要な場合もあります．少なくとも，キーワードは明示しておかなければなりません．さらに，研究テーマには，研究方法（研究デザイン）も反映されてくるのです．

また，研究テーマがきちんと設定できるということは，研究計画書に書き込まれるべき内容が十分に頭に入っているということです．つまり，研究テーマから研究の全貌が読みとれるわけです．それくらいテーマの設定には意味があるということを，ここではしっかりと理解しておきましょう．

研究動機と研究目的を書く

研究動機にしても，研究目的にしても，すでにテーマ絞り込みのプロセスで考えていることと思います．

しかし，すでに考えたことをここで整理して，理路整然と文章化させる必要があります．もちろん，あなたの考えを論理立てるために周辺の文献を用いることも要求されてくるでしょう．

研究動機とは「あなたが，なぜ，この研究をしようと考えたか？　どのような看護実践につ

1. 研究テーマ（あるいは，研究課題）

● 上記の研究疑問のなかには，いったいどのような **用語（概念）＝ キーワード** が含まれていますか？

---

2. 研究の動機と目的

---

3. 研究しようとする問題の背景

---

4. 研究の意義

図 13－1　研究計画の記入用紙

5. 研究方法

1）研究デザイン

2）データ収集期間

3）対象者：母集団の定義と標本（量的な研究の場合），
研究参加者あるいは情報提供者（質的な研究の場合）

4）データ収集方法

5）データ分析方法

6）倫理的な配慮

6. 研究代表者および共同研究者の氏名および役割分担

7. 研究に使う経費

8. 研究の全プロセスのタイム・テーブル

図 13－1 （つづき）

いての体験に根ざしているのか？　あるいは，どのような研究結果を期待して，行おうと考えたか？」ということです．科学的な探究を論理的に行おうとするからには，それなりの理由があるはずです．そして，おそらくこの理由には，あなたのナースとしての日々の体験が生きているのではないでしょうか．

実践のなかでの看護研究は，あなたが日々行っている患者さんや家族へのケアの実践，あるいはナース側の問題などなど……，たくさんのあなたの生きた体験が研究動機になっているでしょう．

たとえば，**第4章**で紹介した「個室に入院している患者さんのさびしさ」(59頁) を研究テーマとしたナースたちの場合でみていきます．

このナースたちは全個室の特別病棟に勤務しています．検温やケアのために患者さんのベッド・サイドに行くと，多くの患者さんが「さびしい……」という言葉を表出していました．一般病棟に入院している患者さんと比べて，患者さんは「さびしい……」とおっしゃる確率が高いのではないかと感じ，ここに「何か患者さんの心理を表しているものがあるのではないか……」と，研究にとりかかったのです．つまり，ナースたちの体験が生きているものだといえます．

この例でみるように，看護研究は看護の現場で見たり聞いたり，あるいは触れたりといった実践体験のなかで生まれてくるものです．研究動機は，まさに皆さんの汗と努力の結晶に相当する部分です．

次に，研究目的とは何かを確認しておきましょう．

研究目的とは，「何のためにこの研究をしようとしているのか？　この研究によっていったい何をめざそうとしているのか？」ということです．この研究をすることで「結果としてどのようなことが見出されるのだろうか？」「何が発見できるのだろうか？」「何が明らかになるのだろうか？　判明するのだろうか？　確認できるのだろうか，あるいは検証できるのだろうか？」といったような研究の結果としての最終産物をいいます．

研究目的は，この研究によってどこまで達成しようとするのかがみえるように，できるだけ具体的に書く必要があります．

山に登るときでさえ，山の頂上に立つことを目的としている場合や，登りながらのおしゃべりを目的としている場合など，それは人によってさまざまな目的があることでしょう．もっとも，あてもなく，「ただ山に登る」ということもあるかとは思いますが……．研究目的は，研究動機と表裏一体のものです．ですから，研究動機と研究目的は組み合わせて書いたほうが説得力をもちます．

先述の「個室に入院している患者さんのさびしさ」を研究テーマとした例で研究目的を考えてみましょう．

このナースたちは，結局のところ「さびしさ」という言葉を《社会的孤立感》という言葉に修正して研究することにしました．《社会的孤立感》という言葉を導き出す際には指導者の力を借りました．

先の研究動機の部分と研究目的は密接に関係しています．つまり，動機としては，なぜ患者の多くが「さびしい」というのだろうか，なぜ患者は社会的孤立感を強く感じるのだろうか，というものでした．この研究動機から導かれて，研究目的は以下のように設定されました．

①個室に入院している患者の《社会的孤立感》の実態を知る

②①を知ったうえで，個室入院患者に対する看護ケアを考えるときの手がかりを得る

以上の例から，研究動機と研究目的については理解できたでしょうか．ここの部分を着実に整理して文章化しておかなければ，このあとの部分にはとりかかれません．しっかりと書いておきましょう．文献なども十分に読んだうえで，用いる言葉は曖昧なままでなく，明確な意味で使うようにしたいものです．

ときには，“用語の操作的定義”といって，研究する者が用語の定義を作成することも必要です．先の例でいえば，《社会的孤立感》というむずかしい概念については，その研究に携わるナースたちが，文献などを参考にしながら定義をしておく作業がこの段階で必要なのです．

研究しようとする問題の背景を書く

さて，ここまでの部分がある程度しっかりと明確になってくれば，自分たちが研究によっていったい何をしようとしているのかという概略は，もう見渡せるようになっているはずです．

このあとの大きな作業となる「研究方法の検討」の前に，もう少し地盤固めをしておく必要があります．それが，ここでいう“研究しようとする問題の背景”の部分になります．

“研究しようとする問題の背景”とは，その研究テーマ周辺を取り囲んでいる多様な状況を指し，それを研究計画書の段階で可能なかぎり明らかにしておく必要があるのです．そのためには，とにかくテーマ周辺の文献を読みこなす必要があります．たとえば次のようなことを確認していくのです．

過去にあなたが取り上げている研究テーマと類似のテーマで研究がなされているような場合，それらの研究ではいったいどのようなことがどの程度明らかになっているのだろうか？　また，明らかになっていない部分はどんなことだろうか？　それには，歴史的な経緯がみられるのだろうか？　あるいは，それらの研究では具体的にどのような方法が用いられているのであろうか？　類似の研究がまったくみられない場合，それはなぜだろうか？

看護の領域で，類似の研究テーマの研究報告がなされていないような場合でも，他の領域，たとえば医学の領域，心理学領域，社会学領域などで取り上げられていることもあります．そのような文献については，**第4章**で解説した文献検索のやり方しだいでみえてくるものです．また，たとえば慢性疾患患者の増加に関するデータなどの疫学的データなども，研究しようとする問題によっては，その背景を明らかにする意味で重要です．

こうした“研究しようとする問題の背景”の明確化は，これまでの看護研究ではあまり力が注がれてこなかった部分ではないでしょうか．しかしながら，あなたが取り組もうとしている

研究に価値があるかどうかは，ここの研究の背景の内容によって決まってくるといえるほど，重要な部分です．逃げないで，しっかりと取り組んでください．

研究の意義を書く

さて，前半部分の重要な残りの１つ，“研究の意義”についてもこの段階で明確化しておく必要があります．

意義とは，意味，わけ，物事がほかとの連関においてもつ価値や重要さをいいます．

看護研究の意義を考えてみると，「看護の領域のなかでその研究がどのような意味や価値や重要さをもつのか」ということになります．

看護の領域のなかで……と，わざわざ断ったのは，看護の発展に貢献するという点を強調したかったからです．

看護で扱う多くの事実や現象は，他領域でも興味のあるものです．ですから，多くの研究が報告されている昨今，それは看護研究なのか，医学研究なのか，心理学研究なのか，社会学研究なのか，と戸惑うことも多々あります．

看護研究を行うかぎりは，看護的視点で研究の意義をとらえたいものです．看護研究によってみえてきたものが，ひいては看護ケアの質の向上，さらに看護学や看護科学の発展に貢献するものになりうるよう，それをめざしていきたいものです．

ここでは，この研究をすることによって，看護のどの領域（看護管理，看護教育，看護実践など）に，どのような貢献が成し遂げられるだろうかといったことについて，できるかぎり具体的に書く必要があります．

研究方法を考える

「研究方法とは何か」「研究デザインとは何か」についての詳しい解説は，**第５章**で行いました．ここでは研究計画書の段階で，研究方法についてどのような部分まで，取り組んでおく必要があるのかについて説明しておきます．

図13－2に示したように，あなたが行おうとしている研究テーマ，そして研究目的を十分に考えたうえで，どのような方法でデータを収集することができるのか，分析することができるのか，ということを考えます．間違っても研究方法を先に考えるのではありません．研究テーマと研究目的が明確になってから，次に研究方法へと思考を移らせていくのです．

というのも，研究テーマ次第，あるいは研究目的次第で，研究方法は変わってくるからです．

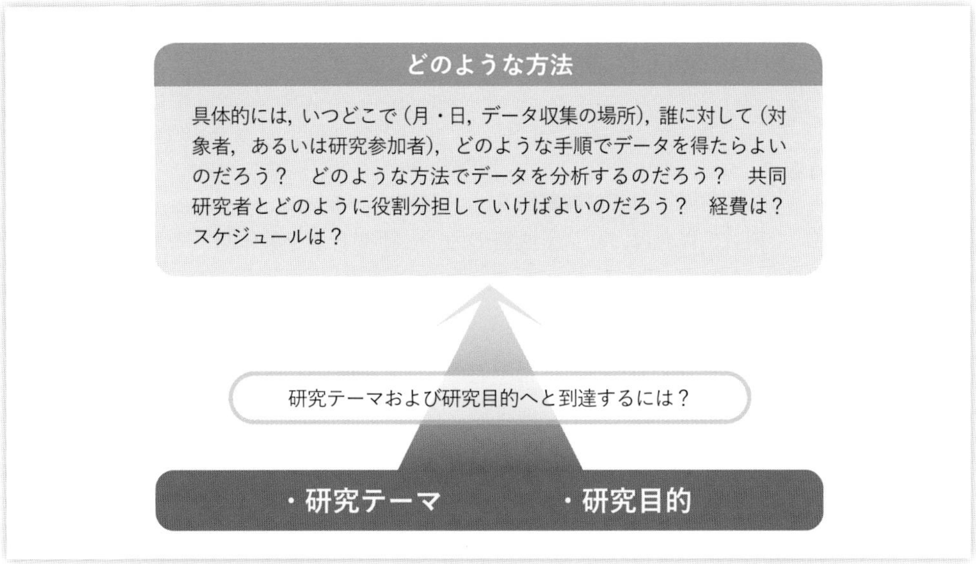

どのような方法

具体的には，いつどこで（月・日，データ収集の場所），誰に対して（対象者，あるいは研究参加者），どのような手順でデータを得たらよいのだろう？　どのような方法でデータを分析するのだろう？　共同研究者とどのように役割分担していけばよいのだろう？　経費は？　スケジュールは？

研究テーマおよび研究目的へと到達するには？

・研究テーマ　・研究目的

図 13－2　研究テーマ・研究目的と研究方法の関係

量的な研究と質的な研究

一般に量的な研究は，あなたが行おうと考えている研究テーマや研究目的と関連して，すでに数多くの研究報告がなされている場合が多いはずです．したがって，すでになされている研究結果から判明している内容を参考にしながら，研究デザイン，データ収集方法および分析方法を考えていくことになるでしょう．

これに対して質的な研究は，あなたが行おうと考えている研究テーマや研究目的と関連して，ほとんど研究報告がなされていないような場合が多いはずです．このような場合は，あなたが行う研究によってその現象を発見していくようなスタイルで研究を行うようになるでしょう．関連する研究が皆無ではないとしても，あまりなされていないような研究テーマや研究目的となるでしょう．

さらに，質的な研究は，変数を特定することができないような場合，つまり，なんらかの測定手段をとることによって，“測定すること” が困難な現象を追究しようとしているような場合に用いられるでしょう．たとえば，人と人の相互作用を観察しなければ，その現象はみえてこないというような場合，ナースが患者に共感するというような現象を追究しようとした場合，ナースが患者と共感するときには患者と実際にどのようなかかわりをもっているかという事実を参加観察したり，場合によってはナースに面接を行うようなことも必要となってきます．このような “相互作用”，“体験” などの現象を探究しようとする場合には，質的な研究がふさわしいでしょう．しかしながら，既存の研究から，“ナースの共感を測定する尺度” が報告されているような場合は，その尺度を使うことによって，“測定すること” ができるかもしれません．それは，報告されている研究をよく吟味して，あなたが行う研究テーマや目的に使うことができるかどうかを検討してみなければなりません．このように研究方法を考える際にも，**第4章**でみてきた文献検索・文献検討が重要です．

量的な研究の場合

ところで，量的な研究の場合は，研究計画書の段階で研究方法を具体的に考えることが必要となります．

対象者は，どのような条件をもっているのか，年齢および年齢の範囲，性別，婚姻状況，職業などのデモグラフィックな変数については，どのように考えているのか．対象者が患者の場合は，疾患およびその重症度，罹患年数，既往歴，合併症など，どのように考えているのか．仮に分析に記述統計量だけではなく，推測統計量を使おうとしているような場合は，母集団と標本を考えておかなければなりません．また，標本抽出法も考えておかなければなりません．データ収集の場や期間についてもある程度の予定を立てておかなければなりません．

さらに，量的な研究ではなんらかの測定尺度を使うことになると思いますが，その測定尺度を特定し，場合によってはその測定尺度の信頼性および妥当性を検討しておかなければなりません．分析方法についても，どのような統計量を分析していこうと考えているのか，研究テーマおよび研究目的との関連で検討しておかなければなりません．

このような量的な研究は，おおよそ研究計画書どおりに進めていくことができると考えられますので，用意周到に研究方法のすべてについて，“あとはデータを収集するだけ”の状態まで準備をしておくことが必要なのです．

質的な研究の場合

これに対して質的な研究は，研究計画書の検討段階で考えたとおりに進んでいかないことも数多くあると考えられるために，とりわけ研究方法はラフにしか考えられないことも多いのです．

たとえば，先述の例で紹介したナースの共感に関する研究テーマで，協力が得られたフィールドに，あなたが研究者として入りフィールド・ワークをしながらナースが患者にかかわる場面の参加観察をすると仮定します．何日かフィールド・ワークを継続して行っても，あなたが追究しようとしている“ナースの共感という現象”自体に出くわすことができないようなこともあると考えられます．こうなってくると，“ナースの共感という現象”を追究しようと考えていたが，現象の範囲を，もっと大きくとらえたほうがよいのではないだろうか，という問題に直面するかもしれません．

Polit & Beck (2017) は，質的研究の方法を，“emergent design”と呼んでいます．つまり，“出現してくるデザイン”という意味です．質的研究の場合は，事前に詳細な研究方法を考えることがむずかしいという意味です．データを収集しながらみえてくるのが質的研究の研究デザインである，と説いています．

表13－1　研究方法について研究計画書段階で考える内容

量的な研究の研究方法	質的な研究の研究方法
1．研究デザイン	1．研究デザイン
2．対象者：母集団の定義と標本，標本サイズ，標本抽出法	2．研究参加者（あるいは情報提供者）の人数，包含基準と除外基準
3．データ収集方法：質問紙あるいは調査票の特定，デモグラフィック変数をはじめとする諸変数の内容，使用する測定尺度，測定尺度の信頼性と妥当性の検討，データ収集方法の具体的な手順として配布方法とデータ収集期間，回収方法	3．データ収集方法 ・半構成的な面接法：インタビューガイドの作成（具体的な問い，面接回数，面接所要時間など） ・参加観察法：場所と期間，観察項目，参加観察期間中のフォーマル面接やインフォーマル面接の内容など
4．データ分析方法：使用する統計パッケージ，使用する統計量	4．データ分析方法：具体的な分析手順
5．倫理的配慮	5．倫理的配慮

したがって質的な研究の場合，研究方法は一定程度，研究参加者の条件，データ収集の手順や分析方法を考えることはできると思いますが，研究計画書の段階で予測したとおり，データ収集が行えるというようには考えないほうがよいと思います．データを収集しながら，軌道修正をしなければならない場合も多いということです．

以上，研究計画書段階における研究方法ついては，量的な研究と質的な研究では違いがあります．およそ表13－1に示したような内容について，研究方法を考えておくことが必要であると思います．

これ以外に，倫理的な配慮についても研究計画書の段階で考え，明らかにしておきます．倫理的な配慮については**第3章**で詳しく解説しているので，参照してください．

役割分担を考える

また，一般に研究は何名かの小グループですすめていくことが多いと思います．そのような場合は，役割分担についても研究計画書の段階で考え，明らかにしておきます．

役割分担を決める際にはお互いによく話しあって，それぞれに個性が十分に発揮できるようにすることも必要です．たとえば，文献検索が得意な人がいれば文献検索の役割を担ってもらう，統計に強い人には分析の際に主として力を発揮してもらうなどです．ただし，研究グループには責任者が必要です．責任者，つまり研究代表者は全体の統括を担当し，研究が系統的に予定どおり行えるように調整をはかることも必要となります．研究の役割分担についての例証を，

表 13－2　研究の役割分担の例証

	役割分担
① ×× ××子	全体統括，研究のための会議（討議）の進行，まとめ役となる． データ収集および分析の全過程を全体責任者として遂行させる． 研究報告は中心となって行う．
② ○○ ○○子	主として文献検索を中心に行う．研究のための討議にはすべて参加する． データ収集と分析のすべての作業にかかわる．
③ ○○ ○○子	主として文献検討を中心に行う．研究のための討議にはすべて参加する． データ収集と分析のすべての作業にかかわる．
④ ▲▲ ▲▲子	主としてデータ分析の統計的な分析を中心に行う． 研究のための討議にはすべて参加する． データ収集と分析のすべての作業にかかわる．

表 13－2 に示しておきましたので参照してください．

研究経費を考える

研究を行うには経費がかかります．最後に研究経費についても研究計画書の段階で考えておきます．

科学研究費助成事業をはじめ，さまざまな組織や学会などが研究経費の助成をしています（表 13－3）．学会の場合は「一定期間，会員である」などの応募資格が条件とされることがありますが，読者の皆さんには研究助成費の申請は積極的にしていただきたいと思います．なお，申請にあたっては，研究計画書が必要とされます．

また，研究の内容と一貫性をもたせた研究経費の申請書類も記載しなくてはなりません．たとえば，研究経費の大まかな項目には表 13－4 に示したような内容があるので，ご参照ください．

さて，研究計画書をあなたの頭のなかだけでイメージするのには限界があると思いますので，いくつかの実際例をみながら，どこの部分がどのように不足しているのか，それではどのように考えていけばよいのかをみていきましょう．

表 13－3　研究助成団体の例証　(2022 年 11 月現在)

助成団体	助成金額	研究テーマ
公益財団法人 木村看護教育振興財団 https://www.nurseed.jp/projects/research/index.html	100 万円	療養環境など臨床に関する研究
公益財団法人 日本訪問看護財団 http://www.jvnf.or.jp/kenkyujyosei.html	30 万円程度	訪問看護等在宅ケアの研究
公益財団法人 笹川保健財団 https://www.sgh-foundation.or.jp/gan/nurse_assistance/	50 万円	がんの基礎および臨床研究
(同上)　https://www.shf.or.jp/grants/	～150 万円	ホスピス緩和ケア
公益信託 山路ふみ子専門看護教育研究助成基金 https://www.smtb.jp/personal/entrustment/management/public/example/list.html	～150 万円	看護実践の科学的根拠，看護方法論など
公益信託 中西睦子看護学先端的研究基金 https://www.smtb.jp/personal/entrustment/management/public/example/list.html	～200 万円	看護実践の成果の可視化および理論化
日本赤十字看護学会 http://plaza.umin.ac.jp/jrcsns/committee/kenkyu/josei/	～30 万円	看護学一般
一般社団法人 日本救急看護学会 http://jaen.umin.ac.jp/subsidy/	5～50 万円	救急看護・救急医療
一般社団法人 日本精神科看護協会 https://jpna.jp/education/academic	～30 万円	精神科看護
一般社団法人 日本私立看護系大学協会 https://www.jspcun.or.jp/activity/grant/	～50 万円	看護学一般
一般社団法人 日本クリティカルケア看護学会 http://jaccn.umin.jp/sship/index.html	50 万円	クリティカルケア領域の看護
文部科学省（科学研究費補助金） https://www.mext.go.jp/a_menu/shinkou/hojyo/main5_a5.htm	種目による	人文・社会科学から自然科学まで全分野
厚生労働省（科学研究費補助金） https://www.mhlw.go.jp/stf/seisakunitsuite/bunya/hokabunya/kenkyujigyou/index.html	研究による	厚生労働科学研究

応募資格については，各ホームページを参照してください．

表 13－4　研究経費の例証

費用	内容
設備備品費	パーソナルコンピュータ，プリンター，VTR 機器，録音機器等で，研究実施のために必要な設備や備品
消耗品費	コンピュータ・ソフトウエア，プリンターインク，用紙，研究用試薬，電子媒体の保存用品，乾電池など
国内旅費	調査のため，あるいは，研究打ち合せや研究発表のために必要な旅費など
外国旅費	調査のため，あるいは，研究打ち合せや研究発表のために必要な旅費など
謝金	研究補助者への謝金，専門的知識を提供していただいた方への謝金，研究協力者への謝礼など
その他	郵送などの通信費，印刷費，複写費，相互貸借費

研究計画書の作成例

作成例①：Hさんの例（図13－3）

Hさんの研究テーマは，「全身麻酔で手術を受けた子どもをもつ母親の不安 ― アンケート調査によるその実態と援助の必要性」というものです．

この研究テーマをみると，母親の不安を探ろうとしている点，そして，母親の状況として全身麻酔下で手術を受けた子どもをもっていることを取り上げようとしていることがわかりま

研究テーマ（研究課題）

全身麻酔で手術を受けた子どもをもつ母親の不安―アンケート調査によるその実態と援助の必要性

研究の動機と目的（何のために研究するのか）

母親の不安が患児に与える影響は大きいといわれている．
患児の術後のケアが円滑に行えるためにも，手術後の母親の不安を知る必要があり，その軽減のための援助のあり方を考えたい．

研究の背景（問題の背景）

自分の子どもに手術が必要と診断されたときの母親には，多少にかかわらず不安が発生するといわれている．①××年，○○らは，手術を受ける児をもつ母親の心理準備について，文献検索から研究を行い，母親の不安が子どもに余計な不安をもたせる，母親が入院中の児を支持することもできる，と報告．②××年，○○は，手術を待つ母親の援助は，コミュニケーションを高めること，手術前オリエンテーションで正しい知識を与えること，と報告している．
その後も，手術前の母親の不安の援助については数多く報告されているが，手術後の不安についての文献は少なく明確にされていないのはどうしてだろうか疑問をもった．そこで，母親が患児に及ぼす影響が大きいことから，手術後の母親の不安を明らかにし，その援助のあり方を検討する必要があると考えた．

研究の意義

1. 手術に関する説明のほか，手術後の児の状態について予測される事態を母親に説明することにより，不安が軽減できる．
2. 母親の不安が軽減することで患児へのケアが円滑に行える．

※研究の倫理的な側面の問題
・患児・母親のプライバシーが侵害される可能性がある
・母親がどこまで心を開いてくれるかわからない
・上記対策として，研究の目的を説明し，承諾を得る
・情報の秘密厳守

研究方法

Ⅰ．研究デザイン
量的研究
相関デザイン

Ⅱ．対象および期間および場所
対象：○○病院小児外科病棟に手術目的で入院（緊急入院は除く）し，全身麻酔で手術を受けた子どもをもつ母親100例（子どもの年齢は5～12歳の幼児・学童とする）．
期間：対象が100例になるまで
場所：○○病院小児外科病棟

Ⅲ．データの収集方法
質問紙法（選択回答方式）
手術日に配布し，通院日に収集

Ⅳ．データの分析方法
統計学的な分析
手術後の母親の不安の分析

タイム・スケジュールおよび役割分担

1. 文献検索
2. 病棟師長に承諾を得る→アンケート用紙作成
3. スタッフに研究目的・内容・方法を説明し，協力を得る
4. アンケートの収集・分析
5. まとめ　原稿の作成

[研究メンバー]
小児外科病棟勤務のナース3名

〈予算の見積り〉
・文献収集，コピー代金
・アンケート用紙作成代金

※予測される研究の限界
1. 対象が100例になるまでの期間設定は困難
2. 患児の入院期間はコントロールできない

図13－3　Hさんの研究計画書

す．ここまでみてきて気がつくことは，この研究では母親の不安を中心に位置づけていることです．さらにこの“不安”という中心的な概念（変数）を，この研究ではいったいどのように定めているのだろうか，ということです．

そして，このテーマだけで考えると，「特定状況にある対象の不安の実態をみよう」とする実態探究型の研究というように読みとれます．

このようなことを考慮に入れて，次の欄をみましょう．研究目的の欄をみてください．Hさんは，「母親の不安が患児に与える影響は大きいといわれている」と書かれています．

研究動機のところで大切なことは，229頁で触れたように「研究をしようとしている事実や現象がみえている」というようなことです．しかしながら，Hさんのナースとしての体験で，研究しようとしている《母親の不安》についてみえている現象や事実については，書かれていません．

さらに，Hさんが検討した文献から，「……影響は大きいといわれている」とありますが，どのような影響がどの程度あるのか，具体的な内容がみえてきません．肝心なところが大ざっぱすぎるようです．この研究では重要な部分なので，この部分をもっと緻密に押さえておく必要があります．

次に，研究の背景の欄をみてください．ここでは，この研究テーマに関係した過去の文献が検討されています．検討されている点は結構だと思います．しかし，内容には問題があるように思われます．

Hさんの記述によりますと，①××年の文献：母親の不安が子どもに余計な不安をもたせる，母親が入院中の児を支持することもできる，の2つをあげています．さらに，②××年の文献：手術を待つ母親の援助は，コミュニケーションを高めること，および手術前のオリエンテーションで正しい知識を与えること，をあげています．

さて，これらの2つの文献は，Hさんの研究にとって何を教えてくれるのでしょうか．①の文献は，母親の不安の影響に触れていますが，この文献では《母親の不安》をどのように定めていたのでしょうか．Hさんは，母親の不安の実態を研究しようとしているのですから，①の文献からは，《母親の不安》をどのように定めていたのか，《不安》とは何を意味していたのかを得る必要がありそうです．

つまり，Hさんが検討した文献から得ようとしていることと，Hさん自身の研究の関心とのずれが生じています．Hさん自身，それに気がついていないようです．そのことがいちばん大きな問題です．

このことは，②の文献の検討についてもいえます．Hさんは②の文献から，母親に対する援助内容を得ていますが，これはHさんの研究しようとしていることではありません．Hさんにとって中心的な文献ではないようです．

さらに，この欄のHさんの記述から，「……その後も，手術前の母親の不安の援助については数多く報告されているが，手術後の不安についての文献は少なく……」とあります．

Hさんの関心が，母親の不安の実態に焦点を当てているのであれば，その不安が手術前であろうと，数多くの文献から，中心的な概念（変数）である《母親の不安》についてわかっていることを，明らかにしておくべきです．Hさんの関心が“手術後”にあるとしても，手術前の不安についての文献の検討結果は重要なものです．さらに，Hさんが，なぜ，“手術前”ではなく“手術後”にこだわっているのか，それも明確にはみえてきません．

以上の解説から，Hさんの思考がいくぶん短絡的で非論理的に傾いている点がみえてきたでしょうか．

私たちは文章を書いているうちに，視野狭窄に陥ってしまうことがよくあります．第三者に批評してもらって，焦点がずれていないか，肝心なところが抜けていないか，チェックしてもらうことが大切です．

さて，ここまでの問題はひとまずおいて，Hさんの研究方法のところの記述をみていきましょう．

Hさんは研究デザインを，「量的研究」および「相関デザイン」としています．「量的……」としていることから，Hさんは，《母親の不安》という概念（変数）をなんらかの手段で測ろうとしていることがわかります．計画では，「全身麻酔を受けた子どもをもつ100例の母親」とあります．また，患児の年齢は5～12歳としています．さらに，質問紙を使って測定しようとしています．

Hさんの場合は，「研究しようとしている“事実”や“現象”はすでにみえている」ということがいえます．つまり，Hさんの場合は，“事実”や“現象”に相当する部分が《手術後の母親の不安》です．しかしながら，その明確な定義がどこをみても書かれていません．それが定義されていないにもかかわらず，方法のところをみると，それを量的に測定しようとしていることがわかります．

Hさんは，《手術後の母親の不安》を何によってどのように測定するのでしょうか．Hさんの使おうとしている質問紙は，いったいどのようなものなのでしょうか．さらにHさんは，「相関関係的な研究デザイン」としているのですが，2つ以上の要素のうち，1つの要素は《手術後の母親の不安》というのはわかります．それでは，もう1つの要素はいったいなんでしょうか．

以上のような指摘から，この研究デザインが前述した研究目的や研究背景と矛盾していることがわかります．

Hさんに必要なことは，《手術後の母親の不安》を文献の検討によって操作的に定義すること，さらに，それを測定するのであれば，《手術後の母親の不安》の操作的定義に一貫させた変数化（概念を変数に変換する作業）を行うことです．

さらに，これは「記述的デザイン」に相当する研究です．しかしながら，Hさんの研究の背景の記述では，この研究テーマで研究することの価値や意義が明確にみえてきません．もう少し，文献検索および文献検討を積み重ねて，本当にこの研究テーマで研究することに，意味があるのかを問い直していただいたほうがよいと考えます．

作成例②：Sさんの例（図13－4）

次に，Sさんの研究計画書をみていきましょう．Sさんの研究テーマは，「プライマリ・ナーシングの継続的なかかわりと患者の満足度の相関関係を評価する」というものです．さらに，「継続的なかかわり」という部分が，定義されています．

これだけをみてわかることは，Sさんは2つ以上の要素の間の関係をみようとしているという点です．つまり，《相関デザイン》に行き着いたものと考えられます（**第6章**参照）．

だとすれば，Sさんの取り上げる2つの要素，すなわち“プライマリ・ナーシングの継続的なかかわり”という要素と，“患者の満足度”というそれぞれの要素は，以下にどのように定義されているだろうかということが問題です．これを考慮に入れて，次の研究の動機と目的，および研究の背景の記述の欄を見てみましょう．

目的は2つ書かれています．1つは，現看護体制の利点と問題点を明らかにすること，もう1つは，モジュール型受け持ち方式への移行の可能性を探るということです．しかし，研究動機として，「なぜ現看護体制の利点と問題点を明らかにしようと考えたか」が不明確となっています．この点に関しては，研究の背景の欄に書かれている現場の実態から，以下のようなことがみえてきます．

「（中略）…能力，経験の違いがあるナースによって，看護過程が展開されるため，看護の質の均一化と向上をはかるためにはサポート体制が必要と考え，チームリーダーをおいた」という部分です．

この記述から，Sさんは担当している病棟の《看護の質》に関心があるようです．そして，看護の質を均一化することに価値をおいているようです．さらに文献検討から，以下のことを導き出しています．

すなわち，患者さんからの評価によると，ナース経験の長い者と短い者との差はないという点，さらに，ナース経験の短い者が困難を感じているのは，医師とのコンタクト，看護計画，行動の機敏さであるという点です．

しかしながら，これらの文献検討は，《看護の質》をどのように定めて，誰を主体にした視点で研究されているかは不明確となっています．

Sさんが，「現時点の病棟の看護体制がこれでよいのであろうか」と疑問を投げかけていること自体は，すばらしいことだと考えられます．《看護の質》に目を向けて，看護の受け手である患者さんの高い評価が得られるような看護体制をめざしていることも，すばらしいと思います．

ところが，科学的な追究では，一度に多くのことをすべて網羅するようなことはできません．Sさんは，このことを考える必要があります．したがって，少し交通整理をするために，1つひとつ片づけながら考えていく必要がありそうです．

Sさんの疑問としてここであげられているものは，①現在の看護体制に問題はないだろうか，②病棟における看護実施状況は明確であろうか，③患者の満足度は明確であろうか，④ナースの認識は明確であろうか，⑤リーダーの役割は明確であろうか，⑥継続的なかかわりはで

研究テーマ（研究課題）

プライマリ・ナーシングの継続的なかかわり*1と患者の満足度の相関関係を評価する

＊1：入院期間が10日以上で週に3日以上日勤帯でかかわりをもつものと定義する

研究の動機と目的（何のために研究するのか）

プライマリ・ナースの継続的なかかわりと，患者の満足度の相関関係を評価することにより，現看護体制の利点と問題点を明らかにし，モジュール型受け持ち方式への移行の可能性を探る．

研究の背景（問題の背景）

当病棟は，1看護単位50床．泌尿器科，口腔外科の混合病棟で，悪性腫瘍の患者が約半数を占めている．平均入院日数25日．プライマリ・ナース11名（卒後2〜3年7人，5〜9年4人）．受け持ち患者数5〜6名．月平均夜勤回数10回．日勤回数10回の勤務体制で，看護方式は，モジュール型に日勤帯のみ卒後3年以上のナースがチームリーダーをし，チーム内の業務調整と指導を行っている．能力，経験の違いがあるナースによって，看護過程が展開されるため，看護の質に均一化と向上をはかるためにはサポート体制が必要と考え，チームリーダーをおいた．

文献によると，ある一定レベルの能力を身につけたナースを，プライマリ・ナースとして選定している病院と，ナース全員をプライマリ・ナースとしている病院もあり，違いがあるが，○○の研究によると，患者からの評価では10年以上，3年未満も差はなかったこと，また，3年未満で困難と感じているのは，医師とのコンタクト，看護計画，行動の機敏さなどであったと報告しており，当病棟でも同じ傾向にあると考える．この研究をふまえ，当病棟においての看護実施状況，患者の満足度，ナースの認識，リーダーの役割を明確にすることにより，継続的なかかわりができているか，能力，経験の違いにより看護レベルに差がないか，ならびに，それを受ける患者がプライマリ・ナースをどう評価しているかを知ることにより，今後チームリーダーをなくしたモジュール型看護体制への移行が可能かどうかを検証する．

研究の意義

この研究により，看護の質が評価され，プライマリ・ナーシング体制を今後も続けていけるかどうかの指標になる．また，プライマリ・ナースとしての要件が整わない当病棟でのプライマリ・ナーシングの実施と評価は，これからのプライマリ・ナーシング体制を導入しようと試みる方々の一助となることを期待する．

※研究の倫理的な側面の問題

日本人は，人に世話になったと感じるとき，何かを我慢したり遠慮したりする傾向がある．患者は，部分的な不満はあっても，ほかの部分で満足しているから，少しの不満はさしひかえたいと思うものである．

満足度を知るための面接の方法やアンケートの内容が，患者の遠慮という心理的負担のうえで成り立つものであってはならない．信憑性を高めるためにも，研究への参加によってその後の看護に不安を抱かせない説明と信頼関係が必要である．

研究方法

Ⅰ．研究デザイン

相関デザイン
量的研究

Ⅱ．対象および期間および場所

対象：プライマリ・ナース／患者とその家族
期間：××年5〜9月
場所：△△病棟

Ⅲ．データの収集方法

患者の満足度
- 患者背景
- 受け持ちナースとの人間関係
- 検査，手術時のかかわりについて
- 身のまわりの世話について
- 退院に向けてのかかわりについて
- 家族とのかかわりについて
- アソシエートナースとのかかわりについて

ナースの認識
- やりがい感
- 責任感と負担との関係
- 人間関係と解決方法
- 患者把握
- 達成度

看護の実施状況
- 看護計画，実施，評価
- 看護データ収集状況
- 退院指導
- 問題解決の方法

Ⅳ．データの分析方法
- 面接
- 質問紙によるアンケート
- 看護記録

Ⅴ．データの分析方法

基礎統計学パッケージ

タイム・スケジュールおよび役割分担

5月 1週 研究の目的，動機，意義についてスタッフに説明する／意見交換をし，再検討ののち，同意を得る
2週〜4週 患者への面接内容とアンケート内容の検討と質問紙作成／ナースへのアンケート内容の検討と質問紙作成／看護内容の評価項目の検討と決定
6月〜8月 アンケート，面接の実施／看護の実際の情報収集
9月 結果の分析，検討
　全体の傾向の分析，評価をする
　受け持ち患者と受け持ちナースを対比させてみる
　利点を生かすかかわりを検討する
　問題点の原因を明らかにし，今後の改善策を探り出す

〈予算の見積り〉
- 文献のコピー代金
- 質問紙にかかる費用

※予測される研究の限界

入院という状況のなかで，患者は心身ともに苦痛をもった状態にある．満足という感覚は，感性でとらえるものであり，影響を与え合う関係のなかで物差しをあてることはできない．何かに満足するということは，普遍性がなく，価値観によって異なる．入院の回数，状況，性格等により満足感は変化していくものであり，研究の結果については固定されたものとしてとらえることのできるものではない．

図13-4 Sさんの研究計画書

きているのだろうか，⑦ナースの能力や経験の違いにより看護のレベルに差はないだろうか，……などなどがあります．

これらの問いのなかには，1つひとつの言葉の意味がよくわからないものもありますが，とにかく，これだけ多くの疑問を一度の研究で明らかにすることは無理があるようです．

さらに，研究方法の内容をみると，やはり盛りだくさんの内容が含まれています．あれもこれも……という意気込みが伝わってきて，Sさんの気持ちはよくわかります．しかし，これではいったい何を研究しようとしているのか，本当にわからなくなってしまいます．

筆者であれば，以下のような選択肢が浮かびます．まず，現時点の看護の質の実態を評価することに焦点をあてて，どのような指標で看護の質を評価するのかについて，とりあえず文献の入念な検討を行うことです．現在，《看護の質》についてはすでに多くの研究が報告されています．Sさんの病棟に入院している患者さんの特性を考慮に入れた指標はないものかどうかを，文献によって見出すことが必要です．

さらに，《看護の質》の評価の主体を誰にするのかを考えます．患者さんとナースの両方の評価が必要であるのか，患者さんの側だけにするのか，合理的根拠と合わせて考えるわけです．

以上，述べてきましたように，研究計画書の作成は本当にむずかしいものです．文章にしてみてはじめて，考えていることがずれていることに気がついたり，文献を検討する視点が自分の研究の関心の方向とは異なっていたりなど，いろいろな失敗や学習を積み重ねて，ようやく作成できるものです．

しかし，あきらめないで努力してください．でなければ，この先のデータ収集の作業にはすすんでいけないのですから…….

作成例③：Fさんの例（図13－5）

Fさんは，自宅で認知症の高齢者を介護している家族の苦労を知り，介護の大変な状況を体験してきたことを動機として記述しています．一方，グループホームで生活する認知症の高齢者に出会い，表情や行動の変化を体験されるなかで，自宅とグループホームでの違いがなぜ生じるのか，これらの現象の差を体験することがきっかけとなり，「認知症の高齢者とそれを取り囲む人々の生活プロセスの変化」というテーマを設定されています．

研究しようとする問題の背景をみると，認知症の高齢者の増加，出現率，そして平均余命などもしっかりとおさえていることがわかります．また，グループホームの創設について，またグループホームでの認知症の高齢者の研究についてもレビューされ，徘徊などの精神症状の緩和，表情が穏やかになり豊かな感情を取り戻すことなどが調査で明らかになっていることも記述されています．研究テーマ周辺にある問題状況についての基礎的な検討がなされていることがよくわかります．

研究の意義についても，認知症の高齢者の看護実践への貢献が記述されていて，整理されています．さて，それでは研究方法はどうでしょうか．研究デザインは，質的研究とされており，

研究テーマ(研究課題)

認知症の高齢者とそれを取り囲む人々の生活プロセスの変化

(グループホームで生活する認知症の高齢者とそこで生活している人々とのかかわりのなかで，認知症の高齢者の行動の変化に焦点を当て，グループホームでの認知症の高齢者の役割やそこでの人間関係，認知症の高齢者の表情などの変化を知る)

キーワード：認知症高齢者，グループホーム，生活プロセス，QOL

研究の動機と目的(何のために研究するのか)

動機：訪問看護師として在宅看護を行っているとき，自宅で認知症の高齢者を介護している家族の苦労やその本人のどうにもならない辛さを見てきました．現在は地域のグループホームの手伝いをしています．私の体験からも，グループホームで認知症の高齢者同士が生活することで，問題行動が減り，人とのかかわりのなかで，笑顔もみられるようになり，他者にも興味をもちはじめ，人間らしい安らかな生活を過ごすことができるようになってきます．認知症の高齢者が変化してきます．どんな要因で変化があるのか知りたいと思いました．

目的：グループホームで生活していくことで，笑顔がみられるようになる，他者に興味をもちはじめる，問題行動が減っていく，認知症状態がよくなっているようにみえます．本当によくなっているのか？　具体的には何がよくなっているのか？　そのよくなった理由，要因は何か？　悪くなっているのなら何で悪くなっているのか？　グループホームでの生活のなかから，これらの要因を見つける．

研究の背景(問題の背景)

わが国では人口の高齢化に伴って，認知症の高齢者が増加傾向にある．××年度の推計では全国で約100万人(このうち25万人が施設に入院・入所)であった．また，国立社会保障・人口問題研究所の新しい将来推計を踏まえた推計によると，××年には160万人，××年には262万人にまで増加すると予想され，認知症の高齢者の出現率は高齢になるほど高くなり，65歳以上の人口の6.8%に相当すると推計されている．

○○大学医学部衛生学教室が行った『認知症のない平均余命』の算出によれば，日本人は諸外国に比べ，全平均余命も認知症のない平均余命も長いといわれている．しかし，全生存期間に占める認知症のない生存の割合はむしろ低いほうであり，認知症のある生存期間は諸外国よりも長い傾向にある．

認知症の成因・病態については『脳科学研究事業』等で研究されている．

グループホームは，××年に福祉サービスとして創設され，××年より認知症の高齢者向けの国の運営が開始された．××年には108か所で実施されている．

グループホームでの認知症の高齢者の研究は××年ころより行われており，グループホームで経験的に語られてきた．徘徊などの精神症状の緩和や，表情が穏やかになり豊かな感情を取り戻すことについては，認知症スケール，感情スケールを使った調査で明らかになっている．グループホームの運営・管理・方針についても，病院などの施設との違いが研究で明らかにされている．また，海外のグループホームについての研究・報告も，最近，多くみられている．だが，研究のほとんどが量的研究でスケールを用いたものが多く，グループホームでの認知症の高齢者の現象をとらえた質的研究は少ないように思われる．

研究の意義

老年看護，在宅看護，認知症の高齢者看護などの看護実践，介護，在宅や入院中の認知症の高齢者へのかかわり方，QOLの維持・向上などに一つの方向性を見出すことができる．

認知症の高齢者の生き生きとした生活の場を提供できる．

研究方法

Ⅰ．研究デザイン

質的研究：探究レベル(何が起こっているのか)
実態調査→現象をとらえる

Ⅱ．対象・条件

認知症の高齢者：グループホーム入所者
それを取り囲む人々：介護者，面会者，ボランティア

Ⅲ．期間

××年1月から

Ⅳ．データの収集方法

(主観を入れず，すべて見たまま，聞いたまま残す)

・認知症の高齢者：グループホームでの生活を調査—観察法(非参加型)
  *生活状況(役割)
  *他者とのかかわり
  *表情，言動，行動，などすべて
  観察法にて記事(テープ録音)にする．
  調査回数：1月1回(調査の間隔を約1か月とする)
  調査期間：(　　)回
・その他の人：グループホームでの認知症の高齢者とのかかわりについて調査—面接法(半構成的面接)
  *介護者→認知症の高齢者が生活のなかで変化してきたこと
  役割，QOL，高齢者の人間関係，楽しみなど
  *面会者(家族)→認知症の高齢者の変化したところ
  *その他→認知症の高齢者の変化したところ
  面接法にてテープへ録音
  調査回数：1月1回(調査の間隔を約1か月とする)
  調査期間：(　　)回

Ⅴ．データの分析方法

記事，テープは逐語録として残し，その言葉から概念(要因)を抽出する．

◎倫理的な配慮

書面，口頭にて説明し，了承を得て，署名をいただく．
認知症の高齢者については，法定代理人の同意書を得る．

タイム・スケジュールおよび役割分担

— 略 —

〈予算の見積り〉

— 略 —

※予測される研究の限界

— 略 —

図13-5　Fさんの研究計画書

現象をとらえる探究レベルと書かれています．対象・条件の項には，認知症の高齢者でグループホーム入所者とそれを取り囲む人々として，介護者，面会者，ボランティアとなっています．データの収集方法は観察法（非参加型）および半構成的な面接法となっています．

さて，Fさんはもともと，「自宅で生活する認知症の高齢者」と「グループホームで生活する認知症の高齢者」の差を研究動機としています．となると，この2つのグループに分かれた認知症の高齢者の間にどのような差があるのかを見出すためには，両者の比較をする必要があるとも考えられます．ただし，今回は，面会してくる家族に面接をして，「変化したところ」を聞くことをデータ収集法に含めている点，また，グループホームでの変化を，時間的には1年くらいをかけて，1か月に1回はデータを収集しようとしている点が考慮されています．質的に現象を追究していこうとしている点は，過去の知見が少ないことと，今後は認知症の高齢者の介護に関する問題が私たち看護専門職にとって重要になりつつあることからも適切だと考えます．

しかし，無限に存在するであろう認知症の高齢者の生活行動のすべてをとらえていくことには一定の限界もあるでしょうし，“変化”をとらえることができるのだろうか，という疑問もあります．Fさんが「自宅とグループホームの差」という点を強調していることから，研究に取りかかる前に，自宅とグループホームの違いをもう少し探究しておく必要がありそうです．

自宅では，一般に認知症の高齢者の介護は同居する家族を中心に行われているという状況だと考えます．一方，グループホームは，①複数の同じような認知症の高齢者がいること，②施設の介護者がいること，③おそらくは施設のケアサービスのメニューがあり，計画的な行動療法的ななんらかのアプローチがあることも考えられます．すなわち，人的にも物的にも環境刺激が自宅よりも多いと考えらます．まずは，グループホームの生活状況を予備的に観察し，認知症の高齢者が1日の日課をどのように過ごしているかを，研究を開始する前に調べておく必要があります．

それには，1日のなかのどのような場面が最も観察するのに適しているのか，観察場面をある程度特定しておいたほうが変化をみるのには適切だと思われます．たとえば，認知症の高齢者同士の遊戯活動，あるいは食事行動など，というふうにです．また，表情，気分，言動の変化については，質的な研究ではありながら，付加的に尺度を用いて客観的に測定できるようなものを使用してみてはどうでしょうか．認知症の高齢者であるために自己報告式の尺度は使用できないので，研究者がチェックをして多少客観的にとらえることのできる尺度を探してみてはいかがでしょうか．1年間の変化となれば，何か客観的な尺度も使用したほうがよいかと考えます．

面接についても，ここには簡単な項目しか書かれていないので，これも予備的な面接をし，何を問いかけることが，この研究目的により迫れるのかを検討して，インタビューガイドを具体的に作成しておくことも，研究計画書の段階で大切だと考えます．

最後に，倫理的な配慮についても，「法定代理人」のこともふまえてよく考えられています．これに加えて，この研究に参加することによって参加者がどのような利益・不利益を受ける可能性があるのかということ，そして，研究参加者に対する研究結果の貢献についても，すなわち，結果をどのようなかたちで誰に報告するのかに触れていただくともっとよいと考えます．

作成例④：Y さんの例（図 13－6）

研究計画書の例証として，ここまで現場のナースの研究計画書をみてきました．昨今，看護系の大学院が増えています．筆者も大学院で修士課程（博士前期課程）や博士後期課程の院生の指導に携わる機会が多くあります．ここでは，大学院生（修士課程）の研究計画書の例証を1つ掲げておきたいと思います．ここにあげた例証は，すでに修士課程を修了して何年か経過している方の研究計画書で，許可を得て図 13－6 に掲載します．そのために個人が特定される情報は割愛させていただきました．

● 研究計画書の土台となる研究課題・研究の背景

この研究の課題は，「在宅移行期にある乳がん術後患者の上肢機能障害がクオリティ・オブ・ライフ（Quality of Life，以下 QOL）に及ぼす影響」となっています．この研究課題をみる限り，鍵となる概念は“在宅移行期”“乳がん術後患者”“上肢機能障害”“QOL”であることがわかります．

研究の背景には，なぜこの研究課題を取り上げたのかという問題状況の記述が，文献検討に基づいてなされています．まず乳がん患者の死亡率，罹患率，生存率などの疫学的な情報が冒頭に掲げられています．ここから，乳がんが女性（30～64 歳）の死亡率の第一位であること，罹患率と生存率も高く，がんを抱えながら生活している乳がん女性が増えていることが記述されています．

この部分は疫学的な情報に基づいており，説得力があります．乳がんが増えていることや，生存率が高いために，乳がん女性ががんを抱えながら生活している状況が，この時点では事実であり，このような問題を取り上げる必要性がよくわかります．

次に，とりわけ“在宅移行期”は，乳がん女性にとってストレスが高いことが文献に基づいて示されています．「病院から在宅移行期の乳がん患者を取り巻く環境は，手術に伴う身体の機能・形態の変化や化学療法，放射線の副作用などが複雑に絡み合い，非常にストレスが高い状況になっている．そこで，乳がん術後患者の生活の質，QOL を高める援助が重要である」と，記述されています．

ストレスが高い状況について述べられているのですが，在宅移行期を研究対象としているため，身体的な問題だけではなく，このような中年期の乳がん女性を取り巻く心理，社会的な問題も取り上げて述べる必要があるように思います．そのあとに記述されている QOL への援助の重要性へと導くためにも必要だと考えます．

2つ目の段落からは，乳がんの最新治療について述べられています．これを受けて，術後の機能障害を最小限とした療法へと変化してきたことを明らかにしています．そして，手術による上肢機能障害による患者さんの苦痛が問題となっていることへと焦点化させています．この研究の重要な問題状況である，術後の上肢機能障害です．これについては先行研究がいくつも

研究テーマ(研究課題)

在宅移行期にある乳がん術後患者の上肢機能障害がクオリティ・オブ・ライフに及ぼす影響

研究の動機と目的(何のために研究するのか)

在宅移行期にある乳がん術後患者の上肢機能障害がクオリティ・オブ・ライフに及ぼす影響を明らかにする.

研究の背景(問題の背景)

わが国の乳がん患者の死亡率は上昇し続け，女性 30〜64 歳の第一位を占めている．一方で，乳がんの罹患率と生存率は他臓器がんと比較して高く，がんを抱えながら生活している人が増えている．がん治療が急速な発展を遂げている一方で，病院から在宅移行期の乳がん患者を取り巻く環境は，手術に伴う身体の機能・形態の変化や化学療法，放射線の副作用などが複雑に絡み合い，非常にストレスの高い状況になっている(Rietman et al., 2003: Pandey et al., 2000)．そこで，乳がん術後患者の生活の質，クオリティ・オブ・ライフ（以下，QOL）を高める援助が重要である.

乳がんの治療は，手術療法，薬物療法，放射線療法が単独，または併用して実施されている．××年に○○で実施された初発乳がん患者の治療は，手術療法が 64.9%，薬物療法 34.6%，放射線療法が 11.1% であり，手術療法が主流である(がんの統計編集委員会，2003, p.27)．最近の早期乳がん患者に対する手術は，根治的乳房切除術から患者の QOL を重視した術式が選択されるようになってきた．つまり，西欧諸国では 1980 年代，わが国では 1990 年代から術後の機能障害を最小限にし，可能な限り手術範囲を縮小した乳房温存療法へと変化してきている(Japan Breast Cancer Society, 1995)．しかし，先行研究によって乳がん手術患者の多くは，手術による上肢機能障害である筋力低下(Hladiuk et al., 1992)，知覚異常(Tasmuth et al., 1996)，痛み(Ivens et al., 1992)，腫脹(Kissin et al., 1986) などの持続的な苦痛を経験していることが明らかにされている．このような症状の持続時間には個人差があるが，術後数年持続すると報告されている(Maunsell et al., 1993)．また，このような上肢機能障害は，少なくとも対象の 87% が体験し(Liljegren et al., 1997)，QOL への影響が報告されている(Samantha et al., 2001: Shimozuma et al., 1999).

山内ら(2003) は，乳がん切除術を受けた約半数の患者が長期間痛みや不快感といった症状を体験しているが，痛みの治療を受けている患者が少なく，治療を受けていても疼痛管理が不十分であると指摘している．患者の術後機能障害に対する援助の視点や，支援する専門的資源が不足している(Shimozuma et al., 1999)．特に在宅移行期にある乳がん術後患者は，その身体機能の変化に適応していくため，リハビリテーションを実施し，機能障害に適応するための生活法を獲得していく必要がある．その適応過程における身体機能障害と QOL との関連が明らかになれば，QOL 低下が予測できる対象の特性を早く認識し，退院後の継続的看護ケアシステムのなかで必要な看護アプローチを提言できると考える．だが，乳がん術後機能障害と健康関連 QOL との関連が十分に明らかにされていない.

研究方法

Ⅰ. 対象

本研究の母集団は，乳がん手術後 1 年以内の 30〜64 歳の女性で，調査時に医師によってがんの再発がないと診断され，質問に対して回答が可能な認知機能を有する者とする．対象の選択は次の手順で行う.

①承諾の得られた病院施設に調査者が電話で連絡をとり，相談日時について打ち合わせをする.

②調査日時，質問紙配布・回収等について施設代表者に説明し了解を得る.

以上の手順によって，事前に同意が得られた乳腺外科外来を有する関東・東北地区 20 病院に通院する，上記対象者の条件を満たす約 200 名とする.

Ⅱ. 調査期間

××年×月初旬から××月下旬までとする.

Ⅲ. 測定用具

1) 上肢機能障害尺度

上肢機能障害は研究者が本調査のために作成した尺度と，患側上肢の苦痛度で測定する.

上肢機能障害尺度は××年×月に内容分析調査を実施した．さらに××年×月から×月に予備調査で尺度の信頼性および妥当性に関して検討している．上肢機能障害尺度は腫脹，痛み，肩関節可動域の縮小，知覚鈍麻，筋力の低下，皮膚のひきつれ感の 6 症状で，15 の質問項目からなり，「全くあてはまらない(1 点)」から「非常によくあてはまる(5 点)」までの 5 段階評定法である.

患側上肢の苦痛度は，Visual Analog Scale(以下，VAS) を選択した．VAS は観察が困難な価値を数値として表わすものである(Burns & Grove, 1997)．単純だが感度が高く，再現性があり，気分や心配，睡眠の質，帰納的な能力，臨床症状の苦しさなどの主観的要素を測定する際に用いる(Wewers & Lowe, 1990)．VAS は信頼性，妥当性が検証されている．VAS は長さが 100.0 mm で，0.0 mm を「全く苦痛がない」，100.0 mm を「非常に苦痛である」とし，該当する箇所に線を記入する方法である.

2) QOL 尺度

QOL 尺度は，健康関連 QOL を測定する包括的尺度 Medical Outcome Study 36-Item Short-Form Health Survey(以下，SF-36 ）で，測定精度を向上させた SF-36v2 を用いる．SF-36 は米国で行われた慢性疾患患者を対象とした医療評価研究 Medical Outcome Study(MOS) に伴って作成され，健康状態を測定する尺度として世界で最も普及し，信頼性・妥当性が国際的に認められている(福原ら，2004)．比較的状態の良好ながん患者の研究に用いることが可能である(下妻，2000)．SF-36v2 は国民標準値に基づいたスコアリングができ，それらと比較できる(福原ら，2004)．本調査における SF-36v2 尺度の使用にあたっては，日本語版開発者に申請し許可を得ている.

SF-36v2 は 36 問の自己記入式質問表で，健康関連 QOL を測定するのに重要と考えられる身体機能・日常役割機能(身体)・体の痛み・全体的健康感・活力・社会生活機能・日常役割機能・心の健康の 8 健康概念で構成されている.

SF-36v2 の身体機能(10 項目) は「ぜんぜんむずかしくない(3 点)」から「とてもむずかしい(1 点)」までの 3 段階評点法である．日常役割機能(身体) 4 項目と日常役割機能(精神) 3 項目は「ぜんぜんない(5 点)」から「いつも(1 点)」までの 5 段階評点法，体の痛み(2 項目) は「非常に激しい痛み(6 点)」から「ぜんぜんなかった(1 点)」の 6 段階評点法と「非常に妨げられた(5 点)」から「ぜんぜん妨げられなかった(1 点)」の 5 段階評点法で

図 13－6 Y さんの研究計画書

ある．全体の健康感(5項目) は「良くない(5点)」から「最高に良い(1点)」の5段階評点法，「ぜんぜんあてはまらない(5点)」から「まったくそのとおり(1点)」の5段階評点法である．活力(4項目) と心の健康(5項目) は「ぜんぜんない(5点)」から「いつも(1点)」の5段階評点法である．社会生活機能(2項目) は「非常に妨げられた(5点)」から「ぜんぜん妨げられなかった(1点)」と，「ぜんぜんない(5点)」から「いつも(1点)」の5段階評点法である．

3) 個人変数

個人変数は，以下の生活歴，病歴や現在の身体状態に関する変数からなる．生活歴は，年齢，婚姻状況，現在の就労状況，手術後の職歴変更の有無についてとりあげる．年齢は自由記述方式，それ以外は複数選択法をとる．

病歴および現在の身体状態は，術式，患側と利き手，術後月数，通院間隔期間，補助療法の有無，患側のリハビリテーションの有無，現疾患以外の慢性病の有無と治療についてとりあげる．月数・期間は自由記述方式，それ以外は複数選択法をとる．

Ⅳ．データの収集方法

データ収集は，以下の手順で実施する．

①病院責任者に研究の趣旨を記載した調査依頼状を郵送し，調査協力の依頼をする．

②外来診察医(担当医) あるいはナースに，対象者への質問紙一式(調査依頼書，質問紙，返信用封筒，粗品) の配布を依頼する．

③対象者への依頼書には，研究者自身の所属と氏名，研究目的，調査内容と方法，匿名方式による回答方法およびこれに伴う倫理的配慮・人権擁護・プライバシーの保護，調査票の回収方法，研究結果の貢献について記載する．

④対象者は調査に同意した場合に回答し，同封の回収袋に提出する．同意書を提出した対象者は，調査票を返信用封筒に密閉して直接研究者宛てに無記名で郵送する．

Ⅴ．データの分析方法

データ分析は，対象者全体の上肢機能障害とQOLの実態を明らかにするために，記述統計，相関関係分析を用いる．上肢機能障害の実態をより詳細に知るために，患側上肢機能障害と苦痛度得点の平均化によって対象を類型化する．その上で，上肢機能障害と個人変数およびQOLとの関係について統計学的に分析する．

Ⅵ．倫理的配慮

施設責任者に研究の趣旨を記載した調査依頼状を郵送し，調査協力の同意を得る．

対象者への調査依頼書(「調査ご協力のお願い」) には，調査協力が自由意思であること，調査に協力しない場合であっても不利益は受けないこと，資料の取り扱いには十分に注意し，本調査目的以外には使用しないこと，研究が終了した時点ですべてのデータを廃棄すること，質問紙は無記名で回収すること，データ分析は統計的に行うので，研究結果が公表される場合であっても個人が特定できないこと，質問紙記入に要する時間，調査結果の公表方法，研究者の氏名・所属・職名・連絡先・連絡方法を依頼書に明記する．なお，対象者の調査同意の有無は，対象施設の医師またはナースを通じて質問紙を配布し，その返送をもって協力の同意が得られたものとする．調査経過を通して，対象者の研究参加の自発性とプライバシーの保護に配慮する．

これらの手続きについては，研究者の所属大学ならびに対象施設の倫理委員会で審査を受ける．

引用文献

― 略 ―

図13－6 （つづき）

検討されて記述されていることがわかります．しかしながら，ボリューム的には少ないように思います．まさにこの研究で追究しようとしている術後の上肢機能障害ですので，もう少し文献検討の結果を記述しておく必要があります．また，QOLへの影響も報告されているようですので，そうした文献についてはもっと詳しく述べ，QOLへのどのような影響があるのかを明確にしておくことが必要です．

3つ目の段落からは，乳がん術後患者さんの不快感や苦痛と疼痛管理の不十分さが取り上げられています．そして，患者さんの術後機能障害への援助が不足していることが述べられています．

この部分は，前の段落に記述されている術後の上肢機能障害の箇所と重複があるように思います．ここでいう術後機能障害という用語と，術後の上肢機能障害という内容は同じであるのか，それとも，術後機能障害には上肢機能障害以外の障害も含まれているのか，このあたりが曖昧になっています．したがって，広義とされるだろう術後機能障害の文献検討結果を述べたあと，より狭義の上肢機能障害について述べるほうが適切だと思います．この研究では上肢機能障害に焦点を当てるので，乳がん患者さんの術後機能障害のなかでも，とりわけ上肢機能障害になぜ着目しなければならないのかを強調することも必要だと考えます．

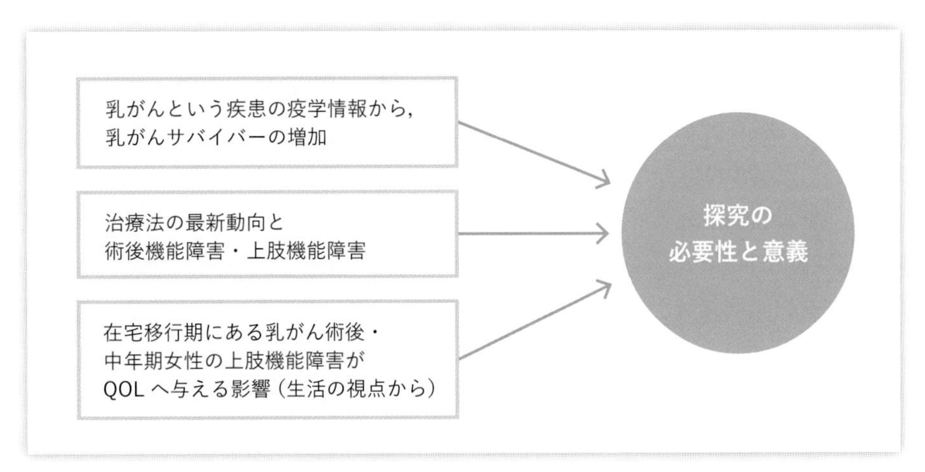

図 13－7　Y さんの研究の背景でおさえておかなくてはならない構成要素の図式化

したがって，この部分はよりボリュームを多くするために，文献検討結果に関する記述を増やすことが必要です．

研究の背景の最後から 2 つ目の文章は，在宅移行期にある乳がん術後患者さんが身体機能の変化に適応していくための援助と QOL との関連を探究する必要性を記述しています．この部分は，第 1 段落目の最後の 4～6 行部分と重複しているように思います．同じ内容を別々の箇所に記述するのではなく，整理したほうがより理解しやすいと考えます．

また，この研究の課題や鍵となる概念“在宅移行期”“乳がん術後患者”“上肢機能障害”“QOL”をどのように研究の背景に書いていくかということは，構造的に考えたほうがよさそうです．構造を図 13－7 のように図式化してみました．

● **研究目的**

この研究目的では，不明確な概念があります．“在宅移行期”です．客観的にどのような時期であるのかが，このままではよく理解できません．

研究方法をみると，量的な研究のようですので，鍵となる概念については明らかにしておく必要があります．用語の操作的定義が必要となります．また，この研究では「QOL への影響」となっており，量的な研究デザインのなかでも記述的デザインではなく，相関関係的なデザインをとるようなので，本研究の概念枠組みが必要となります．研究の概念枠組みが示されていないので，先行研究を累積して，「本研究の概念枠組み」を書かなくてはなりません．

● **研究の意義**

研究の背景には，研究の意義の記述が少ないと思います．研究の意義は，よりボリュームを多くして，別の項を立てて書く必要があります．この研究を行うことによって，在宅移行期にある乳がん患者さんにとってどのような貢献がなされるのか，このような患者さんの看護実践にとってどのような貢献がなされるのかということを，より具体的に記述しなくてはなりません．

● **研究課題・研究の背景・研究目的・研究の意義から導き出される研究方法**

研究方法の冒頭には，研究デザインが明確に記述されることが必要です．おそらくは，この研究は相関関係的なデザインであると考えます．

「Ⅰ．対象」の1行目には，「本研究の母集団」の記述があります．そのあとに，地区を限定していることが書かれているので，母集団の記述にもこの特定地区を含める必要があります．また，ここには対象の選択手順として①と②が書かれているのですが，標本抽出法が書かれていません．無作為抽出法をとることが量的な研究にとっては重要ですので，その手順を具体的に書かなくてはなりません．さらに，分析で使用する統計量から，この研究ではどれくらいの対象者数を確保しなくてはならないのかという検出力の検定結果からの対象者数の明示が必要とされます．

「Ⅱ．調査期間」に続いて，「Ⅲ．測定用具」となっています．「本研究の概念枠組み」を含めたあとで，用語の操作的定義を明確に記述し，それを受けて一貫した測定用具を使用する必要があります．

Yさんの研究では，まず「上肢機能障害尺度」です．これはYさんが作成しているようなので，上肢機能障害尺度の定義，構成概念がある場合はその定義，下位尺度などを述べることが必要です．信頼性と妥当性については検討中のようです．しかしながら研究計画の段階では，研究で使用する測定用具もしくは尺度の信頼性と妥当性の検証が終わっていなくてはなりません．また5段階評点法の説明はありますが，算出法も書かなければなりません．

また，患側上肢の苦痛度をVASで測定することの説明があります．この研究で上肢機能障害を測定するために，なぜこれら2つを使用するかの根拠がありません．

次に，QOL尺度です．ここでは健康関連QOLであるSF-36v2を使用するとあり，詳細な説明がなされています．この尺度開発者からの許可についても触れています．信頼性と妥当性の検証もなされており，精度の高い尺度であることも書かれています．5段階評点法の説明はありますが，算出法も書かなければなりません．

続いて，個人変数です．調査票には，デモグラフィック変数を含めることが一般的ですが，ここにあげられている変数には，年齢，婚姻状況，現在の就労状況，手術後の職歴変更の有無といったデモグラフィック変数以外も含まれているようです．たとえば，病歴および現在の身体状態などです．これらの変数は，この研究の中心となる上肢機能障害やQOLといった研究変数との関係を統計的に分析しなければならないという根拠が必要ですので，個人変数ではなく，上肢機能障害関連変数などとして，根拠を含めて記述しなくてはなりません．

次に，データ収集方法です．データ収集方法の手順が書かれていますが，その前に，研究倫理委員会の通過を含めた依頼手順を書かなくてはなりません．依頼手順は，図13－8に示すように，研究倫理委員会に申請し承認を得たあとの調査依頼をどのようにするかという内容になります．

このデータ収集方法の①に書かれている内容は，依頼手順のほうに入ります．①には，「病院責任者」とありますが，「病院長」あるいは「施設長」としたほうがふさわしいと思います．また，①は「依頼をする」とだけになっていますが，依頼を承認するなどの返事はどのようにいただくのでしょうか．返信方法や返信内容も含めた依頼手順を考えて記述する必要がありま

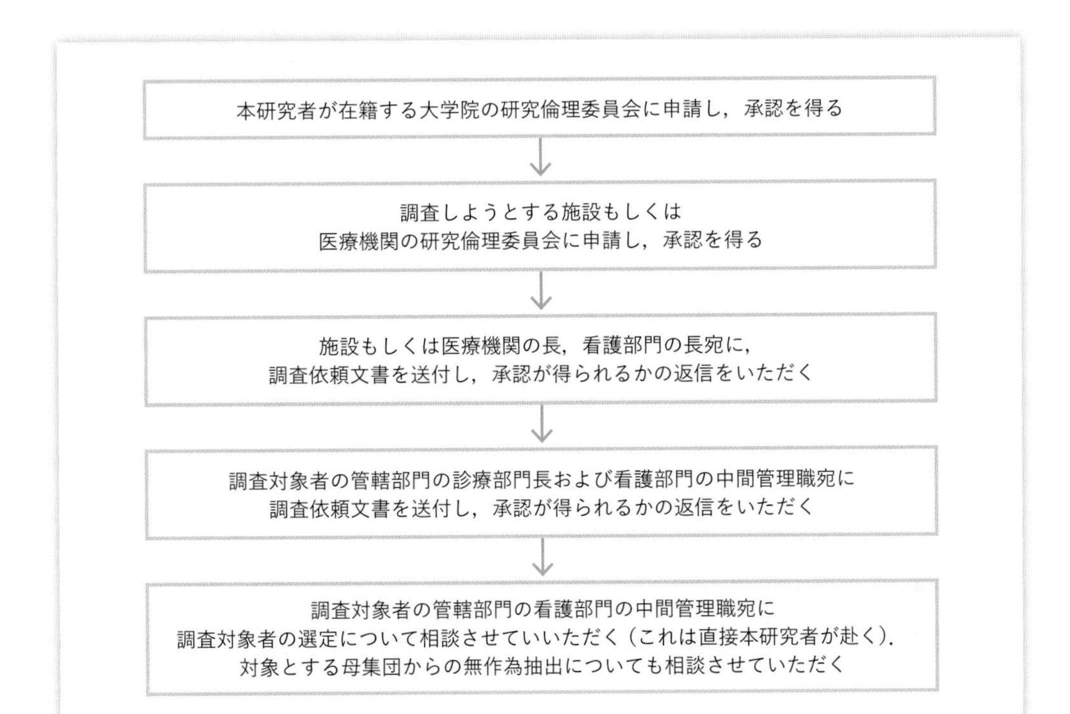

図 13－8　Y さんの研究におけるデータ収集の依頼手順

す．②をみると，調査票の配布を医師やナースに依頼するとされています．これは，倫理的な問題を孕むので，再検討が必要だと思います．お世話になっている医師やナースから調査を依頼された患者さんは弱者であり，依頼を受けざるをえないという状況になってしまいます．

③についても，調査票の表紙に書かれる内容であって，これはデータ収集方法ではありません．④は返信方法となっています．

調査は研究者自身，もしくは研究者が雇用する研究協力者などが行うことが鉄則と思いますので，データ収集方法については再度検討が必要だと思います．

次にデータ分析方法です．ここでは，使用する統計量が正確に記述されていません．すべてを明確に，詳細に記述しなくてはなりません．データ分析方法については再度検討が必要だと思います．

表13－5 研究計画の倫理的配慮に含める内容

自由意思による同意を得たうえでの協力依頼
対象者の権利擁護
研究協力に伴う不利益
研究協力に伴う利益
研究結果の還元
研究協力謝礼

● 倫理的配慮

最近，研究数の増大や生命倫理・人権擁護の観点から，倫理的配慮はますます重要になってきています．

ここに書かれている倫理的配慮は，非常に大雑把な内容になっています．表13－5に示すように，内容を立てたうえで，1つひとつを丁寧に考えて記述することが必要とされています．

文献

• Polit, D. F., & Beck, C.T. (2017). *Nursing research : generating and assessing evidence for nursing practice* (10th ed.) . Philadelphia, PA : Lippincott Williams & Wilkins.

第14章

研究論文として まとめる

・論文とは……
・論文の全体構成を考える
・論文の各部分を構成するうえで大切なこと
・結果をまとめるとき
・考察をまとめるとき
・さまざまな約束事

ここまで，看護研究の一連のステップを主に時間的な流れに沿って順にみてきました．しかしながら，せっかく努力して行った研究も論文という形態をとってまとめなければ，誰にも研究の価値は認められず，努力が水の泡となってしまいます．

ここでは，皆さんにとっておそらく苦手とするであろう研究の最後の仕上げの部分，「研究を論文としてまとめる」ということを取り上げていきましょう．

論文とは……

論文（paper）とは，①論議する文．筋道を立てて述べた文，②学術的な研究の結果などを述べた文章とされています（松村明監修：デジタル大辞泉．小学館）．一般に論文の種類は，原著，総説，研究報告，資料などがあります（表14－1）．その他に学会発表用の抄録，エッセイ，手紙などもあります．

「原著論文」は，その研究者によるオリジナルなフィールド・データがあることが前提の，論文としての価値が高いものです．「総説」や「論説」は，特定の課題に対する追究を，主に文献検討をとおして行うものです．これら原著論文や総説，論説は，一定程度の水準を満たさなければ論文として認められないために，レフリー制をとることが常となっています．つまり，提出された論文は複数の査読者による厳格な査読がなされ，それを通過してはじめて論文として認められ，学会誌などに掲載されるのです．

これに対して，学会発表用の「抄録」などは字数の制限などもあり，論文として十分に書けない場合が多くあります．ですから，研究結果などの多くを省略せざるをえず，焦点化した部分のみに絞ってまとめるような場合が多いのではないのかと考えられます．

したがって，せっかく努力して研究を行ったのであれば，原著論文や総説，もしくは研究報告という形態でまとめることが大切です．

表14－1　論文の種類とその意味

論文の種類	意味
①原著	独創性に富み，主張が明確に表現されていて，科学的な研究としての意義が認められ，研究目的，方法，結果，考察など論文としての形態が整っているもの
②総説	ある特定のテーマに関して，1つまたはそれ以上の学問分野における知見を幅広く概観し，全体的にテーマに関して一貫させて述べているもの
③研究報告	内容的に原著もしくは総説には及ばないが，ある研究の基礎としての方向性が示され，発表の価値が認められるもの
④資料	調査研究などで得られたデータを，とくに仮説検証の意図をもたずに示したもの

日本赤十字看護大学紀要投稿規定．より筆者一部改変

論文の全体構成を考える

図 14－1 に論文の構成の全貌を示しました．まず，全体の構成をざっとみてください．「1．はじめに（序論），もしくは緒言」の部分と「6．おわりに，あるいは結論，結語」は対の関係になっています．「1．はじめに」を受けて，「6．おわりに」でしめくくるという関係です．ピッチャーが投げたボールを，キャッチャーが受け止めるというように……．

論文の中身の重要な部分をかたちづくっているのは，もちろん「4．結果」と「5．考察」です．しかしながら，これらにいく前の「2．研究の概念枠組み，あるいは用語の操作的定義，あるいは研究の概念的な前提」と「3．研究方法」は，実は研究のお膳立てが十分に整っているかどうかを決定するための肝心な要となるところです．これらが貧弱なものであれば，おそらくこのあとに引き続く「4．結果」と「5．考察」も貧弱なものになっているだろうということが容易に推測できます．

では，全体の構成を頭に入れたうえで，論文としてまとめていきましょう．いったい，いまどの部分をまとめているのだろうかといった，位置確認を全体のなかで行うことが大切です．

以下，1 つひとつみていきましょう．

論文の各部分を構成するうえで大切なこと

● 研究動機，問題の背景

まず，「1．はじめに」の部分では，研究の動機と目的が理路整然と書かれていることが必要です．研究動機の部分には，看護実践の体験談的な内容も入ってくるものと思われます．また，文献検討した結果も研究動機とつながって入る場合が多いので，文献でわかった点も当然含まれてくるでしょう．

問題の背景とは，当該研究のなかで問題として取り上げている内容が，いったいどのような背景で出てきたのか，現時点では，その問題はどこまで明らかになってわかっているのか，どの部分がみえていなくてわかっていないのか，などを文献検討の結果を生かして書かれる部分です．

多くの場合，研究対象者として取り上げる患者などの疫学的な文献から得られた知見，さらに種々の統計資料などはこの部分に有用です．さらに，研究の意義では，この研究をすることで看護にどのような貢献をもたらす可能性があるのかということを，看護実践，看護教育，看護管理など，意義をもたらすであろう領域にとりわけ焦点を当てて書かれる部分です．ここまでで，ようやく研究の入口の部分がまとまるわけです．

● 研究デザインについて

このあとの部分は，研究デザインによってまとめ方が異なる部分がいくつかあります．「2．研究の概念枠組み，あるいは用語の操作的定義，あるいは研究の概念的な前提」の部分は，研究デザインによって変わってきます．

量的なアプローチの研究では，研究の概念枠組みおよび用語の操作的定義が必要となります．一方，質的なアプローチのタイプの研究でも，「研究の概念的な前提」というくらいの，多少ラフな内容のものを含めておいたほうがよい場合もあります．いずれにしても，質的なアプローチのタイプの研究でもいろいろな種類があるので，この部分に何を含める必要があるのかは当該研究者が判断することになると思われます．

「3．研究方法」では図14－1に示した内容が含まれると考えられます．これについても，研究デザインによってまとめ方が異なる部分がいくつかありますが，オーソドックスな場合を示してみました．

研究デザインは研究方法全体の枠組みなので，最初にあげておく必要があります．次に対象

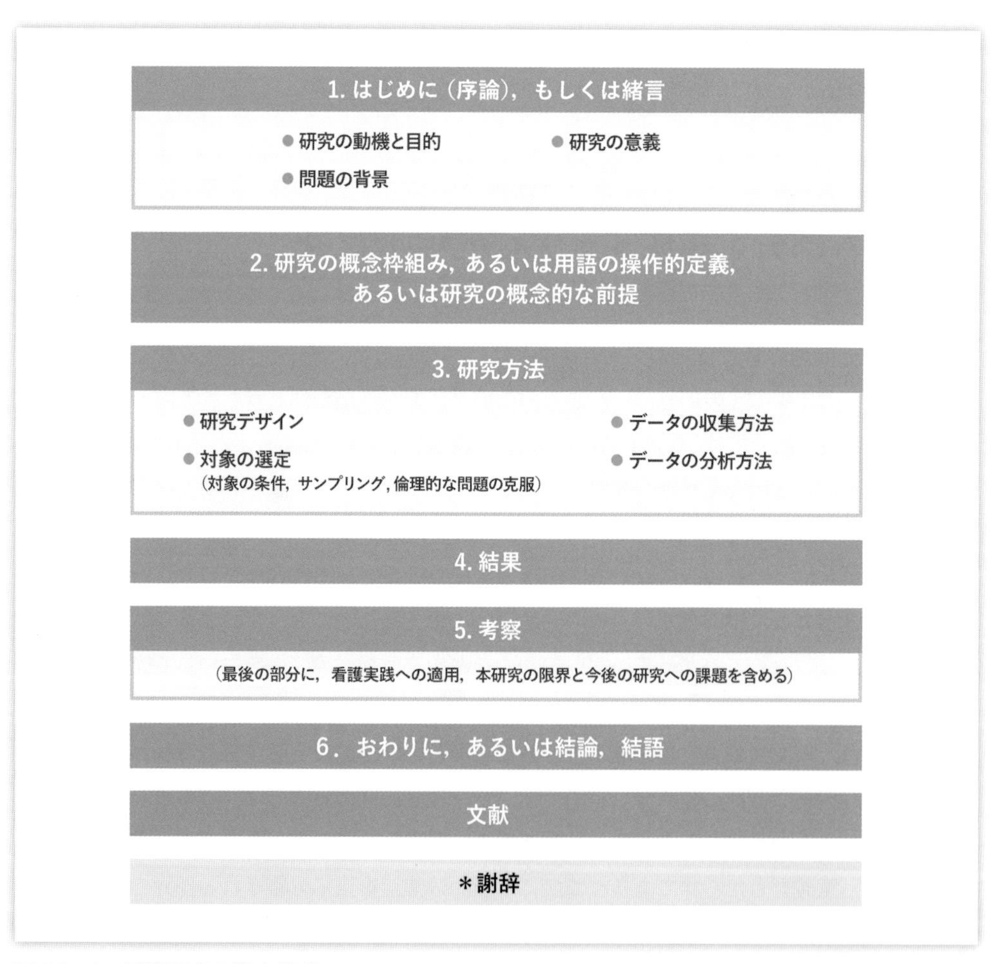

図14－1　看護研究の論文構成

の選定の方法をここに含めます．この部分でよくみられる間違いは，本来は結果の部分で示すべき当該研究の対象者の数や特性をこの部分に含めることです．ここはあくまでも研究方法を述べる部分であって，結果ではない点を十分に考慮しておきましょう．

ですから，対象者の選定にあたって，「どのような条件を課したのか」あるいは「母集団からどのようなサンプリング法を用いて対象（標本）を抽出しようとするのか」といったことをここに含めます．さらに，調査期間についても同じく，あくまで方法として述べます．

● データの収集・分析

データの収集や分析の方法は，研究デザインによって異なりますが，できるかぎり詳しく述べる必要があります．たとえば，質問紙を用いるような研究では，その質問紙については，尺度全体の項目数，尺度構成，回答の仕方，算出方法などを述べることが必要です．また，質問紙の開発を当該研究で実施したような場合には，その開発過程を述べる必要があります．したがって，開発過程における妥当性や信頼性の検定結果なども含まれてくることになります．

● 研究における５Ｗ１Ｈを詳細に

面接法や参加観察法などのデータ収集の方法では，構造的（構成的）な方法か，半構造的（半構成的）な方法かはもちろんのこと，何を（What），どのような場所で（Where），いつ（When），誰が（Who），誰に対して（Whom），どのように（How），行うのかを詳細に含める必要があります．面接にあたっては，問いかけの質問内容は結果に大きく影響を与えるので，必要に応じて含めておくことも大切です．インタビューガイドの概要を含めることも大切です．

分析の方法においては，量的なアプローチのタイプの研究では統計学的な分析手法を用いる場合が多いのですが，質的なアプローチのタイプの研究では，分析の仕方がきわめて重要でオリジナルな部分ですので，具体的かつ正確に書かれることが大切です．

● 結果・考察への導き方

ここまでは，すでに研究を開始する前の研究計画書の作成段階でラフに考えていた内容ですので，比較的容易に書けるものと思われます．もちろん，いざまとめるという段になって苦しむことが多いのですが……．これからあとの部分，「4．結果」「5．考察」は，論文の命に相当する重要な部分です．これらがどのように料理されて書かれるかという点が，いってみれば論文の価値を減じたり，高めたりするとも考えられます．

ここで「4．結果」「5．考察」のまとめ方の一般論を解説するのは，各研究によってみえてくる内容がかなり異なるため困難です．したがって，ここでは「4．結果」「5．考察」を書くうえでの要領を，これまでの指導におけるエピソードなどを引きながら述べておきましょう．

結果をまとめるとき

データの意味を考える

結果をまとめるにあたって，皆さんがよく出くわす問題の１つは，「どうまとめてよいのかわからない」ということではないでしょうか．とりわけ，この問題は，統計学的な分析結果の場合を除く，質的なアプローチの研究の場合に多いようです．たくさんのデータが集まっていて，それなりに分析もしてみたのだけれど，それをどう整理して書き表していけばよいのかわからない，というようなことです．

かつて指導した学部４年生のＡもこのような問題に陥ってしまいました．学生Ａの場合は，無菌室に入室している患者さんの面接によって得られた録音データを数多く収集しており，それらをすべてノートに書き起こして分析をすすめていました．当初より，R.S. Lazarus 博士の心理的ストレスと対処の理論に興味をもち，それを基礎にしながらデータの意味を考えていました．しかし，結果として，どう表していけばよいのか，学生Ａは混乱していました．

目的到達への道

結果を示す際に大切なことは，研究目的に到達するための道からずれないように，その方向を見失わないようにすることです．ですから，学生Ａの指導に際して，何度も何度も，研究の目的がいったい何であったのかを振り返ってもらうような方向づけをしていました．

学生Ａの場合，無菌室に入室している患者さんの心理的なストレスと，その対処を明らかにすることが目的だったので，収集されたデータの意味解釈の分析をその方向で進めていきたいという経緯がありました．つまり，分析によってみえてきたことを，素直に研究目的に照らしあわせたうえで書いていけばよいのです．

取捨選択をするということ

しかしながら，すべての分析データをそのまま書き示すことは紙面の制約があって無理です．そこで，分析されたなかから，重要な内容とそうでないものを選択する作業が必要です．また，なぜ重要な内容であるのかが合理的な根拠とともにみえてくるようにするため，それも示す必要が出てきます．

学生Ａは，心理的なストレスを示す反応を，情動反応と行動反応とに分け，その反応の実態をていねいにみていました．さらに，対処についても情動反応と行動反応とは別の位置づけで分析していました．学生自身がこの研究に対する動機づけが高いこともあって，そこからみえてきたいくつかの分析結果を書き表すことが重要であることに気づき，また対象者の患者数が少ないこともあって，1人ひとりの分析結果を自身で考えたカテゴリー別に書き表していったのです．

研究結果の段階で，できれば皆さんの周囲にいる指導者的な役割をとっている方々に，適宜アドバイスを受けて，軌道修正していただくよう願い出てください．そうでもしなければ，研究をしている当事者は，結果を書くことにどんどん埋没してしまうあまり，迷路に迷い込んでしまうことがあります．第三者がそれらを客観的に眺めてみると，書かれている内容の方向が一向にみえなくなってしまっている点や，全然違った方向に向かっていってしまっていることがよくみえるのです．それを，書き終わってからではなく，結果を書いている途上で気づくことが大切なのです．

位置づけを明確に

さて，結果を書く際の要領として，もう1つ気をつけたい点は，結果の全貌と部分のそれぞれの位置づけを明確にしたうえで論ずるという点です．これは，論文を読む側にとっても親切なことだと考えられます．

結果を書いているほうの研究者は，結果の内容については精通しているので，内容の1つひとつの意味は当たり前になっているわけですが，結果の全体的な構造をわかりやすく書かなければ，第三者には伝わりにくいということが，とりわけ質的なアプローチのタイプの研究結果などでは起こりやすいと考えられます．

たとえば，グラウンデッド・セオリー・アプローチによる研究結果は，まとめる際の困難性が高いものだと思われます．読み手の解釈も容易ではありません．このアプローチの研究の場合は，特定のある時点で研究を終了させているわけですから，そこの時点までのデータの収集と分析で判明してきたことは，一定程度集積されているわけです．その全体図の概略を結果の最初で示してから，その中身の部分的な内容を示していったほうが，より結果の意味や価値を高めるのではないかと思うわけです．

構造化をはかる

よく見かけるのは，いきなり1つひとつのカテゴリー別に論じていくものです．このような場合，なぜそれらのカテゴリーが抽出されてきたのかがよくわからないかぎり，1つひとつのカテゴリーの読み取りができないくらい，読み手の側は混乱してしまいます．

要は，研究者が努力のうえに導き出した貴重な結果を，どのような骨組みのもとで構造化して書き表していけばよいのか，読み手に最も合理的に伝わるのか，ということではないかと考えます．適宜，図や表を用いたり，場合によっては写真などの利用も効果をあらわすことでしょう．

考察をまとめるとき

はじめて研究論文をまとめるときに，いちばんむずかしいのは考察ではないでしょうか．考察では，何を書くのか，これがわからない人も多いようです．筆者は以下の４点を，考察を書くうえでの骨組みとして考慮するように指導しています．

①当該研究の結果でみえてきた内容がいったい何を意味しているのかを洞察する．

②当該研究の結果でみえてきた内容が，ほかの研究結果と比較して，どのような意味をもっているのかを洞察する．

③当該研究でとった研究方法などについて，建設的な批判を含めて洞察する．

④当該研究の看護実践への貢献と，当該研究の限界と今後の研究への課題を考える．

上記の①は最も重要な部分です．ボリューム的にも大きくなると思われます．また，洞察には文献検討が生かされてくるものと考えられます．ただし，研究目的へと到達したいあまり，当該研究の結果ではない部分や，推測の域の内容へと飛躍することは禁物です．あくまで，当該研究でみえた範囲や程度を上回らないように，その部分に基礎をおいて推考する必要があります．

また，ほかの研究論文の報告との比較も重要なことです．考察を書く段になって，はじめて文献を集めるというのでは到底間に合いません．研究計画書の段階で，考察に有用な文献は確保しておくことが必要です．文献を用いた洞察が含まれると，考察全体がリッチになり，考察の価値も高まっていくと考えられます．

さらに，今回とった研究方法が研究目的の達成のためによかったのか，悪かったのか，どのような部分がよかったのか，どのようにすればよかったのか，などを建設的に批判しながら課題を含めて考察します．

そして，研究結果を看護実践のどのような領域に，具体的にどう生かしていくことが可能であるのかを，現実的に考察します．また，適用が困難な場合であっても，なぜ適用が困難であると考えるのかについて，課題を含めて考察します．

最後には，当該研究の限界と今後の研究への課題についても言及する必要があります．

さまざまな約束事

研究論文としてまとめるためには，必要最低限の諸規則をクリアしておきましょう．字数の制限，表現の問題，章・項・節の題目や順番と記号表現，図や表の書き方，文献のリストのあげ方や文中の表示など，さまざまな約束事があります．これは，各雑誌（学会・研究会誌，紀要，商業誌など）によって『投稿規程』『執筆要領』が紹介されているので，よく読んで熟知しておきましょう．

日常の“話し言葉”と“論文の言葉”の表現は異なります．そのあたりのことは経験を通してわかってくるものです．ぜひとも，研究論文としてまとめることを自分のこととして挑戦してみてください．

以下の本は論文を作成する際に有用です．ぜひとも参考にしてください．

- アメリカ心理学会（APA）．／前田樹海，江藤裕之，田中建彦．（2010/2011）．APA 論文作成マニュアル（第 2 版）．医学書院．
- 前田樹海，江藤裕之．（2013）．APA に学ぶ　看護系論文執筆のルール．医学書院．

第15章

量的なアプローチの研究を科学的な視点でクリティークする

- 研究のクリティークとは……
- 看護研究のクリティークの目的と知的クリティーク
- 看護研究の知的なクリティークの対象
- 量的な研究アプローチの研究論文に対する知的なクリティークの具体的な方法
- 論文例1

ここ数十年，看護研究の数は急速な勢いで増えてきています．これはさまざまな学会の集会で発表される研究申請件数の増加，投稿論文の増加，さらには出版されている研究論文の増大に如実に反映されています．皆さんも発表された研究論文を読む機会が，以前より多くなってきているのではないでしょうか．それは，皆さんの研究動機の高まりを表しているものとも思われます．

ところで皆さんは，発表されたり出版されたりしている研究論文をどのように見たり読んだりしているでしょうか．この研究は，「この部分がすばらしい」とか，「この部分はちょっと変だなぁ」とか感じているでしょうか．あるいは，学会などの発表の場で演者の研究発表を聞いているとき，頭のなかでいったいどのような研究の評価がなされているでしょうか．あるいは，演者に質問などをする場合，どのような視点で質問をされていますか．これから先，仮に皆さんが研究論文の査読をするような機会を与えられた場合，どのような視点で論文のチェックをしていけばよいのでしょうか．

さて，ここでは以上に述べたような場面に，近い将来皆さんが直面する可能性があることを想定し，さらには，昨今の研究事情のなかで積極的に立ち向かうべき重大な問題として“看護研究のクリティーク”に取り組んでいきたいと思います．

研究のクリティークとは……

まず，クリティーク（critique）とは，「批評，評論，論評」という言葉に相当する英語ですが，すでにきわめてポピュラーなかたちで『クリティーク』というカタカナで使用されることが多いと思われます．批評とは，国語辞典を見ると「よい点，悪い点などを指摘して，価値を決めること」（西尾実，他編：岩波国語辞典第４版．岩波書店，1990）とあります．

つまり，看護研究のクリティークとは，その研究のよい点，悪い点などを指摘して価値を決める，ということになります．

しかしながら，何をもって「よい」「悪い」とするのかといった判断基準や合理的な根拠，さらには，看護研究の価値を決める際の視点などについては，一定程度の基本となる知識やスキルが必要です．単に，独断と偏見のみでクリティークしたり，きわめて主観的な視点でクリティークしたりしても，妥当で説得力をもつ建設的なクリティークは期待できません．

Grove, Burns, & Gray（2013/2015）は，クリティークは批判的思考や批判的評価と関連し，知的技能が慎重に開発されることが必要であると説明しています（Grove, Burns, & Gray/黒田，中木，逸見，2013/2015，p.406）．つまり，クリティークをする際には一定の知識と技能が必要とされていることが説かれています．

そこで本章では，科学的なクリティークについて触れていきたいと思いますが，そのためには，クリティークの方法について少し学習する必要があります．

看護研究のクリティークの目的と知的クリティーク

いったい何のために，看護研究のクリティークはなされる必要があるのでしょうか．Grove, Burns, & Gray (2013/2015) は，知的なクリティークは科学的な研究を推進させ，研究結果の看護実践への適用を可能にする (Grove et al./黒田ら，2013/2015，p.406)，ということを指摘しています．同じく，Polit & Beck (2017) も，「研究のクリティークはその研究の強みや制約を注意深く評価し，看護研究者にガイドを与える．また，臨床看護者にとっては自分たちの実践にどのように取り入れられるかを決定する手立てを与える」と指摘しています (Polit & Beck, 2017, pp.101-105)．

このように看護研究は，単に研究のためにだけ存在するわけではありません．研究した成果を看護の領域のさまざまな場面で適用，応用し，看護実践の質の向上に貢献していくことをめざして行っていくものであろうと考えます．そのためにも，その研究が科学的な視点からクリティークされることによって，適用可能なものであるか，どう看護実践に還元されていくのかという方向で建設的に議論される必要があるのです．

そういう意味でクリティークとは，その研究の欠点を並べたてたり，弱みにつけ込んだりするようなものではありません．あくまで建設的な視点から注意深く，慎重に議論されるべきものだと考えます．この点を，Polit & Beck (2017) は「科学的研究のクリティークの役割は“間違い”を探すことではない．よいクリティークとは，適切と不適切，長所と短所を客観的に指摘することである」としています (Polit & Beck, 2017, pp.101-105)．

また，Burns & Grove は，“知的クリティーク (intellectual critique)”という言葉を使っています．知的クリティークについては以下のように説明されています．

> 知的クリティークは，つくり上げた人に対してではなく，つくり上げられた産物に向けられている．たとえば，芸術作品，建築設計，バレエ芸術，理論，あるいは，研究をクリティークするかもしれない．(Burns & Grove/黒田, 中木, 小田, 逸見, 2005/2007, p.668)

つまり，研究を行っている人，研究者へ向けてクリティークするのではなく，研究を行った人の研究，すなわち，“研究者の産物”に対してクリティークするのだと説明されているのです．

そして，研究に対するクリティークは，過去の研究経験やその話題に対する知識を基礎においた利益，限界，意味，そして意義を判断するために，研究のあらゆる側面に対する系統的でバイアスのない，慎重な検討を含んでいるとしています．そして，研究クリティークを行うことは，研究の信頼性 (credibility) と統合性 (integrity) を検討するために，批判的分析の背景および論理的推論の技能が必要とされると指摘しています (Burns & Grove/黒田ら，2005/2007，p.668)．

わたしたちが知的なクリティークをしようとするために必要な知識や技能を以下に具体的に

みていきましょう．

看護研究の知的なクリティークの対象

一般にわたしたちが知的なクリティークをしようとするためには，一定程度のボリュームをもった研究論文を取り扱うことが重要です．そういう意味では，**第14章**で紹介したような学会誌，もしくは紀要に掲載されている研究論文，とりわけ原著論文，総説，研究報告，資料，研究ノートなどの論文種類に該当する研究論文がクリティークの対象となりうるでしょう．学会発表用に作成されているような「抄録」は，ボリュームが少ないために研究方法，結果および考察が省略されています．したがって，クリティークにも限界があります．

さて，本書で解説してきましたように，看護研究の方法は大きく量的な研究アプローチと質的な研究アプローチがありました．両者に対するクリティーク方法は異なっています．本章では量的な研究を，次章では質的な研究をクリティークしていきます．

量的な研究アプローチの研究論文に対する知的なクリティークの具体的な方法

本章は，Grove, Burns, & Gray/黒田，中木，逸見（2013/2015）が説いている量的研究の長所と短所を決定するためのガイドライン（**図15－1**）を用いて，実際の量的研究をクリティークしたいと思います．

本章でクリティークする対象論文は，『福田和明，黒田裕子．（2012）．重症患者家族のニーズに対するクリティカルケア看護師の認知構造モデルの構築．日本クリティカルケア看護学会誌，8（1），17-28』（**論文例1：290－305頁に全文掲載**）です（掲載にあたっては，筆頭著者並びに日本クリティカルケア看護学会より許諾を得ています）．

それでは，**I** 研究問題と研究目的のクリティークからはじめましょう．

Ⅰ 研究問題と研究目的

Ⓐ問題は研究がとるにたらないことではなく，研究が可能なように，範囲を十分に定めているか？
Ⓑ問題は看護実践および臨床実践にとって意義があるか？
Ⓒ目的は限定されていて研究が目指していることを明らかにしているか？
Ⓓ研究は金銭面，研究者の専門性，対象者・施設・備品の入手可能性，倫理的配慮の観点から行うことができるか？

Ⅱ 文献検討

Ⓐ文献検討は，既存研究からのエビデンスに対して漸進な展開を示すように構成されているか？
Ⓑ理論的知識基盤は，問題および目的に対して展開されているか？
Ⓒ研究領域において，最新の経験的知識および理論的知識が示された要約は明確で正確であるか？
Ⓓ文献検討の要約は研究問題について既知のこととそうでないことを明らかに示し，研究目的を形成するための方向を示しているか？

Ⅲ 研究枠組み

Ⓐ枠組みは明確に示されているか．仮に枠組みのモデル，もしくは概念マップがある場合，関心のある現象を説明するために適切であるか？
Ⓑ枠組みは研究目的とつながっているか．もしもつながっていない場合，別の枠組みがその研究とより論理的に適合するのか？
Ⓒ枠組みは，看護実践および臨床実践の知識体系と関係しているか？
Ⓓ仮に理論から命題，もしくは相互関係が検証されることになっている場合，命題は明確に示され，研究仮説とつながっているか？

Ⅳ 研究目標，研究疑問，もしくは研究仮説

Ⓐ目標，疑問，もしくは，仮説は，明確に表現されているか？
Ⓑ目標，疑問，もしくは，仮説は，研究目的と論理的につながっているか？
Ⓒ仮説は，準-実験研究および実験研究の実施を方向づけるために述べられているか？
Ⓓ目標，疑問，もしくは，仮説は，枠組みのなかの概念および相互関係と論理的につながっているか？

Ⅴ 変数

Ⓐ変数は，枠組みのなかで明らかにされている概念を反映しているか？
Ⓑ変数は明確に定義され(概念的・操作的)，既存研究もしくは既存理論を基盤としているか？
Ⓒ変数の概念的定義は，操作的定義と一貫しているか？

Ⅵ デザイン

Ⓐ研究で用いられているデザインは，必要とされるデータを得るために最もふさわしいデザインであるか？
Ⓑデザインは目標，疑問，もしくは，仮説のすべてを検討するための手段 mean を示しているか？
Ⓒ治療は明確に記述されているか？　治療は，研究目的や研究疑問を検討するためにふさわしいか？　研究枠組みは，治療(独立変数)と提案される成果(従属変数)の間のつながりを説明しているか？　プロトコルは，忠実に介入がなされるために治療の一貫した導入を促進させていたか？　一貫性を得るために研究者は治療の導入を監視していたか？　仮に治療が一貫して導入されていなかった場合，結果にもたらされる影響はどのようなことか？
Ⓓ研究者は，デザイン妥当性への脅威(統計的結論の妥当性・内容妥当性・外的妥当性)を明らかにし，できる限り脅威が最小となるようにしていたか？
Ⓔデザインは，標本抽出法および統計解析と論理的につながっているか？
Ⓕ仮に複数の群であった場合，それらの群は等しいと思われるか？
Ⓖ仮に治療が導入されていた場合，対象者は治療群へと無作為に割り当てられていたか？　もしくは，治療群と比較群は調和していたか？　治療群と比較群は研究目的にとってふさわしい割り当てであったか？

Ⅶ 標本，母集団，そして研究の場

Ⓐ標本抽出法は，代表的な標本を生ずるために適切であるか？
Ⓑ標本抽出法に潜在するバイアスは何か？　信頼できる根拠がないなかで，年齢，社会経済的状態，もしくは，民族性の理由から研究から除外された対象者はいないか？
Ⓒ標本は，若年層，高齢者，もしくは少数派の対象者などの研究下にある母集団を含んでいたか？
Ⓓ標本抽出の基準(包含・除外)は，行われた研究の種類にとってふさわしいものだったか？
Ⓔ標本サイズは第Ⅱ種の過誤を避けるのに十分か？　標本サイズを決定するために検出力分析は行われていただろうか？　仮に検出力分析が行われていた場合，検出力分析の結果は明確に記述され，最終的な標本サイズを決定するために用いられていたか？　脱落率は最終的な標本を決定する際に反映されていたか？
Ⓕ人権は擁護されているか？
Ⓖ研究で用いられる場は典型的な臨床の場か？
Ⓗ参加を辞退する割合は問題だったか？　仮に問題だった場合，結果に影響するこの短所はどのようなものなのだろう？
Ⓘ標本の脱落は問題だったか？　研究者は研究参加の脱落に対して根拠を示していたか？　脱落は，最終的な標本，研究結果と発見にどのような影響をもたらしたか？

図 15－1　量的研究の長所と短所を決定するためのガイドライン

Ⅷ 測定

Ⓐ測定方法は，研究変数を適切に測定するために選択されているか？

Ⓑ測定方法は，対象者間の小さな差異を明らかにするために十分敏感であるか？　付加的な測定は研究結果の質を高めるために用いられているだろうか？

Ⓒ研究で用いられている測定方法に十分な妥当性と信頼性はあるか？　測定方法の質を高めるために必要とされる付加的な信頼性と妥当性の検証はどのようなものか？

Ⓓ研究で用いられる測定アプローチに関連する以下の問いに答える．

1 尺度と質問紙

a．インスツルメントは明確に記述されているか？

b．インスツルメントを完遂して得点化する技法は提供されているか？

c．インスツルメントの妥当性と信頼性は記述されているか？

d．研究者は現在の標本に対してインスツルメントの妥当性と信頼性は再調査されていたか？

e．仮に研究のためにインスツルメントが開発されていた場合，インスツルメント開発プロセスは記述されているか？

2 観察

a．観察されている内容は明確に識別され，定義されているか？

b．評定者間の信頼性は記述されているか？

c．観察を記録するための技法は記述されているか？

3 インタビュー

a．インタビューの問いは研究問題として示されている関心事を取り扱っているか？

b．インタビューの問いは研究目的，目標，疑問，もしくは仮説と関連しているか？

c．問いのデザインには，対象者の反応を偏らせる傾向があるか？

d．問いの順序には，対象者の反応を偏らせる傾向があるか？

4 生理学的測定

a．生理学的測定の正確性，もしくはインスツルメントは明確に記述されているか？　仮に適切な場合，インスツルメントの商標名は明らかにされているか？

b．生理学的測定の正確性，精緻性や誤差は検討されているか？

c．生理学的測定は研究目的，目標，疑問もしくは仮説に対してふさわしいか？

d．生理学的測定からデータを記録する方法は明確に記述されているか？　データ記録は一貫しているか？

Ⅸ データ収集

Ⓐデータ収集プロセスは明確に記述されているか？

Ⓑデータを収集するために用いられている形式は，データのコンピュータへの入力を促進するように組み立てられているか？

Ⓒデータ収集者の訓練について，明確に記述されており，適切であるか？

Ⓓデータ収集プロセスは一貫した方法で行われているか？

Ⓔデータ収集方法は倫理的か？

Ⓕ収集されたデータは，研究目標，疑問，もしくは仮説を取り扱っているか？

Ⓖデータ収集期間中に有害事象は起こっていなかったか？　そして，このような有害事象は適切に管理されていたか？

Ⅹ データ分析

Ⓐデータ分析手順は，収集されたデータの種類に対して適切であるか？

Ⓑデータ分析手順は，明確に記述されているか？　研究者は欠損データを含むどのような問題にも処理していたか？　そして，この問題に対してどのように管理していたか？

Ⓒデータ分析手順は，研究目的，研究目標，疑問もしくは仮説を取り扱っているか？

Ⓓ結果は，語り(ナラティブ)，表，図，もしくは，これらの方法の組み合わせによって理解できる方法で示されているか？

Ⓔ統計解析はデザインと論理的につながっているか？

Ⓕ標本サイズは仮に有意差があった場合，それを明らかにするのに十分か？

Ⓖ検出力分析は有意差のない結果に対して行われていたか？

Ⅺ 結果の解釈

Ⓐ結果は，各目標，疑問，もしくは仮説に関して考察されているか？

Ⓑ調査された有意な結果と有意でない結果に対して多様な説明があるか？

Ⓒ結果に臨床的意義があるか？

Ⓓ結果は研究枠組みとつながっているか？

Ⓔ研究結果は現実の正確な反映であり，臨床実践で用いるために妥当であるか？

Ⓕ結論はデータ分析からの結果と適合しているか？　結論は，統計的に有意な結果および臨床的に重要な結果を基礎にしているか？

Ⓖ研究には研究者によって明らかにされていない限界があるか？

Ⓗ研究者は結果を適切に一般化したか？

Ⓘ明らかにされた実践への応用は，研究結果および既存研究からの結果を基礎にした適切なものであったか？

Ⓙ今後の研究に対して質の高い提案がなされていたか？

Grove, S.K., Burns, N., & Gray, J.R./ 黒田裕子，中木高夫，逸見功．(2013/2015)．バーンズ＆グローブ 看護研究入門 原著第7版─評価・統合・エビデンスの生成．東京：エルゼビア・ジャパン．pp.413-416 より抜粋

図 15－1 （つづき）

I 研究問題と研究目的

Ⓐ 問題は研究がとるにたらないことではなく，研究が可能なように，範囲を十分に定めているか？

本研究の目的は，Critical Care Family Needs Inventory-Japanese Version（CCFNI日本語版）を用いて，重症患者家族のニーズに対する看護師の認知構造モデルを構築することです．

本研究者は，クリティカルケアを展開する場では，患者の救命や回復を願う家族の思いを尊重するとともに，家族による力を患者の回復に活用する意味があるとしています．家族の面会を増やすだけでは家族のニーズの十分な充足にはつながらないため，個々の家族のニーズを的確に把握し，充足するという看護師の担う責任は大きいと位置づけています．

一方，家族ニーズの検証は，過去30年以上にわたって，世界各国で行われてきていることが取り上げられています．その多くがLeskeのクリティカルケア家族ニード質問紙（Critical Care Family Needs Inventory，以下CCFNI）をもとに，家族だけではなく医師や看護師などの医療者を対象にして，家族ニーズ45項目の重要度や充足度が調査されてきていることが取り上げられています．これらの報告では，家族ニーズはCCFNIの下位尺度である「保証」「情報」「接近」「安楽」「サポート」で構成され，家族にとって，愛する家族成員が可能な限り最善のケアを受けることを保証することや人々とのつながりを維持するニーズの優先度が高いと報告されているとされています．

家族ニーズに対して，看護師がどのようにとらえているかを見ると，重要度よりも充足度のほうが低い傾向にあるとされています．

看護師の重症患者家族のニーズに対する認知については，勤務部署や経験年数，教育歴，コミュニケーション技術，パーソナリティなどの関与が指摘されていますが，看護援助という行動に先行するものと仮定できるとしています．そのうえで，看護師のその後の具体的な看護援助に，看護師の認知構造が影響しているものと考えられると指摘しています．

以上のことから，家族ニーズに対する看護師の認知構造を明らかにすることは，看護師の家族に対する看護援助に密接にかかわってくる可能性があり，したがってこれを研究目的としていると考えられ，範囲は明確に定められています．

Ⓑ 問題は看護実践および臨床実践にとって意義があるか？

本研究はCCFNI日本語版を用いて，重症患者家族のニーズに対する看護師の認知構造モデルを構築するとされています．前記Ⓐでも取り上げましたとおり，家族ニーズに対する看護師の認知構造を明らかにすることは，看護師の家族に対する看護援助に密接にかかわってくる可能性があります．したがって，看護師が重症患者家族に的確な看護援助を行っていくうえで，重症患者家族のニーズをどのようにとらえているのかを，重要度と充足度の視点から，その認知構造を明らかにすることは，したがって看護師の実践および臨床実践にとって意義があると考えます.

Ⓒ 目的は限定されていて研究が目指していることを明らかにしているか？

本研究の巻末の文献リストから，この研究者らは過去に，重症患者家族のニーズの概念分析および重症患者家族のニーズに関する看護師の認識の実態と関連要因の探索を行ってきていることがわかります．このような過去の研究の積み重ねのうえで，今回の研究目的が設定されていると考えられます．この研究においては，CCFNI日本語版を使用する必要性があり，日本語版開発も本研究に含めています．そのうえで，重症患者家族のニーズに対する看護師の認知構造モデルを構築することが目的であり，目的は限定されていると考えられます．

Ⓓ 研究は金銭面，研究者の専門性，対象者・施設・備品の入手可能性，倫理的配慮の観点から行うことができるか？

本研究者らはいずれも研究機関に所属しています．この研究論文は博士学位論文の一部であることが謝辞から明らかにされています．研究者らは，クリティカルケア分野の研究者であることが明らかです．研究者らは研究機関に所属していることから，研究実施に必要とされる金銭面や施設や備品は整備されていると推測されます．倫理的配慮については後述します．

Ⅱ 文献検討

Ⓐ 文献検討は，既存研究からのエビデンスに対して漸進な展開を示すように構成されているか？

看護師は，重症患者家族のニーズの的確な把握と充足への努力を行っているなかで，施設によっては面会ポリシーを設定し，24時間無制限の面会を実施する動きも見られると文献を取り上げています（Hinkle & Fitzpatrick, 2011）.

さらに，Leskeが開発したCCFNIをもとに（Leske, 1986），家族だけではなく医師や看護師などの医療者を対象に，家族ニーズ45項目の重要度や充足度を調査してきていることを取り上げています（Maxwell, Stuenkel, & Saylor, 2007; Bailey, Sabbagh, Loiselle, et al., 2010; Hinkle & Fitzpatrick, 2011）．これらの報告によれば，家族ニーズはCCFNIの下位尺度である「保証」「情報」「接近」「安楽」「サポート」で構成され，家族にとって，愛する家族成員が可能な限り最善のケアを受けることを保証することや人々とのつながりを維持するニーズの優先度が高いと報告されている（Lam & Beaulien, 2004）とされています．

CCFNIの内的一貫性は相関係数0.92，24時間後の再テストで項目の一致度は64.71～96.08%，また内的整合性のα係数は0.61～0.88であることが取り上げられています（Leske, 1991）.

臨床経験の少ない看護師は，家族の情緒的なケアよりも身体的ケアを重視し（Pryzby, 2005），家族との相互作用を重視しない傾向があるという指摘がある（Beeby, 2000; Astedt-Kurki, Paavilaine, Tammentie, et al., 2001）ことが取り上げられています．

臨床経験の長い看護師のほうが家族の「安楽」を重視するかもしれないが，家族ニーズのアセスメントは臨床経験年数の少ない看護師のほうが適応度は高い（Moggia, Biagi, & Pompei, 2005; Verhaeghe, Defloor, Van Zuuren, et al., 2005）ことが取り上げられています．

さらに，30歳未満の若い看護師は家族ニーズを「重要であるにも関わらず充足できていない」と危機認識を強くもっていること（福田 & 黒田, 2007）が取り上げられています．

看護師の重症患者家族のニーズに対する認知については，勤務部署や経験年数，教育歴，コミュニケーション技術，　パーソナリティなどの関与が指摘されていること（O'Malley, Favaloro, Anderson, et al., 1991; Titler, Cohen, & Craft, 1991; Beeby, 2000; Astedt-Kurki, et al., 2001; Pryzby, 2005）が取り上げられています．

以上のような重症患者家族のニーズに対するCCFNIの結果については多様な見解があるなかで，今回，このような家族に対する有効な看護援助を考えるために，家族のニーズに対する看護師の認知構造を明らかにする必要性を導き出していると考えられます．したがって，文献検討は，既存研究からのエビデンスに対して漸進な展開を示すように構成されていると考えます．

Ⓑ 理論的知識基盤は，問題および目的に対して展開されているか？

理論的知識基盤としては，LeskeのCCFNIによって，看護師の家族ニーズ45項目の重要度や充足度を明らかにすることを，本研究の基盤に置いていると考えられます．家族ニーズはCCFNIの下位尺度である「保証」「情報」「接近」「安楽」「サポート」で構成されています．本研究では，CCFNI日本語版を使って，家族のニーズに対する看護師の認知構造を明らかにすることを目的としていますので，LeskeのCCFNIが理論的知識基盤に相当します．

以上より，理論的知識基盤は，研究問題および研究目的に対して展開されていると考えます．

Ⓒ 研究領域において，最新の経験的知識および理論的知識が示された要約は明確で正確であるか？

ここはⅡ文献検討のⒶで詳細に取り上げたとおり，明確に示されていると考えます．

Ⓓ 文献検討の要約は研究問題について既知のこととそうでないことを明らかに示し，研究目的を形成するための方向を示しているか？

ここについてもⅡ文献検討のⒶで詳細に取り上げましたとおり，明確に示され，研究目的を形成するための方向性が示されていると考えます．

Ⅲ 研究枠組み

Ⓐ 枠組みは明確に示されているか？　仮に枠組みのモデル，もしくは概念マップがある場合，関心のある現象を説明するために適切であるか？

枠組みですが，この研究における看護師の重症患者家族のニーズに対する認知構造モデルは，Maslawの欲求階層説をもとに，家族ニーズに関する先行研究を参考に作成したことが明らかに示されています．

Maslawのいう生理的欲求（一次的欲求）は，重症患者の家族にとって，自らのものよりも患者の救命や回復に関する安全・安心の欲求であると考えられるとされています．二次的欲求である所属と愛情の欲求は，家族が患者の救命を願う気持ちや医療スタッフから尊重され，苦痛や苦悩をわかってほしいと願う気持ちに該当するととらえたとされています．これらの家族の欲求，つまりニーズに対し，看護師は自らの価値の重みづけを「重要度認知」とし，実際に看護実践で家族ニーズを充足しているという認知を「充足度認知」とするとされています．

この認知は，CCFNIを開発したLeskeの研究で示された「保証」「情報」「接近」「安楽」「サポート」の5つの下位尺度に対する認知で構成されるものと仮定したとされています．そして，先行研究によれば，「接近」「保証」「情報」のニーズは，入院当日から病日を経るに従って上昇する傾向があり，「安楽」「サポート」のニーズは入院当日からの推移は横ばいあるいは低値になると考えられているとされています．

つまり，「接近」「保証」「情報」の3つのニーズは，家族の生命危機状態にある家族成員の患者のそばにいたいという思いや患者の状態に関する情報や治療・看護に関するニーズであるため，「患者への最善ケア・患者との対面・医療者とのコミュニケーションのニーズ」（以下，患者関連ニーズ）と命名したとされています．

一方，「安楽」「サポート」は，家族自身の安楽やサポート資源医関するニーズであるため，「家族受容・家族をとりまく環境・支援者のニーズ」（家族関連ニーズ）と命名したとされています．

各重要度認知同士は相互に関連し，各充足度認知の方向へ影響するものと仮定したとされています．

この概念枠組みは研究論文中の図1に示されています．この図は，看護師の重症患者家族のニーズに対する認知構造モデルを示していますので，本研究で関心のある現象を説明するために適切であると考えます．

Ⓑ 枠組みは研究目的とつながっているか？　もしもつながっていない場合，別の枠組みがその研究とより論理的に適合するのか？

前記Ⓐで見た概念枠組みは，この研究の目的と明確につながっていると考えます．

Ⓒ 枠組みは，看護実践および臨床実践の知識体系と関係しているか？

前記Ⓐで見た概念枠組みは，Maslawの欲求階層説と既存の先行研究によって導き出されています．Maslawの欲求階層説は，看護実践および臨床実践の知識体系の一部分を成す重要な知見となっていることは明らかです．したがって，看護実践および臨床実践の知識体系と関係していると考えられます．

Ⓓ 仮に理論から命題，もしくは相互関係が検証されることになっている場合，命題は明確に示され，研究仮説とつながっているか？

本研究は，前記Ⓐで取り上げた概念枠組みである看護師の重症患者家族のニーズに対する認知構造モデルを検証することが目的です．本研究では，命題や研究仮説が設定されているわけではありませんので，ここは該当しません．

Ⅳ 研究目標，研究疑問，もしくは研究仮説

Ⓐ 目標，疑問，もしくは，仮説は，明確に表現されているか？

本研究は，研究目的は明確に示されていますが，研究目標，研究疑問，研究仮説は示されていませんので，ここは該当しません．

Ⓑ 目標，疑問，もしくは，仮説は，研究目的と論理的につながっているか？

前記Ⓐと同様に，本研究は，研究目的は明確に示されていますが，研究目標，研究疑問，研究仮説は示されていませんので，ここは該当しません．

Ⓒ 仮説は，準-実験研究および実験研究の実施を方向づけるために述べられているか？

前記Ⓐと同様に，本研究は，研究目的は明確に示されていますが，研究仮説は示されていませんのでここは該当しません．また，本研究は何らかの介入（治療）を行っているのではありませんので，準-実験研究および実験研究の研究デザインには該当しません．したがって，ここは該当しません．

Ⓓ 目標，疑問，もしくは，仮説は，枠組みのなかの概念および相互関係と論理的につながっているか？

前記Ⓐと同様に，本研究は，研究目的は明確に示されていますが，研究目標，研究疑問，研究仮説は示されていませんので，ここは該当しません．

Ⅴ 変数

Ⓐ 変数は，枠組みのなかで明らかにされている概念を反映しているか？

本研究は，LeskeのCCFNIの45項目をもとに本研究者らが作成したCCFNI Japanese Version（以下，CCFNI-J）の43項目が主たる変数です．

加えて，看護師の個人特性の変数として，年齢，性別，婚姻状態，子どもの有無，教育歴，現在の勤務場所，臨床経験年数，クリティカルケア看護経験年数，所有資格の有無です．

CCFNI-J の 43 項目の 5 つの下位尺度の充足度認知および重要度認知については，実線と点線の四角でくくられた観測変数❶として枠組みのなかで明らかにされています．丸印で囲まれた患者関連ニーズおよび家族関連ニーズは，潜在変数❷として枠組みのなかで明らかにされています．

本研究の目的は，CCFNI 日本語版を用いて，重症患者家族のニーズに対する看護師の認知構造モデルを構築することです．潜在変数は，分析後に検証されることになります．観測変数として，この枠組みのなかで本研究の主要な概念は明らかにされていると考えます．

Ⓑ 変数は明確に定義され（概念的・操作的），既存研究もしくは既存理論を基盤としているか？

ここでは，本研究の主たる変数である CCFNI-J の 43 項目の 5 つの下位尺度の充足度認知および重要度認知を見てみます．CCFNI-J の 43 項目は，Leske が開発した CCFNI の 45 項目をもとに本研究者らが日本語版として作成した変数です．CCFNI-J の 43 項目の概念的定義ですが，看護師は各 43 項目の家族のニーズに対して自らの価値の重みづけを「重要度認知」としています．また，実際に看護師が看護実践で家族ニーズを充足しているという認知を「充足度認知」とするとしています．43 項目は「保証」「情報」「接近」「安楽」「サポート」の 5 つの下位尺度に対する認知で構成されています．

操作的定義ですが，CCFNI-J の 43 項目に対する重要度認知は「大変重要である（4 点）」「重要である（3 点）」「少しだけ重要である（2 点）」「重要でない（1 点）」，一方，充足度認知は「十分充たすことができている（4 点）」「充たすことができている（3 点）」「少しだけ充たすことができている（2 点）」「充たすことができていない（1 点）」の 4 段階のリッカート・スケールで測定されるとしています．

したがって，本研究の主変数である CCFNI-J の概念的定義および操作的定義は明確であり，既存研究によって導かれていると考えられます．

Ⓒ 変数の概念的定義は，操作的定義と一貫しているか？

前記Ⓑで示したとおり，一貫していると考えます．

❶
観測変数：直接的に測定された変数のことである（小塩 , 2021, p.189 より抜粋）
❷
潜在変数：直接的に観察されていない，仮定上の変数のことである（小塩 , 2021, p.189 より抜粋）

Ⅵ デザイン

Ⓐ **研究で用いられているデザインは，必要とされるデータを得るために最もふさわしいデザインであるか？**

この研究論文には研究デザインが書かれていません．おそらくは，モデル検証デザイン[3]に該当すると考えられます．

この研究の目的は，CCFNI 日本語版を用いて，重症患者家族のニーズに対する看護師の認知構造モデルを構築することですので，この研究デザインは最もふさわしいデザインであると考えられます．したがって，本研究の著者らは研究デザインがモデル検証デザインであることを研究論文中に明確に示したほうが良かったと考えます．

Ⓑ **デザインは目標，疑問，もしくは，仮説のすべてを検討するための手段 mean を示しているか？**

モデル検証デザインは，本研究目的に対してふさわしいと考えられます．この研究には目標，疑問，仮説は示されていませんが，目的を検討するための手段として，モデル検証デザインは妥当であると考えられます．

Ⓒ **治療は明確に記述されているか？　治療は，研究目的や研究疑問を検討するためにふさわしいか？　研究枠組みは，治療（独立変数）と提案される成果（従属変数）の間のつながりを説明しているか？　プロトコルは，忠実に介入がなされるために治療の一貫した導入を促進させていたか？　一貫性を得るために研究者は治療の導入を監視していたか？　仮に治療が一貫して導入されていなかった場合，結果にもたらされる影響はどのようなことか？**

この研究は介入（治療）を行っていませんので，ここは該当しません．

Ⓓ **研究者は，デザイン妥当性への脅威（統計的結論の妥当性・内容妥当性・外的妥当性）を明らかにし，できる限り脅威が最小となるようにしていたか？**

妥当性

統計的結論の妥当性とは，統計分析から導き出された相互関係の結論あるいは差異が，現実世界の正確な反映であるかどうかに関連しています．この統計的結論の妥当性への脅威は，①低い統計的検出力，②統計的検定に反する前提，③フィッシングと過誤率の問題，④測定の信頼性，⑤介入の実施の信頼性，⑥実践の場における無作為の見当違い，⑦応答者の無作為な不

---

[3]
モデル検証デザイン：仮説された因果モデルの正確性を検証するため特別にデザインされる．すべての変数が測定されるモデルに関連する必要があり，大規模な不均一標本が必要とされる．概念間の関係性を表現するあらゆるパスが識別され，概念マップが開発される．分析は，データがモデルと一貫しているかどうかを決定する．構造方程式モデリングは，一般に用いられる統計手法である（Grove, Burns, & Gray/ 黒田，中木，逸見，2013/2015, p.205 より抜粋）

均一性を検討する必要があるとされています（Grove, Burns, & Gray/黒田，中木，逸見，2013/2015, pp.178-179から抜粋）．①から⑦について，検討してみましょう．

①低い統計的検出力は，標本サイズが小さい時，もしくは，差異を決定するための統計的検定の検出力が低い時に起こりやすいとされています．この研究では検出力検定はされていませんが，標本サイズは336名であり，低い統計的検出力の脅威はないと考えられます．

②統計的検定に反する前提です．本研究の主要な変数であるCCFNI-Jは，4段階のリッカート・スケールで測定されています．つまり間隔尺度であり，パラメトリック統計を使用することが可能であり，統計的検定に反する前提に対する脅威はないと考えられます．対象者の個人変数である年齢，臨床経験年数，クリティカルケア経験年数については，各階層区分別にCCFNI-Jの家族ニーズの5つの下位尺度の重要度認知・充足度認知の平均値が一元配置分散分析を用いて検定されていますが，統計的検定に反する前提に対する脅威はないと考えられます．

③フィッシングと過誤率の問題ですが，この研究は単一標本であり，標本サイズも336名であり，この脅威は存在しません．

④測定の信頼性ですが，CCFNIの内的一貫性は相関係数0.92，24時間後の再テストで項目の一致度は64.71～96.08%，また内的整合性の指標としてのα係数は0.61～0.88とされていますので，信頼性は確保されています．

⑤介入の実施の信頼性ですが，本研究では介入（治療）は行っていませんので，ここは該当しません．

⑥実践の場における無作為の見当違いですが，本研究は実践の場で研究が実施されていません．郵送法を用いた調査ですので，ここは該当しません．

⑦応答者の無作為な不均一性ですが，本研究では介入（治療）は行っていませんので，ここは該当しません．

内的妥当性

内的妥当性とは，因果関係を調査する際，研究者は独立変数と従属変数が，しばしば調査されていない第三の変数，すなわち，剰余変数から影響を受けているのかどうかを決定しなければなりません．内的妥当性の脅威は，①環境を統制すること（a．ヒストリーの影響，b．成熟，c．試験の影響，d．インスツルメンテーション，e．選択，f．対象者の脱落，g．選択による影響，h．治療の伝播や模倣，i．治療に対する代償の平等化，j．望ましくない治療を受けた対象者の憤慨による士気喪失），を検討する必要があるとされています（Grove, Burns, & Gray/黒田，中木，逸見，2013/2015, pp.179-180から抜粋）．この研究では，介入（治療）を行っているわけではありませんので，ここは該当しません．

外的妥当性

外的妥当性とは，研究で用いられた標本を超えて研究結果が一般化されることが可能な範囲に関係しています（Grove, Burns, & Gray/黒田，中木，逸見，2013/2015, p.182から抜粋）．

本研究の母集団は，クリティカルケア看護を実践するICU，CCU，救命救急センター等に勤務する看護師です．標本は，関西地区の滋賀県，京都府，大阪府，兵庫県，奈良県，和歌山県の日本救急医学会，日本集中治療医学会が認定したICU，CCU，救命救急センターを有する93施設の看護部長に本研究の主旨を文書にて説明し，協力することに承諾の得られた25施設のICU，CCU，救命救急センター等に勤務する看護師です．この標本に加えて，兵庫県内の日本救急医学会，日本集中治療医学会，日本循環器学会，日本麻酔科学会が認定した122施設の看護部長に本研究の主旨を文書にて説明し，協力することに承諾の得られた25施設のICU，CCU，救命救急センター等に勤務する看護師です．実際に研究に協力が得られたのは25施設386名と14施設204名であり，それぞれ222名と138名から回答が得られています（回収率57.5%，67.6%）．最終的な有効回答数は336名でした（有効回答率93.3%）．

本研究の標本は関西地区に特化されているとは思われますが，わが国の一定程度の水準にある施設のICU，CCU，救命救急センター等に勤務する看護師には，本研究結果は一定程度一般化されるのではないかと考えられます．

Ⓔ デザインは，標本抽出法および統計解析と論理的につながっているか？

本研究は，モデル検証デザインです．研究目的は，重症患者家族のニーズに対する看護師の認知構造モデルを構築することです．標本は記述しましたとおり，重症患者家族を看護する看護師が選定される標本抽出法が使われています．統計解析は構造方程式モデリング分析がなされていますので，論理的に一貫していると考えられます．

Ⓕ 仮に複数の群であった場合，それらの群は等しいと思われるか？

本研究の対象者は，単一群ですのでここは該当しません．

Ⓖ 仮に治療が導入されていた場合，対象者は治療群へと無作為に割り当てられていたか？　もしくは，治療群と比較群は調和していたか？　治療群と比較群は研究目的にとってふさわしい割り当てであったか？

本研究は，介入（治療）を行っているわけではありませんので，ここは該当しません．

Ⅶ 標本，母集団，そして研究の場

Ⓐ 標本抽出法は，代表的な標本を生ずるために適切であるか？

本研究の目的は，重症患者家族のニーズに対する看護師の認知構造モデルを構築することです．代表的な標本とは，重症患者家族に対して看護援助を行っている看護師です．すでに標本抽出法については言及してきましたが，関西地区の一定程度の水準を有する施設のICU，CCU，救命救急センター等に勤務する看護師を標本としていますので，標本抽出法は適切であると考えます．

Ⓑ 標本抽出法に潜在するバイアスは何か？ 信頼できる根拠がないなかで，年齢，社会経済的状態，もしくは，民族性の理由から研究から除外された対象者はいないか？

すでに言及してきましたとおり，本研究の標本は関西地区全体の関連した学会が認定したICU，CCU，救命救急センター等に勤務する看護師です．考えられる潜在するバイアスがあるとすれば，条件が該当する施設の看護部長に本研究の主旨を文書にて説明し，協力することに承諾の得られた施設の看護師が標本として選定されています．したがって，このような研究協力依頼に対する看護部長の考え方が調査協力の有無に反映していることが考えられます．ただし，年齢，社会経済的状態，民族性の理由により，研究から除外された対象者はいないと考えられます．

Ⓒ 標本は，若年層，高齢者，もしくは少数派の対象者などの研究下にある母集団を含んでいたか？

本研究の標本は関西地区全体の関連した学会が認定したICU，CCU，救命救急センター等に勤務する看護師です．したがって，ここは該当しません．

Ⓓ 標本抽出の基準（包含・除外）は，行われた研究の種類にとってふさわしいものだったか？

本研究の母集団は，クリティカルケア看護を実践するICU，CCU，救命救急センター等に勤務する看護師です．標本抽出の包含基準は，関西地区に施設があること，日本救急医学会，日本集中治療医学会が認定したICU，CCU，救命救急センターを有する施設の看護師であること，この標本に加えて，兵庫県内の日本救急医学会，日本集中治療医学会，日本循環器学会，日本麻酔科学会が認定したICU，CCU，救命救急センターを有する施設の看護師であることです．クリティカルケア看護を実践するICU，CCU，救命救急センター等に勤務する看護師を標本とするためにはふさわしいと考えられます．

Ⓔ 標本サイズは第Ⅱ種の過誤を避けるのに十分か？ 標本サイズを決定するために検出力分析は行われていただろうか？ 仮に検出力分析が行われていた場合，検出力分析の結果は明確に記述され，最終的な標本サイズを決定するために用いられていたか？脱落率は最終的な標本を決定する際に反映されていたか？

本研究は横断研究であり，標本も単一標本です．検出力検定はなされていませんが，標本サイズは336名と十分です．

Ⓕ 人権は擁護されているか？

本研究の倫理的配慮は，以下のとおり書かれています．

論文例 1

看護師には，文書にて自由意思による研究参加や不参加による不利益はないこと，インフォームド・コンセントは調査票回収後の無記名による返却にもって判断すること，研究結果の公表時にはプライバシー・個人情報は守ることを説明した．なお，この研究は研究者が所属する大学の研究倫理委員会による審査を受け，承諾を得て実施した．

したがって研究対象者の人権は擁護されていると考えます．

Ⓖ 研究で用いられる場は典型的な臨床の場か？

本研究は郵送法による調査ですので，ここは該当しません．

Ⓗ 参加を辞退する割合は問題だったか？　仮に問題だった場合，結果に影響するこの短所はどのようなものなのだろう？

本研究は郵送法による調査です．研究への参加は自由意思によって対象者が判断しています．ここは該当しません．

Ⓘ 標本の脱落は問題だったか？　研究者は研究参加の脱落に対して根拠を示していたか？　脱落は，最終的な標本，研究結果と発見にどのような影響をもたらしたか？

本研究は郵送法による調査ですので，ここは該当しません．

Ⅷ 測定

Ⓐ 測定方法は，研究変数を適切に測定するために選択されているか？

本研究の主たる研究変数は CCFNI-J のみです．CCFNI-J の 43 項目に対する重要度認知は「大変重要である（4 点）」「重要である（3 点）」「少しだけ重要である（2 点）」「重要でない（1 点）」，一方，充足度認知は「十分充たすことができている（4 点）」「充たすことができている（3 点）」「少しだけ充たすことができている（2 点）」「充たすことができていない（1 点）」の 4 段階のリッカート・スケールで測定されるとしています．43 項目は，全体および 5 つの下位尺度「保証」「情報」「接近」「安楽」「サポート」別の重要度認知と充足度認知で測定されています．この研究変数は適切に測定されています．

Ⓑ 測定方法は，対象者間の小さな差異を明らかにするために十分敏感であるか？　付加的な測定は研究結果の質を高めるために用いられているだろうか？

前記Ⓐでも触れましたように，CCFNI-J の 43 項目の重要度認知と充足度認知はリッカート・スケールの間隔尺度で適切に測定されています．付加的な測定はなされていません．

Ⓒ 研究で用いられている測定方法に十分な妥当性と信頼性はあるか？　測定方法の質を高めるために必要とされる付加的な信頼性と妥当性の検証はどのようなものか？

Leskeが開発したCCFNIの45項目の内的一貫性は相関係数0.92，24時間後の再テストで項目の一致度は64.71～96.08%，また内的整合性の指標としてのα係数は0.61～0.88とされていますので信頼性は確保されています．妥当性については検証されていません．

Ⓓ 研究で用いられる測定アプローチに関連する以下の問いに答える

1 尺度と質問紙

a．インスツルメントは明確に記述されているか？

研究者らが，Leskeが開発したCCFNIの45項目をもとに作成したCCFNI-Jの43項目について，以下のとおり明確に記述されています．

論文例1

CCFNI-J作成については，LeskeからCCFNIの翻訳許可を受けた後，次のような手続きで実施した．…（中略）…その後，CCFNI原文の翻訳専門家による和訳と別の翻訳専門家による逆翻訳（和訳から英訳）を実施した．その後，その和訳をクリティカルケア領域のエキスパート12名に家族ニーズの表現の適切性やわかりやすさを検討してもらい，海外留学経験のある看護学研究者および実践家に和訳と逆翻訳を見てもらい，表現の適切性や家族ニーズとしての妥当性を検討してもらった．そして，最後に研究者らで検討し，日本人あるいは日本の文化になじまない2項目（「家族を牧師が訪問してくれること」，「家族が牧師サービスに関する情報をもらえること」）を削除して43項目のCCFNI-Jを完成させた．

したがって，CCFNI-Jの43項目の全貌は，研究論文中の図2に示されています．明確に記述されていると考えます．

b．インスツルメントを完遂して得点化する技法は提供されているか？

前述しましたとおり，CCFNI-Jの43項目に対する重要度認知は「大変重要である（4点）」「重要である（3点）」「少しだけ重要である（2点）」「重要でない（1点）」，一方，充足度認知は「十分充たすことができている（4点）」「充たすことができている（3点）」「少しだけ充たすことができている（2点）」「充たすことができていない（1点）」の4段階のリッカート・スケールで測定されるとしています．

c．インスツルメントの妥当性と信頼性は記述されているか？

前述しましたとおり，Leskeが開発したCCFNIの45項目の内的一貫性は相関係数0.92，24時間後の再テストで項目の一致度は64.71～96.08%，また内的整合性の指標としてのα係数は0.61～0.88とされていますので信頼性は確保されています．妥当性については検証されていません．

d．研究者は現在の標本に対してインスツルメントの妥当性と信頼性は再調査されていたか？

現在の標本に対して本研究者らはこのインスツルメントの妥当性と信頼性を調査してはいません．

e．仮に研究のためにインスツルメントが開発されていた場合，インスツルメント開発プロセスは記述されているか？

前述しましたとおり，Leske が開発した CCFNI の 45 項目をもとに研究者らが CFNI-J の 43 項目を作成しています．したがって，この研究者らがインスツルメントを開発しているわけではありませんので，ここは該当しません．

2 観察

この研究では観察はされていませんので，以下はすべて該当しません．

a．観察されている内容は明確に識別され，定義されているか？

b．評定者間の信頼性は記述されているか？

c．観察を記録するための技法は記述されているか？

3 インタビュー

この研究ではインタビューはされていませんので，以下はすべて該当しません．

a．インタビューの問いは研究問題として示されている関心事を取り扱っているか？

b．インタビューの問いは研究目的，目標，疑問，もしくは仮説と関連しているか？

c．問いのデザインには，対象者の反応を偏らせる傾向があるか？

d．問いの順序には，対象者の反応を偏らせる傾向があるか？

4 生理学的測定

この研究では生理学的測定はされていませんので，以下はすべて該当しません．

a．生理学的測定の正確性，もしくはインスツルメントは明確に記述されているか？仮に適切な場合，インスツルメントの商標名は明らかにされているか？

b．生理学的測定の正確性，精緻性や誤差は検討されているか？

c．生理学的測定は研究目的，目標，疑問もしくは仮説に対してふさわしいか？

d．生理学的測定からデータを記録する方法は明確に記述されているか．データ記録は一貫しているか？

Ⅸ データ収集

Ⓐ データ収集プロセスは明確に記述されているか？

本研究論文のデータ収集の手続きの箇所に，下記のように書かれています．

論文例 1

本研究への協力の得られた施設の看護部長を通じ，研究者が調査票一式を郵送し，該当する看護師の文書で研究概要を説明し，調査票への回答の協力を依頼した．調査票は無記名自記式で実施し，無記名で厳封をした後，郵送にて研究者へ返却してもらった．

本研究のデータ収集は，自由意思によって参加することに協力が得られた対象者に調査票に自記式で回答してもらい，回答した調査票を郵送法（投函）によって送り返してもらう方式をとっています．したがって，データ収集プロセスは明確に記述されていると考えます．

Ⓑ データを収集するために用いられている形式は，データのコンピュータへの入力を促進するように組み立てられているか？

本研究のデータ収集は，研究者らが作成したCCFNI-J43の項目と看護師の個人特性を含めて構成された調査票を使用しています．しかしながら，データのコンピュータへの入力を促進するように組み立てられているかどうかについては，本研究論文を読んだ限りでは理解することができませんので，ここは該当しないと考えます．

Ⓒ データ収集者の訓練について，明確に記述されており，適切であるか？

本研究は，郵送法によって回答された調査票を得ることでデータ収集をしていますので，ここは該当しないと考えます．

Ⓓ データ収集プロセスは一貫した方法で行われているか？

前記Ⓐで述べたとおり，一貫して行われていると考えます．

Ⓔ データ収集方法は倫理的か？

本研究の対象者は，標本として設定された施設の看護師です．まずは，標本として設定された施設の看護部長に本研究の主旨を文書にて説明し，協力に承諾を得られた場合に，当該施設の看護師に看護部長を通じて依頼してもらっています．さらに，該当する看護師には文書で研究概要を説明し，調査票への回答の協力を依頼し，自由意思によって参加への協力が得らえた場合にのみ，無記名自記式によって調査票に回答してもらい，無記名で厳封した後，郵送にて研究者へ返却してもらっています．さらに前記で取り上げましたが，看護師への倫理的配慮についても十分記載されています．
したがって，データ収集方法は倫理的であると考えます．

Ⓕ 収集されたデータは，研究目標，疑問，もしくは仮説を取り扱っているか？

本研究は，研究目標，疑問，仮説は取り扱っていませんので，研究目的を取り扱っているかどうかを考えます．

本研究の目的は，CCFNI-J を用いて，重症患者家族のニーズに対する看護師の認知構造モデルを構築することです．

調査票には主変数の CCFNI-J43 項目が含まれていますので，研究目的が取り扱われていると考えます．

Ⓖ データ収集期間中に有害事象は起こっていなかったか？　そして，このような有害事象は適切に管理されていたか？

本研究論文中に有害事象の発生についての記載はありません．したがって，ここは該当しないと考えます．

X データ分析

Ⓐ データ分析手順は，収集されたデータの種類に対して適切であるか？

本研究のデータ分析手順は以下のとおりです．

1) CCFNI-J を用いて点数化した看護師の家族ニーズに対する「重要度認知」と「充足度認知」の記述統計量を算出しています．CCFNI-J は4段階のリッカート・スケールで測定された間隔尺度であり，パラメトリック統計量を使用できますので適切です．
2) CCFNI-J を用いて点数化した看護師の家族ニーズに対する「重要度認知」と「充足度認知」と個人変数である年齢，臨床経験年数，クリティカルケア経験年数の3変数を群化したうえで，関連性を一元配置分散分析によって算出されています．CCFNI-J は4段階のリッカート・スケールで測定された間隔尺度であり，パラメトリック統計量を使用できます．一元配置分散分析の使用も適切です．
3) 看護師の認知構造仮説モデルを構築するために，検証的因子分析[4]を行っており，適切です．
4) 「重要度認知」と「充足度認知」で構成される，重症患者家族にニーズに対するクリティカルケア看護師の認知構造仮説モデルを設定しており，適切です．
5) この仮説モデルをもとに，構造方程式モデリング分析を行い，データとモデルの適合度を確認し，最も適切なモデルを最終モデルとして判断しています．

以上，分析手順は適切であると考えます．

Ⓑ データ分析手順は，明確に記述されているか？　研究者は欠損データを含むどのような問題にも処理していたか？　そして，この問題に対してどのように管理していたか？

前記Ⓐで見てきましたとおり，データ分析手順は明確に記述されています．欠損値について

❹
検証的因子分析：研究者が立てた因子の仮説を設定し，その仮説に基づくモデルにデータが合致するか否かを検討する手法である．

は特別には触れられていませんが，最終的な有効回答数は合計で336名（有効回答率93.3%）とされています．欠損値から分析に支障があったという問題は生じておらず，分析可能であったと考えられます．

Ⓒ データ分析手順は，研究目的，研究目標，疑問もしくは仮説を取り扱っているか？

本研究は，研究目標，疑問，仮説は取り扱っていませんので，研究目的を取り扱っているかどうかを考えます．本研究の目的は，CCFNI-Jを用いて，重症患者家族のニーズに対する看護師の認知構造モデルを構築することです．前記Ⓐでデータ分析手順を取り上げましたとおり，研究目的を適切に取り扱っていると考えます．

Ⓓ 結果は，語り（ナラティブ），表，図，もしくは，これらの方法の組み合わせによって理解できる方法で示されているか？

結果は，研究論文中の表1の対象者の概要，図2のCCFNI-Jの43項目の5つの下位尺度別の重要度認知（上段）と充足度認知（下段）の平均値，表2のCCFNI-Jの家族ニーズの5つの下位尺度の重要度認知・充足度認知の平均値（年齢・臨床経験年数・クリティカルケア経験年数），図3の重症患者家族のニーズに対する看護師の認知構造モデル（基本モデル），図4の重症患者家族のニーズに対する看護師の認知構造モデル（基本モデル）（標準解），図5の重症患者家族のニーズに対する看護師の認知構造モデル（最終モデル）の分析結果（標準解）によって理解できる方法で示されています．

Ⓔ 統計解析はデザインと論理的につながっているか？

本研究のデザインは，モデル検証デザインです．統計解析には構造方程式モデリング分析が使用されていますので，論理的につながっています．

Ⓕ 標本サイズは仮に有意差があった場合，それを明らかにするのに十分か？

本研究の標本サイズは336名です．年齢を5群化して一元配置分散分析によって有意差を検定していますが適切であると考えます．

Ⓖ 検出力分析は有意差のない結果に対して行われていたか？

本研究では検出力検定は行われていませんので，ここは該当しません．

XI 結果の解釈

Ⓐ 結果は，各目標，疑問，もしくは仮説に関して考察されているか？

本研究は，研究目標，疑問，仮説は取り扱っていませんので，研究目的を取り扱っているかどうかを考えます．

本研究の目的は，CCFNI-J を用いて，重症患者家族のニーズに対する看護師の認知構造モデルを構築することです．

考察においては，看護師の重症患者家族のニーズに対する認知構造モデルのもつ意味が取り上げられています．

本研究の概念枠組みで設定したとおり，看護師は自らの家族ニーズに対し価値の重みづけを行い，それに基づいて看護を提供し，充足度を認知していたことが考察されています．この結果は，看護師自身の価値の重みづけを変更することによって，その後に提供する看護実践が変化しうることを示しているものと考えられると考察されています．

患者関連ニーズの重要度認知から充足度認知へのパスは，0.68 と強い影響を示していたことから，「患者の最善ケア・患者との対面・医療者とのコミュニケーション」のニーズについては，看護師の価値の重みづけによる影響を受けやすい家族ニーズと言えるかもしれないと考察されています．

さらに，今回は家族関連ニーズの充足度認知から患者関連ニーズの充足度認知へのパスも有意であったことが取り上げられています．これは当初の想定とは異なる結果であったが，「安楽」や「サポート」の充足度認知を高めることで，一方の「患者」充足度認知も高まるものと考えられると考察されています．

一方，「家族の受容・家族をとりまく環境・支援者」のニーズは，患者関連ニーズの重要度認知からのパスは設定できず，同じ種類の家族関連ニーズの重要度認知からのパスも 0.35 と低めであったことが取り上げられています．したがって，この種類の家族ニーズについては，看護師の重要度認知，価値の重みづけ以外による影響を受けている可能性があると考察されています．これは「安楽」「サポート」に関するニーズが高い重要度認知でありながら，充足度認知が低い傾向にあることと関連するかもしれないとも考察されています．

以上取り上げてきましたとおり，研究目的に対する考察は十分なされていると考えます．

Ⓑ 調査された有意な結果と有意でない結果に対して多様な説明があるか？

前記Ⓐで取り上げましたとおり，最終モデルについてはパスの値に対する解釈が考察されています．

これに加えて，5 つの下位尺度別の充足度認知ではいずれも年齢の高い，あるいは経験年数の長い看護師の値が大きい傾向が見られたこと，しかし必ずしも重要度認知は高いわけではないこと，年齢の若い，あるいは経験年数の短い看護師の方が高いことが取り上げられています．これは若手の看護師は家族ニーズを重視する一方で，自分自身の看護師としての能力では充足できないと認知しているのかもしれず，家族ニーズの充足に危機意識を強くもっていたことと関連があるかもしれないと考察されています．さらに中堅以上の看護師の自己効力感が高いということを示しているかもしれないが，家族ニーズの充足には看護師としての経験への積み重ねや他職種との連携なども必要であり，患者の病態や治療，行われている医療処置や看護の保証に関するニーズを充足するよりも更なる能力を必要とするのは間違いないだろうと考察されています．

Ⓒ 結果に臨床的意義があるか？

重症患者家族のニーズに対する看護師の認知構造モデルを構築したことで，このような看護師に対する教育や支援の必要性が明らかとなり，臨床的意義はきわめて高いと考えます．

Ⓓ 結果は研究枠組みとつながっているか？

前記Ⓐで取り上げましたとおり，結果は本研究の概念枠組みに従って考察されていますので，つながっていることは明らかです．

Ⓔ 研究結果は現実の正確な反映であり，臨床実践で用いるために妥当であるか？

CCFNI-J を用いて，重症患者家族のニーズに対する看護師の認知構造モデルを構築したことから，このような看護師の認知構造に基づく看護援助の提供が予測できるようになると考えられます．重症患者家族に満足してもらえる看護援助の提供を目指すためにも，今後，臨床実践で使っていくことが妥当だと考えます．

Ⓕ 結論はデータ分析からの結果と適合しているか？　結論は，統計的に有意な結果および臨床的に重要な結果を基礎にしているか？

本研究論文は結論の記載がありませんので，ここはクリティークすることができません．

Ⓖ 研究には研究者によって明らかにされていない限界があるか？　Ⓗ研究者は結果を適切に一般化したか？

本研究者らは，この研究は看護師のみを対象とした横断的研究のため，入院時から退院にいたるプロセスのなかで，看護師の認知の変化は検討できていないという限界を明らかにしています．さらに，看護師の認知構造モデルの「充足度認知」は，看護師自身の充足状況に対する認知であるため，実際の充足状況の把握は今後の課題であるという限界も明らかにしています．

したがって，限界は明らかに述べられていると考えます．ただし，結果の一般化については言及されていません．

Ⓘ 明らかにされた実践への応用は，研究結果および既存研究からの結果を基礎にした適切なものであったか？

この研究では実践への応用については明確には述べられていません．

Ⓙ 今後の研究に対して質の高い提案がなされていたか？

本研究者らは，家族の認知構造は看護援助を提供される側のため，認知構造が看護師とは異なる可能性が高いと考えられることを取り上げています．今後は，看護師と家族の認知構造を比較することで，重症患者家族に満足してもらえる看護援助の提供が可能となってくることから，今後の研究への示唆としていると考えられます．

具体的には，研究者自身が「家族」の定義を明確にしたうえで対象者へ提示し，同一の患者を想定した看護師と家族のデータ収集方法や倫理的配慮の検討を行っていく必要があるとされています．

加えて，CCFNI-J の普及，使用時における信頼性・妥当性の検証，および洗練化の必要性も言及されています．

以上，1つの量的研究の例証を取り上げてクリティークしてきました．

文献

- Grove, S.K., Burns, N., & Gray, J.R./ 黒田裕子，中木高夫，逸見功．(2013/2015)．バーンズ＆グローブ看護研究入門 原著第 7 版—評価・統合・エビデンスの生成．東京：エルゼビア・ジャパン．
- 小塩真司．(2021)．SPSS と Amos による心理・調査データ解析　因子分析・共分散構造分析まで（第 3 版）．東京：東京図書．
- Polit, D.F., & Beck, C.T. (2017). *Nursing research : generating and assessing evidence for nursing practice* (10th ed.) . Philadelphia, PA : Lippincott Williams & Wilkins.

論文例1

重症患者家族のニーズに対する クリティカルケア看護師の認知構造モデルの構築

福田　和明
黒田　裕子

Ⅰ. 緒言

ICU・CCU・救命救急センターなどクリティカルケアを展開する場において，看護師は生命危機状態にある患者の集中的な治療への迅速な補助および心身の看護ケアを行う一方で，患者の家族に対する細やかな対応も求められる．近年の入院患者の重症化や高齢化による状況の中で，看護師は家族の心理社会的危機状態からの速やかな回復を目指し，家族のニーズの的確な把握と充足への努力を行っている．また，施設によっては面会ポリシーを設定し，24時間無制限の面会を実施する動きも見られる[1)]．これは，患者の救命や回復を願う家族の思いを尊重するとともに，家族による力を患者の回復へ活用する意味もあると考えられる．しかし，家族の面会機会を増やすだけでは家族のニーズの十分な充足にはつながらないため，個々の家族のニーズを的確に把握し，充足するという看護師が担う責任は依然として大きい．

家族ニーズの検証は，過去30年以上にわたって，世界各国で数多く行われてきた．その多くがLeske[2)] のクリティカルケア家族ニード質問紙（Critical Care Family Needs Inventory：以下CCFNIと略す）をもとに，家族だけでなく医師や看護師などの医療者を対象に，家族ニーズ45項目の重要度や充足度を調査してきている[1,3,4)]．これらの報告によれば，家族ニーズはCCFNIの下位尺度である「保証」「情報」「接近」「安楽」「サポート」で構成され，家族にとって，愛する家族成員が可能な限り最善のケアを受けることを保証することや人々とのつながりを維持するニーズの優先度が高いと報告されている[5)]．そして，CCFNIの内的一貫性は相関係数0.92，24時間後の再テストで項目の一致度は64.71～96.08%とされている．また，内的整合性のα係数は0.61～0.88である[6)]．

その家族ニーズに対し，看護師がどのように捉えているかを見ると，重要度よりも充足度のほうが低い傾向がある．また，看護師は「情報」や「接近」のニーズを過小評価する一方で，待合室のスペースやトイレが近いなどの環境要因のような「安楽」を重視する特徴が見られた．ただ，超急性期における家族は自分自身の「安楽」よりも患者の救命や回復を最優先に考えており，看護師の認知がずれている状況にある．確かに，臨床経験年数の少ない看護師は，家族の情緒的ケアよりも身体的ケアを重視し[7)]，家族との相互作用を重視しない傾向があるという指摘がある[8,9)]．臨床経験の長い看護師のほうが家族の「安楽」を重視するかもしれないが，家族ニーズのアセスメントは臨床経験年数の少ない看護師のほうが適応度は高い[10,11)]．さらに言えば，30歳未満の若い看護師は家族ニーズを「重要であるにも関わらず充足できていない」と危機認識を強くもっており[12]，自らの看護実践の改善・向上に対する意識は高いかもしれない．
看護師の重症患者家族のニーズに対する認知については，勤務部署や経験年数，教育歴，コミュニケーション技術，パーソナリティなどの関与が指摘されているが[7,8,9,13,14]，看護援助という行動に先行するものと仮定できる．その認知構造が，看護師のその後の具体的な看護援助に影響しているものと考えられる．よって，重症患者の家族に対する有効な看護援助を考えるためには，家族ニーズに対する看護師の認知構造を明らかにする必要がある．

Ⅱ．研究目的

クリティカルケア看護師の重症患者家族のニーズに対する認知構造モデルを構築し，看護への示唆を得ることを目的とする．

Ⅲ．本研究の概念枠組み

本研究において，看護師の重症患者家族のニーズに対する認知構造モデルは，Maslaw. A. H の欲求階層説[15]をもとに，家族ニーズに関する先行研究[16]を参考に作成した．
Maslaw の言う生理的欲求（一次的欲求）は重症患者の家族にとって，自らのものよりも患者の救命や回復に関する安全・安心の欲求であると考えられる．そして，二次的欲求である所属と愛情の欲求は，家族が患者の救命を願う気持ちや医療スタッフから尊重され，苦痛や苦悩をわかってほしいと願う気持ちに該当すると捉えた．自己実現の欲求については，超急性期のように危機的状況の場面ではなく，長期にわたる療養の中で生起してくると考えられる．これらの家族の欲求，つまりニーズに対し，看護師は自ら価値の重みづけを行い，その重みづけに基づき，充足のための行動を生起しているものと考えた．価値の重みづけを「重要度認知」とし，実際に看護実践で家族ニーズを充足しているという認知を「充足度認知」とする．
この認知は，CCFNI を開発した Leske の研究[6]で示された「保証」「情報」「接近」「安楽」「サポート」の５つの下位尺度に対する認知で構成されるものと仮定した．そして，先行研究によれば，「接近」「保証」「情報」のニーズは，入院当日から病日を経るにしたがって上昇する傾向があり，「安楽」「サポート」のニーズは入院当日からの推移は横ばいあるいは低値になると考えられている[16]．
つまり，「接近」「保証」「情報」の３つのニーズは，家族の生命危機状態にある家族成員の患者のそばにいたいという思いや患者の状態に関する情報や治療・看護に関するニーズであるため，「患者への最善ケア・患者との対面・医療者とのコミュニケーションのニーズ」（以下，「患者関連ニーズ」と略す）と命名した．「安楽」「サポート」は，家族自身の安楽やサポート資源に関するニーズであるため，「家族受容・家族をとりまく環境・支援者のニーズ」（以下，「家族関連ニーズ」と略す）と命名した．そしてさらに，各重要度認知どうしは相互に関連し，各充足度認知の方向へ影響するものと仮定した．この概念枠組みを示したものが図１である．

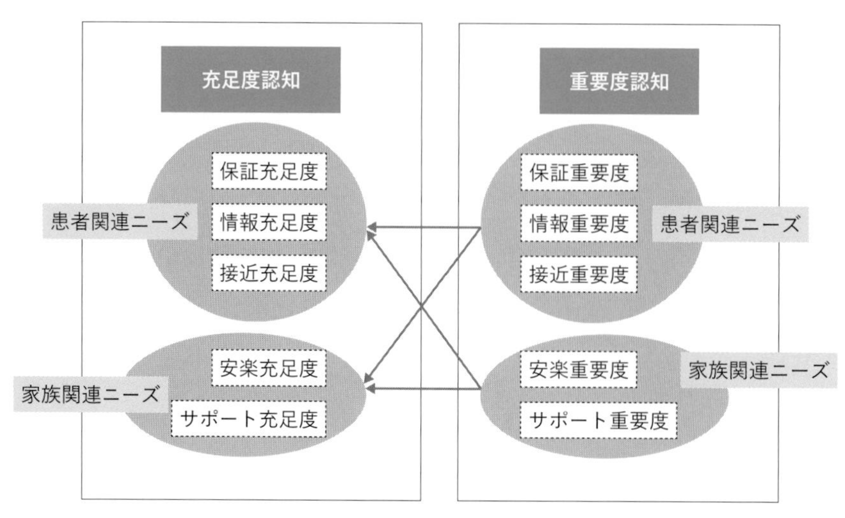

図1　本研究の概念枠組み

Ⅳ．研究方法

1．対象

本研究の母集団は，クリティカルケア看護を実践するICU，CCU，救命救急センター等に勤務する看護師である．標本は以下の対象である．

1）関西地区の滋賀県，京都府，大阪府，兵庫県，奈良県，和歌山県の日本救急医学会，日本集中治療医学会が認定したICU，CCU，救命救急センターを有する93施設の看護部長に本研究の主旨を文書にて説明し，協力することに承諾の得られた25施設のICU，CCU，救命救急センター等に勤務する看護師（2007年9月時点）．データ収集期間は，2007年3月1日～5月31日である．

2）兵庫県内の日本救急医学会，日本集中治療医学会，日本循環器学会，日本麻酔科学会が認定した122施設の看護部長に本研究の主旨を文書にて説明し，協力することに承諾の得られた14施設のICU，CCU，救命救急センター等に，勤務する看護師（2009年5月時点）．なお，データ収集期間は，2009年6月1日～8月13日である．

2．データ収集の手続き

本研究への協力の得られた施設の看護部長を通じ，研究者が調査票一式を郵送し，該当する看護師に文書で研究概要を説明し，調査票への回答の協力を依頼した．調査票は無記名自記式で実施し，無記名で厳封をした後，郵送にて研究者へ返却してもらった．

3．調査票

LeskeのCCFNI 45項目[2)]をもとに研究者らが作成したCCFNI Japanese Version（以

下，CCFNI-J と略す）43 項目と看護師の個人特性（年齢，性別，婚姻状態，子供の有無，教育歴，現在の勤務場所，臨床経験年数，クリティカルケア看護経験年数，所有資格の有無）で調査票を構成した．

CCFNI-J 作成については，Leske から CCFNI の翻訳許可を受けた後，次のような手続きで実施した．まず，CCFNI 原文の翻訳専門家による和訳と別の翻訳専門家による逆翻訳（和訳から英訳）を実施した．その後，その和訳をクリティカルケア領域のエキスパート 12 名に家族ニーズの表現の適切性やわかりやすさを検討してもらい，海外留学経験のある看護学研究者および実践家に和訳と逆翻訳を見てもらい，表現の適切性や家族ニーズとしての妥当性を検討してもらった．そして，最後に研究者らで検討し，日本人あるいは日本の文化になじまない 2 項目（「家族を牧師が訪問してくれること」，「家族が牧師サービスに関する情報をもらえること」）を削除して 43 項目の CCFNI-J を完成させた[12)]．

CCFNI-J は 4 段階のリッカート・スケールであり，看護師の家族ニーズに対する重要度認知と充足度認知を把握した．重要度認知は「大変重要である（4 点）」，「重要である（3 点）」，「少しだけ重要である（2 点）」，「重要でない（1 点）」，充足度認知は「十分充たすことができている（4 点）」，「充たすことができている（3 点）」，「少しだけ充たすことができている（2 点）」，「充たすことができていない（1 点）」でスコア化した．

なお，CCFNI の内的一貫性は相関係数 0.92，24 時間後の再テストで項目の一致度は 64.71～96.08%とされている．また，内的整合性の指標としての α 係数は 0.61～0.88 である[6)]．研究者らの過去の調査では，IT 相関の値が低い 7 項目を削除した残り 36 項目全体の α 係数は 0.931 であった[12)]．

4．分析方法

CCFNI-J を用いて点数化した看護師の家族ニーズに対する「重要度認知」と「充足度認知」の記述統計量を算出した．その後，看護師の認知構造仮説モデルを構築するために，「重要度認知」と「充足度認知」のそれぞれについて検証的因子分析を行った．そして，「重要度認知」と「充足度認知」で構成される，重症患者家族のニーズに対するクリティカルケア看護師の認知構造仮説モデルを設定した．その仮説モデルをもとに，構造方程式モデリング分析を行い，データとモデルの適合度を確認し，最も適切なモデルを最終モデルとして判断した．

以上，データとモデルの適合度の判断指標としては，CFI（比較適合度指標：Comparative Fit Index），RMSEA（平均二乗誤差平方根：Root Mean Square Error of Approximation），AIC（赤池情報量基準：Akaike's Information Criterion）を用いた．なお，CFI は 0 から 1 の間の値をとり，1 に近いほど適合度がよく，RMSEA は値が小さいほどよい．目安としては RMSEA が 0.05 以下の場合は当てはまりがよく，0.08 以下は妥当であるとされる．そして，AIC は複数のモデルを比較するときに用いられる指標であり，値が小さいほどよい[17)]．なお，これらの分析には，PASWStatistics 18 for Windows と Amos Graphics 18 を用いた．

表1　対象者の概要

項目	内訳	全体（n=336） 人数	%
性別	男性	24	7.1
	女性	312	92.9
年齢 全体平均 32.62 歳（SD = 6.27）	26 歳未満	32	9.5
	26 歳以上 30 歳未満	94	28.0
	30 歳以上 35 歳未満	99	29.5
	35 歳以上 40 歳未満	60	17.9
	40 歳以上	51	15.2
婚姻	未婚	209	62.2
	既婚	105	31.3
	離婚	20	6.0
	死別	1	0.3
	別居	1	0.3
子供	子供あり	76	22.6
	子供なし	260	77.4
教育背景	高校専攻科	22	6.5
	専門学校	265	78.9
	短期大学	33	9.8
	大学	13	3.9
	その他	3	0.9

項目	内訳	全体（n=336） 人数	%
領域経験年数 全体平均 10.77 年（SD=6.11）	5 年未満	49	14.6
	5 年以上 10 年未満	121	36.0
	10 年以上 20 年未満	130	38.7
	20 年以上	36	10.7
クリティカルケア領域経験年数 全体平均 6.12 年（SD=3.54）	3 年未満	30	8.9
	3 年以上 6 年未満	155	46.1
	6 年以上 10 年未満	94	28.0
	10 年以上	57	17.0
勤務部署（複数回答）	術後 ICU	164	48.8
	CCU	111	33.0
	外傷 ICU	76	22.6
	救急 ICU	162	48.2
	救急病棟	62	18.5
	内科系 ICU	115	34.2
	外科系 ICU	113	33.6
	初療室	63	18.8

5．倫理的配慮

看護師には，文書にて自由意思による研究参加や不参加による不利益はないこと，インフォームド・コンセントは調査票回答後の無記名による返却をもって判断すること，研究結果の公表時にはプライバシー・個人情報は守ることを説明した．なお，この研究は研究者が所属する大学の研究倫理委員会による審査を受け，承認を得て実施した．

Ⅴ．結果

1．対象者の特徴

研究に協力を得られた 25 施設 386 名（2007 年）と 14 施設 204 名（2009 年）に調査票を配布し，それぞれ 222 名と 138 名から回答を得られた（回収率 57.5%，67.6%）．最終的な有効回答数は合計で 336 名であった（有効回答率 93.3%）．対象者の特徴は表 1 に示した．

2．家族ニーズの重要度認知と充足度認知の実態（図 2）

重要度認知の全体平均は 3.09（SD = 0.73），充足度認知の全体平均は 2.27，標準偏差は

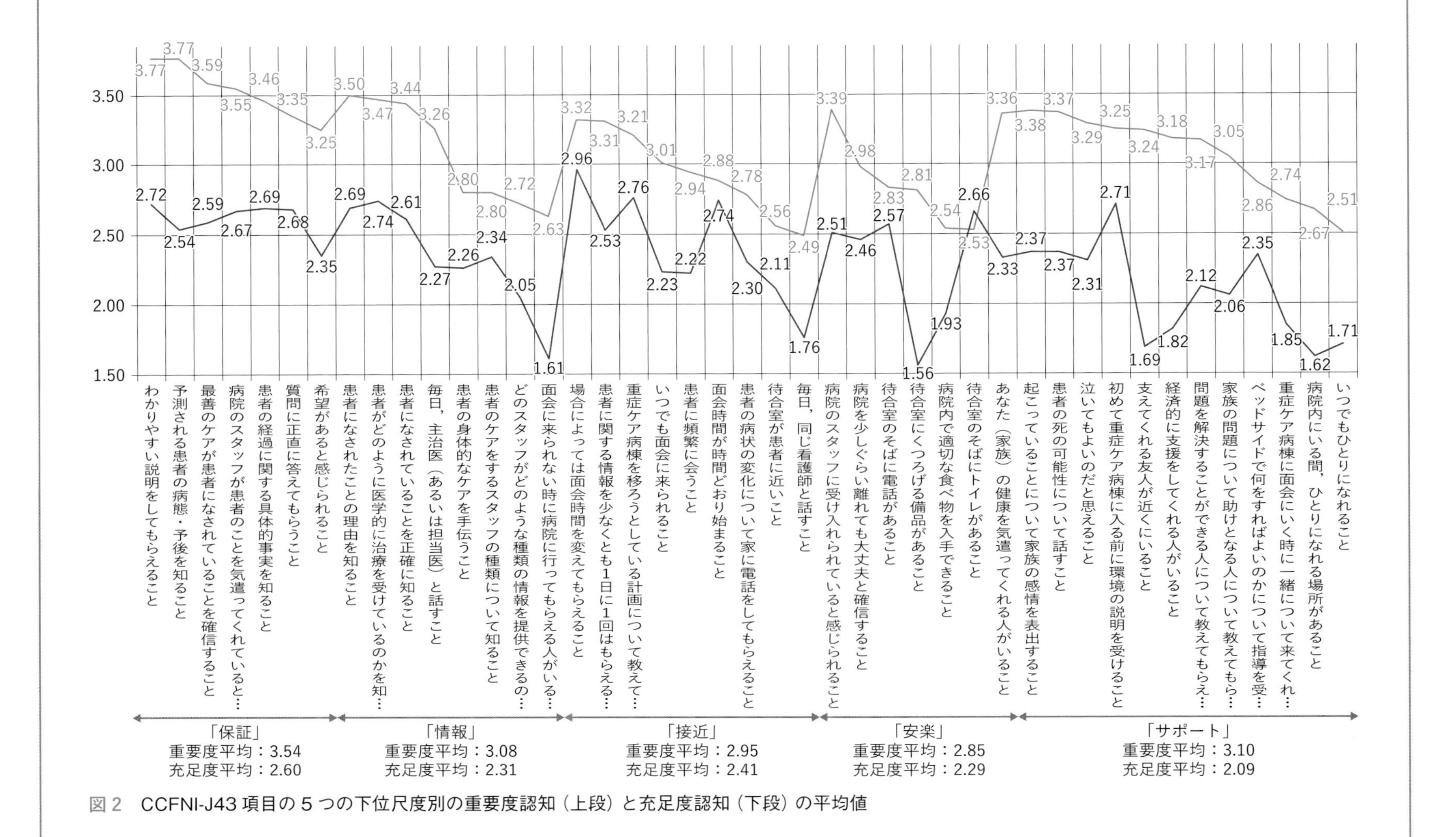

図2　CCFNI-J43 項目の5つの下位尺度別の重要度認知（上段）と充足度認知（下段）の平均値

0.83であった．CCFNI-J43項目のうち，「待合室のそばにトイレがあること」(安楽) 以外はすべて重要度認知のほうが充足度認知よりも高かった．また，「保証」「情報」「接近」「安楽」「サポート」の重要度認知と充足度認知は図2に示した．

重要度認知は「保証」＞「接近」＞「情報」＞「サポート」＞「安楽」の順に高く，充足度認知では「保証」＞「接近」＞「情報」＞「安楽」＞「サポート」の順に高かった．

重要度認知が最も高い家族ニーズは，「保証」の「予測される患者の病態・予後を知ること (平均＝3.77)」と「わかりやすい説明をしてもらえること (平均＝3.77)」であった．一方，「接近」の「毎日，同じ看護師と話すこと (平均＝2.49)」が最も低く，その差は1.28であった．また，充足度認知で最も高いのは，「接近」の「場合によっては面会時間を変えてもらえること (平均＝2.96)」であり，「安楽」の「待合室にくつろげる備品があること (平均＝1.56)」が最も低く，その差は1.40であった．

さらに，重要度認知をすべて1と仮定した場合の充足度認知の値を見てみると，すべての家族ニーズが1よりも低く (充足度認知が重要度認知を上回る「安楽」の「待合室のそばにトイレがあること」を除く)，最も低かったのは「サポート」の「支えてくれる友人が近くにいること」は−0.55であった．

逆に，最も1との差が小さかったのは「接近」の「面会時間が時間どおり始まること」の0.86であった．さらに，「保証」の「予測される患者の病態・予後を知ること」や「わかりやすい説明をしてもらえること」では重要度認知は高いにも関わらず，充足度認知はマイナスの値であった．全体的に，「サポート」の重要度認知はいずれも高いが，充足度認知が低い傾向にあり，「接近」や「安楽」では重要度認知との差は小さかった．

CCFNI-Jの信頼性として，全体43項目のα係数は重要度認知・充足度認知ともに0.935であった．また，5つの下位尺度のα係数は「保証」の重要度認知が0.686 (充足度認知0.823)，「情報」が0.736 (0.776)，「接近」が0.779 (0.729)，「安楽」が0.757 (0.576)，「サポート」が0.849 (0.870) であった．

3. 家族ニーズの重要度認知・充足度認知と個人変数との関連

ここでは，個人変数のうち，年齢・臨床経験年数・クリティカルケア経験年数と5つの下位尺度「保証」「情報」「接近」「安楽」「サポート」との関連について述べる．

1) 年齢

対象者を26歳未満群 ($n = 32$)，26歳以上30歳未満群 ($n = 94$)，30歳以上35歳未満群 ($n = 99$)，35歳以上40歳未満群 ($n = 60$)，40歳以上群 ($n = 51$) の5群に分けて，5つの下位尺度別の重要度認知・充足度認知の平均値を表2に示した．「安楽」以外の重要度認知はどの年齢区分でも高く，重要度認知が高いにも関わらず，「サポート」の充足度認知は最も低い傾向が見られた．

さらに，5群の重要度認知・充足度認知の一元配置分散分析を行った結果，重要度認知はいずれも有意差は見られなかった．充足度認知では，「保証」40歳以上群 (平均＝2.77) が26

表 2　CCFNI-J の家族ニーズの 5 つの下位尺度の重要度認知・充足度認知の平均値
（年齢・臨床経験年数・クリティカルケア経験年数）

個人変数	各階層区分	家族ニーズの重要度認知									
		保証		情報		接近		安楽		サポート	
		重要	充足	重要	充足	重要	充足	重要	充足	重要	充足
年齢別	26 歳未満群（$n=32$）	3.59	2.62	3.10	2.32	2.98	2.39	3.01	2.28	3.17	2.19
	26 歳以上 30 歳未満群（$n=94$）	3.49	2.51 ┐	3.06	2.22	2.87	2.40	2.85	2.28	3.07	2.10
	30 歳以上 35 歳未満群（$n=99$）	3.55	2.54 | *	3.12	2.28	3.00	2.28	2.82	2.21	3.10	1.95 ┐
	35 歳以上 40 歳未満群（$n=60$）	3.58	2.67 |	3.11	2.41	3.02	2.52	2.88	2.31	3.15	2.12 | *
	40 歳以上群（$n=51$）	3.50	2.77 ┘	3.03	2.41	2.87	2.55	2.80	2.45	3.05	2.27 ┘
	全体（$n=336$）	3.54	2.60	3.08	2.31	2.95	2.41	2.85	2.29	3.10	2.09
臨床経験年数別	5 年未満群（$n=49$）	3.57	2.58	3.16	2.29	3.04	2.38	2.99	2.28	3.18	2.13
	5 年以上 10 年未満群（$n=121$）	3.54	2.51	3.07	2.23	2.89	2.37	2.84	2.23	3.08	2.07
	10 年以上 20 年未満群（$n=130$）	3.54	2.65	3.08	2.38	3.00	2.43	2.83	2.29	3.10	2.05
	20 年以上群（$n=36$）	3.47	2.73	3.02	2.38	2.85	2.52	2.77	2.46	3.00	2.28
	全体（$n=336$）	3.54	2.60	3.08	2.31	2.95	2.41	2.85	2.29	3.10	2.09
クリティカルケア経験年数別	3 年未満群（$n=30$）	3.49	2.53	3.09	2.25	2.89	2.42	2.82	2.34	3.08	1.98
	3 年以上 6 年未満（$n=155$）	3.54	2.58	3.11	2.32	2.94	2.37	2.90	2.30	3.10	2.12
	6 年以上 10 年未満群（$n=94$）	3.55	2.56	3.09	2.25	2.98	2.42	2.84	2.21	3.13	2.03
	10 年以上群（$n=57$）	3.51	2.72	3.01	2.41	2.95	2.47	2.75	2.36	3.06	2.21
	全体（$n=336$）	3.54	2.60	3.08	2.31	2.95	2.41	2.85	2.29	3.10	2.09

*$p<.05$

歳以上 30 歳未満群（平均＝ 2.51）よりも有意に高かった（$F(4,311)=2.949$，$p<.05$）．また，「サポート」で 40 歳以上群（平均＝ 2.27）が 30 歳以上 35 歳未満群（平均＝ 1.95）よりも有意に高かった（$F(4,286)=3.550$，$p<.01$）．

2）臨床経験年数

対象者を臨床経験年数によって，5 年未満群（$n=49$），5 年以上 10 年未満群（$n=121$），10 年以上 20 年未満群（$n=130$），20 年以上群（$n=36$）の 4 群に分けて，5 つの下位尺度別の重要度認知・充足度認知の平均値を表 2 に示した．臨床経験年数別でも「安楽」以外の重要度認知はどの年齢区分でも高く，「サポート」の充足度認知が低い傾向が見られた．

さらに，4 群の重要度認知・充足度認知の一元配置分散分析を行った結果，いずれも臨床経験年数別の重要度認知・充足度認知の平均値に有意差は見られなかった．

3）クリティカルケア経験年数

対象者をクリティカルケア経験年数によって，3年未満群（$n = 30$），3年以上6年未満（$n = 155$），6年以上10年未満群（$n = 94$），10年以上群（$n = 57$）の4群に分けて，5つの下位尺度ごとの重要度認知と充足度認知の平均値を表2に示した．重要度認知・充足度認知ともに「保証」が最も高い傾向にあり，「情報」「サポート」も高かった．また，「サポート」の充足度認知が低い傾向にあった．特に，3年未満群と10年以上群は「サポート」の重要度認知も低く，充足度認知も低かった．しかし，いずれも有意差は認められなかった．

4．重症患者家族のニーズに対する看護師の認知構造仮説モデルの構築

1）重要度認知と充足度認知の因子構造の確認

仮説モデルを構築する前に，「重要度認知」と「充足度認知」の因子構造を確認するために検証的因子分析を行った．なお，概念枠組みに基づき，各認知ともに「患者関連ニーズ」と「家族関連ニーズ」を潜在変数とし，「患者関連ニーズ」の観測変数を「保証」「情報」「接近」，「家族関連ニーズ」の観測変数を「安楽」「サポート」と設定した2因子構造であると仮定した．

その分析の結果，「重要度認知」は「接近」と「安楽」の誤差変数間に共分散を仮定したモデルがχ^2値$= 4.796$（$p = 0.187$），CFI $= 0.998$，RMSEA $= 0.042$，AIC $= 38.796$であり，「充足度認知」は「接近」と「情報」の誤差変数間に共分散を仮定したモデルがχ^2値$= 1.367$（$p = 0.713$），CFI $= 1.000$，RMSEA $= 0.000$，AIC $= 35.367$であった．

いずれもモデルとデータの適合度は良好であった．確認のため，1因子構造を仮定したモデルについても分析した結果，重要度認知の1因子モデルはχ^2値$= 7.757$（$p = 0.051$），CFI $= 0.995$，RMSEA $= 0.069$，AIC $= 41.757$，充足度認知の1因子モデルはχ^2値$= 1.367$（$p = 0.713$），CFI $= 1.000$，RMSEA $= 0.000$，AIC $= 35.367$であった．モデルの適合度や先行研究の知見，研究目的などを総合的に考慮し，重要度認知と充足度認知はそれぞれ2因子構造が妥当であると判断し，採択した．

2）看護師の認知構造仮説モデルの構築

2因子構造の「重要度認知」と「充足度認知」をもとに，家族ニーズに対する看護師の認知構造仮説モデルの構築を行った．概念枠組みをもとに，「患者関連ニーズ」と「家族関連ニーズ」それぞれの重要度認知は相互に関連し，それぞれの充足度認知へ影響するという図3で示したものを基本モデルに設定し，分析を行った．その結果，χ^2値$= 334.652$（$p = 0.000$），CFI $= 0.85$, RMSEA $= 0.171$, AIC $= 402.652$となり，データとモデルは適合しなかった（図4）．

そこで，パスの追加や削除を繰り返し，モデルの修正・改良を行った．その結果，図5で示したモデルはすべてのパスが有意であり，χ^2値$= 37.508$（$p = 0.086$），CFI $= 0.995$，RMSEA $= 0.034$，AIC $= 113.508$とデータとモデルの適合度も良好のため，重症患者家族のニーズに対する看護師の認知を十分に説明できるモデルであると評価した．このモデルは，当初仮定していなかった「家族関連ニーズ」の充足度認知から「患者関連ニーズ」の充足度認知へのパスが加わり，逆に，「患者関連ニーズ」の重要度認知から「家族関連ニーズ」の充足度認

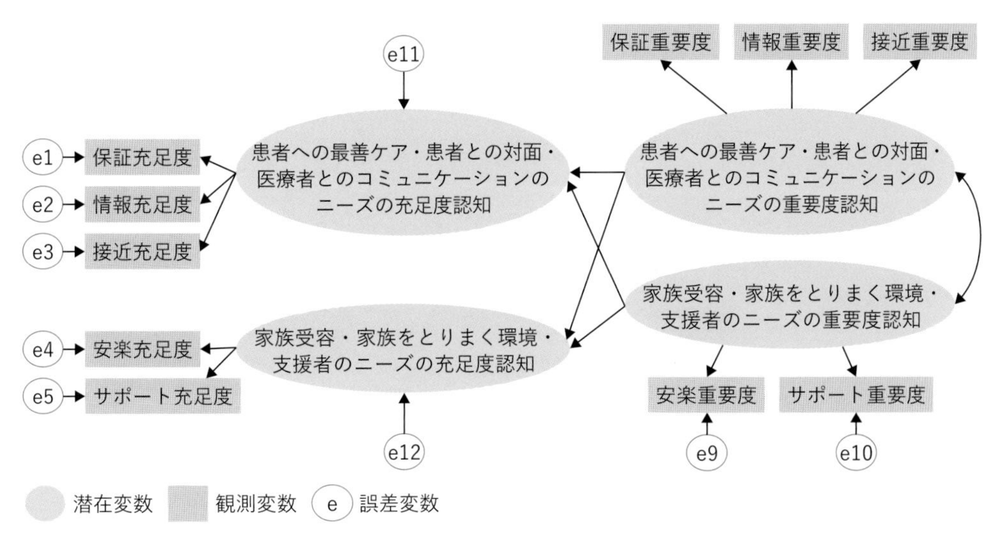

図3　重症患者家族のニーズに対する看護師の認知構造モデル（基本モデル）

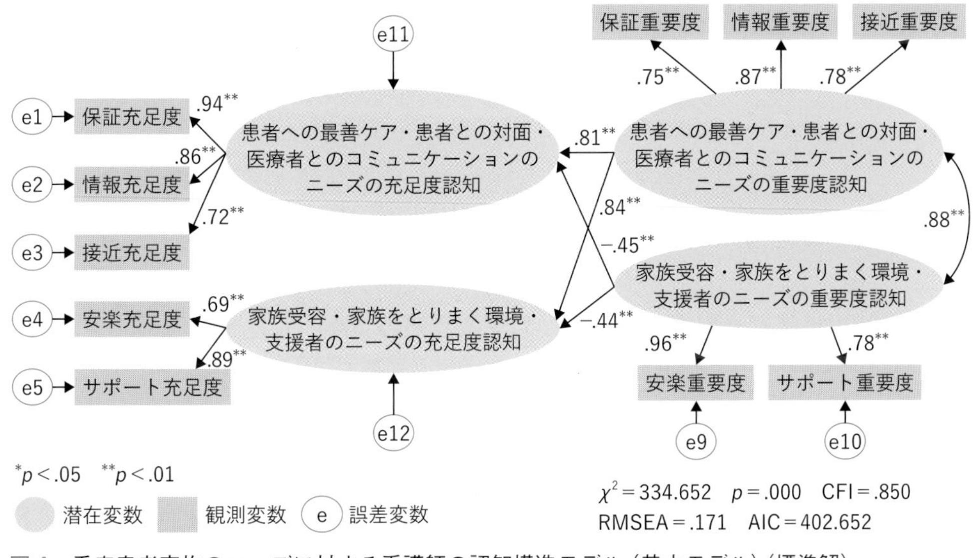

図4　重症患者家族のニーズに対する看護師の認知構造モデル（基本モデル）（標準解）

知へのパスは有意とならず削除した．

また，「家族関連ニーズ」の重要度認知から「患者関連ニーズ」の充足度認知へのパスが負であった．

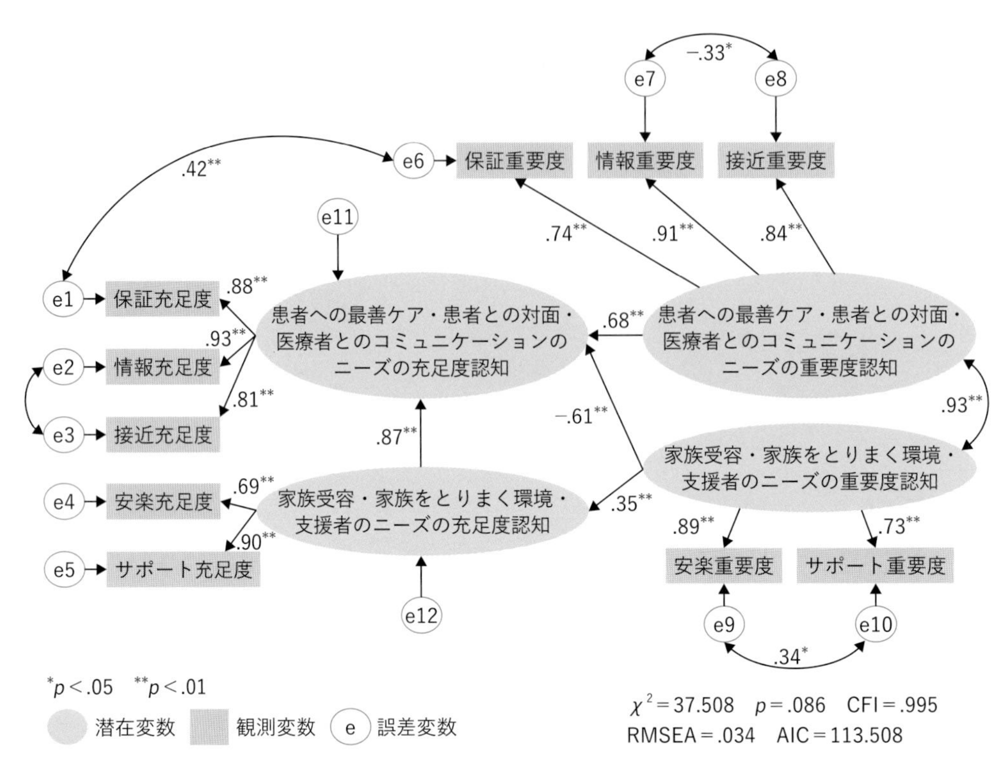

図5 重症患者家族のニーズに対する看護師の認知構造モデル（最終モデル）の分析結果（標準解）

Ⅵ．考察

1．看護師の重症患者家族のニーズに対する認知の実態

本研究では，CCFNI-J を用いて家族ニーズに対する重要度認知と充足度認知を明らかにした．全体として重要度認知は「保証」「サポート」「情報」「接近」「安楽」の順に高く，充足度認知では「保証」「接近」「情報」「安楽」「サポート」の順であった．Bijttebier らの「情報」「保証」「サポート」「接近」「安楽」という順に高い結果と類似していた[18]．

重要度認知の平均値が高い 10 個の家族ニーズは，「希望があると感じられること」，「病院のスタッフが患者のことを気遣ってくれていると感じられること」，「待合室が患者に近いこと」，「患者の病状の変化について家に電話をしてもらえること」，「予測される患者の病態・予後を知ること」など，「保証」や「情報」に関するものであった．

一方，重要度認知が低かった「毎日，同じ看護師と話すこと」や「待合室のそばにトイレがあること」，「病院内で適切な食べ物を入手できること」は家族の待合室やトイレなどの環境に関するニーズだが，看護師はこれらの環境に関する要因により高い順位をつけるという報告[19]とは異なる結果であった．

オープンな面会が拡大しているが，交替制勤務を行う看護師が同じ家族に対応することには困難もある．しかし，ICU などの特殊な環境の中に足を踏み入れることになる家族にとって，同じ看護師に対応してもらうことで少しでも安心感を抱くことにつながるかもしれない．また，今回は「待合室のそばにトイレがあること」のみ，充足度認知が重要度認知を上回っていたが，これは看護師の積極的な働きかけによる成果というよりも，すでに待合室のそばにトイレが設置されていたと施設の構造上の問題かもしれない．

病院内の施設設備や家族自身への精神的支援などは下位に位置づけられ，異なる母集団を対象とした研究でも，その特性の違いによるニーズの違いは明確に検出できないとされている[20]．近年，米国以外の調査では病院やICUの資源へのニーズの重要性が指摘されており[21]，家族自身の待合室の環境に対する満足感は低いと言われている[22]．

待合室などの施設環境については，ハード面の整備に関わるものであり，看護師だけで対応できる問題ではない．しかし，自らが心理社会的危機状態に陥りながらも重症患者の回復を願う家族の安楽・安寧のためには，看護師が病院組織に向けて声をあげていく必要があると考える．

重要度認知は比較的高いにも関わらず，充足度認知が低いという結果は，看護師は理想的な家族ニーズの充足を行えていないと捉えていると解釈できる．たとえば，「保証」の「わかりやすい説明をしてもらえること」や「予測される患者の病態・予後を知ること」，「情報」の「毎日，主治医と話すこと」などの家族ニーズは，看護師自身の力量が問われる性質のものである．

クリティカルケア領域では，医師が重症患者の身体的情報提供のコントロールを行い，看護師は差しさわりのない基本的情報の提供だけを行う現状があり，これが両者間に緊張やストレスを生んでいる[23]．この「保証」や「情報」のニーズの充足は医師との協働関係が構築されていなければ難しい．この「わかりやすい説明をしてもらえること」は日本に限らず，海外においても最も充足されていないニーズでもある[24]．

今回，これらのニーズの未充足という看護師の認知は，重症患者の家族の心理状況を理解しつつも「業務優先」となり，コミュニケーション能力に「自信がもてない」状況で意図的に家族と関われていないという先行研究の結果と一致する[25]．

看護師としては，コミュニケーション能力の向上をはかるとともに，家族が患者に関するどのような情報を求め，誰が，いつ，どのタイミングで，どの程度家族へ提供するのかなど，日頃から医師とも議論し，適宜，家族の理解度を確認するための質問や説明を行うなど，積極的な介入が必要であろう．

また，「サポート」も重要度認知と充足度認知の開きが大きい家族ニーズである．家族にとって危機的状態からの回復に大きな力となるため，重要度認知が高いのも納得できる．しかし，家族のプライバシーにも関わる内容であり，家族の具体的な支援者の存在に関わるニーズを看護師だけで充足しようとすることには無理があるかもしれない．

しかし，家族自身の危機的状態からの回復を促進するためにも，具体的な家族背景を理解しつつ，社会福祉など他職種との連携を行い，より積極的な介入が必要であると考える．

2．看護師の重症患者家族のニーズに対する認知構造モデルのもつ意味

本研究ではCCFNI-Jを用いて重要度認知と充足度認知で構成される，重症患者家族のニーズに対する看護師の認知構造モデルを構築した．図1の概念枠組みどおり，看護師は自らの家族ニーズに対し価値の重みづけを行い，それに基づいて看護を提供し，充足度を認知していた．

この結果は，看護師自身の価値の重みづけを変更することによって，その後の提供する看護実践が変化しうることを示しているものと考える．また，家族関連ニーズの重要度認知から患者関連ニーズの充足度認知へのパスは−0.61と負であったが有意であった．臨床経験の少ない看護師は身体的ケアを重視し，家族との相互作用に重きをおかないと言われているが[7]，逆に家族の心理社会的な支援の重要度認知を高めてしまうと患者関連ニーズに対する余裕を失ってしまうのかもしれない．この負のパスの解釈については今後も検討していく必要がある．

患者関連ニーズの重要度認知から充足度認知へのパスは0.68と強い影響を示していたことから，「患者の最善ケア・患者との対面・医療者とのコミュニケーション」のニーズについては，看護師の価値の重みづけによる影響を受けやすい家族ニーズと言えるかもしれない．よって，この結果を看護に適用するならば，「患者の最善ケア・患者との対面・医療者とのコミュニケーション」の家族ニーズを充足するために，その家族ニーズの重要度認知を高めるスタッフ教育などが有用かもしれない．

さらに，今回は家族関連ニーズの充足度認知から患者関連ニーズの充足度認知へのパスも有意であった．これは当初の想定とは異なる結果であったが，「安楽」や「サポート」の充足度認知を高めることで，一方の「患者」充足度認知も高まるものと考えられる．患者だけでなく，家族自身の「安楽」や「サポート」に関心を示すことのできる看護師は共感度が高い看護師であろう．

共感度の高い看護師は自由に家族を訪問し，家族との相互作用をする機会が増えることで幅広く家族ニーズを正確にアセスメントする能力が高いと言われており[26]，看護師は積極的に家族と関わる中で適切な看護介入を模索していく努力が必要であると考える．

一方で，「家族の受容・家族をとりまく環境・支援者」のニーズは，患者関連ニーズの重要度認知からのパスは設定できず，同じ種類の家族関連ニーズの重要度認知からのパスも0.35と低めであった．よって，この種類の家族ニーズについては，看護師の重要度認知，価値の重みづけ以外による影響を受けている可能性がある．これは「安楽」「サポート」に関するニーズが高い重要度認知でありながら，充足度認知が低い傾向にあることと関連するかもしれない．

また，ICUなどのクリティカルケアを展開する部署は一般病棟よりも重症患者が多く，繁雑な業務が多いことで看護師のストレスも強いことも影響し[10,27]，看護師は家族への患者情報の提供や面会調整で精一杯となり，余裕がないのかもしれない．

5つの下位尺度別の充足度認知ではいずれも年齢の高い，あるいは経験年数の長い看護師の値が大きい傾向が見られた．しかし，必ずしも重要度認知は高いわけではなく，むしろ年齢の若い，あるいは経験年数の短い看護師のほうが高かった．これは若手の看護師は家族ニーズを重視する一方で，自分自身の看護師としての能力では充足できないと認知しているのかもしれ

ず，家族ニーズの充足に危機意識を強くもっていたことと関連があるかもしれない[12)]．また，中堅以上の看護師の自己効力感が高いということを示しているかもしれないが，家族ニーズの充足には看護師としての経験の積み重ねや他職種との連携なども必要であり，患者の病態や治療，行われている医療処置や看護の保証に関するニーズを充足するよりも更なる能力を必要とするのは間違いないだろう．

看護チームとして提供する家族看護の質向上をはかるためには，クリティカルケア現場の職場環境の整備や熟練看護師による教育支援が必要となる．ただ，理論上，家族関連ニーズの重要度認知から充足度認知へのパスは正の影響をもつため，たとえ若く，経験年数が少ない看護師であっても家族関連ニーズの充足度認知を高めることは可能である．この家族ニーズに関心を示すことのできる看護師は，共感度が高い看護師であると考えられ，家族ニーズを正確にアセスメントする能力が高い[26)]．よって，中堅以上の看護師とともに若手の看護師も積極的に家族と関わる中で適切な看護介入を模索していく努力が必要であると考える．

Ⅶ．本研究の限界と課題

本研究は看護師のみを対象とした横断的研究のため，入院時から退院にいたるプロセスの中で看護師の認知の変化は検討できていない．また，この看護師の認知構造モデルの「充足度認知」は，看護師自身の充足状況に対する認知であるため，実際の充足状況の把握は今後の課題となる．

今回の結果は，家族自身の家族ニーズに対する認知構造を探究するうえで重要である．家族の認知構造は看護援助を提供される側のため，認知構造が異なる可能性が高い．両者の認知構造を比較することで，重症患者の家族に満足してもらえる看護援助の提供が可能となってくる．

よって，今後は研究者自身が「家族」の定義を明確化したうえで対象者へ提示し，同一の患者を想定した看護師と家族のデータ収集方法や倫理的配慮の検討を行っていく必要がある[28)]．そして最後に，CCFNI-J の普及，使用時における信頼性・妥当性の検証，および洗練化が課題となる．

謝辞：本研究を行うにあたりご協力いただきました病院関係者や対象者の皆様には心より感謝申し上げます．
【本研究は，平成 22 年度北里大学大学院看護学研究科へ提出した博士学位論文の一部である．なお，本研究の要旨は第 7 回日本クリティカルケア看護学会学術集会において発表した】

文献

1) Hinkle JL & Fitzpatrick E. Needs of American relatives of intensive care patients：Perceptions of relatives, physicians and nurses, Intensive and Critical Care Nursing. 2011；27：218-225.
2) Leske JS. Needs of relatives of critically ill patients：A followup. Heart & Lung. 1986；15（2）：189-193.
3) Bailey JJ, Sabbagh M, Loiselle C, et al. Supporting families in the ICU：A descriptive corerelational study of informational support, anxiety, and satisfaction with care. Intensive and Critical Care Nursing. 2010；26：114-122.
4) Maxwell KE, Stuenkel D, Saylor C. Needs of family members of critically ill patients：a comparison of nurse and family perceptions. Heart Lung. 2007；36（5）：367-376.
5) Lam P & Beaulieu M. Experiences of families in the neurological ICU：a bedside phenomenon. Journal Neuroscience Nursing. 2004；36（3）：142-155.
6) Leske JS. Internal psychometric properties of the Critical Care family Needs Inventory. Heart & Lung. 1991；20（3）：236-244.
7) Pryzby B. Effects of nurse caring behaviours on family stress responses in critical care. Intensive and Critical Care Nursing. 2005；21：16-23.
8) Astedt-Kurki P, Paavilaine E, Tammentie T, et al. Interaction between family members and health providers in an acute care setting in Finland. Journal of Family Nursing. 2001；33（4）：371-390.
9) Beeby JP. Intensive care nurses' experiences of caring. Intensive and Critical Care Nursing. 2000；16：151-163.
10) Moggia F, Biagi S & Pompei V. The needs of relatives of patients admitted to Italian critical care units：a survey comparing relatives' and nurses' perceptions. The World of Critical Care Nursing. 2005；4：23-26.
11) Verhaeghe S, Defloor T, Van Zuuren F, et al. The needs and experiences of family members of adult patients in an intensive care unit：a review of the literature. Journal of Clinical Nursing. 2005；14：501-509.
12) 福田和明，黒田裕子．重症患者家族のニーズに関する看護師の認識の実態と関連要因の探索．日本クリティカルケア看護学会誌．2007；3（2）：56-66.
13) O'Malley P, Favaloro R, Anderson B, et al. Critical care nurse perceptions of family needs. Heart & Lung. 1991；20：189-201.
14) Titler MG, Cohen MZ, & Craft MJ. Impact of adult critical care hospitalization：Perceptions of patients, spousrs, children, and nurses. Heart & Lung. 1991；20（2）：174-182.
15) Maslow AH. A theory of human motivation. Psychological Review. 1943；50：370-396.
16) 山勢博彰．重症・救急患者家族のニードとコーピングに関する構造モデルの開発—ニードとコーピングの推移の特徴から—．日本看護研究学会雑誌．2006；29（2）：95-101.
17) 大石展緒，都竹浩生．モデルとデータの適合．Amosで学ぶ調査系データ解析．東京：東京図書；2009．p.196-200.
18) Bijttebier P, Delva D, Vanoost S, et al. Reliability and validity of the critical care family needs inventory in a Dutch speaking Belgian sample. Heart & Lung. 2000；29：278-286.
19) Lederer MA, Goode T & Dowling J. The critical care family assistance program. CHEST. 2005；128（3）：65-75
20) 池松裕子．ICU患者家族ニーズ研究の現状と展望．日本集中治療医学会誌．2005；12：81-82.
21) Takman C & Severinsson E. A description of healthcare providers' perceptions of the needs of significiant others in intensive care unit in Norway and Sweden. Intensive and Critical Care Nursing. 2006；22：228-238.
22) Heyland D, Rocker GM, Dodek PM, et al. Family satisfaction with care in the intensive care unit：results of a multiple center study. Critical Care Medicine. 2002；30：1413-1418.
23) Zaforteza C, Gastaldo D, de Pedro JE, et al. The process of giving information to critically families：a field of tension. International Journal of Nursing Studies. 2005；42：135-145.

24) Browning G & Warren NA. Unmet needs of family members in the medical intensive care waiting room. Critical Care Nursing Quarterly. 2006；29：86-95.
25) 高橋しのぶ，先崎かほり．ICU 看護師の面会時の家族援助―インタビューの結果から―．第 38 回日本看護学会集録―成人看護Ⅰ―．2007：197-199.
26) 太田紘子，高田亜樹子，津田佳奈．3 交代勤務看護職のストレス実態調査―病棟看護師と ICU 看護師との比較―．磐田市立総合病院誌．2003；5（1）：81-85.
27) Murphy PA, Forrester A, Price DM, et al. Empathy of intensive care nurses and critical care family needs assessment. Heart & Lung. 1992；21：25-30.
28) 福田和明，黒田裕子．重症患者家族のニーズの概念分析．日本クリティカルケア看護学会誌，2010；6（3）：8-15.

（2011 年 9 月 15 日受付，同年 11 月 18 日受理）

※福田和明，黒田裕子．（2012）．重症患者家族のニーズに対するクリティカルケア看護師の認知構造モデルの構築．*日本クリティカルケア看護学会誌*，8（1），17-28．より転載．

第16章

質的な
アプローチの研究を
科学的な視点で
クリティークする

・論文例2

本章では，Grove, Burns, & Gray/黒田，中木，逸見（2013/2015）が説いている質的研究のための批判的評価ガイドライン（図16－1）を用いて，実際の質的研究をクリティークしたいと思います．

問題立言

①研究を導く臨床問題と研究問題を明らかにする．臨床問題と研究問題は明確に述べられていたか？
②著者は研究の意義をどのように確立していたか？　言い換えると，なぜこの研究を気にかけていたのだろうか？　人間の苦悩，治療の費用，もしくは，臨床問題によって影響を受けた人の数に関する陳述を調べてみる．
③研究者は研究テーマを選択するための個人的なつながり，もしくは動機を明らかにしていたか？　例えば，研究者の父親が同じ治療（前立腺がんに対する放射線）を経験した後に，前立腺がんに対する放射線を受けている男性の生きた経験を研究することを選択するかもしれない．動機やバイアスの可能性を認めることは質的研究者にとって期待されるものである．

目的と研究疑問

①研究目的を明らかにする．その目的は特定研究の研究問題を取り扱うために論理的なアプローチであるか？　問題はその問題と直観的に適合しているか？
②研究目的のためにデザインしている研究疑問を一覧にする．著者が研究疑問を明らかに示していなかった場合，答えから疑問を推測することを試みる．結果として著者はどのような情報を含めているか？
③研究疑問は，問題や目的と関連していたか？
④質的研究方法は，研究疑問に答えるためにふさわしい方法か？

文献レビュー

①著者は研究の焦点に関連する量的研究と質的研究を引用していたか？　文献は他のどのような種類を著者は含めていたか？
②文献は最新か？　質的研究に対して，著者は量的研究で典型的に用いられた5年以上古い研究を含めただろう．より古い質的研究の結果は，質的研究に関連しているだろう．
③研究論文のなかに引用されている研究著者の専門分野を明らかにする．著者は関連研究に対してCINAHL以外のデータベースを検索しているように思われるか？　人文科学における文学的業績のようなもののなかにも質的研究に関連するものがある場合がある．
④著者は有効な研究の短所を評価，もしくは掲示していたか？
⑤文献レビューは論理的な主張を組み立てるための適切な統合された情報を含めていたか？　疑問を問う別の方法として，著者はその研究が必要とされた判断を支持するための十分なエビデンスを掲示したか？

哲学的土台

①著者は研究によって開発された具体的な視点を明らかにしていたか？　仮に明らかにしていた場合，それは何であったか？
②仮に現象学などの幅広い哲学が明らかにされていた場合，研究者はフッサール，もしくはハイデッガーなどの具体的な哲学者を明らかにしていたか？
③研究者は哲学的土台に対して原典となる源（一次資料）primary sourceを引用していたか？

質的アプローチ

①研究に用いられている陳述されている研究アプローチ，もしくは，応用されている研究アプローチを明らかにする．
②用いられている研究アプローチに対してわかりやすく言い換えた記述を示す．多様な質的アプローチの視点，もしくは伝統の記述に関しては**第4章**を参照のこと．
③研究の方法と研究の伝統は一貫していたか？

標本抽出と標本

①研究参加者がどのように選択されたのかを明らかにする．
②参加者はどのような場において研究へ募集されたのか？　募集にとっての場は，研究の標本抽出の必要性と適合していたか？
③標本にとっての包含基準と除外基準はどのようなものであったか？
④選択された参加者は，研究目的および研究疑問に関連するデータを提供することができたか？
⑤どのくらい多くの人が研究に参加したのか？　研究参加が可能な人が参加を辞退したか？　研究を開始したが研究を終了しなかった参加者の脱落率は決定したか？

データ収集

①この研究で，データはどのように収集されていたか？　著者は，このデータ収集方法を用いるためにどのような根拠を示していたか？
②要したデータ収集期間を明らかにした．
③参加者に対するデータ収集事象の順次性を記述する．例えば，データは1回のインタビューから収集されたのか，もしくは，連続したインタビューから収集されたのか？　フォーカスグループの参加者は付加的データを提供するための機会，もしくは，研究者の予備的な結論を検討する機会を提供されたのか？
④研究者は，文脈や初期のデータ収集に応じて方法になされた変化を記述していたか？　データ収集手順は，人権を侵害するような方法であったのか，もしくは，柔軟さが与えられていたか？　方法の制限範囲における

図16－1　質的研究のための批判的評価ガイドライン

柔軟性は質的研究にとっては適切であると見なされている．

研究参加者の人権擁護

①著者によって取り扱われた参加者の利益と危険性を明らかにする．著者が明らかにしていない利益や危険性はあっただろうか？

②潜在的な参加者の問題実体や心理的苦悩の敏感性に配慮するために調整された募集や同意法はどのようなものであっただろうか？

③参加者の感受性や脆弱性を認めることにおいて用いられたデータ収集や管理の技法はどのようなものであっただろうか？　例えば，インタビューによって狼狽したり，あるいは，混乱したりしたかもしれない参加者にとって相談できるカウンセラー，もしくはそのほかの資源を著者はもっていただろうか？

データ管理と分析

①研究で用いられているデータ管理と分析の方法を記述する．

②著者はプロセスの厳密性がどのように確保されているのかを考察していたか？　例えば，データ分析中になされた重要な決定の紙跡 paper trail の維持について記述しているか？

③質的データの分析は，分析を実施している個々人の経験や視点に影響される．研究者のバイアスの影響に対して最小限とする，もしくは，バイアスを認めるためにどのような措置が用いられていたか？　例えば，2名の研究者が独立してデータを分析し，それら2名の分析を比較していたか？　数名の質的研究者は，研究者間の解釈の比較可能性は実証主義とより一貫し，そして，評価基準として実証主義は含まれないと考えている．

④データ管理と分析の方法は研究目的およびデータと適合していたか？

結果

①**結果は目標とした現象について新たな情報を提供したか？**

②データの解釈は収集されたデータと適合するか？

考察

①結果は，対象現象について新たな情報を提供したか？

②結果は，ほかの研究やほかの関連文献の研究結果とつながっていたか？

③結果の臨床的意義，政治的意義，理論的意義，そのほかの意義を記述すること．著者はこれらの応用を探究しているか？

結果の論理と形態

①参加者の声を聴くこと，研究されている現象の理解を得ることができたか？

②研究報告の要素を容易に識別することができたか？

③研究の全体的な説明は，研究の目的，方法，そして結果と適合していたか？

④結果の説明は首尾一貫した論理であったか？

Grove, S.K., Burns, N., & Gray, J.R./ 黒田裕子，中木高夫，逸見功．(2013/2015)．バーンズ＆グローブ　看護研究入門　原著第7版―評価・統合・エビデンスの生成．東京：エルゼビア・ジャパン．pp.417-419 より一部改変して抜粋

図 16－1　(つづき)

本章でクリティークする対象論文は，『山田紋子，黒田裕子．(2015)．横軸型腹直筋皮弁による一次乳房再建術を受けた初発乳がん患者の手術施行に関する意思決定から結果を認識していくまでのプロセス．日本クリティカルケア看護学会誌，11 (1)，41-51』(**論文例2：327－341頁に全文掲載**) です (掲載にあたっては，筆頭著者並びに日本クリティカルケア看護学会より許諾を得ています)．

それでは，【問題立言】のクリティークからはじめましょう．

問題立言

① 研究を導く臨床問題と研究問題を明らかにする．臨床問題と研究問題は明確に述べられていたか？

まず，乳がん手術では乳房の整容性に配慮して手術範囲の縮小化が進んでいるが，乳房切除術を受ける患者が2011年現在で40.2%存在することが取り上げられています．次に，乳房切除術のために乳房の喪失は避けられず，乳房を喪失した患者の外見上の変化は，自己の否定

的変化，落ち込みや不安，うつ，自分自身の喪失などの否定的影響を与えることが明らかになっているという臨床上の問題を指摘しています．このような乳房喪失に対して，乳房切除後の乳房再建術や外的補正具の装着がありますが，乳房再建術が2006年4月に一部保険適用となった背景から注目されているとしています．

しかしながら，乳房再建術を施行する病院が限られていることから，一部の病院でしか受けられない治療の域を出ていないという現実の臨床上の問題を取り上げています．実態調査の結果から，乳房切除術を受けた患者の再建率はいまだ低いが，機会さえあれば再建術は乳房喪失に対処する選択肢の1つであることを指摘しています．さらに再建術は一次再建と二次再建がありますが，乳房切除術と同時に行う一次再建が外見上の乳房喪失がないことから今後は需要が増えると予想されることを取り上げています．

一方，再建術の種類には，自己組織移植による再建と人工物であるシリコンインプラントを用いる方法がありますが，全国調査の結果より，一次再建の再建方法は腹直筋皮弁が最も多いことを取り上げています．そのうえで，自己組織移植による乳房再建術を成功できる施設が多いことから，今後は一次乳房再建術を受ける患者が増加することが窺えると指摘しています．

乳房再建術に関する乳がん患者の研究は，未だ数が少なく，その多くが体験や思いをテーマにしているという研究問題を取り上げています．乳房再建術を受ける乳がん患者の意思決定に焦点を当てた研究は海外でも少なく，国内では見当たらないという研究問題を取り上げています．また，手術後に自分の決定に疑問を持つ患者もいることから，患者が手術した結果をどのようにとらえるかが，自分の意思決定に対する評価に影響すると考えられるが，意思決定からその後の結果の認識までを含めて明らかにした研究は，国内外ともに見当たらないという研究問題を指摘しています．

したがって，本論文では臨床問題と研究問題が明確に述べられていると考えます．

② 著者は研究の意義をどのように確立していたか？ 言い換えると，なぜこの研究を気にかけていたのだろうか？ 人間の苦悩，治療の費用，もしくは，臨床問題によって影響を受けた人の数に関する陳述を調べてみる

研究の意義を筆者は以下のように述べています．

論文例 2

本研究の結果を通して，乳がん看護に関わる看護師が乳房再建術を受ける患者に関する現象を理解することにより，乳房切除術を受ける乳がん患者に対する情報提供がより充実することにつながると思われる．さらに，実際に乳房再建術を受ける患者の看護に携わる看護師に対して，意思決定支援を行う上での基礎資料が提供できると考える．

乳房切除術を受ける患者の苦悩を救うであろう，乳房再建術を受ける患者に対する看護師の情報提供はきわめて重要です．加えて，乳房再建術を受ける患者の意思決定に関する研究が皆無のなかで，患者の意思決定支援を看護師が行ううえでの基礎資料が提供できることもきわめて重要です．乳房再建術を受ける患者に対しては，保険適用が一部なされるということも治療の費用削減につながります．したがって，本研究の意義は明確に確立されていると考えます．

③ 研究者は研究テーマを選択するための個人的なつながり，もしくは動機を明らかにしていたか？　例えば，研究者の父親が同じ治療（前立腺がんに対する放射線）を経験した後に，前立腺がんに対する放射線を受けている男性の生きた経験を研究することを選択するかもしれない．動機やバイアスの可能性を認めることは質的研究者にとって期待されるものである

本論文を概観したところ，この研究テーマを選択するための筆者の個人的なつながりを推測することができません．したがって，このクリティークは該当しないと考えます．

目的と研究疑問

① 研究目的を明らかにする．その目的は特定研究の研究問題を取り扱うために論理的なアプローチであるか？　問題はその問題と直観的に適合しているか？

本研究の目的は，施行できる施設が最も多い，つまり選択肢として患者に提示される可能性が最も高いと考えられる横軸型腹直筋皮弁による一次乳房再建術を受けた初発乳がん患者に焦点を当て，手術施行に関する意思決定から結果を認識していくまでのプロセスを明らかにすることです．前記【問題立言】の①で取り上げましたとおり，研究問題を取り扱うためにふさわしい研究目的であると考えます．

② 研究目的のためにデザインしている研究疑問を一覧にする．著者が研究疑問を明らかに示していなかった場合，答えから疑問を推測することを試みる．結果として著者はどのような情報を含めているか？

本研究は研究疑問を提示してはいませんが，この研究において「手術施行に関する意思決定から結果を認識していくまでのプロセス」とは，医師より手術施行についての説明を受けてから，乳房再建術を行うか否か，また再建方法について検討して決定し，自分が決定した手術の結果を認識していくまでのプロセスと定義すると明らかにしています．このような内容を踏まえて，筆者が研究疑問を考えてみますと，

1) 医師より手術施行についての説明を受けてから，乳房再建術を行うか否かについて，どのように意思決定したのだろうか？
2) 医師より手術施行についての説明を受けてから，再建方法について，どのように意思決定したのだろうか？
3) 自分が決定した手術の結果をどのように認識したのだろうか？

という3点の研究疑問があがってくると推測することができます．したがって，研究疑問

も明確に述べられていると考えます．

③ 研究疑問は，問題や目的と関連していたか？

前記②で見てきましたように，研究疑問は，問題と目的と密接に関連していると考えられますので，このクリティーク項目についても明確に書かれていると考えられます．

④ 質的研究方法は，研究疑問に答えるためにふさわしい方法か？

前記【問題立言】の①ですでに取り上げましたが，筆者が指摘しているように，乳房再建術を受ける患者を対象としたこれまでの研究のほとんどは，体験や思いをテーマにして，その一部として意思決定を扱っているようです．乳房再建術を受ける患者の意思決定に焦点を当てたものは海外でも少ないこと，国内には皆無であることから，量的研究は実施できず，したがって，質的研究を行うことがふさわしいと考えます．

文献レビュー

① 著者は研究の焦点に関連する量的研究と質的研究を引用していたか？　文献は他のどのような種類を著者は含めていたか？

1編の調査報告（日本乳癌学会，2014）の引用によって，2011年現在，全乳房手術のうち，乳房切除術を受ける患者が，40.2%存在することを取り上げています．この調査報告によって本研究の焦点でもある乳房喪失を避けられない事実を引き出しています．

3編の質的研究（内田，2007；Hill & White., 2008；Fallbjörk, Salander, & Rasmussen, 2012）の引用によって，乳房切除術によって乳房喪失した患者は，外見上の変化によって，自己の否定的変化，落ち込みや不安，うつ，自分自身の喪失などの否定的影響があることが明らかにされているとしています．

1編の解説文献（寺尾，2012）の引用によって，乳房再建術が2006年4月にその一部が保険適用となったことにも後押しされ，乳がんの根治性と乳房の整容性を両立する治療法として今世紀に入り注目されつつある手術であること，さらに今後は一次再建の需要がさらに増えると予測されることが取り上げられています．

2編のアンケート調査を行っている量的研究（矢野，2007；矢野，2008）の引用によって，乳房再建術を施行する施設がまだ限られていることを取り上げています．一方，施行している一次再建術の再建方法は腹直筋皮弁が49.5%と最も多いこと，現状ではインプラント挿入に比して自己組織移植による乳房再建術を施行できる施設が多いことが取り上げられています．この引用によって本研究の焦点である腹直筋皮弁の自己組織を使用した一次乳房再建術を受ける患者が増加することへとつなげています．

1編の学会抄録（野澤，大島，徳永他，2012）の引用によって，乳房再建術を実施する全国5施設に対する調査では，45歳以下の乳房切除術後患者の再建率が36.7～61.3%だと報告されていることが取り上げられています．

1編の量的研究（清原，平川，田澤他，2012）の引用によって，乳房再建術後の患者を対象とした実態調査では，対象者の29％が二次乳房再建術を希望したと報告されていることを取り上げています．

8編の質的研究（Hill & White, 2008；Fallbjörk, Frejeus, & Rasmussen, 2012；Fang, Balneaves, & Shu, 2010；Holzmann & Timm, 2005； 谷口，2004；Nissen, Swenson, & Kind, 2002；上谷，前田，大川他，1993；Begum, Grunfeld, Ho-Asjoe, et al., 2011）の引用によって，乳房再建術を受けた乳がん患者の体験，思い，心理過程，意思決定の体験やパターン，情報ニーズを取り上げています．さらに，患者は乳房が元に戻ると考えて手術施行を決定し，手術後は満足していること，一方では，手術後に再建乳房は元の乳房と同じではないと感じ，乳房再建術に疑問を持つことなどが明らかにされていることが取り上げられ，まさに本研究のテーマに関連した質的研究が明らかになっていると考えられます．

3編の質的研究（Begum, et al., 2011；Wolf, 2004a；Wolf, 2004b）の引用によって，乳房再建術を受けた患者のほとんどの研究は，体験や思いをテーマにして，その一部として意思決定を扱っており，乳房再建術を受ける患者の意思決定に焦点を当てたものは海外でも少なく，国内では見当たらないことを取り上げています．まさに，本研究のテーマを選定した根拠となった質的研究が明らかになっていると考えられます．

以上取り上げてきましたように，本研究論文は研究テーマに関連する質的研究と量的研究を引用しながら，研究テーマへと適切に導いていると考えます．

② 文献は最新か？　質的研究に対して，著者は量的研究で典型的に用いられた5年以上古い研究を含めただろう．より古い質的研究の結果は，質的研究に関連しているだろう

この研究論文は，2014年9月に受付されています．取り上げる文献は一般には5年以内とされていますので，2010～2014年となります．したがって，2010年より古い文献は最新とはいえません．2010年より古い文献は前記①で見てきましたように，1993年1編，2002年1編，2004年3編，2005年1編，2007年2編，2008年3編の計11編あります．しかしながら，本研究では過去にほとんど研究がなされていなかった乳房再建術後の患者を取り上げていますので，5年以上遡らなくてはならなかったという理由があると考えられます．したがって，文献のレビューについては本研究テーマを導くにあたっては妥当であると判断します．

③ 研究論文のなかに引用されている研究著者の専門分野を明らかにする．著者は関連研究に対してCINAHL以外のデータベースを検索しているように思われるか？　人文

科学における文学的業績のようなもののなかにも質的研究に関連するものがある場合がある

本研究の筆者は，所属を見ると博士後期課程に在学中の方だと思われます．文献リスト中に筆者の文献はありませんので，専門分野は引用されている文献からは不明ですが，本研究テーマから推測しますと成人看護学分野であると考えられます．前記①で引用されている文献を見てきましたが，日本語の文献も多く引用されていることから，CINAHL 以外に医学中央雑誌のデータベースを検索していると考えられます．海外の文献に関しては，CINAHL 以外に MEDLINE のデータベースを検索していると考えられます．本研究論文には文学的業績は引用されていませんので，これについては該当しません．

④ 著者は有効な研究の短所を評価，もしくは掲示していたか？

前記①で取り上げましたように，この研究論文の筆者は，本研究に有効であると考えられる研究論文を取り上げて自らの研究テーマに引き寄せて使用しています．したがって，関連する研究論文の短所を評価してはいませんので，ここは該当しないと考えます．

⑤ 文献レビューは論理的な主張を組み立てるための適切な統合された情報を含めていたか？　疑問を問う別の方法として，著者はその研究が必要とされた判断を支持するための十分なエビデンスを掲示したか？

この研究論文の筆者は，図 16－2 に示したとおり，論理的に研究テーマを導いていると考えます．したがって，本研究が必要であると判断した十分なエビデンスが提示されていると考えます．

哲学的土台

① 著者は研究によって開発された具体的な視点を明らかにしていたか？　仮に明らかにしていた場合，それは何であったか？

本研究は質的研究ですが，哲学的土台を明らかにしてはいません．したがって，ここは該当しません．

② 仮に現象学などの幅広い哲学が明らかにされていた場合，研究者はフッサール，もしくはハイデッガーなどの具体的な哲学者を明らかにしていたか？

本研究は，現象学を使用していません．したがって，ここは該当しません．

③ 研究者は哲学的土台に対して原典となる源（一次資料）primary source を引用していたか？

本研究は現象学などの哲学を使用していませんので，ここは該当しません．

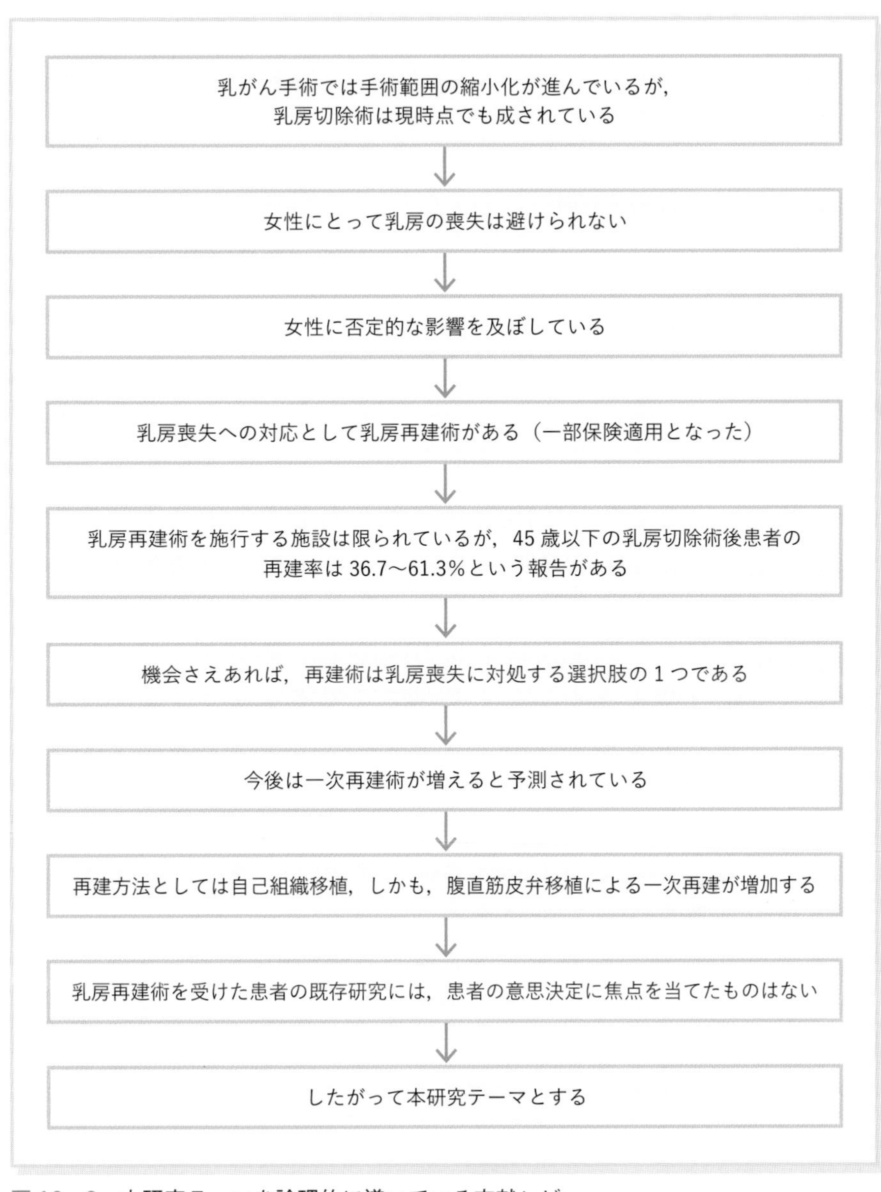

図 16－2　本研究テーマを論理的に導いている文献レビュー

質的アプローチ

① 研究に用いられている陳述されている研究アプローチ，もしくは，応用されている研究アプローチを明らかにする

本研究は，回顧的な質的帰納的研究デザインをとると書かれています．特定の哲学的土台があるわけではありません．

② 用いられている研究アプローチに対してわかりやすく言い換えた記述を示す

本研究は，回顧的な質的帰納的研究デザインをとるとだけ書かれており，特定の哲学的土台があるわけではありませんので，ここは該当しません．

③ 研究の方法と研究の伝統は一貫していたか？

このクリティークについても，本研究は特定の哲学的土台があるわけではありませんので該当しません．

標本抽出と標本

① 研究参加者がどのように選択されたのかを明らかにする

本研究の参加者は，初めて乳がんと診断され，医師より乳房再建術についての説明を受けている患者のうち，乳房再建術および横軸型腹直筋皮弁による一次乳房再建術を受けてから手術後1年以内の20歳から70歳までの女性12名とした，と書かれています．また，乳がんの診断後に，再発，多臓器への遠隔転移を発症した者は除いたと書かれています．

ここから，初発乳がん患者であること，乳房再建術および横軸型腹直筋皮弁による一次乳房再建術を受けていること，手術後1年以内であることがわかります．選択された条件が明確です．

② 参加者はどのような場において研究へ募集されたのか？ 募集にとっての場は，研究の標本抽出の必要性と適合していたか？

研究の場は，都内および近郊にある，乳がん患者に対して乳房再建術を施行している2病院の外科外来あるいは形成外科外来とした，と書かれています．本研究論文の序論でも言及されていましたが，乳がん患者に対して乳房再建術を施行している病院は限られていることから，研究参加者が得られやすい2病院を選定したことがわかります．さらに，研究参加者の選定条件が，乳房再建術および横軸型腹直筋皮弁による一次乳房再建術を受けてから手術後1年以内の患者であることから外来を募集の場としたことも理解できます．

③ 標本にとっての包含基準と除外基準はどのようなものであったか？

包含基準は，前記①で見てきましたように，①初発乳がんと診断されている，②乳房再建術および横軸型腹直筋皮弁による一次乳房再建術を受けていること，③手術後1年以内である，④年齢が20歳～70歳の女性である，の4点となります．

除外基準は，乳がんの診断後に，再発，多臓器への遠隔転移を発症した者となります．包含基準と除外基準ともに研究論文に明確に示されています．

④ **選択された参加者は，研究目的および研究疑問に関連するデータを提供することができたか？**

参加者は12名とされています．研究論文の表1に研究参加者の概要が示されています．12名の面接時間についても57～95分とされています．したがって，12名全員から研究目的および研究疑問に関連するデータが得られたものと考えられます．

⑤ **どのくらい多くの人が研究に参加したのか？　研究参加が可能な人が参加を辞退したか？　研究を開始したが研究を終了しなかった参加者の脱落率は決定したか？**

この研究の参加者は12名であり，全員からデータが得られているので辞退者はいないと思われます．

データ収集

① **この研究で，データはどのように収集されていたか？　著者は，このデータ収集方法を用いるためにどのような根拠を示していたか？**

本研究のデータ収集方法は，半構成的面接です．面接は，原則として1回60分とし，1名につき1回行ったとされています．面接の内容は，「乳がんと診断されてから，手術（乳房切除術と乳房再建術）を受けることを決めた経過とそのときのお気持ちをお聞かせください」「手術を受けた後，ご自分の決定や手術の結果に対して，どのように感じていらっしゃいますか」と尋ね，その後は自由に語ってもらったとあります．

本研究の目的は，手術施行に関する意思決定から結果を認識していくまでのプロセスを明らかにすることですので，手術を受けることを決めた経過とその時の気持ちを自由に語ってもらうこと，そして，手術の決定や手術の結果に対する気持ちを自由に語ってもらうことは妥当であり，根拠になると考えます．

加えて補完データとして，診療録によって患者の乳がんの病期，診断後の経過，治療経過を収集したとあります．これらの補完データは，包含基準および除外基準の確認の際に重要となる可能性がありますし，分析にあたっても重要となる可能性があるので，これが根拠になると考えられます．

② **要したデータ収集期間を明らかにしたか？**

本研究のデータ収集期間は，2013年6月4日から2013年8月31日としたと明確に書かれています．

③ **参加者に対するデータ収集事象の順次性を記述する．例えば，データは1回のインタビューから収集されたのか，もしくは，連続したインタビューから収集されたのか？**

フォーカスグループの参加者は付加的データを提供するための機会，もしくは，研究者の予備的な結論を検討する機会を提供されたのか？

本研究のデータ収集方法は半構成的面接です．面接は，原則として1回60分とし，1名につき1回行ったとされています．

④ 研究者は，文脈や初期のデータ収集に応じて方法になされた変化を記述していたか？データ収集手順は，人権を侵害するような方法であったのか，もしくは，柔軟さが与えられていたか？ 方法の制限範囲における柔軟性は質的研究にとっては適切であると見なされている

本研究のデータ収集方法は半構成的面接です．面接は，原則として1回60分とし，1名につき1回行ったとされています．面接の内容は，「乳がんと診断されてから，手術（乳房切除術と乳房再建術）を受けることを決めた経過とそのときのお気持ちをお聞かせください」「手術を受けた後，ご自分の決定や手術の結果に対して，どのように感じていらっしゃいますか」と尋ね，その後は自由に語ってもらったとあります．したがって，人権を侵害するような手順はとっていません．ただし，面接の場所については書かれていませんので，言及する必要があったと考えられます．

研究参加者の人権擁護

① 著者によって取り扱われた参加者の利益と危険性を明らかにする．著者が明らかにしていない利益や危険性はあっただろうか？

本研究論文の倫理的配慮の箇所に，以下のように書かれています．

論文例 2

研究実施の承認を得た施設において，主治医あるいは当該外来の看護責任者から条件に合致する患者を紹介してもらった．その後，当該患者に対して研究者の身分，研究目的，研究方法，倫理的配慮を記載した文書を用いて，研究者が口頭で研究参加を依頼した．その際，自由意思による参加の決定，途中中断の自由，個人情報の保護の厳守，参加を断っても今後の治療や看護にまったく影響しないことを確約した．この説明後に自由意思に基づいて同意が得られた場合は，同意書に署名を得た上で研究参加者とした．なお，本研究は研究者が在籍する機関および研究実施施設の倫理委員会による承認を得て実施した．

ここでは，研究実施施設の承認が得られていること，さらに研究参加者の自由意思による参加が明確に説かれています．しかしながらここでは，研究参加者の利益と危険性について明確には表現されていませんのでちょっと考えてみたいと思います．

まず利益についてです．

上記で取り上げた研究者の半構成的面接による問いかけ「乳がんと診断されてから，手術（乳房切除術と乳房再建術）を受けることを決めた経過とそのときのお気持ちをお聞かせください」「手術を受けた後，ご自分の決定や手術の結果に対して，どのように感じていらっしゃいますか」に対して，研究参加者が自由に語ることになっています．この自由な語りによって，参加者が誰かに自由に表現したかった体験や思いを吐き出せるという利益はあると考えます．吐き出すことで心理的カタルシスとなって気持ちが軽くなる可能性があります．また，この研究によって得られたデータから結果が導かれることで，同じような状況の患者に対する看護支援に役立っていくという利益も考えられます．

一方逆に，参加者のうち，本当は誰にも聞かれたくなかった体験や思いがある可能性もあります．この場合は，自由に語ることが脅威になる危険性もあります．しかしながら，この研究者は自由意思による参加を強調していますので，無理矢理聞き出したりするようなことはありません．危険性まではいきませんが，参加者が60分程度の時間を面接によって拘束されるという不利益もあろうかと思います．面接を途中で中断することも自由であることが研究者より説明されていますので，気分を害したりするような場合は，中断をしていただくことで回避されると思います．

② 潜在的な参加者の問題実体や心理的苦悩の敏感性に配慮するために調整された募集や同意法はどのようなものであっただろうか？

本研究は，研究者が在籍する機関および研究実施施設の倫理委員会による承認が得られたうえで，研究実施の承認を施設から得ています．そのうえで，主治医あるいは当該外来の看護責任者から条件に合致する患者を紹介してもらっています．その後，紹介された患者に対して，研究者自身が，研究者の身分，研究目的，研究方法，倫理的配慮を記載した文書を用いて，口頭で研究参加を依頼しています．その際には，自由意思による参加の決定，途中中断の自由，個人情報の保護の厳守，参加を断っても今後の治療や看護にまったく影響しないことを確約しています．このような説明後に自由意思に基づいて同意が得られた場合は，同意書に署名を得たうえで研究参加者としています．

したがって，研究参加者の自由意思が保証されていることは明確ですし，研究参加者への配慮も十分に成されていることがわかります．

③ 参加者の感受性や脆弱性を認めることにおいて用いられたデータ収集や管理の技法はどのようなものであっただろうか？　例えば，インタビューによって狼狽したり，あるいは，混乱したりしたかもしれない参加者にとって相談できるカウンセラー，もしくはそのほかの資源を著者はもっていただろうか？

この研究では，半構成的面接によってデータ収集がなされています．この面接によって狼狽したり混乱した参加者がいたかどうかは，この研究論文では明らかにされていませんが，問いかけの内容は，前記【データ収集】でも触れたとおり，研究参加者を威圧するような内容ではありません．意思決定に際しての気持ちを自由に語るという問いかけであり，問題があるとは言えません．ただし，仮に研究参加者が狼狽したり，混乱したりすることが予測できるような場合は，対応については触れておく必要があると思います．

データ管理と分析

① 研究で用いられているデータ管理と分析の方法を記述する

データ分析方法については，以下のように記述されています．

> **論文例 2**
>
> 分析手順としては，まず面接の録音を逐語化した後，何度も読み返し全体的な内容を把握した．次に，逐語録上において研究参加者の手順施行に関する意思決定，決定した手術の結果の認識に関連する語りに下線を引き，その横の空欄に意味内容を解釈して記述し，さらにコード化した．コード間の類似性，差異性について比較しながら，サブカテゴリー，カテゴリーと抽象度を高めながら抽出した．またプロセスを分析するため，縦軸に研究参加者，横軸にカテゴリー，コードおよび語りを記述した一覧表を作成し，文脈を踏まえながら，カテゴリー間の関係図を作成した．

この記述から，研究参加者の手術施行に関する意思決定，決定した手術の結果の認識に関連する語りに着目して意味を解釈し，コード化していることがわかります．そのうえで，コード間の類似性と差異性について比較しながら，サブカテゴリー，カテゴリーと抽象度を高めながら抽出していることがわかります．

② 著者はプロセスの厳密性がどのように確保されているのかを考察していたか？ 例えば，データ分析中になされた重要な決定の紙跡の維持について記述しているか？

この研究では，プロセスを分析するため，縦軸に研究参加者，横軸にカテゴリー，コードおよび語りを記述した一覧表を作成し，文脈を踏まえながら，カテゴリー間の関係図を作成したとされています．この点が厳密性の確保につながっているように思います．

③ 質的データの分析は，分析を実施している個々人の経験や視点に影響される．研究者のバイアスの影響に対して最小限とする，もしくは，バイアスを認めるためにどのような措置が用いられていたか？ 例えば，2名の研究者が独立してデータを分析し，それら2名の分析を比較していたか？ 数名の質的研究者は，研究者間の解釈の比較可能性は実証主義とより一貫し，そして，評価基準として実証主義は含まれないと考えている

この研究では，分析の妥当性を確保するため，データ収集および分析に先立ち質的研究の豊富な経験を持つ指導者からの面接調査と分析の実施訓練を受けたとされています．さらに，分析中は継続的なスーパーバイズを受けたとされています．訓練を受けたことから，データ収集法および分析法の精度は高められたと考えられます．また，継続的なスーパーバイズを受けていることから，一定程度の分析の妥当性は確保されていると考えられます．

④ データ管理と分析の方法は研究目的およびデータと適合していたか？

この研究は，手術施行に関する意思決定から結果を認識していくまでのプロセスを明らかにすることが目的です．また，このプロセスは，医師から手術施行についての説明を受けてから，乳房再建術を行うか否か，また再建方法について検討して決定し，自分が決定した手術の結果を認識していくまでのプロセスを取り上げています．得られたデータから，参加者の手術施行に関する意思決定，決定した手術の結果の認識に関連する語りに着目して意味を解釈してコード化し，そこからサブカテゴリーおよびカテゴリーを導き出しています．さらに，プロセスを分析するため，縦軸に研究参加者，横軸にカテゴリー，コードおよび語りを記述した一覧表を作成し，文脈を踏まえながら，カテゴリー間の関係図を作成しています．

したがって，分析方法は研究目的およびデータと適合していると考えられます．

結果

① 結果は目標とした現象について新たな情報を提供したか？

この研究の序論で筆者が述べていましたように，本研究の目的として，横軸型腹直筋皮弁による一次乳房再建術を受けた初発乳がん患者に焦点を当て，手術施行に関する意思決定から結果を認識していくまでのプロセスを明らかにすることに関連した研究は未だ国内外では報告されていません．

したがって，本研究結果はその全貌が新たな情報ということになります．

本研究参加者の手術施行に関する意思決定から結果を認識していくまでのプロセスは，手術施行を決定していく局面（研究論文中の図 1）と自分で決定した手術の結果を認識していく局面（研究論文中の図 2）の 2 つに分けられたとされています．これについても新しい発見ということになります．

手術施行を決定していく局面の 111 コード，32 サブカテゴリー，12 カテゴリー，手術の結果を認識していく局面の 43 コード，12 サブカテゴリー，5 カテゴリーのすべてが新しい発見ということになります．

これらの結果は，きわめて貴重な内容だと考えられます．

② データの解釈は収集されたデータと適合するか？

本研究の結果では，カテゴリー，サブカテゴリー，コードの説明に加え，参加者の語りのロウデータが，参加者の ID とともに随所に取り上げられています．この部分では，データの解釈が収集されたデータと適合することを表していますので，ここは明確であると考えられます．

考察

① 結果は，対象現象について新たな情報を提供したか？

本研究結果から，参加者の手術施行に関する意思決定は，【乳房全摘出施行の必要性の認知】に始まり，乳房切除術と乳房再建術の【手術施行の自己決定】をし，さらに再建方法を選択するという，複数の事柄を次々と決定していかなければならないプロセスであったことが明らかになっています．

このようななかで，多くの参加者にとって，再建術の選択肢や存在は，術後の乳房喪失による精神的ダメージや社会生活の否定的変化の軽減を期待させ，乳房切除術の施行を受け入れやすくしていたことが明らかになっています．

さらに，乳房喪失に衝撃を受ける者がいましたが，再建に期待することでそれを軽減させ，手術の施行を決定していました．つまり，乳房を再建することができるという選択肢は，乳房喪失に衝撃を受ける患者にとって救いとなっていることも明らかとなっています．

一方，術後，自己決定した手術の結果に関して，参加者は全員が再建した乳房の審美性については満足していましたが，腹部の傷の審美性と腹部の突っ張り感の程度の認識によって，2つのパターンに分かれていました．決定した結果に対する肯定的な認識を示した者は，決定時の予測どおりに再建により乳房喪失に伴う喪失感を軽減でき，元どおりの社会生活を送れていることから，再建を選択して良かったと満足感を抱いていました．しかし一方で，腹部の状態を否定的に認識している者は，選択した再建方法を後悔していることが明らかとなっています．

加えて，再建方法決定時の困難では，ほとんどの参加者は，医師からの説明を聞きつつ，自らインターネットや書籍で情報収集を行っていました．しかしながら，特に再建方法については，文字や図を基に医師から何度も説明を受けた参加者でも，腹直筋がどのように乳房まで移動されるのかといった自分の身体の中がどう変化するのかについてあまり理解できなかったと認識していました．また，全員が術前に外見上腹部に傷ができることを理解していても，術後に予想以上の傷の大きさに驚いていました．さらに一部の参加者は，腹部の傷の大きさに腹部の苦痛が持続していることが加わり，自己決定した再建方法への後悔につながっていることも明らかになっています．

また，参加者は，医師より自家組織移植による再建とシリコンインプラントによる再建の説明を受け，それぞれのメリットとデメリットを勘案し，全員が「シリコン挿入のデメリットの回避」をするために，自家組織移植による再建術を選択していたことも明らかとなっています．

患者の意思決定の仕方について参加者は，家族や医師からの再建術の勧めに後押しされる者もいましたが，最終的には全員が手術の施行を自己決定したと認識していたことが明らかになっていました．一方で，決定した結果に対する否定的な認識をした参加者のなかには，再建方法については，今までのようにもっと熟慮して決めれば良かったといった，元来の意思決定の仕方が貫けなかったという後悔を抱く者もいたことが明らかになっています．

② **結果は，ほかの研究やほかの関連文献の研究結果とつながっていたか？**

以下に，関連研究から本研究の結果とのつながりを取り上げていきます．

1) 尾沼ら（2004）の研究では，乳房温存術と乳房切除術の術式選択の意思決定に関する研究のなかで，乳房切除しか選択肢がない場合，生命危機への回避と乳房喪失との間で葛藤することを明らかにしていました．これと同様に，本研究の参加者にも乳房喪失に衝撃を受ける者がいましたが，再建に期待することで，それを軽減させて手術の施行を決定していたことから，乳房を再建できるという選択肢が救いとなっていることを取り上げています．
2) 再建術を施行できる医療機関は限られており（矢野，2007；矢野，2008），乳房切除時には再建術に関して十分情報提供されていない，あるいはまったく説明されなかったため，術後にそれを知り二次乳房再建術を希望する患者も存在するという報告を取り上げています（Begum, et al., 2011；Fallbjörk, Frejeus, & Rasmussen, 2012；富士，木村，身原他，2012）．本研究の参加者の場合は，乳房切除術と一次再建術の説明が十分に成されており，再建術の選択肢が知らされ患者自身で再建術を受けるか否かを決定できたことが取り上げられています．このようなことから，乳房切除時と同時に再建術の選択肢を提供する環境を整えていく必要性も述べられています．
3) Begumらの研究では，患者が再建術を受けた理由は，乳房喪失による外見への否定的感覚と自信の低下を含むボディ・イメージに関する心配にあり，再建術はそれに伴う情動的衝撃を減らすための選択肢と見なされていたことを明らかにしていました．他にも類似の研究があることも取り上げています（Fang, et al., 2010；Holtzmann & Timm, 2005）．そのうえで，本研究における【乳房喪失による精神的ダメージの予測】は，このような研究結果と一致していることを明らかにしています．
4) 本研究の参加者の入浴や温泉に関する語りは，国内における先行研究には見られましたが（上谷，前田，大川他，1993），海外文献には見当たらないことから，日本人に特徴的な行為であると考えられると考察しています．
5) 日本に限らず大衆浴場に入る習慣のある民族では，個人が集まっての社会的コミュニケーションの場であることが指摘されている文献を取り上げています（吉田，1995）．本研究の参加者にとっても大衆浴場は家族や友人など，周囲との関係をとる手段になっていることから，手術後の社会生活の質を維持するためにも再建術施行の決定に傾いているといえると考察されています．
6) 乳房切除術を受けた患者は乳房喪失に心理的動揺を受け，ボディ・イメージや自己像に大きく影響するという文献を取り上げています（内田，2007；Hill & White, 2008；Fallbjork, Salander, & Rasmussen, 2012）．したがって，乳房再建はそれらを回避する有効な選択肢だといえると考察しています．
7) 既存の自家組織移植による一次乳房再建術を受けた患者に関する研究では（谷口，2004；Holtzmann & Timm, 2005；Fang, et al., 2010），患者の再建乳房の審美的評価について言及していますが，本研究のように腹部の状態が手術の結果の認識に影響することを明らかにしたものは見当たらないとしています．今回の結果から，患者にとって再建乳房と同様に腹部の傷も重要な要素となることを考察しています．

8) 乳房再建術に関する乳がん患者の意思決定において，患者が情報源として写真，VTRは有効であると認識していることを報告している文献を取り上げて（Wolf, 2004a：Wolf, 2004b），写真やVTRといった視聴覚資料の提供は必要であることを考察しています．

9) 本研究の参加者は全員が手術の施行を自己決定したと認識していました．このような結果との関連性で，一般成人および患者を対象に，医師に対する意識の全国調査結果から，「医師に任せるのが良い」に比して「医師より十分説明を聞き，納得したうえで治療を受けるべきだ」と回答した者が8割近くあり，国民と患者は主体性の高い医療を求めていることを取り上げています（江口，2003）．21世紀に入り，患者は「自分の身体のことは自分で決める」という意識に変化していることを考察しています．

10) 本研究の参加者で，決定した結果に対して否定的認識をした者のなかには，もっと熟慮して決めれば良かったといった，元来の意思決定の仕方が貫けなかったという後悔を抱く者もいたことを取り上げています．患者が選択肢について熟慮することは，治療への適応に効果があるといわれている文献を取り上げ（Leinster, Ashcroft, & Slade, et al., 1989），患者自身が納得し，自ら決定していけるような看護支援の必要性を考察しています．

③ 結果の臨床的意義，政治的意義，理論的意義，そのほかの意義を記述すること．著者はこれらの応用を探究しているか？

冒頭の【問題立言】のクリティークで取り上げましたとおり，乳房を喪失した患者の外見上の変化は，自己の否定的変化，落ち込みや不安，うつ，自分自身の喪失などの否定的影響を与えることが明らかになっているという臨床的問題がありました．乳房再建術はこのような患者の救いとなっていました．本研究の参加者は全員が乳房再建術の施行を自己決定したと認識していました．術後，自己決定した手術の結果について，全員が再建した乳房の審美性については満足していたことが明らかになっています．このことから，本研究の結果から臨床的意義は明らかになっていると考えます．

しかしながら，腹部の突っ張り感の程度が強かった者は選択した再建方法に後悔していました．ここから再建乳房と同様に，腹部の傷も選択の重要な要素となることも明らかになっています．したがって，この結果についても本研究によって明らかとなった臨床的意義であると考えます．

本研究で明らかになった政治的意義としては，

1) 今後，乳房再建術がもっと普及していくことが望まれること
2) 一次乳房再建術と二次乳房再建術の選択肢が，乳房切除術の説明時に医師によって十分

説明されること

3) シリコンインプラント術が保険適用されることが望まれること

が挙げられます．

本研究で明らかになった理論的意義については言及されていません．

結果の論理と形態

① 参加者の声を聴くこと，研究されている現象の理解を得ることができたか？

本研究の結果から，参加者の手術施行に関する意思決定から結果を認識していくまでのプロセスは，手術施行を決定していく局面（研究論文中の図1）と自分で決定した手術の結果を認識していく局面（研究論文中の図2）の2つに分けられました．手術施行を決定していく局面の111コード，32サブカテゴリー，12カテゴリー，手術の結果を認識していく局面の43コード，12サブカテゴリー，5カテゴリーは，すべて研究されている現象についての理解に結びつく内容です．結果には随所に参加者の語りが含められています．ここから参加者の声を鮮明に聴くことができます．

② 研究報告の要素を容易に識別することができたか？

ここは，要旨の内容を評価するところです．本研究の要旨は，研究目的と方法，結果について簡潔に明らかに述べられています．望ましくは，結果の最後に端的な考察や今後の研究の必要性などを簡潔に加えられれば，一層良かったと考えます．

③ 研究の全体的な説明は，研究の目的，方法，そして結果と適合していたか？

本研究は，臨床問題の背景を受けて研究目的が設定されています．そして，目的に対してふさわしい質的な研究方法がとられています．分析結果に基づいて結果の全貌が図式とともに述べられ，明確な記述がなされています．したがって，研究の全体的な説明は，目的，方法，そして結果と適合していると考えます．

④ 結果の説明は首尾一貫した論理であったか？

すでに述べてきましたとおり，結果は研究目的に対して首尾一貫した論理によって明確に記述されています．

以上，1つの質的研究の例証を取り上げてクリティークしてきました．

文献

- Grove, S.K., Burns, N., & Gray, J.R./ 黒田裕子，中木高夫，逸見功．(2013/2015)．バーンズ&グローブ看護研究入門　原著第 7 版―評価・統合・エビデンスの生成．東京：エルゼビア・ジャパン．

論文例 2

横軸型腹直筋皮弁による一次乳房再建術を受けた初発乳がん患者の手術施行に関する意思決定から結果を認識していくまでのプロセス

山田　紋子
黒田　裕子

Ⅰ．序論

近年，乳がん手術では，乳房の整容性に配慮して手術範囲の縮小化が進んでいるが，2011年現在，全乳房手術の内，乳房切除術を受ける患者も40.2%存在する[1)]．乳房切除術では乳房の喪失は避けられない事実であり，そうした外見上の変化は，患者に対して自己の否定的変化，落ち込みや不安[2)]，うつ[3)]，自分自身の喪失[4)]などの否定的影響を与えることが明らかにされている．

乳房喪失に対する対応には，乳房再建術の施行や外的補正具の装着がある．乳房切除術後の乳房再建術は，2006年4月にその一部が保険適用となったことにも後押しされ，乳がんの根治性と乳房の整容性を両立する治療法として今世紀に入り注目されつつある手術である[5)]．一方で，乳房再建術を施行する施設はまだ限られており[6, 7)]，一部の病院でしか受けられない治療の域を出ていないという現実もある．乳房再建術を実施する全国5施設に対する調査[8)]では，45歳以下の乳房切除術後患者の再建率は36.7〜61.3%だと報告されている．また，乳房切除術後の患者を対象とした実態調査[9)]では，対象者の29%が二次乳房再建術を希望したと報告されている．これらの結果は，乳房切除術後の患者にとって，その機会さえあれば乳房再建術は乳房喪失に対処する選択肢の1つと成りえることを示唆している．

乳房再建術には乳房切除術と同時に行う一次再建と，切除術後に一定期間経過した後に行う二次再建がある．それぞれ利点と欠点があるが，施行する施設では，受ける患者のほとんどが切除と同時に再建することにより外見上の乳房喪失がない一次再建を選択しており，今後は一次再建の需要がさらに増えると予想される[5)]ともいわれている．また，再建方法の種類には，広背筋や腹直筋等を用いる自家組織移植による再建と，人工物であるシリコンインプラントを用いる再建がある．これらにも利点と欠点があるが，全国の日本形成外科学会認定施設及び教育関連施設を対象に行った調査[6)]では，施行している一次再建術の再建方法は腹直筋皮弁が49.5%と最も多く，次いで広背筋皮弁45.8%，組織拡張器＋インプラント挿入が33.0%であったと報告されている．ここから，現状ではインプラント挿入に比して自己組織移植による乳房再建術を施行できる施設が多いこと，今後は一次乳房再建術を受ける患者が増加することが窺える．

このような乳房再建術に関する乳がん患者の研究は，乳房再建術を受けた患者の体験，思い，心理過程[3,10-15]，意思決定の体験やパターン[16]，情報ニーズ[17,18]といったものが散見されるが，その数はまだ多くない．これらの結果を概観すると，患者は乳房が元に戻ると考えて手術施行を決定し，手術後は満足していること[10,14,16]，一方では，手術後に再建乳房は元の乳房とは同じではないと感じ，乳房再建術の施行を選択したことに疑問を持つこと[11,12]などが明らかにされている．また，乳房再建術を受ける乳がん患者の体験には患者の意思決定に関することが多く見受けられる．実際，乳房再建術は乳房の整容性の維持や改善のために行われるものであり，施行するか否かは患者が選択するべき問題である[5]とされている．しかしながら，前述したこれまでの研究のほとんどは，体験や思いをテーマにして，その一部として意思決定を扱っており，乳房再建術を受ける患者の意思決定に焦点をあてたものは海外でも少なく[16-18]，国内では見当たらない．また，手術後に自分の決定に疑問を持つ患者もいることから，患者が手術した結果をどのように捉えるかが，自分の意思決定に対する評価に影響すると考えられるが，意思決定からその後の結果の認識までを含めて明らかにした研究は海外，国内ともに見当たらない．

以上のことから，本研究は，施行できる施設が最も多い，つまり選択肢として患者に提示される可能性が最も高いと考えられる横軸型腹直筋皮弁❶による一次乳房再建術を受けた初発乳がん患者に焦点をあて，手術施行に関する意思決定から結果を認識していくまでのプロセスを明らかにすることを目的とする．なお，本研究において「手術施行に関する意思決定から結果を認識していくまでのプロセス」とは，医師より手術施行についての説明を受けてから，乳房再建術を行うか否か，また再建方法について検討して決定し，自分が決定した手術の結果を認識していくまでのプロセスと定義する．本研究の結果を通して，乳がん看護に関わる看護師が乳房再建術を受ける患者に関する現象を理解することにより，乳房切除術を受ける乳がん患者に対する情報提供がより充実することにつながると思われる．また，実際に乳房再建術を受ける患者の看護に携わる看護師に対して，意思決定支援を行う上での基礎資料が提供できると考える．

Ⅱ．研究方法

本研究は，回顧的な質的帰納的研究デザインをとる．

1．研究の場および研究参加者

研究の場は都内および近郊にある，乳がん患者に対して乳房再建術を施行している2病院の外科外来あるいは形成外科外来とした．

本研究の参加者は，初めて乳がんと診断され，医師より乳房再建術についての説明を受けている患者の内，乳房切除術および横軸型腹直筋皮弁による一次乳房再建術（以下，乳房再建術）

❶
横軸型腹直筋皮弁：腹直筋を皮弁とし，下腹部の皮膚皮下脂肪組織を採取して移植材料とする自家組織移植による乳房再建術．

を受けてから手術後1年以内の20歳から70歳までの女性12名とした．また，乳がんの診断後に，再発，多臓器への遠隔転移を発症した者は除いた．

2．データ収集期間

2013年6月4日から2013年8月31日とした．

3．データ収集方法

データは，主に半構成的面接によって収集した．面接は，原則として1回60分程度とし，1名につき1回実施した．面接の内容は，研究者が「乳がんと診断されてから，手術（乳房切除術と乳房再建術）を受けることを決めた経過とそのときのお気持ちをお聞かせください」，「手術を受けた後，ご自分の決定や手術の結果に対して，どのように感じていらっしゃいますか」と尋ね，その後は自由に語ってもらった．面接は研究参加者の承諾を得た上で録音した．また，研究の場とした病院および研究参加者の同意を得た上で，診療録より患者の乳がんの病期，診断後の経過，治療経過を補完データとして収集した．

4．データ分析方法

分析手順としては，まず面接の録音を逐語録化した後，何度も読み返し全体的な内容を把握した．次に，逐語録上において研究参加者の手術施行に関する意思決定，決定した手術の結果の認識に関連する語りに下線を引き，その横の空欄に意味内容を解釈して記述し，さらにコード化した．コード間の類似性，差異性について比較しながら，サブカテゴリー，カテゴリーと抽象度を高めながら抽出した．またプロセスを分析するため，縦軸に研究参加者，横軸にカテゴリー，コードおよび語りを記述した一覧表を作成し，文脈を踏まえながら，カテゴリー間の関係図を作成した．分析の妥当性を確保するため，データ収集および分析に先立ち質的研究の豊富な経験を持つ指導者からの面接調査と分析の実施訓練を受けた．さらに分析中は継続的なスーパーバイズを受けた．

5．倫理的配慮

研究実施の承認を得た施設において，主治医あるいは当該外来の看護責任者から条件に合致する患者を紹介してもらった．その後，当該患者に対して研究者の身分，研究目的，研究方法，倫理的配慮を記載した文書を用いて，研究者が口頭で研究参加を依頼した．その際，自由意思による参加の決定，途中中断の自由，個人情報の保護の厳守，参加を断っても今後の治療や看護にはまったく影響しないことを確約した．この説明後に自由意思に基づいて同意が得られた場合は，同意書に署名を得た上で研究参加者とした．なお，本研究は研究者が在籍する機関および研究実施施設の倫理委員会による承認を得て実施した．

Ⅲ．結果

1．研究参加者の概要

本研究の参加者は，平均年齢52.5歳（範囲：37～62歳）の女性12名であった．婚姻状況は既婚者9名，未婚者2名，離婚者1名であり，全員が家族と同居していた．職業は専業主婦6名，会社員・会社役員・家業手伝い4名，休職中2名であった．乳がんのステージは，0期3名，Ⅰ期3名，Ⅱ期2名，Ⅲ期4名であった．全員が乳房切除術および横軸型腹直筋皮弁による一次乳房再建術を受けていた．手術日から面接日までの平均日数は5ヶ月13日（範囲：1ヶ月13日～1年）であり，1回の平均面接時間は72分（範囲：57～97分）であった．詳細を表1に示す．

2．手術施行に関する意思決定から結果を認識していくまでのプロセス

本研究参加者の手術施行に関する意思決定から結果を認識していくまでのプロセスは，手術施行を決定していく局面と自分で決定した手術の結果を認識していく局面の2つに分けられた．

1）手術施行を決定していく局面

この局面では，111コード，32サブカテゴリー，12カテゴリーが抽出された．これらのカテゴリーには時間経過に伴うプロセス性が見出された（図1）．そこで，まずカテゴリー間の関係を説明し，次にカテゴリーごとに抽出されたサブカテゴリー，主なコードを説明する．なお，コードを〈　〉，サブカテゴリーを［　］，カテゴリーを【　】，参加者の語りを「　」で示す．また，語りの末尾に記したアルファベットは研究参加者のIDを示す．

表1 「研究参加者の概要」

参加者ID	年齢	病期	職業	婚姻状況	子供の有無	初診～手術日	手術～面接日	面接時間
A	40代	Ⅲ C	専業主婦	既婚	2名	30日	9ヶ月 0日	57分
B	40代	Ⅲ C	専業主婦	既婚	2名	9ヶ月13日	1ヶ月25日	81分
C	30代	0	家業手伝い	既婚	1名	2ヶ月29日	10ヶ月 3日	58分
D	60代	0	専業主婦	既婚	無し	1ヶ月10日	11ヶ月25日	89分
E	50代	Ⅲ A	専業主婦	既婚	1名	1ヶ月13日	10ヶ月 0日	82分
F	40代	Ⅰ	会社員	未婚	無し	5ヶ月11日	5ヶ月 0日	95分
G	50代	Ⅲ B	会社員	未婚	無し	1ヶ月10日	4ヶ月 7日	70分
H	40代	Ⅰ	休職中	離婚	1名	3ヶ月18日	1ヶ月13日	75分
I	60代	0	会社役員	既婚	2名	1ヶ月16日	6ヶ月 0日	60分
J	60代	Ⅱ A	専業主婦	既婚	3名	1ヶ月26日	2ヶ月23日	72分
K	60代	Ⅱ B	専業主婦	既婚	2名	1ヶ月10日	5ヶ月14日	58分
L	50代	Ⅰ	休職中	既婚	2名	2ヶ月0日	1ヶ月20日	66分

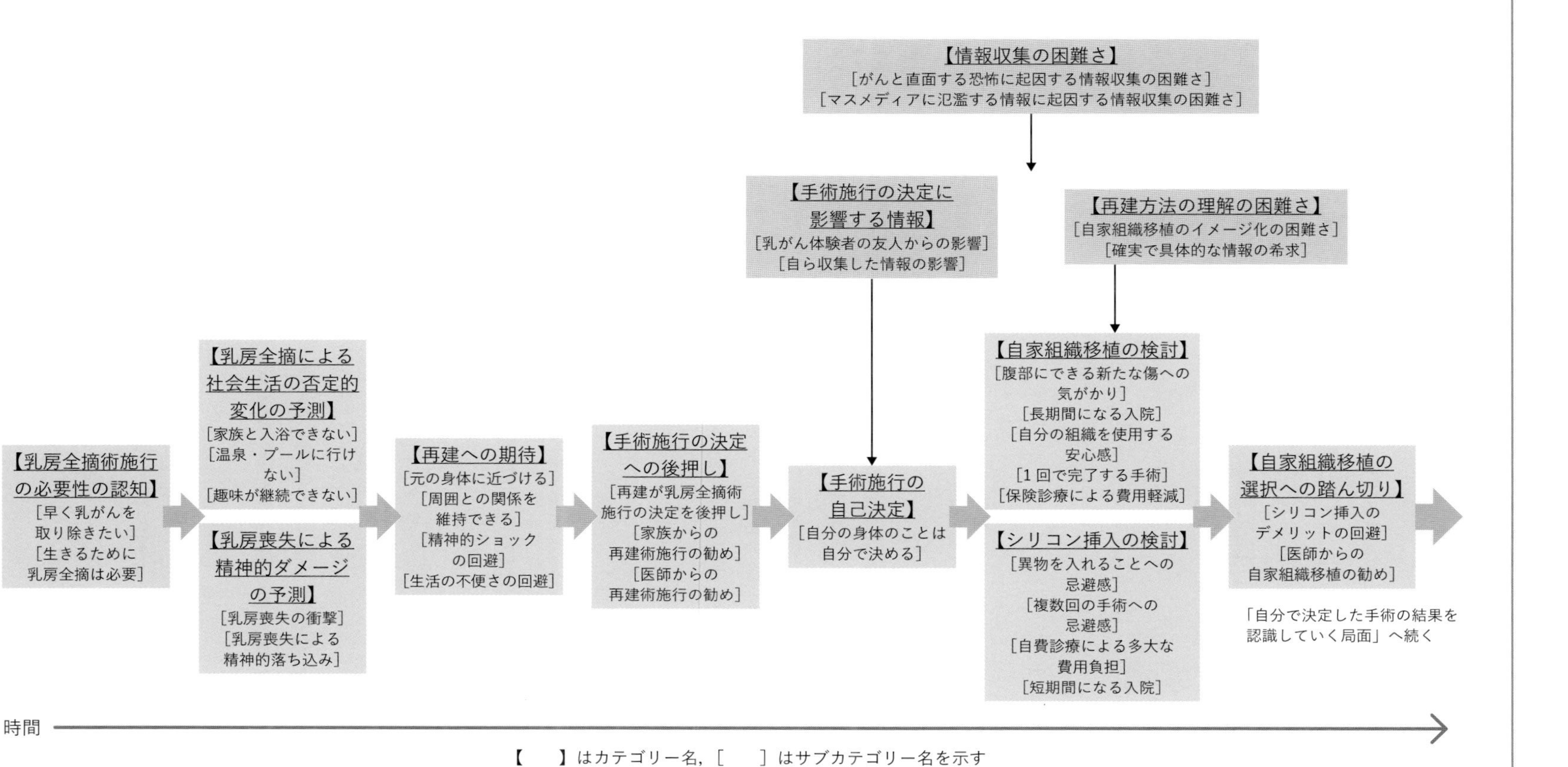

図1　手術施行を決定していく局面のカテゴリーの関係図

全員の参加者が，医師より乳がんの告知と同時に手術の必要性について説明を受け，【乳房全摘術施行の必要性の認知】をしていた．それと同時に【乳房全摘による社会生活の否定的変化の予測】や【乳房喪失による精神的ダメージの予測】を持ったが，医師から再建術が行えることを説明され，【再建への期待】を抱いていた．そうした期待や周囲の者からの意見が【手術施行の決定への後押し】となり，【手術施行の自己決定】をしていた．次に，【自家組織移植の検討】と【シリコン挿入の検討】を行い，【自家組織移植の選択への踏ん切り】によって腹直筋を使用した自家組織移植による乳房再建術を選択していた．

手術施行の決定時には，【手術施行の決定に影響する情報】が存在した．また，再建方法の選択時には，ほとんどの参加者が【再建方法の理解の困難さ】を感じていた．同時に，多くの参加者が自ら情報収集を行っていたが，中には【情報収集の困難さ】を抱く者もいた．

(1)【乳房全摘術施行の必要性の認知】

このカテゴリーは２つのサブカテゴリーで構成した．乳がんと告知され衝撃を受ける者も，なってしまったものは仕方がないと捉える者も，最終的には乳房切除の必要性を受け入れていた．[早く乳がんを取り除きたい] は，〈早く乳がんを取り除いてほしい〉，〈全摘でがんを取り除けば大丈夫〉等の手術に前向きに臨む認知を表した．一方で，[生きるために乳房全摘は必要] は，〈全摘が必要なら受けるしかない〉など必要に迫られ，手術を受けざるをえないという認知を表した．これらの参加者の中には，全摘術の施行を躊躇する者も存在した．

(2)【乳房全摘による社会生活の否定的変化の予測】と【乳房喪失による精神的ダメージの予測】

これらの２つのカテゴリーは，ともに手術後に胸がない身体を周囲の者に見られるという意識から生じていた．また，２つのカテゴリーの内，どちらをどの程度重要視するかは参加者によって異なっていた．

【乳房全摘による社会生活の否定的変化の予測】は，人前で裸になる行為ができないことにより，生活だけでなく周囲の者との関係にも否定的影響があるだろうという予測を表した．このカテゴリーは３つのサブカテゴリーから構成した．[家族と入浴できない] は，〈娘とのコミュニケーション手段であるお風呂に一緒に入れなくなる〉などの子どもとの入浴についての予測であった．[温泉・プールに行けない] は，「結構行くんです，お友達とお風呂に．少しくらいなら隠しようもあるけど，(左右の胸の) 差がつきすぎるとね．(略) 他人にも不愉快な思いをさせるかなというのはありますよね (I)」などの〈温泉で隠しようがない〉，〈全摘したら温泉に行けない〉といった大衆浴場に行けないと同時に，それが対人関係にも影響するという予測であった．[趣味が継続できない] は〈趣味の水泳で水着になる時に困る〉などの趣味の継続が困難になるという予測であった．

【乳房喪失による精神的ダメージの予測】は，胸は２つあるのが女性である，女性として胸はある方がいいといった女性らしさに対する乳房の重要性を背景とした精神的ダメージの予測を表し，２つのサブカテゴリーから構成した．[乳房喪失の衝撃] は，「見ため的に何もないことがショック．(略) ないってことは，精神的に気ぃ狂ってたかもしれない (F)」などの〈胸がなくなったら気が狂うかもしれない〉,〈胸がないことはショック〉だろうという予測であった.［乳房喪失による精神的落ち込み］は〈全摘体験者の画像を見て，精神面の影響の大きさを痛感〉,〈えぐれた胸を毎日見ることからくる落ち込み〉の予測であった.

(3)【再建への期待】

このカテゴリーは，再建によって全摘に伴う否定的変化を軽減できるという期待を表し，4つのサブカテゴリーから構成した.［元の身体に近づける］は,〈再建乳房は偽物でも胸が2つある〉,〈再建で胸は綺麗になる〉などの再建によって外見上の否定的変化を軽減できるという期待であった.［周囲との関係を維持できる］は,〈再建すれば人前に出られる〉,〈友人と温泉に入るため胸はある方がいい〉などのこれまで通りの対人関係を維持できるという期待であった.［精神的ショックの回避］は,〈胸のふくらみによってショックは軽減できる〉などの精神的側面への否定的影響の軽減に対する期待であった.［生活の不便さの回避］は〈外的補充物を着ける面倒がなくなる〉などの日常生活上の不便さや煩わしさを避けられるという期待であった.

(4)【手術施行の決定への後押し】

このカテゴリーは，乳房切除術と再建術を受けることを決定する際に後押しとなった参加者自身の思いや周囲からの影響を表し，3つのサブカテゴリーから構成した.この内のどれが後押しとなったかは参加者により異なった.［再建が乳房全摘術施行の決定を後押し］は,「え～,(全摘は)ちょっとなぁって思った時にすごい再建が救いみたいに.(略)その辺は決断するのにすごいプラスになりましたよね(K)」などの〈再建が救いとなって全摘術を決心〉,〈再建できることで全摘することとの折り合いがついた〉といった再建できるから全摘術を受ける決定ができたという後押しであった.［家族からの再建術施行の勧め］は，夫，実母，姉妹，娘が精神的落ち込みを防いだり，温泉に行くために再建術を勧めたことから再建術施行への意思を固めていったという後押しであった.［医師からの再建術施行の勧め］は家族からの勧めと同様であった.

(5)【手術施行の自己決定】

このカテゴリーは，さまざまな後押しを受けながらも，最終的には乳房切除術と再建術の施行は自分で決定することを表し，［自分の身体のことは自分で決める］の1つのサブカテゴリーから構成した.これは〈元々自分のことは自分で決める〉,「もう(周囲に)相談っていうより自分の中で決めてたから.ただ，ちょっとプッシュをしてもらう感じで(K)」などの〈周囲の意見を聞いても最終的には自分が決める〉といったコードから抽出した.

(6)【自家組織移植の検討】と【シリコン挿入の検討】

この2つのカテゴリーは，医師から腹直筋を使用する自家組織移植とシリコンインプラント挿入による再建方法の説明を受け，両者のデメリットとメリットを天秤にかけるように検討することを表した.

【自家組織移植の検討】は5つのサブカテゴリーから構成した.［腹部にできる新たな傷への気がかり］は,〈腹部に新たな傷ができることが気になる〉といったコードから抽出した.［長期間になる入院］は,〈入院期間が長くなり，子どもの世話が心配〉などのコードから抽出した.

[自分の組織を使用する安心感] は，〈自分の組織で再建できる方が安心〉といったコードから抽出した．[1回で完了する手術] は，〈1回の手術で済む〉，〈1度痛い思いをすれば済む〉などのコードから抽出した．[保険診療による費用軽減] は，〈保険診療でできるため費用が抑えられる〉といったコードから抽出した．

【シリコン挿入の検討】は4つのサブカテゴリーから構成した．[異物を入れることへの忌避感] は，〈身体に異物を入れたくない〉，〈異物は嫌〉といったコードから抽出した．[複数回の手術への忌避感] は，〈複数回の手術のため，何度も疼痛を体験したくない〉，〈何度も手術をしたくない〉というコードから抽出した．[自費診療による多大な費用負担] は，〈自費診療で高額なため費用が払えない〉といったコードから抽出した．[短期間になる入院] は，〈入院期間が短い〉，〈回復が早い〉などのコードから抽出した．

(7)【自家組織移植の選択への踏ん切り】

このカテゴリーは，再建方法の検討の結果，最終的に再建方法を選択した際の決め手を表し，2つのサブカテゴリーから構成した．[シリコン挿入のデメリットの回避] は，〈腹部に傷ができるのは気になるが何度も手術したくない〉，「やっぱりちょっとお腹の傷はね，気になったんですけど．それ以上に異物は嫌というのが自分で (I)」といった〈腹部の傷よりも体内に異物を入れる方が嫌〉，「単純にお腹を切るのが嫌だった．傷が増えるから．でも，金額……覚えてないですけど，シリコンだと，ええっ，そんなにするんだって驚いて．そういう話しを聞いた時に，やっぱお腹を切ってやった方がいいんじゃないかと思って (C)」等の〈腹部の傷は嫌だがお金をかけられない〉というコードから抽出した．参加者は [医師からの自家組織移植の勧め] も受けていたが，全員が各再建方法のデメリットに注目し，シリコンインプラント挿入術のデメリットを回避するために腹直筋による自家組織移植を選択していた．

(8)【手術施行の決定に影響する情報】

このカテゴリーは，手術の施行を決定する際に影響した情報を表し，2つのサブカテゴリーから構成した．[乳がん体験者の友人からの影響] は，「友達6人位のグループがあるんですけど，その内もう2人乳がんで取っていて，やっぱり全摘なんです．で温泉なんかに行くと“家族風呂が欲しいな”とか“皆と入るのは嫌だから”っていう話しをちょっと聞いてたんです．その後，別のグループの集まりの時に再建した人が“見て”って見せてくださったんです．で，あぁ，そういう方法もあるのねと思って．(略) でお風呂に行く時なんかは“あんまり気にしなくて済むかな”なんて言うの．あの感覚だったんですよ．(略) その友達の状態も両方見てるから自分でも決めやすかったんで (I)」という〈全摘した友人の人と一緒に温泉に入れないという言葉〉，〈再建した友人の温泉に入る時にも気にならないという言葉〉を聞いた体験が決定を容易にしたことを表した．[自ら収集した情報の影響] は，〈情報は知らないよりは参考になった〉，〈一般的に行われている再建術なら安心〉等の収集した情報の決定への影響を表した．

(9)【再建方法の理解の困難さ】

このカテゴリーは特に自家組織移植による再建術の術式は理解しづらいことを表し，2つのサブカテゴリーから構成した．[自家組織移植のイメージ化の困難さ] は，「腹直筋と言うんですか，筋肉をこう引っ張るっていうのが図や絵の上ではわかるんですよね．だけど，何がどうなってるかが全然今だに理解されてないんですけど（I）」，「先生にお腹のこと説明されたんですけど，さっぱりわかんなかったです．はいはいってサインして（笑）．（略）知識がないもんだから調べながらで，先生に何回もメモとか絵を書いてもらって調べて，でもわかんないもんはわかんないし（E）」などの〈図や絵では自家組織移植の方法は理解できない〉，「（腹部に）傷をつけるとか先生が説明されたんですけど，それでも何か傷ができるというのがピンときてなくて（K）」という〈腹部の傷がイメージできない〉等のコードから抽出し，医師の説明を聞いても再建による体表面上や身体内の変化がイメージしにくかったことを表した．［確実で具体的な情報の希求］は，「実際の写真とか何かが，少しこう参考になれば，お腹の傷もね，もうちょっと理解できたかなというか．ありますよね，実際の肉体が写ってる物というか（I）」等の〈実際の腹部の写真が見たい〉といった，より具体的な情報を必要としていることを表した．

（10）【情報収集の困難さ】

このカテゴリーは2つのサブカテゴリーから構成した．［がんと直面する恐怖に起因する情報収集の困難さ］は，〈怖くて情報が見られない〉などの困難さであった．［マスメディアに氾濫する情報に起因する情報収集の困難さ］は，「テレビは不確実なものが多いから，あまり振り回されないようにって書いてあって．確かにそうだって思って．すごい情報が多すぎて，あと適当なのと確実なのがあって．（略）知りたいことが載ってなかった（B）」等の〈インターネットやテレビからの膨大な情報には確実なものと不確実なものが混在し，本当に知りたいことが載っていない〉といった必要な情報を選択できない困難さであった．

2）自分で決定した手術の結果を認識していく局面

この局面では，43コード，12サブカテゴリー，5カテゴリーが抽出された．また，参加者の結果の認識には，決定した結果に対する肯定的な認識と否定的な認識の，それぞれにプロセス性を持つ2つのパターンを見出した（図2）．

（1）決定した結果に対する肯定的な認識

このパターンは9名の参加者に見出した．手術後，身体状態が回復してくると【徐々に元通りに近づきつつある身体】を認知し，それに伴い【再建によって維持される社会生活】を認識していた．そして，それらが【再建への満足】につながっていた．

【徐々に元通りに近づきつつある身体】は，胸も腹部も術前の状態に近づきつつあり，今後はより綺麗になっていくだろうという期待を表し，2つのサブカテゴリーで構成した．［徐々に自然に近づく再建乳房］は，〈綺麗で左右差のない胸に満足〉，〈胸は手術前の状態に近い〉など現在の再建乳房の審美性を肯定的に認識するとともに，〈時間はかかるが徐々に自分の胸になっていくと思うと嬉しい〉などの今後より良い状態になるだろうという期待を表した．［徐々に綺麗になる腹部の傷］は，参加者全員が手術後に傷を初見した際には腹部の傷の大きさに驚きを感じたが，その後〈腹部の傷は少しずつ薄くなってきている〉と感じ，〈腹部の傷はいずれ綺麗になると思う〉と期待を抱くことを表した．

【再建によって維持される社会生活】は再建により術前と同じ社会生活が送れているという

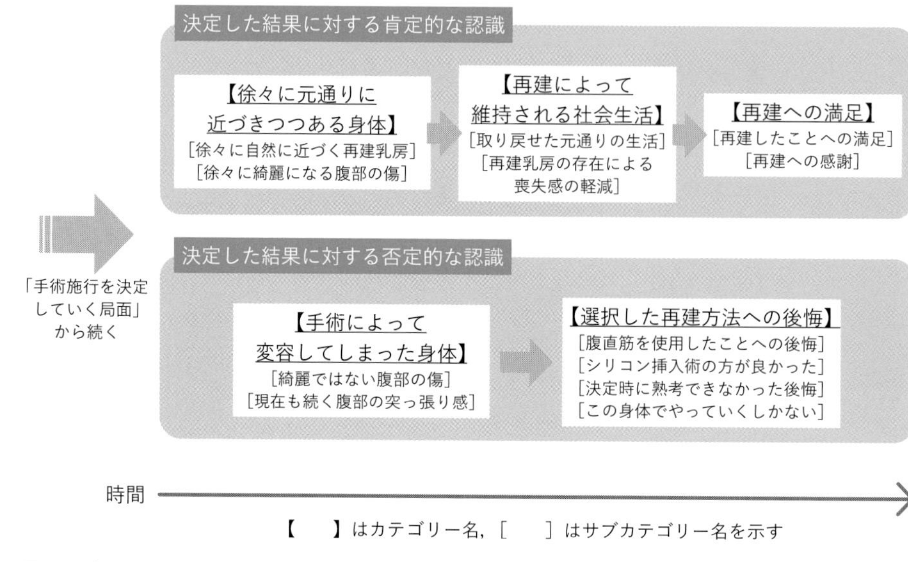

図2　自分で決定した手術の結果を認識していく局面のカテゴリーの関係図

認識を表し，2つのサブカテゴリーで構成した．[取り戻せた元通りの生活] は〈再建したおかげで普通に下着を着けられるのは嬉しい〉等の着衣に関することや，〈今まで通り子どもと一緒にお風呂に入れる〉，〈友人と大好きな温泉に行ける〉等の周囲の者との関係性の維持を含んだ活動を継続できることを表した．[再建乳房の存在による喪失感の軽減] は「胸を取ったのにあるんだ私って思って．元々は温泉とか水着を着るだとかその位の気持ちで再建を希望してたんですけど，違う違う．私，全然喪失感ないやって思って (B)」という〈再建して胸があるから喪失感がない〉，〈自分の肉を使用したからこそ自分の胸だと感じる〉等の再建して胸があることによる喪失感の軽減を表した．

【再建への満足】は2つのサブカテゴリーで構成された．[再建したことへの満足] は，〈再建できて良かった〉，〈心の底から再建して良かった〉等のコードから抽出した．[再建への感謝] は〈人前に出られるのは再建のおかげ〉，「同時再建ができる形成外科の技術が，今すごい発達してて素晴らしいなってありがたいですよね (B)」という〈再建技術の進歩への感謝〉等のコードから抽出した．

(2) 決定した結果に対する否定的な認識

このパターンは3名の参加者に見出した．術後【手術によって変容してしまった身体】を認識し，それが【選択した再建方法への後悔】につながっていた．

【手術によって変容してしまった身体】は，2つのサブカテゴリーから構成された．[綺麗ではない腹部の傷] は，「お腹をね，正面から見るともう脇から脇まで切りますよねぇ．大き過ぎる．何かもうそこまでして再建しなくても良かったかなって (H)」といった〈腹部の傷は大きすぎる〉，「ここ (下腹部の傷の両端) が平らじゃないんですね．つまんだようにね，こうなってる，何か三角にとんがってるんですよ，両脇が．(略) 風呂上がりにね，あぁ～みたいなね．

こっち（乳房）もあんのに，こっち（腹部）もこんな酷い形って．これやばい，ほんと，あぁ～みたいなね，それはあるかなぁ（G）」という〈腹部の傷の両端が三角に尖って醜い〉などの腹部の傷の審美性についての否定的な認識を表した．［現在も続く腹部の突っ張り感］は，〈腹部が突っ張り力が入りにくい〉などの身体的苦痛の持続を表した．これらの参加者は再建乳房の審美性は肯定的に認識していたが，それ以上に腹部の状態を否定的に認識していた．

【選択した再建方法への後悔】は，4つのサブカテゴリーから構成した．［腹直筋を使用したことへの後悔］は，〈腹筋を使わなければ良かった〉，〈腹部の外見や突っ張り感から腹部を切らなければ良かった〉といった腹部の傷の審美性に対する否定的認識や現在も続く苦痛に起因して腹直筋による自家組織移植を選択したことへの後悔を抱いていることを表した．［シリコン挿入術の方が良かった］は，〈腹部の筋肉を使わないシリコン挿入術でも良かった〉等のコードから抽出した．［決定時に熟考できなかった後悔］は，「あんまり考える時間がなかった．ちょっと色々家の，父の手続きとかあって追われちゃって．ゆっくり，ほんとに調べなかった．（略）どの（再建）方法にしたら良かったかっていうのを自分がちゃんと検討しなかったっていう後悔です．もう少しよ～く考えれば良かったなっていうのが自分の中での一番の後悔であり．（略）今までね，後悔しない様に物事を選択する時にすごく，これでいいって自分が決めるタイプの人間だったから，そこら辺が今回微妙に違ったんで．違ってはないけど違ったんでってとこが反省ですね，自分の行動のとり方のね（G）」という〈これまで通り熟考して決定すれば良かったという後悔〉から抽出した．［この身体でやっていくしかない］は，〈手術した結果は変えられないからこの身体と向き合おうと決めた〉，〈やってしまったからにはこの身体でやっていくしかない〉から抽出した．

Ⅳ．考察

1．患者の手術施行の意思決定における乳房再建術の意味

本研究の参加者の手術施行に関する意思決定は，【乳房全摘術施行の必要性の認知】に始まり，乳房切除術と乳房再建術の【手術施行の自己決定】をし，さらに再建方法を選択するという，複数の事柄を次々と決定していかなければならないプロセスであった．その中で，多くの参加者にとって，再建術の選択肢の存在は，術後の乳房喪失による精神的ダメージや社会生活の否定的変化の軽減を期待させ，乳房切除術の施行を受け入れやすくしていた．尾沼ら[19]は，乳房温存術と乳房切除術の術式選択の意思決定に関する研究の中で，乳房切除術しか選択肢がない場合，生命危機への回避と乳房喪失との間で葛藤が生じることを明らかにしている．本研究の参加者の中にも，乳房喪失に衝撃を受ける者がいたが，再建に期待することでそれを軽減させ，手術の施行を決定していた．つまり，乳房を再建することができるという選択肢は，乳房喪失に衝撃を受ける患者にとって救いとなっているといえる．一方で，再建術を施行できる医療機関は限られており[6,7]，乳房切除術時に再建術に関して十分情報提供されていない，あるいはまったく説明されなかったため，術後にそれを知り，二次乳房再建術を希望する患者も存在するという報告もある[10,16,20]．今後，より多くの乳房切除術を受ける患者に再建術の選

択肢の存在を知らせ，施行するか否かを患者自身が決定できる環境を整えていく必要があると考える．

また，Begum ら[16]は，患者が再建術を受けた理由は，乳房喪失による外見への否定的感覚と自信の低下を含むボディ・イメージに関する心配にあり，再建術はそれに伴う情動的衝撃を減らすための選択肢と見なされていたことを明らかにしており，他にも類似の報告がある[11,12]．本研究における【乳房喪失による精神的ダメージの予測】は，これらの先行研究の結果と一致している．一方で，入浴や温泉に関する語りは，国内における先行研究には見られるものの[15]，海外文献の結果には見当たらず，日本人に特徴的な行為であると考えられる．さらに，日本に限らず大衆浴場に入る習慣がある民族では，個人が集まっての社会的コミュニケーションの場であることが指摘されている[21]．本研究の参加者にとっても，それらは日常的な行為にとどまらず，家族や友人といった周囲の者との関係をとる手段となっており，手術後の社会生活の質を維持するためにも再建術施行の決定に傾いていっているといえる．

2．自己決定した手術の結果の認識に影響する要素

術後，自己決定した手術の結果に関する参加者は，全員が再建した乳房の審美性については満足していたが，腹部の傷の審美性と腹部の突っ張り感の程度の認識によって，2つのパターンに分かれた．

決定した結果に対する肯定的な認識を示した者は，決定時の予測通りに再建により乳房喪失に伴う喪失感を軽減でき，元通りの社会生活を送れていることから，再建を選択して良かったと満足感を抱いていた．乳房切除術を受けた患者は乳房喪失に心理的動揺を受け，ボディ・イメージや自己像に大きく影響するとされているが[2-4]，乳房再建はそれらを回避する有効な選択肢だといえる．

しかし一方で，腹部の状態を否定的に認識している者は，選択した再建方法に後悔していた．これまでの自家組織移植による一次乳房再建術を受けた患者に関する研究では，患者の再建乳房の審美的評価について言及しているものはあるが[11-13]，本研究のように腹部の状態が手術の結果の認識に影響することを明らかにしたものは見当たらない．自分の行った決定の最終的な評価は，その結果に依るところが大きいと思われる．今回の結果から，患者にとって再建乳房と同様に腹部の傷も重要な要素となることが示唆された．

3．再建方法の決定時の困難

ほとんどの参加者は，医師からの説明を聞きつつ，自らインターネットや書籍で情報収集を行っていた．しかしながら，特に再建方法については，文字や図を基に医師から何度も説明を受けた参加者でも，腹直筋がどのように乳房まで移動されるのかといった自分の身体の中がどう変化するのかについてあまり理解できなかったと認識していた．また，全員が術前に外見上腹部に傷ができることは理解していても，術後に予想以上の傷の大きさに驚いていた．さらに一部の参加者は，腹部の傷の大きさに腹部の苦痛が持続していることが加わり，自己決定した

再建方法への後悔につながっていた．つまり，参加者は術後の体表面上および身体内の変化をイメージしきれないまま，再建方法を決定しており，中にはそれにより後悔を抱く者もいるといえる．ここから，患者が術後の身体変化を理解した上で再建方法を決定することは，決定した結果に後悔しないためにも重要であると考える．Wolf[17]は，乳房再建術に関する乳がん患者の意思決定において，患者が情報源として写真，VTRは有効であると認識していることを報告している．実際に再建した後の写真を見たかったと語った参加者もいたことからも，術前から医師と連携の上で，患者の希望を確認しながら再建に関する写真やVTRといった視聴覚資料の提供や，身体症状やそれが日常生活に及ぼす影響について具体的に情報提供していく必要があると考える．

また，参加者は，医師より自家組織移植による再建とシリコンインプラントによる再建の説明を受け，それぞれのメリットとデメリットを勘案し，全員が［シリコン挿入のデメリットの回避］をするために自家組織移植による再建術を選択していた．2013年7月からシリコンインプラントの一部が保険診療適用となったが[22]，これは本研究の参加者の手術施行時期以降であった．そのため，複数の参加者が［シリコン挿入のデメリット］として〈自費診療のために高額〉であることを語っており，こうした経済的負担が選択肢を狭めていたことがわかる．今後，保険診療適用となるシリコンインプラントが増え，シリコンインプラント挿入術の費用が軽減することが，患者にとっては選択肢の拡大につながると考える．

4．患者の意思決定の仕方

本研究の参加者は，家族や医師からの再建術の勧めに後押しされる者もいたが，最終的には全員が手術の施行を自己決定したと認識していた．また，一般成人および患者を対象に，医療に対する意識について行った全国調査[23]によると，治療の決定に関する回答では「医師に任せるのが良い」に比して「医師より十分説明を聞き，納得した上で治療を受けるべきだ」と回答した者が73.6～76.5％あり，国民と患者は主体性の高い医療を求めていることが報告されている．過去には，医師に治療の決定をゆだねる「おまかせ医療」に偏りすぎていることが指摘されていたが[24]，21世紀に入り，患者は「自分の身体のことは自分で決める」という意識に変化してきていることが窺える．

一方で，決定した結果に対する否定的な認識をした参加者の中には，再建方法については，今までのようにもっと熟慮して決めれば良かったといった，元来の意思決定の仕方が貫けなかったという後悔を抱く者もいた．患者が選択肢について熟考することは，治療への適応に効果があるといわれており[25]，患者自身が納得し，自ら決定していけるような看護支援の必要性が示唆される．

5．本研究の限界と今後の課題

本研究は，回顧的面接によるデータ収集を行っているため，どこまで実際のその時の体験に迫れたかは疑問が残る．今後は，逐次的なデータ収集を行い分析する必要がある．また，今回は横軸型腹直筋皮弁による一次乳房再建術を受けた患者に焦点をあてたが，再建術の選択肢を提示された乳がん患者全体の意思決定過程を明らかにするためには，シリコンインプラント挿入術を受ける患者，乳房再建術を選択しない患者も含めデータ収集および分析を行っていく必要がある．

V．結論

本研究は，横軸型腹直筋皮弁による一次乳房再建術を受けた初発乳がん患者の手術施行に関する意思決定から結果を認識していくまでのプロセスを明らかにした．このプロセスは，手術の施行を決定していく局面は【乳房全摘術施行の必要性の認知】，【乳房全摘による社会生活の否定的変化の予測】と【乳房喪失による精神的ダメージの予測】，【再建への期待】，【手術施行の決定への後押し】による【手術施行の自己決定】，【自家組織移植の検討】と【シリコン挿入の検討】，【自家組織移植の選択への踏ん切り】からなった．自分で決定した手術の結果を認識していく局面では２つのパターンを見出した．決定した結果に対する肯定的な認識のパターンは【徐々に元通りに近づきつつある身体】と【再建によって維持される社会生活】，【再建への満足】，否定的な認識のパターンは【手術によって変容してしまった身体】，【選択した再建方法への後悔】というプロセスであった．

謝辞

本研究の実施にあたり，ご協力いただきました研究参加者の皆様，ならびに病院関係者の皆様に心から感謝申し上げます．

文献
1) 日本乳癌学会．全国乳がん患者登録調査報告 2011 年次報告．2014.08.31．
http://www.jbcs.gr.jp/people/nenjihoukoku/2011nenji.pdf
2) 内田伸樹．乳房喪失者の語りに見る「乳房喪失」の意味　そのライフストーリーに見られる重層的構造．新潟医療福祉学会誌．2007；7 (1)：20-25．
3) Hill O, White K. Exploring women's experiences of TRAM flap breast reconstruction after mastectomy for breast cancer. Oncology Nursing Forum. 2008；35(1)：81-88.
4) Fallbjörk U, Salander P, Rasmussen BH. From "no big deal" to "losing oneself"：different meanings of mastectomy. Cancer Nursing. 2012；35(5)：41-48.
5) 寺尾保信．乳房再建の適応と選択―根治と QOL の両立のために―．医学のあゆみ．2012；242 (1)：86-91．
6) 矢野健二．乳癌術後乳房再建術に関するアンケート調査．日本形成外科学会誌．2008；28 (2)：68-72．
7) 矢野健二．乳癌術後乳房再建術に関するアンケート調査．乳癌の臨床．2007；22 (6)：509-514．
8) 野澤桂子，大島彰，徳永えり子，他．45 歳以下の患者における乳房再建術に対する意識と現状．日本乳癌学会総会プログラム抄録集．2012；20：272．
9) 清原博史，平川久，田澤篤，他．乳癌切除後の再建の実際と乳房再建に対する患者意識調査（アンケート）結果から．東北医学雑誌．2012；122 (1)：129．
10) Fallbjörk U, Frejeus E, Rasmussen BH. A preliminary study into women's experiences of undergoing reconstructive surgery after breast cancer. European journal of oncology nursing. 2012；16：220-226.
11) Fang SY, Balneaves LG, Shu BC. "A struggle between vanity and life"：the experience of receiving breast reconstruction in women of Taiwan. Cancer Nursing. 2010；33(5)：E1-E11.
12) Holtzmann J, Timm H. The experiences of and the nursing care for breast cancer patients undergoing immediate breast reconstruction. European journal of oncology nursing. 2005；14(4)：310-318.
13) 谷口綾．一期的乳房再建術を受けた乳がん女性の思いと看護支援．看護教育．2004；45 (8)：660-663．
14) Nissen MJ, Swenson KK, Kind EA (2002). Quality of life after post mastectomy breast reconstruction. Oncology Nursing Forum. 2002；29(3)：547-553.
15) 上谷いつ子，前田えま，大川祐子，他．乳房再建術患者の心理過程．臨床看護研究の進歩．1993；5：133-142．
16) Begum S, Grunfeld EA, Ho-Asjoe M, et al. An exploration of patient decision-making for autologous breast reconstructive surgery following a mastectomy. Patient Education Counseling. 2011；84(1)：105-110.
17) Wolf L. The information needs of women who have undergone breast reconstruction. Part I：decision-making and sources of information. European journal of oncology nursing. 2004；8(3)：211-223.
18) Wolf L. The information needs of women who have undergone breast reconstruction. Part II：Information giving and content of information. European journal of oncology nursing. 2004；8 (4)：315-324.
19) 尾沼奈緒美，鎌倉やよい，長谷川美鶴，他．手術を受ける乳癌患者の治療に関する意思決定の構造．日本看護研究学会雑誌．2004；45-57．
20) 冨士森英之，木村得尚，身原弘哉，他．治療編：局所療法，乳房再建．戸井雅和編．乳癌レビュー 2012．大阪：メディカルレビュー社；2011．p.142-149．
21) 吉田集而．風呂とエクスタシー―入浴の文化人類学―．東京：平凡社；1995．
22) 厚生労働省．平成 25 年厚生労働省告知第 216 号．2014.10.16．
http://www.mhlw.go.jp/bunya/iryouhoken/iryouhoken15/dl/4-22.pdf
23) 江口成美．平成 14 年度　第 1 回　医療に関する国民意識調査．日本医師会総合研究機構報告書．東京：日本医師会総合研究機構；2003．
24) 宗像恒次．最新　行動科学からみた健康と病気．東京：メヂカルフレンド社；1996．
25) Leinster SJ, Ashcroft JJ, Slade PD, et al. Mastectomy versus conservative surgery：psychosocial effects of the patient's choice of treatment. Journal of psychosocial oncology. 1989；7(1/2)：179-192.

（受付日：2014 年 9 月 19 日　受理日：2014 年 10 月 30 日）

※山田紋子，黒田裕子．(2015)．横軸型腹直筋皮弁による一次乳房再建術を受けた初発乳がん患者の手術施行に関する意思決定から結果を認識していくまでのプロセス．*日本クリティカルケア看護学会誌*，11 (1)，41-51．より転載．

第17章

新しい看護研究の動向

- トランスレーショナル・リサーチ（Translational Research）
- ミックスドメソッド・リサーチ（Mixed Methods Research）
- メタ-アナリシス（meta-analysis）
- メタ-シンセシス（meta-synthesis）

筆者が本書全体の参照とした，最新の米国の看護研究の教科書である Polit & Beck (2017) の著書は第10版です．2021年には第11版が出版されました．これらは邦訳されていませんが，両方ともに著書のタイトルは変わっていませんが，内容に多少の変更がなされています．これを表17－1に示しました．

最新の第11版は，6つのパートからなる全体構成は第10版とは変わっていません．しかしながらパート3の第12章「品質改善と向上科学」とパート6の第31章「適応可能性，一般化可能性，そして関連性：実践に基づいた方向性」の2つの章が新しく加わっています．第11版の序論には新しい章の説明として，第12章と第31章が加わったことを次のように示しています．

> わたしたちは，第11版に2つの新しい章が追加されたことを嬉しく思います．最初の新しい章（第12章）は，品質向上と向上科学（Quality Improvement and Improvement Science）に焦点を当てています．品質向上は歴史的に研究としては考えられていませんでした．なぜならば，品質向上から得られる知識は局所的すぎて幅広い関心を引くことができないとみなされてきたからです．にもかかわらず品質向上の発案は多くの場合，多様な場のヘルスケア専門職に対して重要な教訓をもたらします．この新しい章の中で，わたしたちは方法と枠組みを考案し，品質改善プロジェクトを開発して評価しようと考えています…（中略）…もう1つの新しい章である第31章では，適応可能性，一般化可能性，そして関連性：実践に基づく方向性を考察します．これらはエビデンスに基づく実践を促進していくうえで欠かせないからです（Polit & Beck, 2021, p.ix）．

興味がある読者は，Polit & Beck (2021) の著書のこのような新しい看護研究の動向に親しんでいただきたいと思います．

一方，これも筆者が本書全体の参照とした，最新の米国における看護研究の教科書の第7版は邦訳されています（Grove, Burns, & Gray/黒田，中木，逸見，2013/2015）．2017年には第8版が出版されましたが，邦訳されていません．そして，2021年には第9版が出版されています[❶]．第8版と第9版の著書のタイトルは変わっていませんが，内容に多少の変更がされています．これを表17－2に示しました．この表を見てもご理解いただけるように，パート立てと章立ては全く同じです．最新版第9版の序論には，主要な強みの1つとして包括的な関連内容を取り上げて，以下の通りの説明がなされています．

・エビデンスに基礎を置いた実践（EBP）の最先端の記述と考察
・質的研究方略，量的研究方略，ミックスドメソッド研究方略，そして成果研究方略の広範囲な網羅

❶
第9版の邦訳は2023年にエルゼビア・ジャパンより出版される予定です（筆者監訳）．

表 17－1　『Nursing research: generating and assessing evidence for nursing practice』最新第 11 版と第 10 版との比較

第 11 版（2021）			
パート	タイトル	章	タイトル
1	看護研究の土台とエビデンスに基づいた実践	1	エビデンスに基づいた実践環境に看護研究を紹介する
		2	エビデンスに基づいた看護：研究エビデンスを実践に移す
		3	質的研究と量的研究における主要概念と段階
2	看護にとってエビデンスを作り出すための研究の概念化および計画	4	研究問題，研究疑問，そして仮説
		5	文献レビュー：エビデンスを発見し批判的に評価する
		6	理論的枠組み
		7	看護研究における倫理
		8	看護研究を計画する
3	看護にとってエビデンスを作り出すための量的研究をデザインし，実施する	9	量的研究デザイン
		10	量的研究における厳密性と妥当性
		11	量的研究の特殊なタイプ
		12	品質向上と向上科学
		13	量的研究におけるサンプリング
		14	量的研究におけるデータ収集
		15	測定とデータの質
		16	自己報告尺度を開発し検証する
		17	記述統計量
		18	推測統計量
		19	多変量統計量
		20	量的データ分析のプロセス
		21	量的研究の臨床的意義と解釈
4	看護にとってエビデンスを作り出すための質的研究をデザインし，実施する	22	質的研究デザインとアプローチ
		23	質的研究におけるサンプリング
		24	質的研究におけるデータ収集
		25	質的データ分析
		26	質的研究における信頼性と厳格性
5	看護にとってエビデンスを作り出すためのミックスドメソッド研究をデザインし，実施する	27	ミックスドメソッド研究の基礎
		28	ミックスドメソッド研究を用いて複雑な看護介入を開発する
		29	ミックスドメソッド研究を使用した介入に対する真実性とパイロット研究
6	看護実践のためにエビデンスの基礎を構築する	30	研究エビデンスのシステマティックレビュー
		31	適応可能性，一般化可能性，そして関連性：実践に基づいた方向性
		32	エビデンスの普及：研究結果を報告する
		33	エビデンスを作り出すために研究計画書を書く
	付録：統計表 グロッサリー 索引		

Polit, D.F., & Beck, C.T. (2021) . *Nursing research; generating and assessing evidence for nursing practice (11 th ed.)* . Philadelphia, PA: Wolters Kluwer より筆者訳

第 10 版（2017）			
パート	タイトル	章	タイトル
1	看護研究の土台	1	エビデンスに基づいた実践環境に看護研究を紹介する
		2	エビデンスに基づいた看護：研究エビデンスを実践に移す
		3	質的研究と量的研究における主要概念と段階
2	看護にとってエビデンスを作り出すための研究の概念化および計画	4	研究問題，研究疑問，そして仮説
		5	文献レビュー：エビデンスを発見し批判する
		6	理論的枠組み
		7	看護研究における倫理
		8	看護研究を計画する
3	看護にとってエビデンスを作り出すための量的研究をデザインし，実施する	9	量的研究デザイン
		10	量的研究における厳格性と妥当性
		11	量的研究の特殊なタイプ
		12	量的研究におけるサンプリング
		13	量的研究におけるデータ収集
		14	測定とデータの質
		15	自己報告尺度を開発し検証する
		16	記述統計量
		17	推測統計量
		18	多変量統計量
		19	量的データ分析のプロセス
		20	量的研究の臨床的意義と解釈
4	看護にとってエビデンスを作り出すための質的研究をデザインし，実施する	21	質的研究デザインとアプローチ
		22	質的研究におけるサンプリング
		23	質的研究におけるデータ収集
		24	質的データ分析
		25	質的研究における信頼性と統合性
5	看護にとってエビデンスを作り出すためのミックスド・メソッド研究をデザインし，実施する	26	ミックスドメソッド研究の基礎
		27	ミックスドメソッド研究を用いて複雑な看護介入を開発する
		28	ミックスドメソッドを使用した介入に対する真実性の査定とパイロットテスト
6	看護実践のためにエビデンスの基礎を構築する	29	研究エビデンスのシステマティックレビュー：メタ - アナリシス，メタ - シンセシス，そしてミックス研究のレビュー
		30	エビデンスの普及：研究結果を報告する
		31	エビデンスを作り出すためにプロポーザルを書く
	グロッサリー 付録：統計表 索引		

Polit, D.F., & Beck, C.T. (2017) . *Nursing research; generating and assessing evidence for nursing practice (10th ed.)* . Philadelphia, PA: Wolters Kluwer. より筆者訳

表17－2 『Burns and Grove's the practice of nursing research; appraisal, synthesis, and generation of evidence』最新第9版と第8版との比較

第9版（2021）

パート	タイトル	章	タイトル
1	看護研究への招待	1	看護研究の世界を発見する
		2	エビデンスに基づいた看護実践を構築するうえでの研究の進化
		3	量的研究への導入
		4	質的研究への導入
2	研究プロセス	5	研究問題と研究目的
		6	目標，疑問，仮説，そして研究変数
		7	関連文献のレビュー
		8	枠組み
		9	研究における倫理
		10	量的研究の方法論：無介入デザインと方法
		11	量的研究の方法論：介入デザインと方法
		12	質的研究の方法
		13	成果研究
		14	ミックスドメソッド研究
		15	標本抽出（サンプリング）
		16	量的測定の概念
		17	エビデンスに基づいた実践の開発に用いられる測定方法
3	エビデンスに基づいたヘルスケアの統合	18	看護研究の批判的評価
		19	エビデンス統合とエビデンスに基づいた実践のための方略
4	データの収集と分析，成果の決定，そして研究の伝達	20	データの収集と管理
		21	統計解析概論
		22	変数を記述するための統計
		23	関係性を検討するための統計
		24	予測するための統計
		25	差を決定するための統計
		26	研究結果を解釈する
		27	研究知見を広める
5	研究のための助成金を申請し，要求する	28	研究計画書の作成
		29	研究のための助成を探し求める
	付録：統計表 グロッサリー 索引		

Gray, J.R., Grove, S.K., & Sutherland, S. (2021) . *Burns and Grove's the practice of nursing research; appraisal, synthesis, and generation of evidence (9th ed.)* . St. Louis, MO: Elsevier. より筆者訳

第8版（2017）

パート	タイトル	章	タイトル
1	看護研究への招待	1	看護研究の世界を発見する
		2	エビデンスに基づく看護実践を構築するうえでの研究の進化
		3	量的研究への導入
		4	質的研究への導入
2	研究プロセス	5	研究問題と研究目的
		6	目標，疑問，変数，そして研究仮説（8章から6章へ移った）
		7	関連文献のレビュー
		8	枠組み
		9	研究における倫理
		10	量的研究の方法論：無介入デザインと方法
		11	量的研究の方法論：介入デザインと方法
		12	質的研究の方法論
		13	成果研究
		14	ミックスドメソッド研究
		15	標本抽出（サンプリング）
		16	測定の概念
		17	エビデンスに基づく実践の開発に用いられる測定方法
3	エビデンスに基づくヘルスケアの統合	18	看護研究の批判的評価
		19	エビデンス統合とエビデンスに基づく実践のための方略
4	データの収集と分析，成果の決定，そして研究の伝達	20	データの収集と管理
		21	統計解析概論
		22	変数を記述するための統計
		23	関係性を検討するための統計
		24	予測するための統計
		25	差を決定するための統計
		26	研究結果を解釈する
		27	研究知見を広める
5	研究のための助成金を申請し，要求する	28	研究計画書の作成
		29	研究のための助成を探し求める
	付録		

Gray, J.R., Grove, S.K., & Sutherland, S. (2017) . *Burns and Grove's the practice of nursing research; appraisal, synthesis, and generation of evidence (8th ed.)* . St. Louis, MO: Elsevier. より筆者訳

・多様な臨床実践分野を強調する最新の看護研究文献からの主要点と，概念が豊富で頻度の高い例証

・看護研究とEBP，理論，知識，そして哲学をつなぐ強固な概念枠組み

・ゲノム研究の実施，とりわけDNA標本の使用に関係する倫理的課題の紹介

・現代の多次元的な問題の急増を反映し，今日ますます頻繁に使用されている方法論である混合研究方法の章の拡大

・バランスよく網羅された質的研究方法論と量的研究方法論

これらの内容に対しても興味がある読者は，Gray & Grove (2021) のこのような新しい看護研究の動向に親しんでいただきたいと思います．

本章はこれらを受けて，第1にトランスレーショナル・リサーチ，つまり看護研究結果の実践への移行についてまず取り上げます．第2にミックスドメソッド・リサーチ，そして第3にシステマティックレビューについて取り上げたいと思います．まず，トランスレーショナル・リサーチを取り上げます．

トランスレーショナル・リサーチ (Translational Research)

トランスレーション (translation) という言葉の意味は，“研究で獲得した知識を実践のなかに動かすこと”です．また，トランスレーショナル・リサーチという言葉の意味は，“実践へと移していくことをねらった研究”です．このトランスレーショナル・リサーチは，医学研究の領域で基礎研究の成果をどのようにして臨床に役立てるかという発想から起こってきたとされています (Mitchell, 2004)．Mitchell (2004) は，「研究を実践のなかに移すこと (Translating research into practice)」と題したJohnson (1979) による出版物を引用して，表17－3に示した時代の変遷を説明しています．

また，臨床実践のなかに研究を転移することに拍車をかけた以下の助成が，トランスレーショナル・リサーチの発展に寄与しているとされています．それは，米国のNational Institutes of Health (以下，NIH) によるもので，2005年10月12日に「Institutional Clinical and Translational Science Award」(以下，CTSA) と題した助成の応募が開始されました．このCTSAは，臨床的なトランスレーショナルな科学に対して，変化させる力のある，新奇な，統合的な学術的基盤を組み立てる組織を支援する助成であり，また，看護を含めてより広範囲な学際的な研究者がどのように研究を実施すればよいのかを再考させるための

表17－3　Mitchellによる研究と実践に関する時代の変遷

年代	時代の変遷
1970年代	研究転移を必要とする (employing research translation) 時代
1980年代	研究利用 (research utilization) の時代
1990年代	エビデンスに基づく実践 (evidence-based practice) の時代
2000年代以後	再び転移 (translation) の時代

Mitchell, P.H. (2004). Lost in translation?. *Journal of Professional Nursing*, 20, 214-215. をもとに筆者作成

挑戦を与える助成でした.

このCTSAの提案は，学問を超えてより密接に相互作用と協働の必要性が強調されています．目的は，患者中心の研究と臨床的な実践に新しい知識を適用することを育成することにあるとされています(Chesla, 2008).

NIHの説くtranslational researchの2種類をここで紹介しておきます. 種類1(Type1)は,「コントロールされた条件下で，基礎的な科学的発見を人間のヘルスケアへと適用するような研究」とされています．そして，種類2(Type2)は,「コントロールされた条件下，ときどきコントロールされえない条件下で，地域社会を基礎においたヘルスケアによって見込みのある臨床研究の成果を促進するような研究」とされています(Chesla, 2008)．タイプ1は，医学の病理部門などの基礎的な研究が該当するように思います．看護の場合は，タイプ2の研究が広く可能ではないかと考えます.

2009年に出版された『Clinical and Translational Science: Principles of Human Research』というタイトルの600頁からなるたいへん分厚い本があります(Robertson & Williams, 2009)．ペンシルバニア大学のFitzGerald博士によって書かれた序論を拝見すると，Clinical and Translational Scienceの最初のテキストブックであること，上述した米国NIHのCTSAの助成によって行われている事業ということで，Clinical and Translational Scienceという用語を本のタイトルに使用したとも解説されています．内容をみると，教科書ということもあって，表17－4に示したような基礎的な内容が取り上げられていることがわかります.

一方，Knafl & Grey (2008)は，看護分野の科学者に向けて，このCTSAの紹介と呼びかけをしています.その論文中で,CTSAから助成を得たいくつかの組織を紹介していますが,新しい学問としてClinical and Translational Scienceを位置づけていることがたいへん興味深く思われます．この論文では，米国では連邦政府をあげて財源が確保されていること，NIHからの資金提供を受けているClinical Translational Science Centerは，28州55か所あることが紹介されています(Knafl & Grey, 2008).

加えてChesla (2008)は,「看護トランスレーショナル・リサーチ(Nursing Translational Research)」を定義しています．この定義によると,「看護トランスレーショナル・リサーチとは，ヘルスケアにおける臨床的，操作的な意思決定を促進する個々人および組織によるエビデンスに基づく実践への適用に影響を与える方法・介入・変数の科学的な研究です」とされています．エビデンスに基づく実践への適用を促進することへ向け，介入の効果を検証することを含むとされています(Chesla, 2008).

わが国においても，看護トランスレーショナル・リサーチは行われています．2009年の雑誌『看護研究』42巻6号において,「焦点・Translational Researchとしての小児の疼痛緩和方法の開発」が取り上げられ (片田, 2009)，すでにトランスレーショナル・リサーチとしての研究が発表されています.

そして臨床への活用が促され，2010年の雑誌『看護研究』43巻6号の「焦点・看護学にお

表 17-4 『Clinical and Translational Science: Principles of Human Research』の概要

Part 1：Fundamental Principles（基礎的原理）
Part 2：Approach（アプローチ）
Part 3：Infrastructure（基礎構造）
Part 4：Education, Training and Career Choice（教育・訓練・キャリア選択）
Part 5：Funding（資金）
Part 6：Human Genetics（人間の遺伝学的発生）
Part 7：Human Pharmacology（人間の薬理学）
Part 8：Social Context of Human Research（ヒューマンリサーチの社会的文脈）
Part 9：Research in Special Populations（特別な母集団の研究） 1. Acute Illness（急性疾患）, Critical Care（クリティカルケア）, Emergency and Surgical Patients（救急・外科患者） 2. Psychiatric Disorders（精神障害） 3. Geriatrics（老年医学） 4. Pediatrics（小児科学）
Part10：Population-Based Research（母集団を基礎においた研究）

Robertson, D., & Williams, G.H. (2009). *Clinical translational science: principles of human research*. Burlington, MA: Academic Press. の目次より筆者訳

ける Translational Research」においては振動による褥瘡の治癒促進をめざした機器開発と検証が取り上げられています（真田，長瀬，須釜，2010）．この特集の扉から，トランスレーショナル・リサーチは，もともとは創薬の分野で使われはじめた言葉であること，広い意味で，基礎研究の成果を臨床へ役立てるための翻訳的な研究過程であることが解説されています．トランスレーショナル・リサーチの最終ゴールは，臨床への新技術の導入で，基礎研究のなかから臨床に応用可能な萌芽的な題材を探し出して，それを実際に臨床に使えるツールとして開発する応用研究を指し，“橋渡し研究”とも呼ばれています．現場に応用可能なエビデンスをもった新技術開発の研究が，トランスレーショナル・リサーチとして今後ますます必要になってきていることがわかります．日本においては，2009 年頃から始まった比較的新しい研究トレンドであると思われます．

それでは次に，ミックスドメソッド・リサーチを見ておきたいと思います．

ミックスドメソッド・リサーチ（Mixed Methods Research）

Polit & Beck (2017) は，ヘルスサイエンスにおけるミックスドメソッド・リサーチ

(Mixed Methods Research, 以下MMR) は“静かな革命”と呼ばれてきたと言及しています. 10年前には, MMRを行うするための指針はほとんどなかったことにも触れています. しかし, 現在ではハンドブックや教科書に豊富な資源があるとしています. 本項ではMMRの基本を, その豊富な資源を使いながら紹介したいと思います.

Polit & Beck (2017) は, MMRの定義について, Journal of Mixed Methods Researchの創刊号に掲載された定義を使うとし, 以下のように述べています.

> MMRとは, 単一の研究において, もしくは, 探究するプログラムにおいて, 研究者がデータを収集, 分析し, その結果を統合し, 質的アプローチと量的アプローチ, もしくは, 方法を用いた推論を導き出す研究である (Polit & Beck, 2017, p.577).

ここでは, 単に質的データと量的データの収集だけを含んでいるのではなく, 研究プロセスのある段階での統合がメタ-推論を浮き上がらせるとしています. メタ-推論とは, MMRの中の質的要素と量的要素の結果から得られる推論を統合することによって生成される結論だとされています.

一方, Creswell & Plano Clark (2007/2010) は, 社会科学, 行動科学, 健康科学の領域で拡大発展しつつある著明な教科書を書いていますが, このなかでMMRを定義しています.

> MMRとは, 哲学的仮定と探究の研究手法をもった調査研究デザインである. 研究方法論として, データ収集と分析の方向性, そして調査研究プロセスにおける多くのフェーズでの質的かつ量的アプローチの混合を導く哲学的仮定を前提とする. 研究手法として, 1つの研究, または順次的研究群での量的かつ質的データを集め, 分析し, 混合することに焦点をあてる. その中心的前提は, 量的かつ質的アプローチともに用いるほうが, どちらか一方だけを用いるよりもさらなる研究課題の理解を生む (Creswell & Plano Clark/大谷, 2007/2010, pp.5-6).

さらにCreswell & Plano Clark (2007/2010) はMMRと類似している研究アプローチの名称と内容をリストにしています. これを表17－5に整理してみました.

社会学, 看護学, 健康科学, マネジメント管理学, 評価学, 教育学といった多様な分野を含む社会科学全般領域での研究において, 一般的な研究手法としてMMRは使われるようになってきていると説明されています.

Polit & Beck (2017) は, MMRの目的と適用についてCreswell & Plano Clark (2011) を引用して以下の6点を示しています.

表 17－5　MMR と類似した研究アプローチの名称と内容

アプローチの名称	内容
複数特質／多元的研究 (multitrait/multimethod research)	1つの調査にいくつかの量的手法が収集されたもの
統合された，もしくは結合された研究法 (integrated/combined research)	2つの形のデータが一緒に合わさったもの
量的および質的手法 (quantitative and qualitative methods)	量的手法と質的手法の両方のコンビネーションであるもの
ハイブリッド／研究手法論的 トライアンギュレーション (hybrids/methodological triangulation)	量的・質的データの収斂を認識したもの
ミックスド・メソッド手法論 (mixed methodology)	研究手法と哲学的世界的視野の両方を認識したもの

Creswell, J.W., & Plano Clark, V.L./ 大谷順子 (2007/2010). *人間科学のための混合研究法―質的・量的アプローチをつなぐ研究デザイン*. 京都：北大路書房, p.6 より筆者作成

①概念は新しく不十分にしか理解されていない，そして，より形式的かつ構造的な方法が使用され得る前に，質的な探究に対する必要性がある.

②質的なアプローチも量的なアプローチも，研究問題の複雑性を取り扱うのにそれ自体適切ではない.

③1つのアプローチからの発見は，もう1つのアプローチのデータ源によって著しく高められ得る.

④量的な結果は解釈するには困惑させるものであり困難である，そして，質的なデータはその結果を説明するために助けとなることができる.

⑤特別な理論的視点は質的データと量的データの両方を必要とするかもしれない.

⑥介入の開発や査定など，多面的なプロジェクトが，主要な目標に達するためには必要とされる (Polit & Beck, 2017, p.579).

研究目的を達成するために量的データだけでは解釈が不十分であり，質的データがあることで解釈が容易になることが説明されています.

Creswell & Plano Clark (2007/2010) は，MMR の4つの種類，すなわち，“トライアンギュレーションデザイン”“埋め込みデザイン”“説明的デザイン”“探究的デザイン”を解説しています．これら4つを表 17－6 にまとめたので，ここでは簡単に紹介しておこうと思います (Creswell & Plano Clark/ 大谷, 2007/2010, pp.65-97).

まず，“トライアンギュレーションデザイン”は，質的研究と量的研究を，同じテーマで，別々に実施します．そして，質と量，おのおの別の結果に基づいて解釈していきます．同じテーマ

表17－6　MMRの4つの種類

	トライアンギュレーションデザイン	埋め込みデザイン
目　的	同じトピックスに関する，異なる補足的なデータを得ること	1つのデータセットが，もう1つのタイプのデータを主にした研究の支援的役割，または二次的役割をもつ
使用法	量的手法と質的手法の異なる強みと重ならない弱点を併用する．調査研究者が量的統計結果を質的調査結果に直接比較対照させて，あるいは量的結果を質的データで妥当化あるいは拡大したいときに使用される	このデザインの前提は，1つのデータセットのみでは十分ではないということ，異なる質問に答える必要があることであり，それぞれのタイプの質問は異なるタイプのデータを必要とする
手　順	質的研究と量的研究の別々の結果を解釈時に組み合わせることによってデータセットを統合する 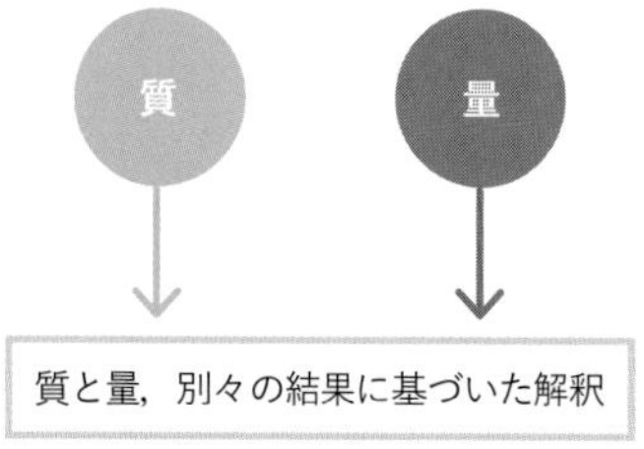 質　量 質と量，別々の結果に基づいた解釈	1つのタイプのデータを，もう1つのタイプのデータによって枠組みされた研究手法論のなかに埋め込んだ状態で，デザインレベルにおいて異なるデータセットと混合させる 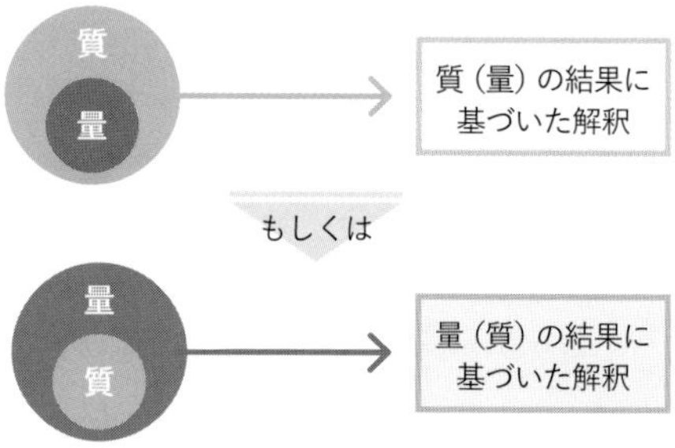 質　量　質（量）の結果に基づいた解釈 もしくは 量　質　量（質）の結果に基づいた解釈
強　み	・直観的理解を助ける ・調査研究においてだいたい同じ時期の1つの段階で両方のタイプのデータが収集されるという効率の良いデザインである ・各タイプのデータを，基礎となっている伝統的技法を用いて別々に独立して収集・分析できる．チームで研究する場合に適しており，チームに量的・質的専門家を含めることができる	・1つのデータタイプがもう1つのデータタイプより優先順位が低く，調査研究者が広範囲な質的データ収集に専心するのに十分な時間とリソースをもっているときに使える ・1つの研究手法が必要とするデータは，他の研究手法と比べて少ないので，論理的に扱いやすい ・デザインの主たる焦点が実験や相関関係分析といった伝統的な量的デザインにあるために研究助成の承認を得やすい
課　題	課題が4つのうち最も多い．量的および質的結果が矛盾する場合にどうするべきかということに直面する	・質的（あるいは量的）データ収集の目的を，さらに大きな量的（あるいは質的）研究の一部として明確化しなくてはならない（これらを研究の第一の，もしくは第二の目的として述べればよい） ・2つの研究手法が異なる研究設問に答えるために用いられる場合は，結果統合が難しい ・伝統的な質的デザインのなかに量的データを埋め込むことについて書かれた例はほとんどない（より大きな質的デザインに関連する量的データのタイミングを考慮するとよい）

Creswell, J.W., & Plano Clark, V.L./ 大谷順子（2007/2010）．*人間科学のための混合研究法―質的・量的アプローチをつなぐ研究デザイン*．京都：北大路書房，pp.65-97より筆者作成

説明的デザイン	探究的デザイン
二重の段階をもつ．質的データははじめの量的研究の結果を説明するか，あるいは，その上に構築することに役立つ	二重の段階をもつ．質的研究手法の結果が第二の量的研究手法に進展するのを助け，情報提供を行う
重要な（あるいは重要でない）結果，中心を離れた結果，あるいは驚くような結果についての説明をするために質的データを必要としている場合に適している．量的結果に基づいてグループを形成したいときや，続く質的調査研究を通してグループをフォローアップしたいとき，あるいは質的段階のために有意抽出法サンプリングをガイドするために量的参加者の特徴を用いたいときに適用できる	探究が以下の理由，すなわち，測定あるいは調査票が存在しない，変数がわかっていない，あるいは指針となる枠組みや理論が存在しないというような場合に必要であるという前提のもとに成り立っている ・質的研究からはじめるので，現象を探究するのに最も適している ・調査票をもっていないので，それらを開発し検証する，あるいは，変数がわからず量的に研究するためには重要な変数を同定する必要がある際に有効である
量的データの収集と分析によって開始する．この第一段階に引き続いて質的データの収集と分析がある．第二段階の質的デザインは，第一段階の量的デザインの結果から引き続くように，あるいは，その結果につながるように設計される．このデザインは量的に開始されるので，調査者は質的研究手法よりも量的手法により大きな重要性をおく	・現象を探究するために質的データで開始し，次に第二の量的段階へとすすむ ・調査研究者は調査票を開発し，変数を同定し，出現してくる理論や枠組みに基づく検定のための前提条件を述べることによって質的段階の上に構築する．これらの発展は，最初の質的段階を，次に続く量的構成要素へとつなげる．質的デザインにはじまるので，より大きな重要性は質的データにおかれる
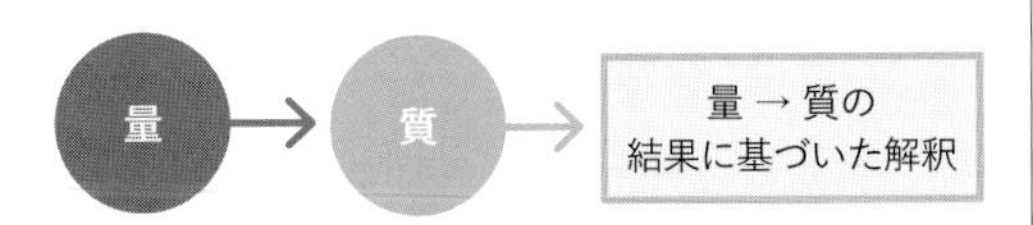	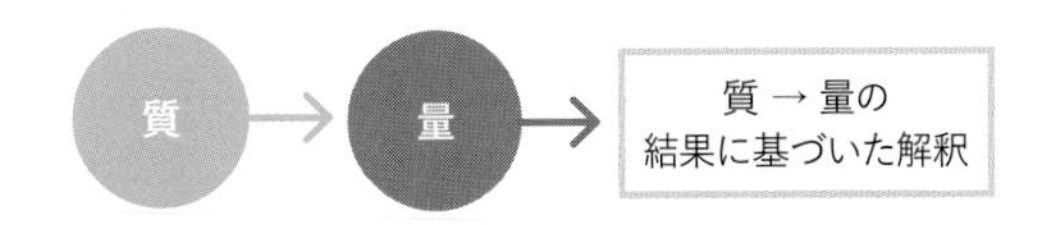
・ミックスドメソッド・リサーチのなかで最も率直でわかりやすい ・二段階構造は，2つの研究手法を別々の段階にする．一時期に1つのタイプのデータのみを収集するために単純な研究実施ができる ・最終報告書は二期に分けて執筆することができるため，素直な記載で明確な描写を提供できる複数の段階の介入，および1つのみのミックスドメソッド・リサーチに適している ・開始時に強い量的志向性を示すために量的調査研究者を魅了する	・二重の段階構造と1つのタイプのデータが一度に収集されることから，説明的デザインと同様の利点を多く共有する ・各段階は，本デザインを記述し，実施し，報告するのを簡略化する ・一般的には質的側面を強調するが，量的構成要素を取り入れることで量的手法を偏重する者にとって，より受け入れやすい質的アプローチにすることができる ・単一研究のほかに，複数段階の調査研究にも簡単に応用できる
・二期にわたって実施するために時間がかかる ・両方の段階に同じ人々を用いるかどうか，あるいは2つの段階のために同じ母集団から参加者を引き出すかどうかを決めなければならない ・はじめの結果が得られるまでは第二段階の参加者をどう選定するか特定できないので，審査委員会に支持されにくい	・二段階のアプローチであるために実施にかなりの時間を要する ・研究に関して審査委員会に最初に承認を得るよう申請するときに量的段階の手順を説明するのが難しい ・同じ個人が質的および量的段階の両方の参加者になるかどうか議論する必要がある ・量的調査票を構築するために質的段階からどのデータを使用するか，いかにしてこれらのデータを用いて量的測定を一般化するかを決める必要がある ・調査票において開発されたスコアは妥当性があり，信頼性があるということを確証するための手順を踏むべきである

に関する，異なるが補足的なデータを収集することで，みえてくる内容も豊富になります．

“埋め込みデザイン”は，量的な研究方法論の枠組みのなかに質的な研究を埋め込んだ形では，量的な研究結果が優位となります．その場合，質的な研究結果も一部分加わることになります．逆に，質的な研究方法論の枠組みのなかに量的な研究を埋め込んだ形では，質的な研究結果が優位となります．その場合は同じく，量的な研究結果も一部分加わることになります．1つのデータセットが別のタイプのデータを主にした研究の，支援的役割，または二次的役割をもちます．

“説明的デザイン”は，MMRのなかでも最も率直でわかりやすいとされています．まず，量的なデータの収集と分析から始まり，これに引き続いて質的研究が，先の量的研究デザインの結果につながるようにデザインされて行われます．質的研究の結果は，量的な研究の結果を主体としたなかに組み込まれて解釈されます．二重の段階をもっており，質的データは，はじめの量的結果を説明するか，あるいはその上に構築することに役立ちます．

“探究的デザイン”は，現象を探究するために質的データから収集・分析を開始します．そのうえで，次の量的なデータを収集します．たとえば，質的なデータから得られた内容から尺度をつくり，調査票を使用した量的な調査を行うなどがあるかと思います．しかしながら，量的な研究の結果は，それよりも優位な質的な研究の結果に基づいた解釈が主体となって処理されます．二重の段階をもっており，質的研究手法の結果が，第二の量的研究手法に進展するのを助け，情報提供を行うこととなります．

以上の４つのうち，トライアンギュレーションデザインが最も容易ではないかと考え，少し取り上げてみたいと思います．トライアンギュレーションデザインは，質的研究と量的研究が別々になされて結果を統合して解釈するデザインです．矛盾した結果が出た場合にどうするべきかという課題がありますが，協働してチームで研究する場合に適しているという強みがあります．異なった学問領域の研究者が学際的な研究をする場合には適しているといわれています．

ちょっとした研究例を考えてみました．ここに，在宅療養者とその家族介護者がいると仮定します．この方々は，特定地方において，介護保険を受けながら在宅で家族の介護を受けながら療養する，機能障害をもった後期高齢病者とその家族介護者です．

看護研究者が，この方々を研究参加者として，質的に時間をかけながらデータを収集し，どのような相互作用をもちながら療養生活を体験しているのかを明らかにするとしましょう．一方で，社会学研究者が同じ両者を研究対象者とするような標本抽出を行い，QOL調査票や生活満足尺度を用いて量的に調査を実施するとしましょう．

質的にみえてきた結果と量的統計分析の結果を統合することで，療養者と家族介護者のQOLや生活の実態が判明することとともに，両者の生活の立体的な構造がみえてくるような具体理論が生成される可能性があります．両方の研究者が行った結果を統合することで，社会学研究者が社会学的に介護保険制度に対する知見や問題を明らかにする一方で，看護研究者はこれらの療養者や家族介護者に対する看護援助の知見や問題を明らかにすることができるだろうと考えます．

それでは本項の3つ目のテーマであるシステマティックレビューに移っていきます．

システマティックレビューとは，Polit & Beck (2017) によれば，プロトコルに先立って導かれている注意深いサンプリングとデータ収集方略を用いて特有な研究疑問についての研究エビデンスを方法論的に統合するレビューです．さらに，システマティックレビューにおいて，レビューする者は，ほとんどの部分に対して，再現可能で検証可能な手順を使用します．

システマティックレビューに含まれる手順が，次項から説明するメタ-アナリシスとメタ-シンセシスです．

それではメタ-アナリシスについて解説しましょう．

メタ-アナリシス (meta-analysis)

筆者は，メタ-アナリシス (meta-analysis；メタ分析とも呼ばれます) 研究を行った経験がないため，ここでは概要を説明するにとどめたいと思います．

“メタ-アナリシス”とは，「すでに発表されている同じテーマに関する臨床研究を定量的・統計学的にまとめて，結論を引き出す方法である」とされています．また，量的研究において，同一テーマに関する研究結果が一定にならなかった場合，メタ-アナリシスは最適な手段として選択されるともいわれています (Beck, 2002)．

ここでメタ-アナリシスの研究例を紹介したいと思います．Beck (2001) は，『産後うつ状態の予測因子—最新の状況 (Predictors of postpartum depression: an update)』という研究テーマのメタ-アナリシス研究を発表しています．この研究は，1990 年代の 10 年間に出版された 84 の研究のメタ-アナリシスです．目的は，産後うつ状態と危険予測因子の相互関係の程度を決定することです．研究方法としては，The Software System Advanced Basic Meta-Analysis が統計解析に使用されています．

結果，産後うつ状態に対する有意な 13 の危険予測因子を明らかにしています．各危険因子に対する効果サイズが示され，結論としては，産後うつ状態に対する新たな4つの危険予測因子が確認されたということで，自尊感情 (self esteem)，婚姻状況 (marital status)，社会経済状態 (socioeconomic status)，計画されない／望まない妊娠 (unplanned/unwanted pregnancy) があがっていました．

さらに Beck (1995) は，『産後1年間の母親と乳児の相互作用に対する産後うつ状態の影響 (The effects of postpartum depression on maternal-infant interaction: a meta-analysis)』という研究テーマで，19 の量的研究からのメタ-アナリシス研究を発表しています．また，1998 年には，『子どもの認知・情緒的発達に対する産後うつ状態の影響 (The effects of postpartum depression on child development: a meta-analysis)』という研究テーマで，9つの量的研究からのメタ-アナリシス研究を発表しています (Beck, 1998)．

このようにメタ-アナリシス研究は，たとえばBeckのように，“産後うつ状態”をキーワードに含む複数の量的研究を統合する手法です．メタ-アナリシスは，共通の臨床問題もしくは課題に対して多様な一次研究から結果を統合する厳格な統計的な手順であり，単一の研究では応えることができない疑問に答えるために類似の変数を用いた数多くの研究間で差や影響を明らかにするためのパワーを提示すると解説されています．

また，メタ-アナリシスは看護研究者から臨床家へ知識の転移を促進するため，「メタ-アナリシスを行うことで，臨床現場に還元できるような実践的知識を生み出すことができる」とあります（Beck, 2002）．

ところでBeck（2003）は，「看護研究の賢明な消費者となるために，看護学生および大学院生は研究を批判的に読まなくてはなりません．そして看護実践に対する研究の価値を決定しなくてはなりません．メタ-アナリシスは看護学生と大学院生両方のクリティーク技能を形作るために豊富な機会を看護の大学教員に提供しています．したがって看護研究コースでメタ-アナリシスを使う必要性があります」と，学生のクリティーク能力を向上させるためにメタ-アナリシスを教授する必要があることを主張しています（Beck, 2003）．

メタ-アナリシスの利点について，Beckはいくつかの論文で以下を指摘しています．

- 個々の看護研究が一般に認めている以上の，より正確な関連に対する統計的な予測（estimates of association）を提供すること
- ほとんどの一次研究が予測する以上の，相互関係に対するバイアスのない予測をすることに焦点を当てること

また，Sagie & Koslowsky（1992）は，特定の介入が統計的有意差をもたらしたのかを単に知ることではなく，ある介入が，どのくらい多くの違いを臨床的関連性にもたらすのかを知ることだと強調しています．メタ-アナリシスは，統計的有意差を，もっと意義深くするための達成方法を看護学に提供しています．看護研究者から臨床家へと知識を転移することの重要な問題が，メタ-アナリシスによって促進されます．メタ-アナリシスは，統合で終わらせず，臨床実践への知識適用へと続きます．看護研究者は単に介入が効果的であるかどうかを決定することに興味をもつのではなく，介入がどのように効果的であるかを定量化することにも興味をもつとされています．

一方，メタ-アナリシスに対する警告もあります． Wolf（1986）は，メタ-アナリシスは，学問において構築される知識に関係しているあらゆる問題を解決するための万能薬ではないとしています．そして，以下の批判と解決策を取り上げています（Wolf, 1986）．

まず第一の批判として，キーワードが同じ複数の量的研究が統合されることになりますが，それらの各一次研究では，異なった操作的定義・介入・成果・測定技法を使っているのだとすれば，それらを統合したとしても，論理的な結論には到達しない，というものです．これに対する解決策として，各研究に対する方法論的，具体的特徴をコード化し，特徴におけるこのよ

うな差異が，メタ-アナリシスの結果に関係するかどうか，それらが媒介的な影響であるかどうかを統計的に検証することによって克服できるとしています．

第二の批判として，研究デザインが十分である研究，研究デザインが貧弱な研究，これらを統合したとしても，解釈することはできないのではないか，というものです．これに対する解決策として，メタ-アナリシスに含まれている各研究の質をコード化することによって，また，貧弱に設計された研究-対-十分に設計された研究結果の差異があるのかないのかを吟味することによって克服できるとされています．

第三の批判として，メタ-アナリシスの結果は有意ではない結果よりも，むしろ有意な結果が寛大に取り扱われる風潮がある，というものです．これに対する解決策として，出版されていない研究，博士論文，出版されていない記事を探して一次研究として分析することで解決可能とされています．

以上，メタ-アナリシスについては具体的な統計手法の説明はしていませんが，冒頭で取り上げたトランスレーショナル・リサーチと同様に，臨床現場に還元するための手法として有用であることがわかると思います．今後，わたしたちはそれぞれの看護専門分野で取り組む必要性があるのではないかと考えます．

次にメタ-シンセシスについて解説しましょう．

メタ-シンセシス（meta-synthesis）

メタ-シンセシス（meta-synthesis；メタ統合とも呼ばれます）も，筆者自身は過去に取り組んだ経験はありませんが，ここでは概要を紹介しておきたいと思います．

“メタ-シンセシス”とは，「複数の質的な一次研究の結果を統合して，ある目的について，新たな拡大された理解をもたらす一連の方法論的アプローチを意味する」とされています．質的研究の蓄積が，その特定分野の知識体系の構築に貢献する道筋が明示されたとも解説されています（宮﨑，2008）．

Beck（2009）は，“メタ-シンセシス”とは，「データに対する解釈的統合，すなわち，概念的な／テーマ的な記述，もしくは解釈的説明のどちらか一方が形態として存在している質的結果の解釈的統合である」と解説しています．また，“メタ-シンセシス”は同じテーマに対して多様な質的研究結果を組み合わせるための技法であるとも解説されています（Beck，2009）．

一方，Paterson らは，“メタ-シンセシス”の目的とは，「特有な現象に対する結果の類似性を探究することではなく，むしろ，われわれの理解を深めるだろういくつかの新しい情報を明らかにするために，研究のなかにある深層を開発することである」と書いています．このPaterson らによって書かれている本は，翻訳されていますが，このなかでメタ-スタディの構成要素を図 17－1 のように示しています（Paterson, Thorne, Canam, & Jillings/ 石垣，

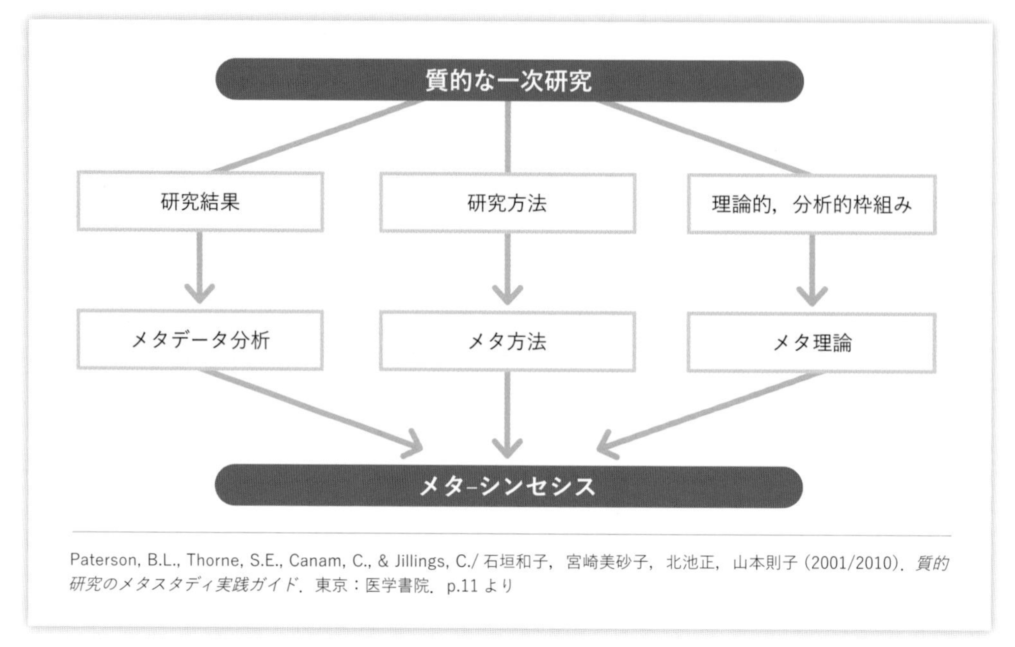

Paterson, B.L., Thorne, S.E., Canam, C., & Jillings, C./石垣和子，宮崎美砂子，北池正，山本則子 (2001/2010). *質的研究のメタスタディ実践ガイド*. 東京：医学書院. p.11より

図17－1 Patersonらによるメタ-スタディの構成要素

宮崎，北池，山本，2001/2010).

まず質的な一次研究を複数集め，それらの質的な一次研究の研究結果から「メタデータ分析」を，さらに，それらの質的な一次研究の研究方法から「メタ方法」を，それらの質的な一次研究の理論的分析的な枠組みから「メタ理論」を行います．そのうえで，これらのメタデータ分析・メタ方法・メタ理論を統合させて，メタ-シンセシスとなります．したがって，Patersonらの説いているメタ-スタディのプロセスは，分析的構成要素とされている，①メタデータ分析，②メタ方法，③メタ理論の3つから，メタ-シンセシスを導き出すというプロセスになります．

ここではBeck (2002) によるメタ-シンセシスの研究，『産後うつ状態—メタ-シンセシス (Postpartum depression: a metasynthesis)』という研究を紹介します．この研究の背景として，「産後うつ状態は，赤ん坊が感じている愛や幸福から，母親を奪ってしまう危険な泥棒として描かれてきました」，また「産後うつ状態に関する質的研究が増えているにもかかわらず，これらの質的研究から探究できる豊富な理解が統合されなければ知識開発は妨げられます」とあります．

この研究の分析方法として，Beckは，「Noblit & Hare (1988) のアプローチ」を使用しています．この分析方法を使用して，産後うつ状態に関する18の質的研究のメタ-シンセシス結果から，4つのテーマを明らかにしています．

このテーマとは，「①母親の期待と現実の不一致，②螺旋状の下降，③広がりゆく喪失，④利得の創出」です．分析材料とした一次研究からのメタファーがこの4つのテーマに即して取り上げられています．

①「母親の期待と現実の不一致」では，打ち砕かれた夢：期待と現実の不一致，自分自身に高い期待をおく，母親の失望させられた期待がメタファーとなっています．

②「螺旋状の下降」では，自分自身の分離：傷つきやすさ，孤独：不安；いらいらする行動，荒れ狂った試み，憤慨がメタファーとなっています．

③「広がりゆく喪失」では，支援の欠如：パートナーとの相互関係の変化—わたしは誰なの？コントロールの喪失，否定的な情緒に対するコントロールの喪失，自律と時間，外見，女性性，セクシュアリティ，職業アイデンティティ，支援，コントロールの喪失がメタファーとなっています．

④「利得の創出」では，感情に身を任せる，助けを求める，レッテルを処理する，薬剤に苦しむ，希望を創造する，よりよい感情，わたしは１人ではない，自己の再構築，期待を調整する，欲求を認めて満たす，言葉が出る，変化の再統合と受容，深い信頼の感覚がメタファーとなっています．

ここで，Beckの行っているすべてのメタ-シンセシスの研究の分析方法として使用されている「Noblit & Hare (1988) のアプローチ」をみておこうと思います (Noblit & Hare, 1988)．「Noblit & Hare (1988) のアプローチ」とは，メタ-エスノグラフィと呼ばれる，人類学における質的研究を統合するための方法として開発されたものです．解釈的な研究を統合するためのこのアプローチは，厳格な手順であり，“メタ-シンセシス”を実施するために看護で使われている最も一般的な手法です．

メタ-エスノグラフィの手法は，質的研究論文を，より高次の段階に導くための手法です．より普遍性の高い，新たな知識体系の提示を可能とするとされています．このメタ-エスノグラフィは，質的研究の統合を目的に開発され，以下の３つの主たる戦略があります．

1) 一次研究の鍵となるメタファーやテーマ，概念を同定し，一次研究相互にそれらが言い換えられないかを吟味すること
2) 一次研究の鍵となるメタファーやテーマ，概念を同定し，一次研究相互の矛盾の有無を吟味し，矛盾の説明を試みること
3) それぞれの一次研究を横断する説明をみつけ，類似概念を描くこと

この方法を使用した筆者の専門領域，クリティカルケア看護領域のメタ-シンセシス研究を検索してみました．なかなか日本のなかではみつかりませんでした．海外ですが，次の研究がヒットしたのでここで，概略を紹介したいと思います．

この研究は，2007年の『Heart & Lung』誌に掲載されたスウェーデンのハルムスタード大学社会健康科学部の研究者らが取り組んだものです．研究テーマは，『女性の心筋梗塞後の回復体験—メタ-シンセシス (Women's experiences of recovery after myocardial infarction: a meta-synthesis)』という研究でした (Hildingh, Fridlund, & Lidell, 2007)．筆者にとってはたいへん興味深かったです．

この研究の背景として，女性は男性と比較して，心筋梗塞後の回復期のあいだ，低い安寧 (lower well-being) を報告しているということがあります．この lower well-being とは，

表 17－7 Hildingh らによる女性の心筋梗塞後の回復体験モデル

	女性支配社会 Matriarchy 上位（Super-ordination）	男性支配社会 Patriarchy 服従（Subordination）
他者の方向に向けられる	Protecting 保つ	Downgrading 降格する
自分自身の方向に向けられる	Adjusting 調整する	Succumbing 屈服する

Hildingh, C., Fridlund, B., & Lidell, E. (2007). Women's experiences of recovery after myocardial infarction：a meta-synthesis. *Heart & Lung,* 36, 410-417 より筆者訳

たとえば家族成員の支援を受けられない，家事役割を早く再開しなくてはならないなどがあげられていました．回復期の女性を支援するために，彼女ら自身の視点から体験を理解することは重要であるとされています．そして，質的な研究方法を用いた単一の研究は，EBN に貢献する可能性が少ないので，いくつかの質的研究からの結果を統合することは重要であるとされていました．

本研究の目的は，心筋梗塞後の女性の回復体験の結果のメタ-シンセシスを行うことでした．計 70 名の女性を含んだ，7 つの質的研究によるメタ-シンセシスがなされていました．先述の Noblit & Hare のメタ-エスノグラフィが使用され，表 17－7 は結果として示されていた「女性の心筋梗塞後の回復体験モデル」です．上に，①上位（Super-ordination）と②服従（Subordination）の 2 つがおかれています．そして左端に，①“他者の方向に向けられる”と，②“自分自身の方向に向けられる”がおかれています．これらを軸として，①保つ（Protecting），②降格する（Downgrading），③調整する（Adjusting），④屈服する（Succumbing）という 4 つの概念が発見されています．

結論では，心筋梗塞後の女性の回復は，“アンビバレンス”によって特徴づけられているとされていました．心筋梗塞後の女性は，上位と服従のあいだを行ったり来たりしていました．また，自分自身の方向と他者の方向のあいだを行ったり来たりしていました．女性は，家事役割と世話役割を保とうと努力し，心筋梗塞後の自分を保っていました．しかし，自分自身と他者による降格，さらに疾患への屈服は，ときどき妨害となっていました．

心筋梗塞後の女性の回復が複雑であるというこのような知見は，臨床実践で使用されうるだろうと思います．また，心筋梗塞後の女性の傷つきやすい状況への介入を考える際にナースの助けとなるだろうと思います．

わが国においても質的研究は昨今増加しています．1 つひとつの質的研究だけでは実践への適用に限界があるので，特定のテーマのもとで，複数の質的研究をメタ-シンセシスすることで，実践に貢献できる知を獲得することが可能になるだろうと考えます．

さて，Polit & Beck（2017）はシステマティックレビューのガイドラインを提示していま

表 17－8　システマティックレビューのガイドライン

問題	・その報告は研究問題そして／もしくは研究疑問を明確に述べていたか？　そのプロジェクトの範囲は適切か？ ・レビューの主題は看護にとって重要であるか？ ・統合アプローチは適切に描写されていたか？　そして，そのアプローチは適切であったか？
検索方略	・その報告は，一次研究を選択するための基準を明確に描写していたか？　そして，それらの基準は妥当であるか？ ・レビューする者によって使われていた文献データベースは明らかにされていたか？　それらは適切で包括的であるか？　キーワードは明らかにされていたか？　それらは網羅的か？ ・レビューする者は関連研究を識別するために，適切に補足するような努力をしていたか？ ・検索方略と結果を要約するために，PRISMA（Preferred Reporting Items for Systematic reviews and Meta-Analysis）のフローチャートは含まれていたか？
標本	・包括基準と除外基準は明確に詳細に述べられていたか？　そして，それらは守られていたか？ ・検索方略は，有力で包括的な研究標本を生みだしていたか？　標本の強みと限界は明らかにされていたか？ ・仮にオリジナルな報告に重要な情報が欠けていた場合，レビューする者は追加情報のためにそのオリジナルな報告の研究者に連絡しようとしていたか？――もしくは，その研究は除外されていたか？ ・仮に情報が不十分であるという以外の理由で，研究が除外されていた場合，レビューする者はその意思決定のための合理的根拠を提供していたか？
質評価	・レビューする者はその一次研究の質を評価していたか？　レビューする者は防御可能で十分に定義された基準，もしくは重要な質評価尺度を使用していたか？ ・2人以上の者が評価を行っていたか？　そして，評価者間一致が報告されていたか？ ・評価情報は，研究の選定において，あるいは，結果の分析において，防御可能で十分に定義された様式のもとで使用されていたか？
データの抜粋	・その研究の方法論的な側面および管理的な側面について適切な情報が抜粋されていたか？ ・標本の特徴について適切な情報が抜粋されていたか？ ・研究結果について十分な情報が抜粋されていたか？ ・一連のデータの統合性を高めるために段階があてがわれていたか？（例えば，分析のための情報を抜き取って記録するために2名以上の者が使われた）
データ分析――一般的	・レビューする者は，データをプールし統合する方法を説明していたか？ ・データ分析は徹底的で信頼できたか？ ・結果を要約するために，表，図，そして文脈は効果的に使用されていたか？

Polit, D.F., & Beck, C.T. (2017). *Nursing research; generating and assessing evidence for nursing practice (10th ed.)*. Philadelphia, PA: Wolters Kluwer. p.667 Box 29.1 より抜粋して筆者訳

す．表 17－8 にこれを紹介しておきます（Polit & Beck, 2017, p.667）．システマティックレビューの論文をクリティークする際に活用できると考えます．

以上，本章では新しい看護研究の動向としてトランスレーショナル・リサーチ，つまり看護研究結果の実践への移行についてまず取り上げ，第2にミックスドメソッド・リサーチ，そして第3にシステマティックレビューについて取り上げました．

文献

- Beck, C.T. (1995) . The effects of postpartum depression on maternal-infant interaction: a meta-analysis. *Nursing Research*, 44 (5) , 298-305.
- Beck, C.T. (1998) . The effects of postpartum depression on child development: a meta-analysis. *Archives of Psychiatric Nursing*, Ⅶ (1) , 12-20.
- Beck, C.T. (2001) . Predictors of postpartum depression: an update. *Nursing Research*, 50 (5) , 275-285.
- Beck, C.T. (2002) . Postpartum depression: a metasynthesis. *Qualitative Health Research*, 12 (4) , 453-472.
- Beck, C.T. (2003) . Seeing the forest for the trees: a qualitative synthesis project. *Journal of Nursing Education*, 42 (7) , 318-323.
- Beck, C.T. (2009) . Metasynthesis: a goldmine for evidence-based practice. *AORN Journal*, 90 (5) , 701-710.
- Burns, N. & Grove, S.K. (2009) . *The practice of nursing research: appraisal, synthesis, and generation of evidence (6th ed.)* . St. Louis, MO: Saunders Elsevier.
- Chesla, C.A. (2008) . Translational research: essential contributions from interpretive nursing science. *Research in Nursing & Health*, 31, 381-390.
- Creswell, J.W./ 操華子，森岡崇．(2003/2007)．*研究デザイン―質的・量的・そしてミックス法*．東京：日本看護協会出版会．
- Creswell, J.W., & Plano Clark, V.L./ 大谷順子．(2007/2010)．*人間科学のための混合研究法―質的・量的アプローチをつなぐ研究デザイン*．京都：北大路書房．
- Creswell, J. W., & Plano Clark, V. L. (2011) . *Designing and conducting mixed methods research* (2nd ed.) . Thousand Oaks, CA: Sage.
- Gray, J.R., Grove, S.K., & Sutherland, S. (2017) . *Burns and Grove's the practice of nursing research; appraisal, synthesis, and generation of evidence (8th ed.)* . St. Louis, MO: Elsevier.
- Grove, S.K., Burns, N., & Gray, J.R./ 黒田裕子，中木高夫，逸見功．(2013/2015)．*バーンズ&グローブ看護研究入門　原著第 7 版―評価・統合・エビデンスの生成*．東京：エルゼビア・ジャパン．
- Hildingh, C., Fridlund, B., & Lidell, E. (2007) . Women's experiences of recovery after myocardial infarction: a meta-synthesis. *Heart & Lung*, 36, 410-417.
- Johnson, J.E. (1979) . Translating research into practice. *ANA Publications*, G-135, 125-133.
- 片田範子．(2009)．translational research としての小児の疼痛緩和方法の開発―研究の積み重ねの概要．*看護研究*，42 (6)，387-396．
- Knafl, K., & Grey, M. (2008) . Clinical translational Science awards: opportunities and challenge for nurse scientists. *Nursing Outlook*, 56 (3) , 132-137.
- Mitchell, P.H. (2004) . Lost in translation? *Journal of Professional Nursing*, 20, 214-215.
- 宮﨑美砂子．(2008)．質的研究のメタ統合の創出― Paterson らによるメタスタディを中心に．*看護研究*，41 (5)，359-366．
- Noblit, G.W., & Hare, R.D. (1988) . *Meta-ethnography: synthesizing qualitative studies.* Newbury Park, CA: SAGE Publications.
- Paterson, B.L., Thorne, S.E., Canam, C., & Jillings, C./ 石垣和子，宮﨑美砂子，北池正，山本則子．(2001/2010)．*質的研究のメタスタディ実践ガイド*．東京：医学書院．
- Polit, D.F., Beck, C.T., & Hungler, B.P. (2001) . *Essentials of nursing research: methods, appraisal, and utilization (5th ed.)* . Philadelphia, PA: Lippincott.
- Polit, D.F., & Beck, C.T. (2012) .*Nursing research: generating and assessing evidence for nursing practice (9th ed.)* . Philadelphia, PA: Wolters Kluwer.
- Polit, D.F., & Beck, C.T. (2017) . *Nursing research; generating and assessing evidence for nursing practice (10th ed.)* . Philadelphia, PA: Wolters Kluwer.
- Polit, D.F., & Hungler, B.P. (1995) . *Nursing research: principles and methods (Fifth ed.)* . Philadelphia, PA: Lippincott.

- Robertson, D., & Williams, G.H.（Eds.）.（2009）. *Clinical translational science: principles of human research*. Burlington, MA: Academic Press.
- Sagie, A., & Koslowsky, M.（1992）. Meta-SAS: a method for detecting moderators after a meta-analysis. *Psychometrika*, 57（2）, 316-317.
- 真田弘美，長瀬敬，須釜淳子．（2010）．看護学 Translational Research の構想とプロセス―私たちがめざすもの．*看護研究*，43（6），435-446.
- Tashakkori, A., & Teddlie, C.（Eds.）.（2003）. *Handbook of mixed methods in social & behavioral research*. Thousand Oaks, CA: Sage Publications.
- Wolf, F.M.（1986）. *Meta-analysis: quantitative methods for research synthesis*. Newbury Park, CA: Sage Publications.

付表　看護科学の発展と看護研究

年代(西暦)	時代の状況	関係する科学	看護の全体的な状況	研究領域	特記事項
1850～	クリミア戦争 (1853～1856)	ダーウィン 『種の起源』 (1859)	・医師に従い，病人の世話をするのがナースの役割	**ナイチンゲール**は，クリミア戦争時にデータ収集と統計分析を行った ↓ 表と円グラフを用いて軍人の罹患率と死亡率，影響要因のプレゼンテーションを行う ↓ この分析によって病院に対する軍と社会の姿勢を変えた ・態度，組織，社会的変化をもたらす ・軍隊管理，病院管理，病院構造の体制を改善 ・軍から適切な食事，宿舎，医療処置の提供を受ける権利が，傷病人にはある ↓ クリミア戦争において，死亡率が43％から2％へと激減した 社会：公共の水を検査して，下水道の改善，飢餓防止	**フローレンス・ナイチンゲール**（1820～1910） ・1859：『看護覚え書き（Notes on Nursing）』 →早くも“看護の科学性”を追究していた ・患者の身体と精神の健康を促進するために，健全な環境の重要性に焦点をおいた（換気，清潔，温度，水の純度，食事などの，患者の健康に影響を与えるデータを集める） ・1873：ニューヨークやボストンに看護学校が3校開校 ・1892：コロンビア大学開設
1900～	第1次世界大戦 (1914～1918)			・研究のほとんどが看護教育に関するものであった ・**1923**：看護教育研究委員会が全国公衆衛生看護協会の要請により，ロックフェラー財団の支援で看護教員，管理者，保健師の教育背景と看護学生の臨床経験について全国レベルの調査を実施（**Goldmark Report**[1]） ↓ 教育背景が不十分なものが多く，大学教育が不可欠である→	・1900：『American Journal of Nursing』創刊 →1920～1930年代に**case study**[2]を掲載 ・1909：ミネソタ大学開設 ・1924：コロンビア大学ティーチャーズカレッジにおいて最初の博士課程開設，教育学位（Ed.D）ができる（専門職のための教員を準備する教育） ・1923：エール大学開設 ・1929：最初の看護学修士号の誕生 ・1932：Association of Collegiate Schools of Nursing 発足（教育と実践を改善する研究の促進を目的） ↓ ・1952：最初の看護研究雑誌『Nursing Research』創刊
1940年代	第2次世界大戦 (1939～1945)		戦争による医師不足 軍部からの援助 ・精神衛生法に基づき国立精神衛生研究所（National Institutes of Health：NIH）からの助成（看護教育へ） ・第2次世界大戦と入院患者の増加 ↓ 看護人員に対する前例のない需要→	・看護教育に関する研究の継続 →さまざまな地域でのナースの需要と供給や病院環境，看護スタッフの状況に対する調査 **Brown Report**[3]：全国従軍ナース協会の要請によって，カーネギー財団の支援による看護教育の再検討 ＝改善案の提示 →Brown Report から，ナースの機能，役割，姿勢，病院環境，ナース―患者相互作用について，ナースによる研究が芽生えていった→	Goldmark Report の調査結果と同様に看護教育は不十分とされた→ナースの教育は大学で行うことをすすめる

				・あらゆる州のナース協会で，看護のニードと資源について実態調査が行われた ↓（これらの研究結果によって……） ・看護ケアの質と量の格差が大きい ・スタッフナース人事の方針が変化している ・ナースの機能が不適切な定義である ↓（これを受け……） 全国レベルで統一された組織的な研究 研究が必要とされる領域および問題の指摘 絶え間なく変化している看護のニードと資源を定期的に調査	
1950年代	朝鮮戦争 (1951～1953)	・精神分析 （フロイト） ・ニード階層論 （マズロー） ・ストレス論 （セリエ） ・成長発達論 （エリクソン） ・一般システム論 （ベルタランフィ） ・象徴的相互作用論（ミード） ・役割理論 （パーソンズ）	・看護の役割や定義の拡大 ・看護は人間が対象である ・人間は，身体的・心理的・社会的な存在である ・看護は専門職で独自の機能を有する ・科学者育成の時期 ・他の学問分野の概念や理論を看護に取り入れる ・大学院教育の推奨	多くの力が統合し，今日まで続く看護研究の急速な発展の時期 ・大学院の学位をもつナースの増加 ――→ ・政府による看護研究センターの設立 ・政府および私的財団からの資金の増加 ・1955：American Nurses' Foundation（米国看護師財団）の設立 ・1952：『Nursing Research』の創刊 ・1956：Committee on Research and Studies が ANA の研究を指導するために設立された ・臨床研究は精神病，地域医療，外科医学，小児科，産科のような専門グループにおいてケアの標準をあきらかにし，広がり始めた（臨床研究の細分化） ↓ **これらが看護研究の起動力となる**	修士課程のカリキュラムにおいて研究方法のコースが含まれることが多くなる 1950年代後半には連邦政府からの資金供給で修士課程をめざすナースが増え，多くのプログラムで論文や研究プロジェクトが必要となった＝研究の必要性の認知 **American Nurse Association（ANA，米国看護師協会）の活動** ・看護機能と活動に対する5年間の研究プロジェクト実施（1950年に報告） ・ナースの機能・基準・資格における報告（1959年に報告）

（つづく）

❶ 1923年，『米国における看護および看護教育』と題されたこの報告書は，委員会のエール大学教授ウインスローとその協力者ゴールドマーク女史の名にちなんで『Winslow Goldmark Report』とも呼ばれる．米国ではこの委員会勧告に基づき看護教育や保健事業の面で多くの改革が行われ，この分野で世界の最先進国になった．

❷ 看護介入の理解のために1人の患者または類似の患者グループの深い分析と組織的な評価をする←臨床関連研究の始まりとなった．

❸ 1948年，エスター・ブラウン（社会人類学者）により『これからの看護』と題して公表された全国従軍ナース協会の調査報告．

付表　看護科学の発展と看護研究（つづき）

年代(西暦)	時代の状況	関係する科学	看護の全体的な状況	研究領域	特記事項
1960 年代	ベトナム戦争激化 学生運動，反戦運動が盛り上がる	科学革命の構造（クーン） 実存哲学 現象学 コンピュータサイエンス	・1965 ～：ANA による看護理論開発のカンファレンス ・1969：看護科学の本質の会議 ・理論指針についての論文（ディコッフとジェームズ）	・概念枠組み，概念モデル，看護過程，看護実践の理論的な基礎となる用語が看護文献に登場してくるようになる ・看護研究者が研究をすすめるうえで，他の専門職者と共同研究することが多くなる ・資金提供がナース教育と看護研究プロジェクトに利用された ・看護の指導者たちは看護実践についての研究が不足していることを心配して，専門看護機構は研究調査の優先順位を付けた ・看護教育者は 1960 年代も看護学生の特性について調査を続けた ・ANA と National League for Nursing（NLN）は 1960 年代後半に研究のための全国委員会を設立	・1963：『International Journal of Nursing Studies』創刊 ・1967：『Image』（シグマ・シータ・タウ）創刊 ・1969：『Journal of Neurosurgical Nursing』創刊
1970 年代	『成長の限界』（ローマクラブ，1972） ベトナム戦争終結（1973） 「患者の権利章典」（米国病院協会，1973）		・科学とは何か ・学問とは何か ・理論とは何か ・理論と研究と実践の関係 ・実践理論とは何かの論争 ・看護学発展の認識 ・1973：ICN 倫理綱領	・看護研究に関連した多くの領域で一連の成果がみられた ・先述の全国委員会の 1970 年の報告 →	→ ・看護の実践領域，看護教育の両方で研究を増やすべき ・看護研究のために資金供給を求める ・コンピュータ・シミュレーションを通じて研究過程を経験する機会を学生に提供するコンピュータ・プログラムを開発
				・さまざまな研究グループが看護研究の取るべき方向を討議した → ・臨床の問題が最も優先される看護研究であることが明確化された → ↓ 1974 年に ANA 総会で報告された	→ ・リンデマン（1975）が科学的看護研究の焦点について，看護指導者の考えを確認する研究を行った → オコーネルら：1970 ～ 1974 年までの『Nursing Research』に掲載された 275 の研究のうち，71（26%）が看護実践領域であることを指摘した ‖ このうち，46% が体温・脈拍・血圧などのモニタリング技術 29% が治療処置に関連する心理 25% が身体的治療手技
				・アセスメント技術，ガイドライン，目標設定法，特定の看護介入調査のような看護過程が研究の焦点 → ・ナースの研究促進については多くの機関が関心をもった → ・1970 年代後半には，博士号を取得したナース幹部が着実に増加した（約 2,500 人） ・修士卒の開業ナース（ナース・プラクティショナー） ・臨床専門ナースの増加＝限定された領域での研究推進 ・研究を行ったり，看護研究に対しての理論的，文脈的問題について討論するナースが増えるに従い，意見交換の場が必要となってきた	→ 1973 年に第 1 回全米看護診断会議開催 → ANA，NLN はナースの教育についての研究の重要性を強調，ANA の看護研究委員会は，大学，大学院，継続教育プログラムで研究について準備を進めるように勧告 ↓ 1972：ANA Council of Nursing Researchers の設立（研究活動の推進，アイデア交流の提供，研究における優秀さの承認が目的） NLN は許可プロセスの一部としてカリキュラムに研究が含まれているかを再検討

				・さまざまな臨床看護研究誌の創刊 →	・1972：『Heart & Lung』創刊 ・1975：『Pediatric Nursing』創刊 ・1978：『Cancer Nursing』創刊
				・1970年代後半より，質的研究が少しずつなされるようになる → ・研究が看護で果たす役割について疑問 ↑ 学問の知識というものはその学問のメンバーによってよく研究されるのであるが，ナースは看護を研究しているのだろうか？ ↓ 少しずつ「そうだ」と言えるようになってきている	・1978：『Advances in Nursing Science』創刊 ・1978：『Research in Nursing and Health』創刊 ・1979：『Western Journal of Nursing Research』創刊
1980年代	1981：「患者の権利に関するリスボン宣言」 （2005最終改正）	科学の見直し 古代へ帰る動き	・看護学という学問の普遍性や妥当性を検証する ・質的研究の増加	・さまざまな臨床看護研究誌の創刊 → ・看護研究のために増やされた資金提供を得ることが重要だとされた年代 ・1985：ANAはThe National Center for Nursing Research（NCNR）設立に関して，大統領の2度にわたる拒否権発動を含めた長年の戦いに政治的な勝利を達成．NCNRはNIHのもとに組織され，連邦政府レベルで看護研究に視界を与える．NCNR設立の目的は，「基礎および臨床看護研究，トレーニング，および患者ケア研究のプログラムに関する情報の管理・支援・普及」であった ・人間をその環境下で自然のまま観察することを通じて所定の問題や状況を深く理解しようと，広範囲かつプロセス志向的な研究に対する関心の高まりが生まれた（このような研究法は人類学や民族学の分野に端を発している）．ここに生じた関心は，看護研究者にとって適切な研究法は，記述的・質的方法であるか，もっともよくコントロールされた量的方法であるか，についての論争を引き起こすに至った	・1981：『Rehabilitation Nursing』創刊 ・1982：『Dimensions of Critical Care Nursing』創刊 ・1985：『Journal of Obstetric, Gynecologic and Neonatal Nursing』創刊 ・1987：『Cardiovascular Nursing』創刊 ・1987:『Scholarly Inquiry for Nursing Practice』創刊（新しい研究雑誌） ・1988：『Applied Nursing Research』『Nursing Science Quarterly』創刊（学問的な審査のある臨床看護研究誌） ・1989：Agency for Health Care Policy and Research（AHCPR）設立

（つづく）

付表　看護科学の発展と看護研究（つづき）

年代(西暦)	時代の状況	関係する科学	看護の全体的な状況	研究領域	特記事項
1990 年代	1991：ソビエト連邦解体	インターネット技術 ヒトゲノム解析計画 クローン羊誕生（1996）	・実践を支持し，評価する方向性	・1993：ヒンショーの指揮のもと，NCNR は看護研究の国立研究所 National Institute of Nursing Research（NINR）となった ↓ ①研究が必要な 1 つの学問である，として看護への認識が高まる ②看護研究のための資金提供が増加するであろう ・臨床看護研究を志向する傾向は継続していく ・ANA の看護業務基準は，看護への適用性という観点から評価されるだろう ・クライエント／患者の治療結果に占める看護の効果に関する研究（Outcome Research）は今後も続く ・実践に根ざした看護理論を継続的に開発することをめざす研究も今後も続く（＝看護実践のガイドとなる理論開発） ・クライエント／患者の治療結果を適切に測定する用具の開発	1995 ～ 1999：NINR の優先研究 ①地域に密着した看護モデル ② HIV ／エイズ（AIDS）患者への看護介入の有効性 ③認知の欠落 ④慢性病をもっている人の生活 ⑤生物行動学的因子と免疫能力との関係 ・1999：AHCPR が Agency for Healthcare Research and Quality（AHRQ）に改組
2000 年代			・2002：米国ヘルスケア機関認証共同審議会（Joint Commission on Accreditation of Healthcare Organization，JCAHO）は，エビデンスに基づくヘルスケアの実施を支援するために，病院のための認証方針を改訂 ・米国保健福祉省（U.S. Department of Health and Human Services）は，健康指針の 10 か年計画『Healthy People 2000』『Healthy People 2010』を発表し，ヘルスプロモーションの目標と研究の可視性を拡大	・多様な研究方法論の使用を通して質の高い研究を行うこと，研究知見を最善の研究エビデンスに統合すること，その研究エビデンスを実践に導くために用いること，エビデンスに基づく実践の成果を調査すること ・Stetler（2001）は，EBP 推進のための研究活用モデル（Research Utilization to Facilitate EBP Model）を草案	・ヘルスケア研究および助成の焦点は，疾病の治療からヘルスプロモーションと疾病予防へと拡大 ・2001：『Worldviews on Evidence-Based Nursing』創刊

2010年代			・米国保健福祉省は，『Healthy People 2020』を発表．新たに，青年期の健康，血液障害および血液の安全性，認知症，初期および中期の小児，ゲノム学，全地球的健康，ヘルスケア関連感染症，レスビアン・ゲイ・バイセクシュアル・トランスジェンダー（LGBT）の健康，高齢者，主要な健康問題に対する準備，睡眠障害，健康の決定因子などが追加された	・過去10年でEBPは重視されるようになった ・看護におけるEBPの重点化により，生物学的研究や無作為化比較試験（RCT）がより多く実施されるようになった ・21世紀の看護研究のビジョンには，多様な方法論を用いた質の高い研究を実施し，最良の研究エビデンスへと研究結果を統合し，研究エビデンスを実践の指針として利用し，EBPのアウトカムを調べることが含まれる（Melnyk & Fineout-Overholt, 2019, Moorhead, Swanson, Johnson, & Maas, 2018）	・2011：NINRの使命は，個人，家族，地域社会，そして集団の健康を増進し，改善することである．NINRは，生涯を通しての健康と疾病に関する臨床的および基礎的研究，そして研究訓練を支援し実施する ・2012：米国看護師協会の研究に関する指針 ①研究という文化を自らのなかにつくりあげる ②看護科学者のマンパワーを増加させるために，質の高い教育課程〔学士課程，修士課程，博士課程，博士後期課程（博士号取得後研究者育成課程）〕を提供する ③研究のためのしっかりとした基礎となる施設を整備する ④重要な研究に対して十分な研究助成金を獲得する ・2010年の医療保険制度改革により，患者の研究への参画，すなわち研究対象としてだけでなく研究で探究すべきトピックや，使用すべき方法を決定するパートナーとする患者中心のアウトカム研究所が設立

（Grove, S.K., Burns, N., & Gray, J.R./ 黒田裕子，中木高夫，逸見功．(2013/2015)．バーンズ＆グローブ　看護研究入門　原著第7版―評価・統合・エビデンスの生成．東京：エルゼビア・ジャパン．pp.17-23／Gray, J.R., & Grove, S.K. (2021). *Burns & Grove's the practice of nursing research; appraisal, synthesis, and generation of evidence (9th ed.)*. pp.27-28, St. Louis, MO: Elsevier. を参考に，さまざまなデータを統合して筆者作成）

索引

数字・欧文

あ

さ

た

な

は

ま

や

ら

わ

著者略歴

黒田　裕子 *Kuroda Yuko*

1977 年徳島大学教育学部看護教員養成課程卒業，北里大学病院脳神経外科病棟勤務，聖カタリナ女子高等学校衛生看護科・専攻科，日本赤十字社医療センター脳神経外科病棟勤務を経て，聖路加看護大学大学院修士課程修了（看護学修士号取得）．卒業後，日本赤十字中央女子短期大学講師を務め，1988 年聖路加看護大学大学院看護学研究科博士後期課程に入学，1991 年同大学大学院修了（看護学学術博士号取得），同年より，東京医科歯科大学医学部保健衛生学科看護学専攻・助手（学内講師）として勤務．1993 年より日本赤十字看護大学助教授，1995 年同大学教授として勤務．2003 年 4 月より北里大学看護学部教授および大学院修士課程・博士後期課程に 2004 年 4 月より 2015 年 3 月まで新設したクリティカルケア看護学教授，この間，2012 年 7 月より 2014 年 6 月まで看護学部長，看護学研究科長．2015 年 4 月より 2016 年 12 月まで徳島文理大学大学院看護学研究科教授，この間 2016 年 4 月より同年 12 月まで看護学研究科長．2022 年 4 月より湘南鎌倉医療大学大学院看護学研究科特任教授，現在に至る．

著書に，『わかりやすい看護過程』（照林社，1994 年）／『看護診断を実践に活かす』（看護の科学社，1997 年）／『看護過程の教え方』（医学書院，2000 年）／『看護診断の使いかた―事例でわかる看護診断・看護アウトカム・看護介入分類法』（看護の科学社，2002 年）／『NANDA-I 看護診断の基本的理解 第 2 版』（医学書院，2008 年）／『黒田裕子の入門・看護診断―看護診断を使った看護計画の立て方 改訂版』（照林社，2009 年）／『NANDA-NIC-NOC の理解―看護記録の電子カルテ化に向けて 第 5 版』（医学書院，2012 年）など．

編著書に，『理論を生かした看護ケア』（編著，照林社，1996 年）／『やさしく学ぶ看護理論』（編著，日総研出版，1996 年）／『川島みどりと黒田裕子の考える看護のエビデンス』（共著，中山書店，2005 年）／『成人看護学 第 2 版』（編著，医学書院，2013 年）／『事例展開でわかる 看護診断をアセスメント』（編著，医歯薬出版，2011 年）／『看護診断のためのよくわかる中範囲理論 第 2 版』（監修，学研メディカル秀潤社，2015 年）／『NANDA-I-NIC-NOC の基本を理解する―最新の動向と看護計画への活用の仕方』（編著，医学書院，2016 年）／『やさしく学ぶ看護理論 改訂 4 版』（監修，日総研出版，2016 年）／『重要なところだけ，短時間でわかりやすく読む看護理論』（監修，日総研出版，2020 年）／『臨床活用事例でわかる中範囲理論』（監修・執筆，日総研出版，2020 年）／『看護診断のためのよくわかる中範囲理論 第 3 版』（監修，学研メディカル秀潤社，2021 年）など．

翻訳書に，『バーンズ＆グローブ 看護研究入門―評価・統合・エビデンスの生成 原著第 7 版』（監訳，エルゼビア・ジャパン，2015 年）／『看護介入分類（NIC）原著第 6 版』（監訳，南江堂，2015 年）／『看護成果分類（NOC）―成果測定のための指標・測定尺度 原著第 5 版』（監訳，エルゼビア・ジャパン，2015 年）など．